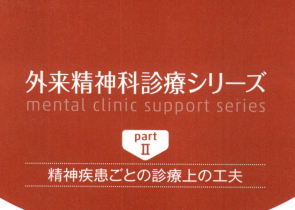

外来精神科診療シリーズ
mental clinic support series

part II

精神疾患ごとの診療上の工夫

メンタルクリニックでの
主要な精神疾患への対応［2］

不安障害，ストレス関連障害，身体表現性障害，嗜癖症，パーソナリティ障害

編集主幹
原田誠一

担当編集
森山成彬

中山書店

[編集主幹]

原田誠一（原田メンタルクリニック：東京）

[編集委員]（五十音順）

石井一平（石井メンタルクリニック：東京）

高木俊介（たかぎクリニック：京都）

松﨑博光（ストレスクリニック：福島）

森山成彬（通谷メンタルクリニック：福岡）*

（*本巻企画・編集担当）

【読者の方々へ】
本書に記載されている診断法・治療法については，出版時の最新の情報に基づいて正確を期するよう最善の努力が払われていますが，医学・医療の進歩からみて，その内容がすべて正確かつ完全であることを保証するものではありません．したがって読者ご自身の診療にそれらを応用される場合には，医薬品添付文書や機器の説明書など，常に最新の情報に当たり，十分な注意を払われることを要望いたします．

中山書店

刊行にあたって
― 五人の侍からのご挨拶 ―

　精神科クリニックが年々増え続けている現状には，社会のニーズと時代の流れに裏づけられた必然性がある．精神医療におけるクリニックの役割と責務は，今後ますます大きくなっていくに違いない．こうした趨勢のなか，本叢書を世に問う意義はどこにあるだろうか．

　まずは，「クリニックの立ち上げ方」や「診療・経営を継続する工夫」を具体的にわかりやすく示すこと．これは，これから開業を目指す方々にとって心強いガイド，格好の導きの糸となるだろう．加えて，すでに精神科クリニックを開設し営んでおられる皆さまにとっても，日々の仕事内容を振り返り，今後に活かすための参考資料になるのではないか．

　さらには，開業という場に伴いがちなさまざまな問題点について改めて考え，対策を試みるための教材という役割．ともすればクリニックに孤立しがちななか，診療の質をどう維持してさらなる向上を目指すか，自らを含めたスタッフの心身の健康をどのように守るか，変動する社会のニーズにどう応えていくか，周囲との連携をいかに実践するか．クリニック関係者が，こうした問題としっかり向き合って試行錯誤を重ねる営為が，そのままわが国の精神医療の改善につながることが期待される．

　加えて，今回編者らが心中ひそかに期したのは，精神科クリニックでの実践を通じて集積されてきた膨大な「臨床の知」を集大成して，一まとめの形で世に問うことだ．

　自らの活動の場を市井の診療所に定めて精進を続けているクリニック関係者には，"開設の志"と"自分の城で培ってきた実学の蓄積"がある．真摯な日々の経験の積み重ねを通して得られた「臨床の知」には，他所では得難い味わいや歯応え，独創性と実用性，手触りや香りがあるだろう．わが国の現場に根差した「臨床の知」をひっくるめて示して，現在の正統的な精神医学〜精神医療に対する自分たちなりの意見表明や提言をする．このような企みが，わが国の精神医学〜精神医療のレベルの向上に裨益できるところがあるはずだし，はたまたその必要性があると考えた．この信念に基づいて結実したのが，本シリーズである．クリニック関係の皆さまはもとより，クリニックと直接関係のない精神科医，たとえば大学病院〜単科精神病院〜総合病院精神科の先生方にも，ご参考にしていただけるところがあるだろうと期待している．

　本叢書の企画・編集に携わった5名の精神科医は，いずれも（自称）侍だ．腕に（少しは）覚えがあり，開業医の苦楽を（それなりに）味わい，一家言を（幾許かは）もっている五人の侍．この野武士集団が，現在の精神医学〜精神医療〜日本社会に投げかけ問いかける中身が，はたしてどのようなものになるか．

　あるいは，へっぽこ侍がなまくら刀を振り回す滑稽な図柄か．しかしながら，そこには独自の新味や切実な問題提起，斬新な面白さやピリ辛の刺激が含まれているだろうし，現場で真に役立つ「臨床の知」が発見できるはずだ．

　諸兄姉におかれましては，ぜひ頁をめくって五人の侍，一癖も二癖もある野武士集団からのメッセージをご賞味くださりますことを．

2014年10月　編者を代表して

編集主幹　原田誠一

序　精神科臨床の技と工夫の宝庫

　本書では大きく5つのグループの疾患と性の問題を取り上げており，DSM-5に記載された頁数でいえばほぼ半分に相当する．それだけここには精神科疾患の半分の知見が凝縮され，ぜいたく極まりない1冊になった．

　これらを貫く一大特徴は，薬物療法よりも精神療法に重点が置かれている点にある．なぜなら各種の精神療法が生み出され，精神病理の理解が深まった背景にはこれらの疾患があったからである．

　不安障害と強迫性障害は，かたや精神分析を生み，わが国では森田療法の創出にも寄与し，近年には認知行動療法を芽生えさせる苗床になった．

　心的外傷およびストレス関連障害と解離性障害は，歴史をさかのぼると外傷神経症に行きつく．治療に難渋する時代が続いた反面，精神病理のうえでは格好の考察材料を提供した．現在では，EMDRのほか，多方面からの精神療法が工夫されている．

　身体表現性障害は，認知行動療法や森田療法の適応になりやすく，摂食障害も認知行動療法的な接近が有効であるほか，家族療法も大きな意味をもつ．

　嗜癖・依存症の重要性はいみじくもDSM-5によって明白になった．DSM-5が最も頁数を割いているのがこの嗜癖・依存症である．そこには，物質のみならず，行為の反復も等しく嗜癖症をもたらすという画期的な認識がある．現時点で行為の嗜癖としてあげられるのは，ギャンブルとインターネットゲームのみであるものの，今後は窃盗癖や窃視症，盗撮，露出症，放火，買物依存，下着泥棒，性依存なども嗜癖・依存の範疇に含められるはずである．となれば今後，嗜癖精神医学は生物学的研究も含めて，精神医学の大きな分野になっていく．

　パーソナリティ障害も古くて新しい精神医学の主題であり，本書でも斯界のトップランナーである著者3人によって，新しい知見が開陳されている．

　最後の性の問題は，LGBT（Lesbian, Gay, Bisexual, Transgender）を持ち出すまでもなく，社会的な要請によって大きく光が当てられはじめている分野である．当事者たちの権利拡大や偏見打破のためにも，精神科臨床が果たさなければならない責務は増している．臨床医であれば例外なく避けて通れず，真摯に取り組むべき分野になりつつある．

　以上のように，本書は精神医学の半分の分野を，最新の知見と創意工夫に溢れる論考で埋めつくしている．満天にきらめく星のような論文群は，必ずや日々の臨床の方向を明示する羅針盤の役目を果たしてくれるはずである．

2016年3月

森山成彬

外来精神科診療シリーズ
mental clinic support series

目 次

I　不安障害と強迫性障害

1　不安症と強迫症の薬物療法　　貝谷久宣　2
1. 不安症の基礎薬理学… 2 ／ 2. 不安症の臨床薬理学… 5 ／ 3. 抗不安薬の実地臨床… 5 ／ 4. SSRIの実地臨床… 6 ／ 5. 強迫症の臨床薬理学… 7 ／ 6. おわりに… 8

2　隠れた全般性社交不安障害（全般性SAD）を見出す，SAD治療の工夫　　永田利彦　10
1. 隠れたSADを見出す… 10 ／ 2. 見過ごされ続ける全般性SAD… 10 ／ 3. SAD概念の拡大，恐怖から不安へと… 11 ／ 4. 典型例にみられる幼少時の行動抑制… 12 ／ 5. 暗黒面… 13 ／ 6. SSRIによる薬物療法… 13 ／ 7. β阻害薬，ベンゾジアゼピン系薬剤，そしてクリニックでの実臨床… 14 ／ 8. 難治例：最初から認知行動療法の併用療法… 14 ／ 9. 患者への説明，治療終結… 15 ／ 10. おわりに… 15

3　確信型対人恐怖の治療の実際——効果的な精神療法をスムーズに進めるコツ　　原田誠一　17
1. はじめに… 17 ／ 2. 治療導入の進め方①：対人恐怖／社交不安障害の病態の心理教育… 18 ／ 3. 治療導入の進め方②：対人恐怖／社交不安障害の治療の心理教育… 19 ／ 4. 治療の進め方③：強迫の機制の説明と介入法… 21 ／ 5. 自己視線恐怖の治療で有効な行動実験：中心視，周辺視に関する説明… 22 ／ 6. 2症例の治療経過… 24 ／ 7. おわりに… 26

4　恐怖症の治療——限局性恐怖症と失敗恐怖の診療の工夫　　原田誠一　27
1. はじめに… 27 ／ 2. 限局性恐怖症の治療の進め方：曝露法の活用… 27 ／ 3. 限局性恐怖症の行動療法の実際… 28 ／ 4. 失敗恐怖：その内実と治療について… 32 ／ 5. おわりに… 33

5　パニック障害に対する治療の工夫　　井上和臣　34
1. はじめに… 34 ／ 2. パニック障害に対する心理社会的治療の3つの相… 35 ／ 3. おわりに… 38

6　強迫性障害に対する治療の工夫　　飯倉康郎　40
1. はじめに… 40 ／ 2. 初診〜治療初期（アセスメント，診断，治療の導入）… 40 ／ 3. 薬物療法… 43 ／ 4. 曝露反応妨害法（ERP）… 43 ／ 5. おわりに… 46

コラム　不安とうつの相互作用と治療　　稲田泰之　47
1. 疾患横断的症状としての不安とうつ… 47 ／ 2. 就労者のメンタルヘルスにおける不安とうつの相互作用… 48 ／ 3. 不安症が背景にある抑うつの治療… 49 ／ 4. まとめ… 50

コラム　不安・抑うつに対する10分間解決構築アプローチ　　藤岡耕太郎　52
1. 解決構築アプローチとは… 52 ／ 2. 10分間SBA… 53 ／ 3. 10分間SBAの実際… 53 ／ 4. 10分間SBAで念頭におくべきこと… 53 ／ 5. 変化のパターンと対応を学ぶ… 54 ／ 6. おわりに… 54

コラム　標準的な治療で改善しにくいパニック障害へのアプローチ——「生活の窮屈さ」への着目と接近法　　原田誠一　56
1. はじめに：問題の所在… 56 ／ 2.「生活の窮屈さ」への着目と接近法①：説明の仕方… 57 ／ 3.「生活の窮屈さ」への着目と接近法②：4症例の経過… 57 ／ 4. おわりに… 60

コラム　ためこみ症の病理と治療　　中尾智博　61
1. はじめに… 61 ／ 2. ためこみ症状とDSM-5におけるためこみ症… 62 ／ 3. ためこみ症

vii

とOCD・発達障害…62／4. ためこみ症への対応，治療…63／5. おわりに…63

コラム 強迫性障害の治療覚書——心理教育，巻き込み強迫，症状附加幻聴をめぐる3つの断章 　　　　　　　　　　　　　　　　　　　　　　　　　　　　　原田誠一　66

1. はじめに…66／2. OCDの心理教育：認知行動理論に基づく説明のコツ…66／3. 巻き込み強迫への対応法…69／4. 症状附加幻聴について…70

トピックス 不安・抑うつに対する運動の効果 　　　　　　　　　　　　塩入俊樹　73

1. はじめに…73／2. 健常者に対する運動の効果：うつ病や不安障害の予防の可能性…73／3. うつ病・不安障害患者を対象とした不安・抑うつに対する運動の効果…74／4. 治療ガイドラインにおける運動療法の位置づけ…75／5. 運動が脳に与える影響…76／6. おわりに…76

トピックス 皮膚むしり症の病理と治療 　　　　　　　　　　　　　　　岡嶋美代　79

1. 病態の特徴…79／2. 治療の基本…80／3. 実際の症例…82／4. まとめ…82

トピックス 強迫性障害と社交不安障害のあまり知られていない3亜型
——コミュニケーション強迫，接触強迫，醜心恐怖について　　　　原田誠一　84

1. はじめに…84／2. コミュニケーション強迫…84／3. 接触強迫…85／4. 醜心恐怖…85／5. おわりに…86

心に残る症例 心に引っかかっていた強迫性障害の症例 　　　　　　　中川彰子　87

1. はじめに…87／2. 症例提示…87／3. おわりに…91

II　心的外傷およびストレス関連障害と解離性障害

1　EMDRの変法としてのイメージ呼吸を組み合わせた簡易精神療法について
——眼球運動とイメージ呼吸を用いた心理解放療法　　　　田上洋子，真木みどり　94

1. はじめに…94／2. 診療の流れ…95／3. 実施法…95／4. MREMBを使った代表的実施例…97／5. まとめ…99

2　南平岸内科クリニックにおけるトラウマ治療の実際——チーム医療の実践
　　　　　　　　　　　　　　　　　　野呂浩史，北川恵以子，荒川和歌子　100

1. はじめに…100／2. 診断から治療までの流れ…101／3. トラウマ焦点化療法の適応…102／4. 当院における各治療類型の転帰…106／5. 当院の北川医師による東日本大震災被災者への心のケア活動…107／6. おわりに…108

3　急性ストレス障害における治療の工夫 　　　　　　　　　　　　　西松能子　109

1. はじめに…109／2. 臨床像…110／3. 治療上の工夫…113／4. 文化的要因や性別要因…115／5. 訴訟について…115／6. おわりに…115

4　適応障害に対する治療の工夫 　　　　　　　　　　　　　　　　　白川美也子　117

1. はじめに…117／2. 診断，除外診断，疫学…118／3. 病因：ストレス因とは…119／4. 心的外傷およびストレス関連障害としての適応障害…120／5. 治療…120／6. おわりに…125

5　解離性同一性障害の治療 　　　　　　　　　　　　　　　　　　　北村直人　126

1. はじめに…126／2. 解離性障害の基本形…126／3. 鑑別診断：適応障害やうつ病と確

定診断する前に，記憶と想起のチェック…128／4．解離性同一性障害（DID）とは…129／5．DIDは対人恐怖である…130／6．なぜ多重人格に見えるのか：回避モデルと治療方針…130／7．さまざまな治療理論…132／8．治療の実際：1回10分でこんなことをする…132／9．薬物療法と緊急時対応について…135／10．おわりに：クライアントと家族の顔をよく見て話そう…135

6 解離性健忘と離人症性障害の治療　　原田誠一　136

1．はじめに…136／2．解離性健忘と離人症性障害の治療と留意点…136／3．解離性健忘の治療の実際…137／4．離人症性障害の治療の実際…140／5．おわりに…141

7 外傷体験と自傷・解離　　川谷大治　142

1．はじめに…142／2．心的外傷と反復強迫について…143／3．繰り返される自傷行為…144／4．繰り返される自傷行為の精神科治療…145／5．おわりに…147

コラム 一般医がいかにEMDRを臨床場面で用いるか──学習の手順と実施のこつ　　本多正道　149

1．はじめに…149／2．EMDRを学ぶ…149／3．上達への近道…150／4．実施にあたって…150／5．おわりに…151

コラム 外傷体験・フラッシュバックの薬物療法（向精神薬，漢方薬）　　波多腰正隆　152

1．フラッシュバックとは…152／2．神田橋処方…153／3．おわりに…155

トピックス 外傷体験・フラッシュバックのトリヘキシフェニジル（アーテン®）を用いた薬物療法　　十河勝正　156

1．大きなヒントを与えてくれた患者…156／2．PTSD患者のフラッシュバック成因仮説（ACh仮説）について…156／3．PTSDのフラッシュバック成因仮説（ACh仮説）に基づいたトリヘキシフェニジル薬物療法…159／4．新しいトリヘキシフェニジル（アーテン®）薬物療法の整合性について…160／5．今後の期待…161

III　身体表現性障害と摂食障害

1 心身症と心身医学の現在　　内村英幸　164

1．はじめに…164／2．身体の両義性と病理…165／3．マインドフルネス瞑想法と脳画像解析：脳に関する心理教育…166／4．森田療法をベースにした「癌の生き甲斐療法」と慢性疼痛の「クロパンの会」…166／5．事例提示…167／6．おわりに…169

2 慢性疼痛（疼痛性障害，身体症状症・疼痛型，線維筋痛症）に対する治療の工夫　　原田誠一　170

1．はじめに…170／2．慢性疼痛の病態理解〜治療：「認知要因」「行動〜動作〜生活要因」「慢性的なストレス状況〜生活の狭さ」の把握と対策…170／3．慢性疼痛が改善した2症例…172／4．おわりに…176

3 身体表現性障害（身体化障害，身体症状症，心気症，病気不安症）に対する治療の工夫　　原田誠一　177

1．はじめに…177／2．身体表現性障害の病態理解〜治療戦略…177／3．身体表現性障害が改善した2症例…179／4．おわりに…184

4　転換障害の治療　　　　　　　　　　　　　　　　　　　　　　　　　鈴木二郎　185
1.「転換障害」について… 185 ／ 2.「心因性発声障害／失声」の治療経験… 186 ／ 3. 転換障害全般に関して… 187 ／ 4. おわりに… 189

コラム　転換性障害の治療と留意点　　　　　　　　　　　　　　　　　原田誠一　191
1. はじめに… 191 ／ 2. 転換性障害の治療と留意点… 191 ／ 3. ある映画にみる転換性障害の発症～改善のプロセス… 192 ／ 4. おわりに… 194

コラム　ネオリベ社会と身体表現性障害　　　　　　　　　　　　　　　松崎博光　196
1. せちがらい世の中… 196 ／ 2. 生きにくさは必然か… 197 ／ 3. 喜びを奪われた身体の叫び… 197 ／ 4. 身体は文化を内蔵する… 197 ／ 5. 錯綜体としての身体… 198 ／ 6. 町医者の出番… 198

トピックス　めまいのリハビリテーション　　　　　　　　　　　　　　新井基洋　200
1. はじめに… 200 ／ 2. めまいリハビリのこつと実践… 201 ／ 3. めまいリハビリ効果の根拠… 204 ／ 4. まとめ：めまいリハビリの勧め… 205

心に残る症例　慢性疼痛（疼痛性障害）　　　　　　　　　　　　　　　菅原英世　206
1. はじめに… 206 ／ 2. 症例を担当した背景… 206 ／ 3. 症例提示… 207 ／ 4. 考察… 209 ／ 5. おわりに… 211

5　摂食障害に対する治療の工夫　　　　　　　　　　　　　　　　　　　高木洲一郎　213
1. はじめに… 213 ／ 2. 摂食障害の治療にあたって… 213 ／ 3. 患者への支援… 214 ／ 4. 過食を止める方法はあるか… 215 ／ 5. 入院治療か通院治療か… 215 ／ 6. 薬物療法について… 215 ／ 7. 身体的な問題で対応に困ったとき… 216 ／ 8. 家族への対応… 217 ／ 9. 万引きの問題… 218 ／ 10. おわりに… 218

6　摂食障害の家族療法──必要性と実施のコツ　　　　　　　　　　　中村伸一　220
1. はじめに… 220 ／ 2. 摂食障害の家族の3タイプと家族への接し方… 221 ／ 3. まとめ… 224

心に残る症例　摂食障害　　　　　　　　　　　　　　　　　　　　　切池信夫　225
1. はじめに… 225 ／ 2. 症例提示… 225

IV　嗜癖症と依存症

1　アルコール嗜癖（アルコール依存症や多量飲酒など）に対する治療の工夫　猪野亜朗　232
1. はじめに… 232 ／ 2. 多くのアルコール患者は「医師の救援」を待っている… 232 ／ 3. 基本法の成立で，アルコール患者への対応が新しい時代を迎える… 233 ／ 4. 新しい知見… 233 ／ 5. アルコール患者の治療のコツ… 236 ／ 6. おわりに… 240

2　薬物依存症の治療の工夫　　　　　　　　　　　　　　　　　　　　　大石雅之　242
1. はじめに… 242 ／ 2. 継続的な通院治療の促進… 243 ／ 3. 問題行動と適応行動へのアプローチ… 243 ／ 4. 治療上の留意点… 245 ／ 5. おわりに… 246

3　ギャンブル障害に対する治療の工夫　　　　　　　　　　　　　　　　佐藤　拓　247
1. はじめに… 247 ／ 2. 不安へのかかわり… 247 ／ 3. 何に違和感をもっているか… 248 ／

4. ギャンブル障害の臨床的経過の特徴… 249 ／ 5. 背景にある能力のばらつき… 249 ／ 6. 金銭管理… 250 ／ 7. 筆者が主に取り入れている精神療法… 251 ／ 8. おわりに… 253

4　窃盗癖の治療　　　　竹村道夫　255
1. はじめに… 255 ／ 2. 常習窃盗患者の合併精神障害と特徴… 256 ／ 3. 常習窃盗への対応と治療… 256 ／ 4. おわりに… 258

5　買い物依存症の治療　　　　渡辺　登　259
1. 依存症への道… 259 ／ 2. 買い物依存症… 260 ／ 3. 買い物依存症からの回復… 260

6　性依存症　　　　榎本　稔　263
1. はじめに… 263 ／ 2. 事例提示… 264 ／ 3. 性依存症者の受診の推移… 267 ／ 4. 性依存症の内訳… 267 ／ 5. 性依存症概念… 267 ／ 6. 性依存症の精神病理… 268 ／ 7. アディクションとしての性依存症… 269 ／ 8. 性依存症の非（反）社会性パーソナリティ障害… 269 ／ 9. 性依存症の治療… 271 ／ 10. 司法と医療と福祉の連携… 272

7　インターネット依存，ネットゲーム依存の実態と治療　　　　岩崎正人　273
1. はじめに… 273 ／ 2. ネットゲーム依存症について… 274 ／ 3. SNS依存症について… 275 ／ 4. ネットゲーム依存症，SNS依存症において依存性を見分ける3つのサイン… 277 ／ 5. ネットゲーム依存症，SNS依存症の症状… 277 ／ 6. ネットゲーム依存症，SNS依存症の治療… 278

コラム　嗜癖・依存症治療での家族教室／集団療法／自助グループの活用　　　　伊波真理雄　279
1. はじめに… 279 ／ 2. 現状と課題… 279 ／ 3. 経過をふまえた家族教室／集団療法／自助グループの活用… 280 ／ 4. 考察：アフターケア期における医療機関の役割… 282 ／ 5. おわりに… 282

コラム　ニーバーの祈り　　　　森山成彬　283

コラム　ギャンブル障害は「自己責任」ではなく，「国家責任」　　　　森山成彬　285

トピックス　危険ドラッグの治療　　　　成瀬暢也　289
1. はじめに… 289 ／ 2. 危険ドラッグ使用障害患者の特徴… 289 ／ 3. 危険ドラッグ使用障害患者に対する精神科救急での対応… 290 ／ 4. 危険ドラッグ依存症の治療… 291 ／ 5. おわりに… 292

トピックス　新しいアルコール依存症治療薬「アカンプロサート」　　　　小谷　陣　293
1. はじめに… 293 ／ 2. アカンプロサートの特徴… 293 ／ 3. 使用上の注意点… 294 ／ 4. おわりに… 296

トピックス　処方薬嗜癖について　　　　原井宏明　297
1. 言葉の問題：嗜癖・依存・中毒・乱用… 297 ／ 2. 悪玉探しの問題… 298 ／ 3. ハーム・リダクションという態度… 299 ／ 4. 治療のプロセス… 299

心に残る症例　一心さんの改心　　　　森山成彬　304

V　パーソナリティ障害と性の問題

1　パーソナリティ障害に対する治療の工夫　　　牛島定信　310
1. はじめに… 310 ／ 2. 手技的な工夫の前に… 310 ／ 3. 手技的工夫… 312

コラム　境界性パーソナリティ障害の心理教育　　　原田誠一　316
1. はじめに… 316 ／ 2. BPD の心理教育… 317 ／ 3. BPD の CBT の実際… 318

心に残る症例　パーソナリティ障害　　　川谷大治　321
1. はじめに… 321 ／ 2.「性欲をどうしたらいいですか？」… 321 ／ 3. 不特定多数の異性との性行為… 323 ／ 4."不倫"外来… 325 ／ 5. まとめ… 326

2　性同一性障害の臨床──問診から手術までのプロセス　　　大谷伸久　327
1. はじめに… 327 ／ 2. 問診と身体的治療の進め方… 328 ／ 3. 身体的治療の実際… 329 ／ 4. 戸籍変更について… 331 ／ 5. おわりに… 332

3　性機能不全群の診断と治療　　　阿部輝夫　333
1. はじめに… 333 ／ 2. 射精遅延… 333 ／ 3. 勃起障害… 335 ／ 4. 女性オルガズム障害… 335 ／ 5. 女性の性的関心・興奮障害… 336 ／ 6. 性器-骨盤痛・挿入障害… 336 ／ 7. 男性の性欲低下障害… 337 ／ 8. 早漏… 338 ／ 9. 物質・医薬品誘発性性機能不全… 338 ／ 10. 他の特定される性機能不全… 338

4　性の被害者/加害者への対応──安心感・安全感の（再）構築に向けて　　　藤岡淳子　340
1. 性の被害者/加害者への対応をめぐって… 340 ／ 2. もふもふネットについて… 341 ／ 3. 被害者と加害者の安心感・安全感の（再）構築について… 342 ／ 4. 周囲のネットワークを強化する支援… 344

5　性の問題で受診するカップル　　　中村伸一　346
1. はじめに… 346 ／ 2. セックスの目的… 347 ／ 3. 事例… 347 ／ 4. おわりに… 350

コラム　インターセックスからの手紙　　　森山成桭　351

トピックス　性同一性障害/性別違和の診療と教育現場との連携　　　山本和儀　354
1. はじめに… 354 ／ 2. 事例提示… 355 ／ 3. 調査研究：「沖縄県における性別違和感を有する児童・生徒への対応状況の実態」… 360 ／ 4. 文部科学省の取り組み… 360 ／ 5. おわりに… 361

索引　362

執筆者一覧（執筆順）

貝谷久宣	パニック症研究センター：東京
永田利彦	なんば・ながたメンタルクリニック：大阪
原田誠一	原田メンタルクリニック・東京認知行動療法研究所：東京
井上和臣	内海メンタルクリニック・認知療法研究所：兵庫
飯倉康郎	筑後吉井こころホスピタル：福岡
稲田泰之	稲田クリニック：大阪
藤岡耕太郎	八幡厚生病院，はたけやまクリニック：福岡
中尾智博	九州大学大学院医学研究院精神病態医学：福岡
塩入俊樹	岐阜大学大学院医学系研究科精神病理学分野：岐阜
岡嶋美代	千代田心療クリニック：東京／なごやメンタルクリニック：愛知
中川彰子	千葉大学子どものこころの発達教育研究センター：千葉
田上洋子	神経科クリニックこどもの園：茨城
真木みどり	神経科クリニックこどもの園：茨城
野呂浩史	南平岸内科クリニック 精神神経科：北海道
北川恵以子	南平岸内科クリニック 精神神経科：北海道
荒川和歌子	南平岸内科クリニック 臨床心理部門：北海道
西松能子	あいクリニック神田：東京
白川美也子	こころとからだ・光の花クリニック：東京
北村直人	あおば心療内科国分寺南クリニック：東京
川谷大治	川谷医院：福岡
本多正道	本多クリニック：兵庫
波多腰正隆	波多腰心療クリニック：兵庫
十河勝正	そごう心療内科クリニック：広島
内村英幸	福岡心身クリニック：福岡
鈴木二郎	鈴泉クリニック：東京
松﨑博光	ストレスクリニック：福島
新井基洋	横浜市立みなと赤十字病院耳鼻咽喉科：神奈川
菅原英世	すがはら天神クリニック：福岡
高木洲一郎	自由が丘高木クリニック：東京
中村伸一	中村心理療法研究室：東京
切池信夫	浜寺病院／浪速生野病院心身医療科：大阪
猪野亜朗	かすみがうらクリニック：三重
大石雅之	大石クリニック：神奈川
佐藤 拓	成瀬メンタルクリニック：東京
竹村道夫	赤城高原ホスピタル：群馬
渡辺 登	赤坂診療所：東京
榎本 稔	榎本クリニック：東京
岩崎正人	元岩崎メンタルクリニック：神奈川
伊波真理雄	雷門メンタルクリニック：東京
森山成彬	通谷メンタルクリニック：福岡
成瀬暢也	埼玉県立精神医療センター：埼玉
小谷 陣	小谷クリニック：大阪
原井宏明	なごやメンタルクリニック：愛知
牛島定信	ひもろぎ心のクリニック：東京
大谷伸久	自由が丘 MC クリニック：東京
阿部輝夫	あべメンタルクリニック：千葉
藤岡淳子	大阪大学大学院人間科学研究科／もふもふネット：大阪
山本和儀	山本クリニック，EAP 産業ストレス研究所：沖縄

I

不安障害と強迫性障害

I 不安障害と強迫性障害

1 不安症と強迫症の薬物療法

貝谷久宣
パニック症研究センター

1 不安症の基礎薬理学

　不安症は fear circuit disorders といわれ DSM-5 では強迫症と分離された．まず，fear circuit に関連する神経伝達物質を明らかにして，さらにそれらに及ぼす薬物の作用を通覧し，実地臨床の基礎的背景を考えよう．

　不安症の治療はげっ歯類レベルでいえば恐怖記憶の消去学習と翻訳される．げっ歯類では恐怖条件づけ行動テストが行われており，これは精神医学のなかでも動物実験の結果が臨床に最も応用されうるモデルである．嫌悪刺激と中性刺激（本来恐怖を引き起こさない刺激）を関連づけて条件反応を成立させたのち，嫌悪刺激なしで中性刺激のみの再曝露を繰り返し行うと恐怖応答の表出は著明に減少する．これが恐怖記憶の消去学習である．このような操作は fear circuit の再構成を生じさせると考えられている．消去学習は学習記憶そのものを消し去るのではなく，恐怖記憶に根ざした行動の表出を抑制する学習であると考えられている[1]．このことは臨床においてもまったく同じことがいえる．すなわち，パニック症の患者を診ていると 60 歳代になっても 70 歳代になっても種々な症状が散発する．広場恐怖に至ってはそれがさらに顕著である．であるから，筆者は患者に「あなたの病気は恐怖回路が頭のなかに刻み込まれてしまっているので，それを消し去り，完全に治すことは困難です．しかし，お薬や認知行動療法でその恐怖記憶をほとんど出さないようにしておくことができます」

貝谷久宣（かいや・ひさのぶ） 　　　　　　　　　　　　　　　　　　略歴

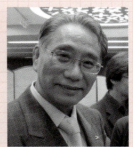

1943 年名古屋市生まれ．1968 年名古屋市立大学医学部卒．1972 年より文部省在外研究員（マックス・プランク精神医学研究所）．岐阜大学医学部助教授（神経精神医学），自衛隊中央病院神経科部長を経て現在に至る．
医療法人和楽会パニック症研究センター長，京都府立医科大学客員教授，一般社団法人日本筋ジストロフィー協会代表理事．
主な著書：『不安・恐怖症―パニック障害の克服』（講談社健康ライブラリー，1996），『気まぐれ「うつ」病―誤解される非定型うつ病』（ちくま新書，2007），『社交不安障害』（新興医学出版社，2010），『不安障害と双極性障害』（編著．日本評論社，2013），『嘔吐恐怖症』（監著．2013），『パニック症と不安症への精神力動的心理療法』（監訳．2015）〈以上，金剛出版〉など多数．

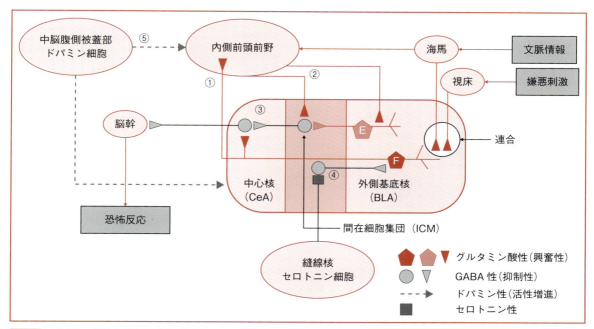

図 1 扁桃体の機能と神経伝達物質
E：extinction 細胞，F：fear 細胞．

（関口正幸．分子精神医学 2011[1] より改変）

と説明している．

　不安症の神経回路，すなわち，前頭前野-扁桃体-海馬ループを図 1 でみてみよう[1]．内側前頭前野と扁桃体の間にはレシプローカルの回路がある．外部情報で興奮した扁桃体のグルタミン酸性興奮細胞が内側前頭前野に届きその部のグルタミン酸性神経細胞を興奮させる①．そのグルタミン酸性神経細胞は扁桃体の抑制性ガンマアミノ酪酸（GABA）神経細胞を 2 通りの回路を使い興奮させる②．結果的に扁桃体活動に負のフィードバックをかけ，恐怖反応を引き起こす扁桃体中心核神経細胞を抑制する③．ベンゾジアゼピン（benzodiazepine：BZD）系抗不安薬はこれらの抑制性 GABA 神経細胞の受容体効果をエンハンスすることにより臨床効果を発揮する．

　扁桃体における 5-HT は外側基底核のグルタミン酸性神経細胞を抑制する．それは内在性 GABA 神経細胞の興奮を介しての抑制作用である④．ここでは $5-HT_{2A}$ 受容体が作動している[2,3]．この回路のセロトニン作用はグルココルチコイドで活性化される[4]．行動実験でデキサメタゾンが恐怖記憶消去学習促進をすることも報告されている[1]．もちろん，選択的セロトニン再取り込み阻害薬（selective serotonin reuptake inhibitor：SSRI）はこの回路を介して臨床効果を発揮していると考えられる．

　図 2[5] で示すように，前頭前野に扁桃体から入力してくる神経線維は 2 種類ある（ここでは便宜的に A 神経線維と B 神経線維と名づける）．A 神経線維は扁桃体から前頭前野の遠位性錐体ニューロンに直接入力し興奮性の刺激を与える．ドパミンは D_1 受容体を介してこの A 神経線維の前頭前野への入力に節前性の抑制をかけている．B 神経線維は扁桃体から前頭前野の GABA 性介在ニューロンに至る興奮性の入力であ

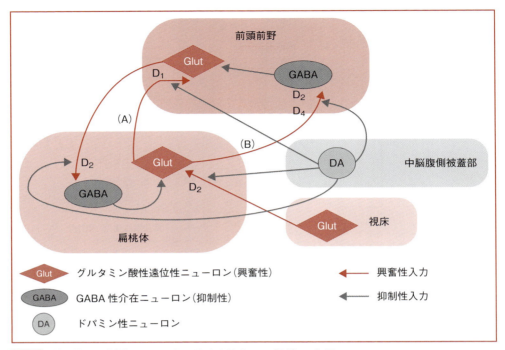

図 2 前頭前野-扁桃体サーキットにおけるドパミン（DA）の作用

（貝谷久宣．精神療法 2015[5] より）

る．この前頭前野の GABA 性介在ニューロンは前頭前野から扁桃体に遠心線維を送っている遠位性錐体ニューロン（グルタミン酸性）を抑制している．B 神経線維は GABA 性介在ニューロンを介して前頭前野の遠位性錐体ニューロンを抑制している．ドパミンは D_2 受容体を介してこの B 神経線維の節前で抑制的に作用する．つまり，B 神経線維系において，ドパミンは GABA 性介在ニューロンに抑制をかけ，結果的には遠位性錐体ニューロンへの抑制力を弱くし（脱抑制），遠位性錐体ニューロンの活性を高める．その結果，ドパミンは B 神経線維の前頭前野から扁桃体への抑制を強固にする作用を呈する．このように前頭前野においてドパミンは扁桃体を抑制的に制御している遠位性神経細胞の活動を一方では弱め，他方では強めている[6]．しかし，扁桃体から前頭前野への神経線維は GABA 性介在ニューロンに入力する B 神経線維が圧倒的に多い―出生時から前成熟時までは特に多い[7]．そのため，前頭前野におけるドパミンは全体的には不安解消的に作用している（図1⑤）．

扁桃体は大脳皮質感覚野や視床からの外部環境情報を得ている．これらの情報が個体に脅威となると判断されると種々の恐怖反応が起きる．視床から扁桃体に入力する神経終末での興奮性にドパミンは D_2 受容体を介して促進的に作用し，結果的には扁桃体の遠心性錐体ニューロンの興奮を高める[8]．このように，ドパミンは扁桃体においてはもっぱら遠心性錐体ニューロンの興奮性を高め，現象的には催不安性に作用する．

以上のような動物実験の結果から，ドパミン作動薬の全身前投与は恐怖条件づけを促進し，条件づけされた個体では恐怖の表出を強くし，消去を遅延させる．反対に，

ドパミン遮断薬の全身投与は恐怖条件づけを阻害し，恐怖の表出を弱めるが，消去に対しての作用は明らかではない[9]．

臨床的には，前頭前野ではドパミン活性を増加させ，扁桃体ではドパミン作用を遮断するドパミン-セロトニン拮抗薬（serotonin-dopamine antagonist：SDA）や多受容体作用抗精神病薬（multi-acting receptor targeted antipsychotics：MARTA）は二重の抗不安作用を示す可能性がある．

2 不安症の臨床薬理学

筆者は本シリーズの『メンタルクリニックでの薬物療法・身体療法の進め方』においてパニック症への推奨処方について記した．ここで再確認の意味でもう一度 K's Golden Trio for Panic Disorder を示す[10]．

【処方1】
① エスシタロプラム（10 mg）　　　1/2〜1錠
　　または　セルトラリン（25 mg）　1/2〜1錠
　　または　フルボキサミン（25 mg）　1錠
　　または　パロキセチン（5 mg）　　1錠
② ロフラゼプ酸エチル（2 mg）　　　1錠
③ スルピリド（50 mg）　　　　　　　1錠
　　　　　　　　　　　　　　1×夕食後（①〜③すべて）

【処方2】
ロラゼパム（1 mg）　　　　　　　1錠　1×頓用　不安時舌下

3 抗不安薬の実地臨床

以前，筆者はこの件について詳述した[11]．ここではポイントだけを取り上げる．BZD受容体に働く薬剤は，薬剤により選択性はあるが不安を抑制するだけではなく，催眠作用，鎮静作用，筋弛緩作用，抗けいれん作用，アルコール増強作用などがある．処方に際しては各薬剤のプロフィールを十分に理解しておく必要がある．BZDは多かれ少なかれ依存性を形成するので，突然の断薬により不安，睡眠障害，発汗，嘔気，知覚異常の離脱症状を示す．特に，intermittent rebound phenomenon に注意を要する．これは高力価・短時間作用型のBZD，たとえばエチゾラムやアルプラゾラムに生じやすい．知能の高い患者のなかには intermittent rebound phenomenon を自覚することが多く，薬が切れた不安感を訴える人がある．これで問題となるのは血中濃度が低下したときの反跳現象である．パニック症急性期ではこのときにパニック発作を起こすことがある．飲酒後二日酔いでパニック発作を起こすのと同じ機序である．intermittent rebound phenomenon を避けるためには超長時間型のロフラゼプ酸エチルなどの高力価・長時間作用型のBZDを使用するとよい．ロフラゼプ酸エチルの半

減期が122時間であり1日1回の服用で効果が得られ，漸減せず一度に中止しても離脱症状が出ることはほとんどない．それは半減期が長いため（5日間），1/8の血中濃度になるのに15日間かかりゆっくりと血中濃度が消失するからである．ただ，代謝が低下している高齢者では超長時間型を投与すると少量でも服用後かなりの時間がたってから過剰投与の副作用が出るから注意が必要である．また，不安時の頓用は治療初期から中期までは許可し，以後は習慣的に頓用しないように十分な注意を要する．

　BZD系抗不安薬が疾病特異的に効果を発するということはないと考える．ブロマゼパムが強迫症によく使われたのは，SSRIのなかった当時，ブロマゼパムは高容量の錠剤があったので強力な抗不安薬として使用されたのであろう．現在では高力価のロフラゼプ酸エチルが勝ると筆者は考える．

　タンドスピロンは日本で唯一の5-HT_{1A}部分作動薬である．最近の脳画像研究で5-HT_{1A}受容体の減少がパニック症では縫線核，扁桃体，前外側側頭皮質，眼窩脳皮質で[12]，社交不安症では縫線核，扁桃体，線条体，被殻，海馬，前帯状回皮質で[13]報告されている．とりわけパニック症の縫線核5-HT_{1A}受容体減少は治療によっても変化しない trait dependent の変化といわれている．タンドスピロンはセロトニン合成神経細胞の密集する縫線核の5-HT_{1A}自己受容体への結合は full agonist として作用するといわれている．このような事実からタンドスピロンはパニック症や社交不安症に病因治療的に作用してもよいと考えられるが，実際にはこれら不安症に対しての確固とした臨床効果はほとんど実感できない．ただ，タンドスピロンは，BZDと異なり眠気やめまい，薬物依存，反跳症状などがなく，安全に使用できるので，Arzneimittel（独語：薬品転じて医師と患者をつなぐもの）としては有用である．

4 SSRIの実地臨床

　健康保険診療の適応症は限定されているが，SSRIも抗不安薬と同じく特定の不安症に特化された薬物はないと考える．SSRIの選択と投与法は各薬物の最高血中濃度到達時間，生物学的半減期（表1）を参考にして各患者の特性を鑑みて決定すべきであろう．

　投与初期の副作用—嘔気，悪心，眠気，不安・いらいらの増強および攻撃性（activation syndrome）はパニック症，全般性不安症，社交不安症，強迫症の順に示しやすい．それゆえ，前者の不安症ほどより少量から投与を始め投与量の漸増もより緩やかにすべきである．パニック症のイミプラミン投与による不安・焦燥は jittering と呼ばれ，薬物反応性のよい徴候と解釈されていた．これは投与初期に増加した細胞間隙のセロトニンに自己受容体が反応し，セロトニンの合成が一過性に低下するためと考えられた．要するに，5-HT_{1A}受容体の減少が少ないパニック症であろう．投与初期に出現する不安・焦燥，パニック発作，敵意，衝動性，易刺激性，不眠，躁状態，軽躁，アカシジアなどの症状を呈する activation syndrome は SSRI 単独投与でなければ（抗不安薬併用）ほとんど出現しない．断薬症状は漸減の仕方を工夫すればほと

表 1 各種 SSRI と最高血中濃度到達時間（T_{max}）と生物学的半減期（$T_{1/2}$）

一般名	商品名	通常用量	CYP2C19 遺伝子型	T_{max} (hr)	$T_{1/2}$ (hr)	
フルボキサミン	デプロメール/ルボックス	150 mg/日		3.5	11.84	100 mg 経口
パロキセチン	パキシル	20～40 mg/日		5.05	14.35	20 mg 経口
パロキセチン CR	パキシル CR	25 mg/日		10.0	13.42	25 mg 経口
セルトラリン	ジェイゾロフト	100 mg/日		6.7	24.1	100 mg 経口
エスシタロプラム	レクサプロ	20 mg/日	EM	4.3	27.4	20 mg 経口
			PM	5.2	55.3	20 mg 経口

EM : extensive metabolizer, PM : poor metabolizer.
データは各薬剤のインタビューフォームによる.

んど生じない．最少容量の錠剤を半分または 1/4 にして投与したり，さらに奇数日投与，3 の倍数日投与などをすれば克服できる．患者の過敏性に合わせることが重要であろう．

　SSRI はセロトニントランスポーターに対する親和性だけでなく，その他の受容体にも親和性をもつ．パロキセチンはノルアドレナリントランスポーターに親和性をもち，臨床的には多少ともノルアドレナリン賦活作用をもつ．セルトラリンはドパミントランスポーター遮断をわずかにもつので，ドパミンを賦活したい臨床症状をもつ場合に選択するとよい．フルボキサミンとセルトラリンはシグマ受容体親和性があり，前者ではアゴニスト的に後者ではアンタゴニスト的に作用するといわれている．そのためフルボキサミンは基礎研究では神経成長因子誘発性神経突起伸長を増強させるため，認知症やうつ病に効果があると推察されている．しかし，筆者の実地臨床ではこのような手応えは感じない．

5　強迫症の臨床薬理学

　筆者はクリニックの治療指針を数年に 1 回出してクリニックに来ていただいている先生に配布している．次に 2015 年度の強迫症の部を示す．

　　スルピリド（ドグマチール®）（100 mg）　　3～6 錠
　　フルボキサミン（デプロメール®）（25 mg）　3～12 錠
　　ロフラゼプ酸エチル（メイラックス®）（1 mg）1～3 錠　分 3

　軽症から中等症ではドパミン遮断薬はドグマチール®を使用する．最高量は 600 mg まで．中等症から重症にはドグマチール®の代わりにクエチアピン（セロクエル®）を最高量 600 mg まで使用．また，難治例ではリスペリドン（リスパダール®）を 3 mg まで使用する．

　デプロメール®は最高量 300 mg まで使用する．

　メイラックス®の最高量は 1 日 3 mg で十分である．

　難治例はなごやメンタルクリニック原井宏明院長が行っている行動療法に誘導する．

　SSRI の高用量治療は中等量に勝るかという命題に関して結論は出ていないが，治療抵抗性であれば一度は高用量にしてもよいであろう．ここに示した処方はドパミン

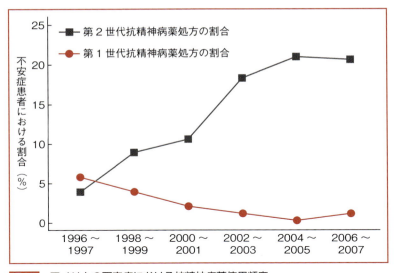

図 3 アメリカの不安症における抗精神病薬使用頻度

（Comer JS, et al. Am J Psychiatry 2011[16]より）

遮断薬で初めから補完療法をしている．それは筆者の経験ではSSRIだけで軽快する強迫症はほとんどないからである．スルピリドを選んだのは錐体外路性副作用が少ないからである．しかし，強迫症はドパミン遮断による錐体外路性副作用は最も出がたい不安症である．ドパミン遮断薬は文献的にはリスペリドンの効果が最も広く確認されている．また，ドパミン遮断薬を投与する理論的背景として以下のようなことがいわれている．すなわち，強迫症ではセロトニンが欠乏しており，そのため，セロトニンのドパミン遊離に対する抑制作用が減弱しておりドパミンが過剰になっていると考えられるという[14]．強迫症の薬物療法において，SSRIのなかでセルトラリンがクロルプラミンよりも有効性，忍容性ともに優れていたという可能性が示唆されている．

6 おわりに

　不安症でも強迫症でも筆者はドパミン遮断薬を使うことが多い．その理由は本文のなかで述べてきた．2005年にゲッチンゲン大学のBandelow[15]が生物学的精神医学会世界連合から不安症・強迫症・心的外傷後ストレス障害（PTSD）の薬物治療ガイドラインをとりまとめた．筆者は彼に頼まれその作成に助言した．このなかでスルピリドの有用性を提言したが，エビデンスを示す論文がなく結局取り上げられなかった．このガイドラインではドパミン遮断薬は一切取り上げられていない．これは10年前のガイドラインである．しかし，最近では不安症における抗精神病薬とりわけ非定型抗精神病薬の使用がアメリカの実地医家の間で年々増加している（図3）[16]．筆者はパニック症のドパミン仮説を提言した[5]．また，不安症と強迫症の画像研究ではGABA系およびセロトニン系の機能低下が示されている．脳内のGABA系およびセロトニン系はドパミンを抑制的にコントロールしている．それゆえ，不安症でも強迫症でも

ドパミン機能は亢進するので，治療的にはドパミン遮断薬が必要となる[17]．

文献

1) 関口正幸．経験と時間に依存した Fear Circuit の再構成．第 11 回八ヶ岳シンポジウム「Fear Circuit Disorder の基礎と臨床」．分子精神医学 2011；11：145-147．
2) Stutzmann GE, LeDoux JE. GABAergic antagonists block the inhibitory effects of serotonin in the lateral amygdala：A mechanism for modulation of sensory inputs related to fear conditioning. J Neurosci 1999；19（11）：RC8.
3) Zhang G, Ásgeirsdóttir HN, Cohen SJ, et al. Stimulation of serotonin 2A receptors facilitates consolidation and extinction of fear memory in C57BL/6J mice. Neuropharmacology 2013；64：403-413. doi：10.1016/j.neuropharm.2012.06.007. Epub 2012 Jun 18.
4) Stutzmann GE, McEwen BS, LeDoux JE. Serotonin modulation of sensory inputs to the lateral amygdala：Dependency on corticosterone. J Neurosci 1998；18（22）：9529-9538.
5) 貝谷久宣．神経科・精神科・古参医の戯言 11「不安・抑うつ発作」発見の歴史（8） パニック障害における前頭葉機能低下の神経科学的背景．精神療法 2015；41（4）：569-576．
6) Floresco SB, Tse MT. Dopaminergic regulation of inhibitory and excitatory transmission in the basolateral amygdala-prefrontal cortical pathway. J Neurosci 2007；27（8）：2045-2057.
7) Cunningham MG, Bhattacharyya S, Benes FM. Increasing Interaction of amygdalar afferents with GABAergic interneurons between birth and adulthood. Cereb Cortex 2008；18（7）：1529-1535. Epub 2007 Oct 29.
8) Chang CH, Grace AA. Dopaminergic modulation of lateral amygdala neuronal activity：Differential D1 and D2 receptor effects on thalamic and cortical afferent inputs. Int J Neuropsychopharmacol 2015 Feb 25. pii：pyv015. doi：10.1093/ijnp/pyv015.［Epub ahead of print］
9) Pezze MA, Feldon J. Mesolimbic dopaminergic pathways in fear conditioning. Prog Neurobiol 2004；74（5）：301-320.
10) 貝谷久宣．初回処方のコツ．石井一平（編）．外来精神科診療シリーズ メンタルクリニックでの薬物療法・身体療法の進め方．中山書店；2015．pp101-109．
11) 蜂須 貢，貝谷久宣．抗不安薬の効用と限界．クリニカ 2005；32（4）：22（224）-27（229）．
12) Nash JR, Sargent PA, Rabiner EA, et al. Serotonin 5-HT1A receptor binding in people with panic disorder：Positron emission tomography study. Br J Psychiatry 2008；193（3）：229-234. doi：10.1192/bjp.bp.107.041186.
13) Lanzenberger RR, Mitterhauser M, Spindelegger C, et al. Reduced serotonin-1A receptor binding in social anxiety disorder. Biol Psychiatry 2007；61（9）：1081-1089. Epub 2006 Sep 18.
14) 岡本泰昌．強迫性障害の薬物療法とセロトニン・ドパミン仮説．精神経誌 2011；113：36-44．
15) Bandelow B, Zohar J, Hollander E, et al：WFSBP Task Force on Treatment Guidelines for Anxiety, Obsessive-Compulsive and Post-Traumatic Stress Disoders, Zohar J, Hollander E, Kasper S, et al. World Federation of Societies of Biological Psychiatry（WFSBP）guidelines for the pharmacological treatment of anxiety, obsessive-compulsive and post-traumatic stress disorders-first revision. World J Biol Psychiatry 2008；9（4）：248-312.
16) Comer JS, Mojtabai R, Olfson M. National trends in the antipsychotic treatment of psychiatric outpatients with anxiety disorders. Am J Psychiatry 2011；168（10）：1057-1065. doi：10.1176/appi.ajp.2011.11010087. Epub 2011 Jul 28.
17) Nikolaus S, Antke C, Beu M, et al. Cortical GABA, striatal dopamine and midbrain serotonin as the key players in compulsive and anxiety disorders-results from in vivo imaging studies. Rev Neurosci 2010；21（2）：119-139.

I 不安障害と強迫性障害

2 隠れた全般性社交不安障害（全般性SAD）を見出す，SAD治療の工夫

永田利彦
なんば・ながたメンタルクリニック

1 隠れたSADを見出す

　後述するように選択的セロトニン再取り込み阻害薬（selective serotonin reuptake inhibitor：SSRI）の社交不安障害/社交不安症（social anxiety disorder：SAD）治療への有効性のエビデンスは，全般性SAD（ほとんどすべてのパフォーマンス，社交状況を恐怖する）に限られている[1,2]．それも最も効果があるのは幼少時に行動抑制（childhood inhibition）を認め，青年期には同級生との対人相互関係に不安を抱く，「遠慮」と「抑制」の強い，典型的な全般性SADである[3]．全般性SADは回避性パーソナリティ障害の病理とも重複するのにもかかわらず，それが治療可能となった意義は大きい．一方で，「目立ちたがり屋」という幼少時の行動抑制とは正反対の気質を有している場合でも「プレゼン恐怖症」「スピーチ恐怖症」を呈し，治療を求めて受診する．その場合，典型的な全般性SADとはまったく別の治療方針が必要である．その意味で，目立ちたがり屋のプレゼン恐怖症から回避性パーソナリティ障害やひきこもり[4]の症例まで含まれるSAD治療では，気質に注目して診立てを工夫しないと治療がスムーズに進まない．

2 見過ごされ続ける全般性SAD

　想像より多くのうつ病患者が，SADを併存している．STAR*D研究では，うつ病治療アルゴリズムの実証を目指し，より実際的な現実に近づけるために，研究参加基

永田利彦（ながた・としひこ） 略歴

大阪生まれ．1985年大阪市立大学医学部卒，1990年同大学大学院医学研究科修了．1991年大阪市立大学医学部神経精神医学教室助手，1994年同講師，1995～96年ピッツバーグ大学精神科客員助教授（Visiting Assistant Professor of Psychiatry）を経て，1999年大阪市立大学大学院医学研究科神経精神医学准教授．2013年なんば・ながたメンタルクリニック開院，現在に至る．

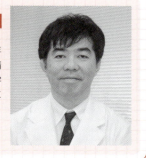

準をできるだけ緩めた（real world setting）．その結果，第一段階参加うつ病患者の実に31.3%がSADを併存していた[5]．その第一段階のcitalopram治療で，治療反応が47%，寛解がわずか28%（観察式尺度得点による）であったのは記憶に新しい．

しかし全般性SADは見過ごされている[2,3]．アメリカでマネジドケア（私立の保険組合）に登録している患者を対象に調査した結果，全般性SADの有病率は8.2%であった．しかし，医療記録を調べると，そのうちたった0.5%しか全般性SADと診断されていなかった[6]．さらに，メンタルヘルスの治療専門機関を受診しても，SAD診断がなされない．アメリカの総合病院精神科を初診した健康保険を所持している比較的裕福な患者を半分に分け，十分に経験を有する精神科医が面接を行ったのと（通常診察），半構造化面接により診断漏れがないように面接した場合で不安障害の割合を比較した[7]．その結果，通常診察でSADと診断された率はわずか2.1%であったが，半構造化面接では32.7%もがSADと診断された．この差は，パニック障害の通常診察の8.1%と半構造化面接の15.7%の差とまったく異なる．このように，アメリカで十分に経験のある精神科医が診察しても，主訴にとらわれるとSADは診断されずに見過ごされているのである．

このような全般性SADの診断不足，治療不足が起こっている正確な理由はわかっていない．全般性SADが青年期早期に発症して慢性に経過するという，まさにパーソナリティと変わらない病像が大きな理由と想像される．全般性SAD受診患者の多くが，患者本人自身も性格だと治療をあきらめていたと述べていることと一致するからである．

3 SAD概念の拡大，恐怖から不安へと

DSM-I（1952）やDSM-II（1968）ではすべての恐怖症は一括りで，人前で話すのを恐怖するのと虫を恐怖するのは同じ扱いであった．それが1966年にMarksら[8]が恐怖の対象が異なれば，男女比や発症年齢が異なることを報告して，DSM-III（1980）では恐怖症は社交恐怖，広場恐怖，単純恐怖と独立した項目になった．このときには，まだ回避性パーソナリティ障害が除外規定に入っていた．ほとんどすべてのパフォーマンスや状況が恐怖の対象の場合に行動療法は困難で当然である．それが，1985年にLiebowitzら[9]が「それまで行動療法家にしか知られていない不安障害」「無視されてきた不安障害，社交恐怖」という総説を発表し状況は一変した．ほとんどの社交場面を恐れる全般性の社交恐怖もそうでない社交恐怖と変わらないことを報告したからである．その結果，1987年改訂のDSM-III-Rでは回避性パーソナリティ障害の除外規定がなくなり，ほとんどすべてのパフォーマンス，社交状況を恐怖する全般性SADの亜型が新設された．

このような概念の広がりは，新しい治療法の登場と無関係ではない．1985年当時はモノアミン酸化酵素阻害薬しかなかったが，全般性SADにも有効であった．副作用が少ないSSRIの登場後に，全般性SADを対象に数々の二重盲検試験が実施された．

ここで用語についてふれる必要がある．DSM-IV（1994）では社交不安障害が括弧に囲まれて併記され，DSM-5（2013）では「社交恐怖」のほうが括弧に囲まれることになった．明確な定義はないが，一般的には恐怖は対象が明確で急性なものであるのに対して，不安は対象が漠然としていて慢性のものである．この呼称変更はSADがさまざまな病態を包含するようになった結果である．事実，スピーチ恐怖症以外のSAD有病率が上昇傾向にある．Heimbergら[10]は，一般人口を対象としたアメリカ併存症研究（U.S. National Comorbidity Survey：NCS）のデータを分析した結果，スピーチ恐怖症ではコホート効果（最近生まれた人ほど低年齢から発症する）が認められないのに，スピーチ恐怖症以外の群はコホート効果が明確であり，今後の有病率の上昇傾向が示された．

DSM-5では，全般性か否かによって明確な症候学的差異がないからと全般性の亜型が廃止され，パフォーマンス限局型（performance-only）が新設された．北米（アメリカとカナダ）[11]，国際的[12] SADの因子分析的症候学研究の結果，いずれも，① 社交的な相互関係への恐怖（social interaction fears），② 見られることへの恐怖（observation fears），③ スピーチ恐怖症（public speaking）となり，スピーチ恐怖症が亜型分類として適切と判断された．しかし，一般人口中のSADにおけるパフォーマンス限局型はわずか0.3～3.5％ときわめて少なく，青年期に限定すると0.7％とさらに少ない[3]．さらには治療を求めて来院した青年期の患者のなかでパフォーマンス限局型であった者はいなかったとの報告さえある[3]．結局，パフォーマンス限局型はごく一部の成人症例に限られている．一方，因子分析の結果が示すように，全般性SADに通じる対人相互関係への不安が，SADの病態として最重要な病理となっている．

まとめると，DSM-IIIでの社交恐怖はDSM-5ではパフォーマンス限局型の亜型という片隅に押しやられ，回避性パーソナリティ障害であると除外診断されていた病理がDSM-5ではメインの病理となったのである[3]．まったく別物になったかのような変わりようである．

4 典型例にみられる幼少時の行動抑制

さらに，典型的な全般性SADであるかどうかが治療の成否を分ける．そこで，幼少期から青年期にかけての発育歴，生活歴の聴取が必要不可欠となる．まず，幼少時の行動抑制という気質の有無を確認する．New York Longitudinal Study[13]では，生後4か月にアルコール綿を嗅がせるなどの刺激に高反応で怖がりの気質をもった赤ちゃんは，21か月で見知らぬ女性や物体に驚き，31か月に普通でない服装をした見知らぬ女性を怖がり，7歳，11歳と続く息の長い縦断研究において，その気質が継続していくことが明らかになった．そして，この幼少時の行動抑制が，不安障害の発症の危険因子であることがわかっている．

全般性SAD典型例では，幼少時から行動抑制があり，「怖がり」の気質を有して

いる．青年期に至っても，その「怖がり」の気質を有し続け，親密な仲間関係を築くより回避に向かいだす．「同級生」との対人相互関係への不安を強め，全般性 SAD の診断基準に合致する状態に発展する．思い返せば，「同級生」「同僚」との対人相互関係が苦手であることは，わが国では対人恐怖の時代から指摘されていた．しかし，この時点では「性格だから治療できるはずがない」と本人自身は考え，受診に至ることはない．また，実際に受診しても「治らない」と言われて落胆した経験をもつ患者に出会うこともまれではない．その結果，うつ病[14]や摂食障害[15]となり，就労・就学に困難をきたしてからやっと受診に至る．

5　暗黒面

　全般性 SAD 典型例かどうかの判断が必要不可欠なのは，全般性 SAD であっても，いわゆるダークサイド（暗黒面）を有し[16]，衝動的な症例があるからである．境界性パーソナリティ障害患者の約半数は SAD を併存し[17]，そのような症例に，SSRI やベンゾジアゼピン系薬剤を投与すると，衝動性がさらに高まる．もう 30 年も前に，境界性パーソナリティ障害患者が，緊張をほぐすためにアルプラゾラムが必要不可欠と主張・要求し，服用しては自らの首・手首を切り，腕の骨を折り，子どもに椅子を投げつけたと報告されている[18]．反社会性パーソナリティ障害と SAD を併存する症例では飲酒中に反社会行為に及ぶことも知られている[16]．このような場合，第二世代抗精神病薬の投与が考慮され[19]，SAD としてではなく，自己愛性や境界性パーソナリティ障害として治療されるべきである．事実，境界性パーソナリティ障害の治療ではどのように自己主張するのかが対人関係スキルとしてあげられている[20]．

6　SSRI による薬物療法

　わが国では，発売順にフルボキサミン，パロキセチン，セルトラリン，エスシタロプラムの 4 種の SSRI が上市されており，先行するフルボキサミン，パロキセチンの 2 剤が SAD の適応を取得しており，2015 年 12 月にエスシタロプラムも適応を取得した．エビデンスの上ではこの 4 剤に関して優劣はないが，有効性エビデンスは全般性 SAD に対するものに限られており[3]，行動抑制を伴う典型例かどうかの評価が必要である．しかも治療反応が得られるまでに 3 か月から半年といった長期間の服用が必要である．事実，治療反応性の唯一の予測因子は服薬期間であったとの報告がされている[21]．このような長期間の服用を初診の時点で患者が決断することは困難である．そこで，認知行動療法といった他のエビデンスを有する治療法や，ベンゾジアゼピン系薬剤の即効性と認知機能への悪影響[22]，依存性・耐性の問題を十分に説明したうえで，SSRI の服用を自ら選択できるように何回か通院してもらうことが有用である．

7 β阻害薬，ベンゾジアゼピン系薬剤，そしてクリニックでの実臨床

β阻害薬（プロプラノロールやアロチノールなど）は，眠気がないことから，ピアノの演奏会の30分前などパフォーマンスの直前に服用される．しかし，二重盲検試験などのエビデンスを欠いており[1,3]，根本治療でないことを十分説明のうえ，処方する．

ベンゾジアゼピン系薬剤は，二重盲検試験が数少なく，エビデンスの面でSSRIより大きく劣る[1]．しかし，実臨床では今でも漫然と投与されている[23]．それには短期試験の効果量だけを考慮するとベンゾジアゼピン系薬剤のほうがSSRIより大きいという現実がある[1]．さらには，SSRIで治療反応しないSADに対してベンゾジアゼピン系薬剤を追加投与する二重盲検試験の結果，ある程度の有効性が報告された[24]．しかし，そもそも，ベンゾジアゼピン系薬剤は認知機能を低下させ[22]，漫然とした長期投与は耐性や依存を生じるだけである．また，寛解状態に至らず，治療中止は即，再発につながる．そこで，パフォーマンス限局型で，衝動性（上述の暗黒面）を伴わない症例に，根本治療ではないこと，長期間の連日の服用は耐性・依存を生じることを十分に説明し，最低限の処方とする．

最後に，大学病院とクリニックでの違いについて述べたい．大学病院受診は紹介状が必須で，すでにベンゾジアゼピン系薬剤服用の既往があるが，クリニックでは精神科・診療内科受診が初めてのことが多い．その場合，いくら口頭でベンゾジアゼピン系薬剤が認知機能を下げることで効果を発現していることを説明してもわかってもらえないことが多い．そこで，少量を投与し，「お酒とまったく同じで，この薬では治らない」ことを体験してもらうことが有用なことがある．また，SSRI治療開始の数週間だけベンゾジアゼピン系薬剤を併用することは，治療中断を避け，最終的に治療成功に結びつけることが報告されている[25]．そのためにも，ベンゾジアゼピン系薬剤の中止や長期的な治療に納得してもらえる治療関係構築が重要となる．

8 難治例：最初から認知行動療法の併用療法

SSRIと並んでSAD治療にエビデンスを有するのが認知行動療法で，SSRIと異なり全般性SAD，非全般性SADの両方に有効である[26]．たとえばSocial Mishap Exposures[26]は，自己愛の強いSAD症例に有効であろう．SSRIが無効であるからといってベンゾジアゼピン系薬剤を加える[24]のではなく，認知行動療法併用，または切り替えが考慮される[2]．事実，薬物療法と認知行動療法の併用の有効性が報告されている[27]．筆者の場合，就労・就学困難な重症例に対しては，治療開始時点から臨床心理士による認知行動療法と薬物療法の併用療法を行っている．一方，現在，就労・就学できている人にとっては，平日の昼間の時間に予約通りに定期的に通院することはかなりの重荷である．

9 患者への説明，治療終結

ほとんどの患者はうつ病[14]，アルコール関連障害，摂食障害[15]などといった「急性」の精神障害の発症の結果，受診に至っている．この場合に，背景にある全般性SAD治療の重要性を説明できるかどうかが，その後の治療の成否を分ける．罹病期間数か月であるうつ病と，早期青年期に発症し，すでに10～20年の病歴を有する全般性SADでは，おのずと治療期間も異なる．このような早期発症と慢性の経過は，まさにパーソナリティ障害と区別困難な状態であり，治療にもそれなりの期間が必要である．

治療終結や再発予防に関するエビデンスは十分ではなく，これに対するガイドラインはない[2]．しかし，数年の治療を経て寛解に達すると，治療終結直後の再発はない．反対に，寛解に達する前の早期治療終結は，当然，再燃，再発に結びつく．

10 おわりに

最近の「急激なうつ病増加」は「SSRI現象」，病気の押し売り（disease mongering）[28]だとの非難があり，矛先はSADにも向けられている．

本項で明らかなように，パフォーマンス限局型である「あがり症」「プレゼン恐怖症」「スピーチ恐怖症」に対して安易な薬物療法は避けるべきである．一方で，「難治性うつ病」として彷徨っている患者の背景にかなりの割合で全般性SADを見出すことができる[14]．未治療患者の受診勧奨ではなく，現在の治療が奏効していない患者の背景に，性格だとあきらめられていた全般性SADがないかどうか，見直してほしい．彼らは「遠慮」して，自ら名乗り出ることはないのだから．

文献

1) Blanco C, Bragdon LB, Schneier FR, et al. The evidence-based pharmacotherapy of social anxiety disorder. Int J Neuropsychopharmacol 2013；16：235-249.
2) Stein MB, Stein DJ. Social anxiety disorder. Lancet 2008；371：1115-1125.
3) Nagata T, Suzuki F, Teo AR. Generalized Social Anxiety Disorder：A still-neglected anxiety disorder three decades since Liebowitz's review. Psychiatry Clin Neurosci（in press）.
4) Nagata T, Yamada H, Teo AR, et al. Comorbid social withdrawal (hikikomori) in outpatients with social anxiety disorder：Clinical characteristics and treatment response in a case series. Int J Soc Psychiatry 2013；59：73-78.
5) Trivedi MH, Rush AJ, Wisniewski SR, et al. Evaluation of outcomes with citalopram for depression using measurement-based care in STAR*D：Implications for clinical practice. Am J Psychiatry 2006；163：28-40.
6) Katzelnick DJ, Kobak KA, DeLeire T, et al. Impact of generalized social anxiety disorder in managed care. Am J Psychiatry 2001；158：1999-2007.
7) Zimmerman M, Chelminski I. Clinician recognition of anxiety disorders in depressed outpatients. J Psychiatr Res 2003；37：325-333.
8) Marks IM, Gelder MG. Different ages of onset in varieties of phobia. Am J Psychiatry 1966；123：218

-221.
9) Liebowitz MR, Gorman JM, Fyer AJ, et al. Social phobia. Review of a neglected anxiety disorder. Arch Gen Psychiatry 1985 ; 42 : 729-736.
10) Heimberg RG, Stein MB, Hiripi E, et al. Trends in the prevalence of social phobia in the United States : A synthetic cohort analysis of changes over four decades. Eur Psychiatry 2000 ; 15 : 29-37.
11) Cox BJ, Clara IP, Sareen J, et al. The structure of feared social situations among individuals with a lifetime diagnosis of social anxiety disorder in two independent nationally representative mental health surveys. Behav Res Ther 2008 ; 46 : 477-486.
12) Stein DJ, Ruscio AM, Lee S, et al. Subtyping social anxiety disorder in developed and developing countries. Depress Anxiety 2010 ; 27 : 390-403.
13) Kagan J. The Human Spark : The science of human development. Basic Books ; 2013.
14) 永田利彦. 現代のうつ病と社交不安障害（SAD）. 臨床精神薬理 2010 ; 13 : 723-730.
15) 永田利彦, 山田 恒, 村田進哉ほか. 摂食障害における社会不安障害. 精神医学 2007 ; 49 : 129-135.
16) Kashdan TB, McKnight PE. The darker side of social anxiety : When aggressive impulsivity prevails over shy inhibition. Curr Dir Psychol Sci 2010 ; 19 : 47-50.
17) Zanarini MC, Frankenburg FR, Dubo ED, et al. Axis I comorbidity of borderline personality disorder. Am J Psychiatry 1998 ; 155 : 1733-1739.
18) Gardner DL, Cowdry RW. Alprazolam-induced dyscontrol in borderline personality disorder. Am J Psychiatry 1985 ; 142 : 98-100.
19) 永田利彦, 和田 彰, 山田 恒ほか. 繰り返し自傷症候群へのolanzapineの有効性. 臨床精神医学 2004 ; 33 : 1609-1615.
20) Marra T. Depressed & Anxious : The dialectical behavior therapy workbook for overcoming depression & anxiety. New Harbinger ; 2004／永田利彦（監訳）, 坂本 律（訳）. うつと不安をのりこえるマインドフルネス―人生を積極的に生きるためのDBT（弁証法的行動療法）セルフヘルプブック. 明石書店 ; 2011.
21) Stein DJ, Stein MB, Pitts CD, et al. Predictors of response to pharmacotherapy in social anxiety disorder : An analysis of 3 placebo-controlled paroxetine trials. J Clin Psychiatry 2002 ; 63 : 152-155.
22) Hindmarch I. Cognitive toxicity of pharmacotherapeutic agents used in social anxiety disorder. Int J Clin Pract 2009 ; 63 : 1085-1094.
23) Vasile RG, Bruce SE, Goisman RM, et al. Results of a naturalistic longitudinal study of benzodiazepine and SSRI use in the treatment of generalized anxiety disorder and social phobia. Depress Anxiety 2005 ; 22 : 59-67.
24) Pollack MH, Van Ameringen M, Simon NM, et al. A double-blind randomized controlled trial of augmentation and switch strategies for refractory social anxiety disorder. Am J Psychiatry 2014 ; 171 : 44-53.
25) Seedat S, Stein MB. Double-blind, placebo-controlled assessment of combined clonazepam with paroxetine compared with paroxetine monotherapy for generalized social anxiety disorder. J Clin Psychiatry 2004 ; 65 : 244-248.
26) Hofmann SG. Recent advances in the psychosocial treatment of social anxiety disorder. Depress Anxiety 2010 ; 27 : 1073-1076.
27) Blanco C, Heimberg RG, Schneier FR, et al. A placebo-controlled trial of phenelzine, cognitive behavioral group therapy, and their combination for social anxiety disorder. Arch Gen Psychiatry 2010 ; 67 : 286-295.
28) Moynihan R, Henry D. The fight against disease mongering : Generating knowledge for action. PLoS Med 2006 ; 3 : e191.

I 不安障害と強迫性障害

3 確信型対人恐怖の治療の実際
——効果的な精神療法をスムーズに進めるコツ

原田誠一
原田メンタルクリニック・東京認知行動療法研究所

1 はじめに

　対人恐怖の臨床に関して山下[1]が,① 対人恐怖を緊張型と確信型に分類して,② 確信型対人恐怖では症状の確信度がより強固であり,治療にいっそうの困難が伴いがちであると指摘したことはよく知られている．主に,他人に不快感を与える自らの身体的欠点を確信して悩む確信型対人恐怖は,思春期妄想症[2]とオーバーラップするところが多い．その代表例は「醜形恐怖,自己臭恐怖,自己視線恐怖」であり,DSM分類では社交不安障害以外の身体醜形障害や妄想性障害などに該当する[3]．こうした確信型対人恐怖の患者が精神科外来を訪れて治療を求める機会は決してまれではなく,精神科医が有効な対応方略を身につけておくべき精神障害の一つである．

　本項では,確信型対人恐怖の診療における精神療法のコツ[4]を述べる．論の進め方としては,① 対人恐怖/社交不安障害の病態〜治療に関する説明（心理教育）の概略を述べ,② 特に,確信型対人恐怖の病態で大きな役割を演じている強迫の機制（安全行動）への対応法を記し,③ 診察室で簡単に実施でき,自己視線恐怖や横恐怖（脇見恐怖）の臨床で役立つ行動実験を紹介し,④ 最後に2例の症例提示を行う,という順をとる．なお確信型対人恐怖の治療における薬物療法に関しては,成書[3]を参照されたい．

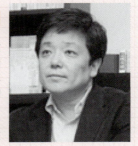

原田誠一（はらだ・せいいち） 略歴

1957年東京都生まれ．1983年東京大学医学部卒．東京大学医学部附属病院精神神経科,東京都立中部総合精神保健センター,東京都立墨東病院内科・救命救急センター,神経研究所附属晴和病院,東京逓信病院精神科医長,三重大学医学部精神神経科講師を経て,2002年より国立精神・神経センター武蔵病院外来部長．2006年7月より原田メンタルクリニック・東京認知行動療法研究所を開設．現在,原田メンタルクリニック院長．
主な著書として,『正体不明の声—対処するための10のエッセンス』（アルタ出版, 2002）,『統合失調症の治療—理解・援助・予防の新たな視点』（2006）,『精神療法の工夫と楽しみ』（2008）,監修として,『強迫性障害治療ハンドブック』（2006）〈以上, 金剛出版〉,『強迫性障害のすべてがわかる本』（講談社, 2008）など多数．

I．不安障害と強迫性障害

2 治療導入の進め方①：対人恐怖/社交不安障害の病態の心理教育

筆者が，対人恐怖/社交不安障害の病態に関する情報提供（心理教育）を行う際の概略を，臨床の場で実際に利用している図を供覧しながら記す．

① 本人が苦手とする状況に臨む．たとえば，人と対面する，大勢の人の前でスピーチをする，混雑している電車に乗る，人前で字を書く，など（図1）．

② そのときに，本人が気にしており恥ずかしいと感じている特徴が表面に出てくる（図2）．本人の悩みの種になっている特徴の内容は人によってさまざまであり，「赤面，体や声のふるえ，発汗，表情や振る舞いが硬くぎごちない，臭い，きつくいやらしい視線，ルックスのおかしな点」など多種多様である．

③ 気にしている点に関して，本人は目の前～近くにいる人が，(1) その特徴に気づいて（察知），(2) 悪い印象を抱くと想定する（図3）．たとえば，自分が赤面して声がふるえていることに周りの人が気づいて，「あの人は，緊張して混乱しやすい可哀想な人だと思われる」と憶測する．

④ 周囲の人が，(1) 自分の特徴を察知して，(2) 悪い印象をもっているという前提で，周りの人の様子を受け止める（図4）．たとえば，患者が自分の臭いを気にしてい

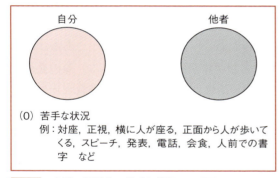

図1 病態の説明①：苦手な状況への曝露

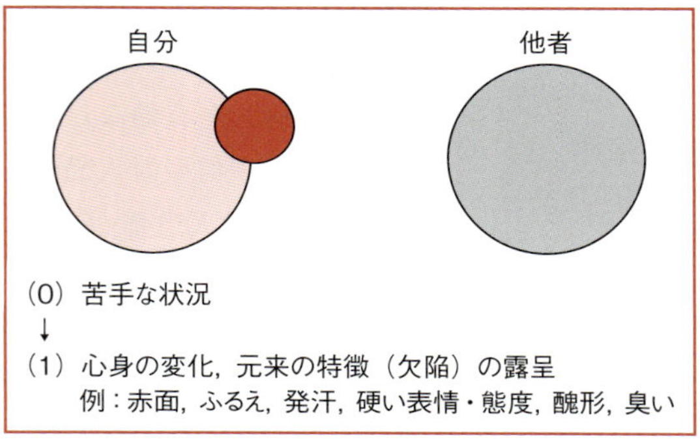

図2 病態の説明②：心身の変化，元来の特徴（欠陥）の露呈

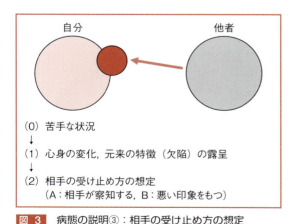

図3 病態の説明③：相手の受け止め方の想定

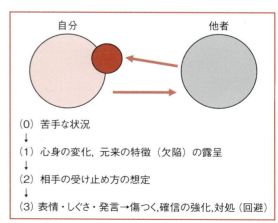

図4 病態の説明④：相手の表情，しぐさ，発言の受け止め方

る場合，周囲の人が「鼻に手をやる」「しかめ面をする」「くしゃみをする」「マスクをする」「窓を開ける」「手にクリームをつけて鼻にやる」といった行動をとると，「自分の臭いのせい？」と自分に引きつけて解釈する．
⑤ そのことで恥ずかしくいたたまれなくなり，自分の特徴に対するこだわり〜確信がさらに強化される．その結果，人と接したり人前でパフォーマンスすることをいっそう避けるようになり（回避），ますます自信をなくしてしまう．

3 治療導入の進め方②：対人恐怖/社交不安障害の治療の心理教育

次に，対人恐怖/社交不安障害の治療に関する情報提供（心理教育）の概略を記す．

対人恐怖/社交不安障害の病態で重要な役割を果たしている機制のなかに，「投影」（自分の内面に基づいて無意識的に外界を色づける機制[5]）〜「内的な情報に基づく推論」[6]がある．患者に「投影」〜「内的な情報に基づく推論」の問題点と修正の方向性を理解してもらうことは，治療導入期の心理教育の重要事項の一つである．

たとえば，患者が「赤面，ふるえ」を気にしてこだわっており，他者が己の「赤面，ふるえ」を，①敏感に察知して，②悪い印象を抱いていると思い悩んでいる場合を想定してみよう．このタイプの患者に，「実際には，相手の認識や反応は異なっているかもしれない」「自分のこだわりや思い込みを他人にダイレクトに当てはめて推測しており，実態とずれてしまっている可能性がある」こと（＝「投影」〜「内的な情報に基づく推論」）をどう説明したらよいか．そしてその認知を修正する練習に誘う治療導入を，いかにすれば（さほど無理なく）実現できるか．

筆者の臨床経験によれば，この治療導入のプロセスを以下の手順で行うと，意外とすんなり同意が得られる場合が多い[4]（表1）．

① 他のタイプの対人恐怖/社交不安障害の患者が気にすることがあるが，本人は気に止めていない特徴を紹介する．たとえば，患者が「赤面，ふるえ」を気にしているが「汗，外見」は気にしていない場合には，汗や外見を気にするタイプ（発汗恐怖，醜形恐怖）が存在することを伝える．
② このタイプの患者が，「自分がこだわっている事柄を，どう受け止めて悩んでいるか」を，次のように説明する．
  ・発汗恐怖：このタイプの患者は，電車に乗ると緊張して実際に汗をかきやすい．汗をかいている自分をひどく恥ずかしく感じるとともに，たまたま乗り合わせた多くの乗客がその汗に気づいて，「あの人は人中に出ると汗だくになる，小心で混乱しやすい可哀想な人」などと思うと想定して，いたたまれなくなる．
  ・醜形恐怖：たとえば「頭の形」や「縮毛」を気にする醜形恐怖の人は，「通行人の多くが，自分の頭の形や縮毛に気づいて変に思う．違和感や異様な感じを覚える」などと気にかけて悩む．
③ 以上の情報提供を行ったうえで，次のように質問してみる．
  ・もしもあなた（＝患者本人）が電車に乗っていて，近くに汗をかいている人がい

表 1　対人恐怖/社交不安障害の心理教育：変化のポイント─相手の察知，悪い受け止め方の想定とその修正

心身の変化の出現，元来の特徴（欠陥）の露呈
　→想定①：相手が察知する
　→想定②：相手がネガティブな受け止め方をする
＊初期介入の便法
　「自分が気にしていない事柄で，①②を検討してみる」
　　例：赤面〜ふるえ恐怖の人に，「発汗恐怖」「醜形恐怖」
　「電車に乗ると半数以上の人に気づかれ，恥ずかしい」
　　・はたして，半数以上の人が察知すると思いますか？
　　・仮に気づいたとして，そんなに悪い印象を抱きますか？
＊「投影」「内的な情報に基づく推論」の問題点の説明
＊「投影の変化」「特徴との折り合い」の必要性を説明

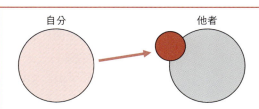

(1) 「自分が気にしていない特徴」での「対人恐怖/社交不安障害の認知」を説明
　例：汗・縮毛を，①多くの人が察知して，②悪い印象をもたれる
(2) 自分は他人の「汗」「縮毛」をどの程度意識し，どう感じる？
＊「気づかない/気にかけない」「自分の特徴と認める」への導入

図 5　病態の説明⑤：自分が気にしていない特徴の検討

る場合，そんなに汗に敏感に気づくものでしょうか？　仮に気づいたとして，それだけで相手を変に思いますか？
　・あなたが街を歩いていて，他の通行人の頭の形や縮毛にどれくらい着目したことがありますか？　もしも気づいたとして，それだけで悪い感情を抱きますか？
④患者は「汗，頭の形，縮毛」にそうは気づかないだろうし，仮に気づいたとしても，それだけで相手に悪い印象をもつことはないと答える．そして，発汗恐怖や醜形恐怖の患者が想定している「他者の反応〜認識」と「実態」には大きな差があり，このズレから対人恐怖/社交不安障害の懊悩が生まれることを理解してもらう．コンプレックスとなっている特徴の自らの受け止め方を，そのまま他人に当てはめて推測してしまうと（＝「投影」〜「内的な情報に基づく推論」），実態とずれてしまう場合があることに気づいてもらう．
⑤発汗恐怖や醜形恐怖のケースと同じように，患者自身も「赤面，ふるえ」に関して知らず知らずのうちにこうした誤った推測を行っており，実際の他人の受け止め方と違ってしまっている可能性を理解してもらう（図 5）．

　こうした気づきは，集団精神療法を通して得られやすいとされる[7]．しかるに筆者の臨床経験では，個人精神療法の場でも上述の方法を用いると比較的容易に実現することができ，治療の出発点の一つになると感じている．
　また以上の対話を通して，治療目標に関する共通認識を育てる作業を始めることができる場合もある．すなわち，次のような合意が得られる状況である．
　「汗，頭の形，縮毛を気にしている患者さんがよくなるのは，"汗をかかなくなる""頭の形を変える""頭髪の性状が変化する"ことを通してではありません．気にしていた事柄を『自分の特徴，個性』として受け入れて，隠そうとしなくなることで変わっていきます．それと同じように，"赤面，ふるえ"も自分の特徴として折り合いをつけ，少しずつ受け入れていけるといいですね」．

4 治療の進め方③：強迫の機制の説明と介入法

強迫の機制とは

　次に，対人恐怖/社交不安障害の病態で大きな役割を演じている強迫の機制[4]の説明に移る．対人恐怖/社交不安障害の患者の一部，特に確信型対人恐怖患者は，自らの不安に対して「回避」以外の積極的・能動的・習慣的な対処行動をとっている．具体的には，次のような例がある．

- 自己臭恐怖：頻繁に足を洗ってコロンをつける，長時間歯を磨いて洗口液を頻用する，臭いが漏れないように頻回に肛門括約筋を締める．
- 醜形恐怖：鏡を頻回に見る，気にしている顔の部分を隠すために濃い化粧をしてマスクを着用する．
- 自己視線恐怖：外に出る際に必ずサングラスをかける，反応を確認するために相手をよく見て観察する．

　当然のことながら，従来からこうした対処行動の存在は知られていたが，対人恐怖/社交不安障害の病態における意味合いや治療的観点からの考察・工夫がやや不十分であったように感じられる．筆者[4]は，特定の不安に対するこうした積極的・能動的・習慣的な対処行動を「強迫」の観点からとらえることができ，患者が症状への「確信」を深める一因になっていると考えている．加えて，「容姿が変でないと家族に保証してもらう」「自分がおかしく見えないか，繰り返し友人に聞く」などの行為は，巻き込み強迫の観点からとらえることが可能だろう．

説明と介入

　こうした症例では，対人恐怖/社交不安障害に加えて「強迫」の心理教育（図6）を併用して心理教育を行う．つまり次の内容を説明して，患者の理解を促すのである．「気にしている特徴に関する対処行動＝強迫行為を行うと，一時的には不安が軽減しますが，長い目で見ると過大評価（＝本人が気にしている特定の特徴へのこだわり）

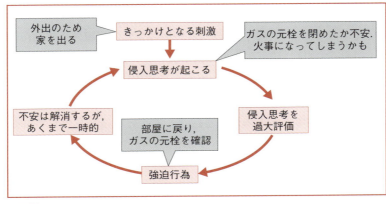

図6　強迫性障害の悪循環

が強化されてしまい，病状がますます悪くなります．病気をよくするためには，強迫行為をしない練習をする必要があるのです．根気よく訓練することで徐々に我慢できるようになり，こだわりが楽になってきます．」

多くの対人恐怖/社交不安障害の患者は，この説明内容を理解して強迫行為を減らす練習を始めることに同意する．

● OCD～安全行動との関係

従来から，対人恐怖/社交不安障害と強迫性障害（obsessive-compulsive disorder：OCD）の関係についてさまざまな議論がなされてきた．当初，対人恐怖/社交不安障害はOCDの一型としてとらえられていたが，その後両者の相違が指摘されて，神経症（不安障害）の異なるタイプと位置づけられるようになった経緯がある．筆者は，対人恐怖/社交不安障害とOCDを別個とみなす見解に（当然のことながら）賛成であるが，対人恐怖/社交不安障害の病態の一部に強迫の機制が関与しており，治療を円滑に進めるためには強迫を適切に扱うことが必要と考えている．

なお本節で述べている「強迫」は，認知行動療法（cognitive behavioral therapy：CBT）では安全（保障）行動（safety behaviors）と呼ばれている[6]．筆者が「強迫」という呼称を用いているのは，以下の理由による[4]．①安全行動という術語を知る前からこの現象の存在と意義に気づいており，「強迫」と呼んでいたという（単純な）事情がある．②あえて新しい術語を導入しなくても，「強迫」の視点でとらえることが可能と考えている．③安全行動が（対人恐怖/社交不安障害で従来から知られており，その特徴とされてきた）回避や逃避を含む概念であるため[6]，特定の不安に対する積極的・能動的・習慣的な対処行動の意義を強調するためには，「強迫」という術語のほうが好都合ではないかと判断している．④「強迫」に関する心理教育～CBTの方法論を，そのまま対人恐怖/社交不安障害の診療でも利用できるという大きな利点がある．

5 自己視線恐怖の治療で有効な行動実験：中心視，周辺視に関する説明

次に，「自分の目つきを気にする自己視線恐怖」の治療で有効な行動実験を紹介する．改めて述べるまでもないが，自己視線恐怖の患者は視線のやり場に困っている．たとえば，「電車の座席に座っていて，向い側の席に人が座っている」「道を歩いていて，前から人が歩いてくる」場合に，視線の置き方に苦慮している．そして，「電車の座席では必ず目をつぶるか，雑誌を読むふりをしている」などの不自由な状況が生じたり，「前から歩いてくる人の反応を確認しようとじっと見つめて気づかれてしまい，自他の視線に対するこだわりがさらに増す」などの悪循環が進みがちである．こうした際に，筆者は「中心視」「周辺視」という（自ら創作した）術語を紹介しながら，診察室内で簡単にできる次の行動実験を行うようにしている[4,8]．

①患者と治療者が向き合う形で座って互いに正視し，「この状況を"中心視"という

言葉で表現します」と説明する．中心視されると，当然のことながら「相手から見られている」と感じる．

② 次に治療者が，視線を少し（10〜20度くらい）そらした状態におく．その場合，相手を中心視はしていないが，視野のなかには入っていることになる．この状態を「周辺視」という言葉で表現して，「自分が周辺視されているときに，見られていると感じますか」と患者に聞いてみる．

③ すると患者は，治療者が少し視線をそらせると（＝周辺視されている状態），見られているとは感じないと報告する．

④ 周辺視では相手は見られているとは感じないので，これを生活の場で活用してみようと誘ってみる．たとえば，「電車のなかで座っているときに目をつぶらずに，向かい側に座っている人を周辺視してみる」「道を歩いていて前から人が来る際に，相手を中心視しないで周辺視して通り過ぎる」といった具合である．

患者は「周辺視ならば，相手は見られているとは感じないので比較的安全」と理解して，生活の支障が減るきっかけになることが多い．また，自己視線恐怖の患者が「自分の目がキョロキョロ動くのが他人に気づかれて，不審に思われる」と心配している場合もある．そのような際には，次の行動実験[4,8]を行うとよい．

① 初めに，患者が治療者を中心視している状態にしたうえで，治療者が（言葉で目の動きを予告したうえで）自分の目を左右上下に動かす．当然，患者は治療者の目の動きに気づく．

② 次に患者に少し目をそらしてもらい，治療者を周辺視する状態にする．

③ 周辺視されているなか，治療者が「これから目を動かします」と相手に伝えたうえで，目を左右上下に動かす．ある方向に目を動かす際に言葉も添えて（例：「これから，目を右に動かします」），治療者の目の動きに気づくかどうか試してもらう．

④ 患者は，周辺視している場合には治療者の目の動きが（言葉でのサインがあっても）なかなか察知できないと報告する．

⑤ そこで，相手から中心視されていなければ目の動きが気づかれないことが多いので，自分の目の動きを過度に気にする必要がない，という事情を理解する．

これに類した実験を，「横に座っている人に自分の目の動きや目つきがわかってしまい，奇妙に思われる」などと悩んでいる横恐怖（脇見恐怖）でも，次の手順で行うことができる[4,8]．

① 患者と治療者が真横に座った状態で，双方とも真正面を向く．

② （前記と同じ要領で）治療者が声を出して予告しながら，目を上下左右に動かす．そして，治療者の目の動きを横にいる患者が感知できるかどうか尋ねる．

③ 患者は，治療者の目の動きを（言葉の予告があっても）把握できないと報告する．また，横に座っていると相手の目つきはわからないと実感する．

④ この体験を通して，横に人が座っていても自分の「目の動き」や「目つき」が察知されることはないので，さほど気にかける必要はないと納得できる．

以上紹介した3つの行動実験は，いずれも診察室で短時間のうちに実施できるきわ

6 2症例の治療経過

● 症例1：自己視線恐怖，30歳代，男性[8]

現病歴　X年（10歳代後半），自分の視線が他人に不快な感じを与えるのではないかと心配になり，他人の視線にも敏感になった．何とか大学を卒業して仕事に就いたが，自己視線恐怖症状が続いてみられ，ひきこもりがちの生活を送るようになった．20歳代前半からいくつかの精神科を受診して薬物療法を受け，各種の精神療法も試したが大きな変化はみられなかった．そこでX+15年，筆者の外来を紹介受診した．

治療経過　初診時に対人恐怖/社交不安障害の心理教育を行い，前節で述べた自己視線恐怖にまつわる行動実験を行った．加えて，思考記録の書き方（5カラム法）を教示して認知療法に導入した．2回目の面接の際に，この患者が書いてきた思考記録を紹介する．

【思考記録①】
- 状況：家族で外食に行ったときに，向こう側の席に座っていた女性と目が合ってしまった．
- 気分：落ち込み（90），いたたまれない（90），イライラ（70）．
- 自動思考：また目が合ってしまった．これから食事が終わるまでの間，ずっと気にしなくてはいけない．あ〜あ，つらく窮屈だし面倒だ．
- 適応的思考：よく見ると，向こうの女性は話し相手とのおしゃべりに夢中になっている．離れている席の自分のことなど，物の数ではないようだ．
- 気分の変化：落ち込み（60），いたたまれない（60），イライラ（50）．

【思考記録②】
- 状況：交差点で信号待ちをしているときに，向こう側に立っている人と目が合った．
- 気分：落ち込み（80），いたたまれない（80），イライラ（70）．
- 自動思考：相手も目が合って，さぞ迷惑だろう．自分が相手のことを奇異に思っているような変な視線を投げかけたので，相手を傷つけてしまっただろう．
- 適応的思考：そもそも，自分は相手にとって日常風景のごく一部にすぎない．これといって特徴のない30男のことを，相手が気にかけるとは到底思えない．
- 気分の変化：落ち込み（40），いたたまれない（30），イライラ（30）．

こうした介入の結果，約3か月の面接で自己視線恐怖は軽快して生活への支障が大幅に減った．

●コメント

　年余にわたって続いていた自己視線恐怖が，対人恐怖/社交不安障害の心理教育と行動実験を含むCBTによって，比較的短期間に改善した症例である．

● 症例2：自己臭恐怖，20歳代，女性

現病歴　X年（高校3年），同級生の男子から「汗をよくかく」「汗の臭いがする」とからかわれてから，自分の臭い（特に下肢の臭い）を気にするようになった．高校卒業後に就職していっそう臭いを気にするようになり，他の社員が臭いに関する話題を口にしたり，鼻に手をやるしぐさをすると「自分の臭いのせい？」と感じるようになった．X+3年以降，いくつかの精神科を受診して自己臭恐怖の診断を受け，薬物療法を受けたが改善しなかった．X+5年，筆者の外来を紹介受診した．

治療経過　初診時に自己臭に対する本人の対応を聞いたところ，以下の対処行動をとっていることが判明した．

・毎日必ず入浴して長時間体（特に下肢）を洗い，入浴後に香水をたっぷりつける．
・会社でも1時間おきに席をはずしてトイレに行き，下肢を洗ったり濡れティッシュで拭きデオドラントをつける．
・仕事中はいつも靴を脱いで素足でいる．
・替えの靴下を常備していて，一日に何回かはき替える．
・足が臭わないかどうか，しょっちゅう家族に確かめる．
・集団のなかで長時間じっとしていなくてはならない場所にいると，汗がどんどん出てきて臭う気がするので，怖くて行かないようにしている．映画館，コンサート，演劇などは，ずっと行っていない．

　初診時に，対人恐怖/社交不安障害の心理教育に加えてOCDの心理教育も行い，本人の対処行動が自己臭恐怖を強めている事情を伝えた．本人はその説明を理解して，対処行動をやめる練習を始めた．

　認知療法も導入して，「臭いにまつわる会話を耳にした際の受け流し方」「他人が鼻に手をやる動作の受け止め方」などについて話し合った．加えて，本人が最悪の事態と考えている状況を聴取して（「混んだ電車に乗っていて，周囲の人から"臭い"と言われて恥をかく」），「万が一そういう状況に遭遇したら，どう対応するか？」ということについて相談した（表2）．加えて外出練習を行って，外出中の不安の強さ〜臭いの気になり具合をモニターする行動療法も行った（図7）．

　こうした介入の結果，約6か月後には対処行動を中止して，久しぶりに映画館に行くことができた．そして，「他人が近寄ってきても怖くなくなってきた」「気持ちの切り替えができるようになってきた」「人間なのだから多少の臭いはあって当然．自分のかすかな臭いを自分で感じても，他人が気づいて不快に思うとは限らない」などの変化がみられ，生活上の支障が大幅に減った．

●コメント

　自己臭恐怖があり，薬物療法が十分な効果を示さなかった症例である．本人の対処

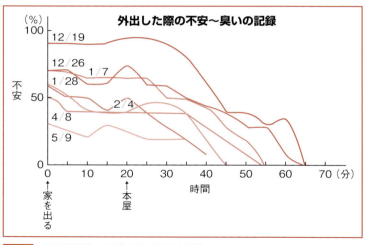

図7 自己臭恐怖の行動療法（外出練習）

表2 他者の最悪の反応への対処戦略

例：自己臭症
- 患者は，かつて「臭い」についてコメントされたことがあり，似た状況が再現しないか，過度に心配していることが多い
- もしもそのような状況に遭遇した場合に，どのように対処すればよいかを，あらかじめ考えて準備しておくことが，「過度の恐れ・萎縮」を和らげる機縁の一つとなる
- 状況例：「混んだ電車で，隣の乗客が"臭い"と言ったら？」
  → 返答の例：「どうやら，私の臭いでご迷惑をおかけしたようですね．自分では臭いに気づいておらず，すみませんでした．今後，家族と相談して対処を考えてみます」
- ＊これが「礼を逸した恥ずかしい対応」ではないことを確認
- ＊気楽に話し合うことが，曝露・認知再構成の機会になる

行動が，洗浄強迫（例：足を長時間洗う）〜中和行動（例：香水やデオドラントの使用）〜回避行動（例：映画館，コンサートに行かない）〜保証の希求（例：家族に臭いの有無を尋ねる）に該当して症状悪化につながっていたため，OCDの心理教育・CBTを導入した．対人恐怖/社交不安障害の認知療法（例：「他人が鼻に手をやる」状況に関する認知再構成）と行動療法（例：外出練習をして不安のモニタリングをする）も同時に行い，症状が改善して支障が減った．

7 おわりに

本項では，確信型対人恐怖の診療における精神療法のコツを述べた．読者諸賢が確信型対人恐怖の診療を行う際に，ご参考になる点があれば幸いである．

文献

1) 山下　格．対人恐怖の病理と治療．精神科治療学 1997；12：9-13.
2) 植元行男．思春期における異常な確信的体験について．児童精神医学とその近縁領域 1967；8：155-167.
3) 笠原敏彦．対人恐怖と社会不安障害．金剛出版；2005.
4) 原田誠一，勝倉りえこ，林 潤一郎ほか．対人恐怖・社会恐怖の精神療法の基礎知識―投影・強迫・醜心・視線・実験・反芻をめぐる6つの断章．精神療法 2011；37：442-450.
5) 小此木啓吾（編集代表）．精神分析事典．岩崎学術出版社；2002.
6) デイビッド・M・クラーク，アンケ・エーラーズ（著），丹野義彦（監訳）．対人恐怖とPTSDへの認知行動療法．星和書店；2008.
7) 山下　格．対人恐怖．金原出版；1977.
8) 原田誠一．精神療法の工夫と楽しみ．金剛出版；2008.

I 不安障害と強迫性障害

4 恐怖症の治療
——限局性恐怖症と失敗恐怖の診療の工夫

原田誠一
原田メンタルクリニック・東京認知行動療法研究所

1 はじめに

　限局性恐怖症（特定の恐怖症，特異的恐怖症）は有病率が高い不安障害の一つであり，精神科医が標準的な対応法を身につけておくべき common disease に含まれるだろう．この恐怖症は，DSM-5 では次の5つのサブタイプに分類されている．① 動物（例：クモ，虫，犬），② 自然環境（例：高所，嵐，水），③ 血液・注射・負傷（例：注射針，侵襲的な医療処置），④ 状況（例：航空機，エレベーター，閉所），⑤ その他（例：窒息や嘔吐につながる状況，子どもでは大きな音や着ぐるみ）．

　本項ではこの限局性恐怖症の診療に関して，（1）初めに治療の一般的な進め方について述べ，（2）自験の3症例（ゴキブリ恐怖，タバコ恐怖，嘔吐恐怖）の治療経過を具体的に供覧する．加えて最後に，（3）私見では「失敗恐怖」と称することが可能な心性がさまざまな病態の背景に存在しており，そのポイントへの介入が必要かつ有効であることが多いという印象があるので，「失敗恐怖」の病態と治療にもふれる．

2 限局性恐怖症の治療の進め方：曝露法の活用

　限局性恐怖症の治療では薬物療法の有効性は十分示されておらず，曝露（エクスポージャー〈exposure〉）を用いる行動療法が治療の基本となる[1-3]．その際の治療の進め方は，次のような手順になるだろう．

● 心理教育

　病態と治療に関するわかりやすい説明を行い，治療導入のオリエンテーションとする．特に患者に，① 回避～逃避行動が病態の悪化～遷延の要因になっている事情を理解してもらい，② 必要に応じて，恐怖の対象に関する認識を修正したうえで（認知療法による認知再構成），③ 徐々に恐怖の対象と接して慣らしていく行動療法（曝露）が，必要かつ有効であることを認識してもらう．

● 認知療法の進め方

　患者が恐怖対象に関して誤った認識をしており，そのことが症状の悪化～遷延につ

ながっている症例では，当該の認識を修正する作業を行う（認知療法による認知再構成）．たとえば，血液恐怖の患者が「空気中に何日もさらされて，乾ききった状態の壁についた血液にも感染性があり危険」と認識している場合である．その際，認知再構成はあくまで行動療法の導入のために行う補助的な作業であり，認知の修正だけでは十分な改善は期待できない事情を説明して理解を求める必要がある．

行動療法の進め方

◆不安階層表の作成

治療で扱う恐怖対象に関して，「対象とどのような形で接すると，どの程度の不安〜恐怖を体験するか」を記してもらう．

◆曝露の実施（現実曝露，モデリング法，イメージ曝露，筆記曝露）

不安階層表のなかで，比較的手をつけやすい項目から現実曝露（in vivo exposure）を始める．その際，恐怖〜不安が小さくなり消褪するまで（馴化），恐怖対象と十分な時間，実際に接触し続けることが重要である（現実曝露）．また，目の前の治療者が自ら恐怖対象に触れている様子を見せながら，患者に現実曝露を促す方法（モデリング法）でも治療効果が上がることが確認されている．

実際の臨床場面では，いきなり現実曝露やモデリング法を実施するのが難しい症例が少なくない．そのような場合にはトライしやすい曝露の方法を話し合って，できそうなところからの導入を検討する．たとえば，「恐怖対象のイラスト〜写真の曝露から始める」「対象の名前を書いて読み上げる」「対象にまつわるおぞましい状況を文章化して，その内容を繰り返し音読する」などがある．こうした方法はイメージ曝露と総称され，書くことを利用する技法は筆記曝露と呼ばれている[3,4]．イメージ曝露の具体例は，次で紹介する．

3 限局性恐怖症の行動療法の実際

本節では，限局性恐怖症（ゴキブリ恐怖，タバコ恐怖，嘔吐恐怖）症例で行動療法を実施した経緯を紹介する．

症例1：ゴキブリ恐怖，30歳代，女性

現病歴 元来昆虫，特にゴキブリが苦手だった．東南アジアの旅行中にホテルで大きなゴキブリと遭遇してから，ゴキブリ恐怖が悪化．街角や室内でゴキブリを見かけただけで，パニック状態に陥るようになった．加えて，ゴキブリと遭遇しやすい暑い時期に外出・旅行するのを避け，特に夜間は極力外出しないようになり支障をきたした．A病院精神科を受診して薬物療法を受けたが改善せず，紹介状を持って筆者の外来を受診した．

行動療法の進展 初診時に心理教育を行い，曝露の進め方について話し合った．すると，「ゴキブリ関連のものを見るのも，いきなりは難しい．たとえば，ゴキブリ

の写真を見る，昆虫図鑑を眺める，ネットでゴキブリ退治グッズを調べるのも，すぐには怖くてできそうもない」とのことだった．

そのため「できるところからやっていく」方針として，次のように進めていった．

① 名前を書く曝露：治療ノートに「ゴキブリ」という文字を，朝晩10個ずつ毎日書く．
② 文章化して読む曝露：名前を書く作業に慣れたところで，ノートにゴキブリ関連の文章を書いてみる．たとえば「部屋の中に黒い大きなゴキブリが出て，床を素早く走って物陰に消え去った．私は怯えてパニック状態になる」と記す．そして，その内容を朝晩10回ずつ音読する．
③ 自作の絵への曝露：次に，治療ノートにゴキブリの絵を自分で描いて毎日眺める．
④ イラストへの曝露：慣れたところで，毎日ゴキブリ退治グッズのゴキブリのイラストを見る．
⑤ 写真を眺める曝露：次いで，ネットでゴキブリの写真を毎日眺める．
⑥ 玩具を使った曝露：次にゴキブリの玩具を2個買ってきて，台所と居間に置く．一日に何回か玩具に触れて，その後手を洗わないようにする．
⑦ ビンに入ったゴキブリの死骸への曝露：夫がゴキブリを殺す機会があったので，蓋のついたビンにその死骸を入れて，毎日ビンに触ってゴキブリを見る．

こうした治療の結果，徐々に症状が改善していった．街角でゴキブリを見かけたり，実家でゴキブリと遭遇する機会があったが，あわてず対応することができた．夏場の夜間外出もできるようになったのを確かめて，約1年で治療終了となった．

● コメント

ゴキブリ恐怖に対して，曝露による行動療法が奏功した症例である．治療を通じて「ゴキブリと遭遇してもあわてず対応できる」「夏場の夜間の外出もできる」というように，従来顕著だった患者の逃避/回避行動が変化〜改善した．

本経過でみられたように，治療開始当初には現実曝露はもとより「写真や絵を見る」「玩具に触れる」といったイメージ曝露にも強い抵抗を示す患者が少なくない．そうした際，「ゴキブリという文字を書く」「ゴキブリ関連の文章を書いて，それを繰り返し読む」という「書く」ことを通しての曝露（筆記曝露[3]）が有効な場合がある（図1，2[4]）．図3は「砂糖・スイーツ恐怖」症例で，「スイーツの写真のコピーに手で触れる」というイメージ曝露を施行した際の患者の記録である．

● 症例2：タバコ恐怖，20歳代，男性

現病歴　中学時代から，あるスポーツ競技を始めた．クラブ活動の顧問の先生から，「タバコを吸うと心肺能力が落ちて記録が悪くなるから，決して吸わないように．受動喫煙も危険なので，極力避けなさい」という指示を受けた．以降タバコと関連のある状況，たとえば「喫煙者のそばを歩く」「道に落ちているタバコの吸い殻の近くを走る」「タバコの自販機の前を通る」ことを避けるようになった．

大学に入学してさらにクラブ活動に本腰を入れるようになり，タバコ恐怖が悪化．日常生活や練習に支障をきたすようになった．B精神科クリニックを受診して，薬物

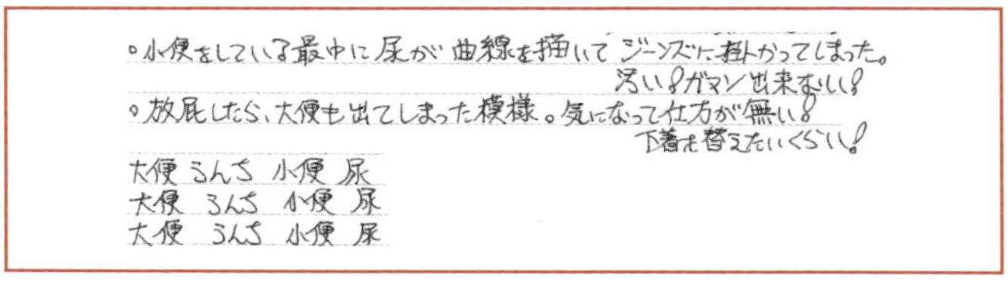

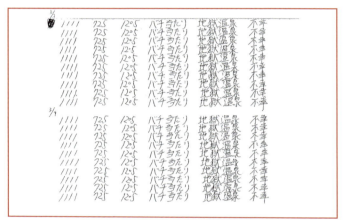

図1 文字を使ったイメージ曝露①：不潔恐怖
単語〜文章による曝露（筆記曝露）．
（原田誠一．精神療法 2014[4]より）

図2 文字を使ったイメージ曝露②：縁起強迫
（原田誠一．精神療法 2014[4]より）

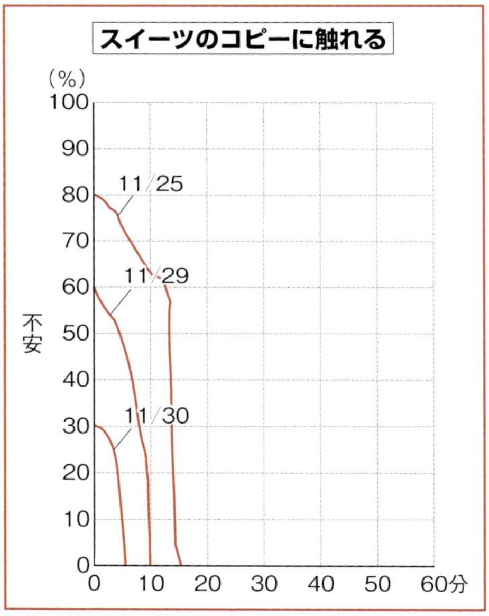

図3 砂糖・スイーツ恐怖症例の行動療法
スイーツのコピー画像に触れるイメージ曝露の記録．

療法を受けたが症状は改善しなかった．そのため紹介状を持って，筆者のクリニックを受診した．

行動療法の進展 初診時に心理教育を行い，曝露の進め方を話し合った．すると，「タバコやタバコの箱にいきなり触れるのはもちろんのこと，自販機や吸い殻のそばを通るのも難しい」とのことだった．

そのため「できるところからやっていく」という方針をとり，次のように進めていった．

① 名前を書く曝露：治療ノートに「タバコ」という文字を，朝晩10個ずつ毎日書く．
② 辞書を読む曝露：慣れたところで，辞書のタバコの項目を毎日朝晩10回ずつ読む．
③ 広告への曝露：タバコの新聞広告を眺めて触る．
④ 自販機への曝露：タバコの自販機に近づいて触る．
⑤ タバコの箱への曝露：タバコの箱に触れる．
⑥ タバコへの曝露：実際にタバコを手にする．

こうした治療の結果，徐々に症状が改善していった．たとえば，街角でタバコの吸い殻を見かけても，回避することなくそばを通ることができるようになった．結局，約半年で治療終了となった．

●コメント

　タバコ恐怖に対して，曝露による行動療法が奏功した症例である．症例1と同様に，治療導入期に行った「書く/読むことを通しての曝露」（筆記曝露）や「新聞広告を眺めて触る曝露」（イメージ曝露）が効果をあげた．

症例3：嘔吐恐怖，20歳代，男性

現病歴　高校2年生のときに，外出先で気持ちが悪くなり吐きそうになった．実際には吐かずにすんだが，それ以降「外で気持ち悪くなって，吐くことになるのが怖い．外出すると実際に吐き気が出て困ることがある」状態になった．

　大学入学後もこうした状態が続いて，外出に困難を伴うようになったため2か所の精神科を受診．薬物療法を受けたが改善しなかったため，紹介状を持って筆者の外来を受診した．

認知行動療法（CBT）の進展　初めに「吐く」ことについて話し合い，「嘔吐」に関する認知再構成を試みた．患者は次のような思考記録（対話型・思考記録）[5]を自ら書いて，毎日読む練習を行った．

・事実：外出すると吐き気が出てきてしまう．
・Aさんの考え方：実際に吐くのが怖い．吐くなんて嫌だ．絶対吐きたくない．
・Bさんの考え方：
　① 共感：吐くのは確かに嫌だし，誰だってそうだろう．気持ち悪いよね．
　② 別の考え方：長い人生を生きていくうえで，吐く事態は避けられない．それに「毒を飲み込んで吐けなかったら死んでしまう」ように，吐くことには大事な意味もある．吐くときは一瞬つらいが，しばらくすれば楽になる．短時間の出来事にすぎない．
　③ 悪循環の指摘：怖がってばかりいると，外出ができなくなってしまい困る．そんなことではAさんも損をする．
　④ 提案：思い切って外出してみよう．吐き気が出なかったら嬉しいし，出たら出たで，吐き気がどうなっていくかを見る行動療法のチャンスと思えばよい．

　次いで，実際に外出して「継時的な吐き気〜不安の推移」をモニターする行動療法を行った（図4）．その結果，約2年で治療終了に至った．

●コメント

　嘔吐恐怖に対して，CBTが奏功したケースである．吐くことに関する認知療法（認知再構成）を行ったうえで，実際に外出して吐き気の推移を観察して記録する行動療法（現実曝露）を実施した．他の嘔吐恐怖患者が，「継時的な吐き気〜不安の推移」を記した行動療法の記録を図5に供覧する．

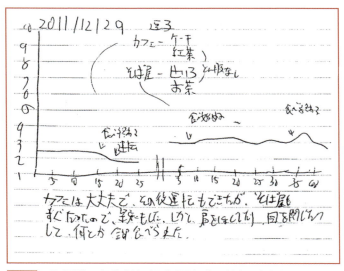

図4 嘔吐恐怖の行動療法（現実曝露）①：外出〜食事中〜食後の不安の推移の記録

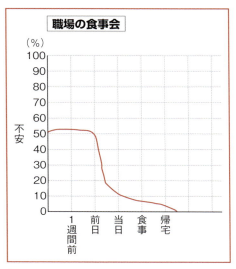

図5 嘔吐恐怖の行動療法（現実曝露）②：事前〜食事中〜食後の不安の推移の記録

（原田誠一．精神療法 2014[4]）より）

4 失敗恐怖：その内実と治療について

筆者の臨床経験では，「失敗恐怖」と称すべき心性がさまざまな病態の背景に存在しており，そのポイントへの介入が必要かつ有効である症例が少なくない．失敗恐怖とは，その名の通り「失敗を恐れて，新しいことへのチャレンジを避けがちな心性」であり，ここからさまざまな悪循環（例：抑うつ状態やひきこもり）が生まれがちである．失敗恐怖は，たとえば回避性パーソナリティ障害や社交不安障害に限らない，さまざまな病態でみられる心性である．

失敗恐怖には，この「さまざまな病態でみられる心性」という特徴のほかにも，「恐怖の対象または状況がほとんどいつも，即時，恐怖や不安を誘発するとは限らない」という特性が認められ，厳密にいえば限局性恐怖症には該当しない．しかしながら，この心性が存在して病態の成立に一役買っている際には，「失敗恐怖」というコトバを治療者と患者が共有して治療を進めると，改善に寄与しうる場合が多いという印象をもっている．このように「失敗恐怖」というコトバは精神科臨床において一定の有用性をもつと感じているため，「失敗恐怖」を扱った治療経過を供覧する．

症例4：20歳代，女性

現病歴　元来，対人恐怖（スピーチ恐怖）と強迫（確認，加害）の傾向がみられた．20歳代初め，職場の厳しい上司からたびたび容赦のない接し方をされて抑うつ状態となり退職．その後ひきこもりがちとなり，昼夜逆転気味の生活を送るようになった．C精神科病院を受診して薬物療法を受けたが改善せず，筆者のクリニックを紹介受診した．

治療の進展 初診時に，対人恐怖と強迫～回避傾向は認められるが顕著ではなくサブクリニカルなものと判断し，診断を「#1 気分変調症，#2 睡眠相後退症候群」とした．一方，失敗恐怖が顕著にみられ，「失敗するのが怖い．"失敗したくない"とか"失敗してはいけない"という思いが強くて，何かを始めるのが難しくエンドレスに後回しにしがち」という特徴がみられた．その失敗恐怖の背景には，① ミスを激しくとがめる父親の存在，② 職場で厳しい上司にたびたび怒られた経験，が影響していると推測された．そこで失敗恐怖というコトバを提示して，現状から抜け出すために失敗恐怖を少しずつ変化させ，緩めていく課題設定を行った．

その後，さまざまな場面で出現する失敗恐怖と向き合いながら，患者は徐々に生活の場を広げていった．具体的には，① 家事の分担を増やす，② 共働きの両親の弁当を作る役目を果たす，③ 友人との交際を再開する，④ アルバイトに出る，⑤ ある資格を取得する，⑥ 就職する，というプロセスであった．こうして，初診から6年後に治療終結となった．

● **コメント**

治療抵抗性の「気分変調症，睡眠相後退症候群」があり，失敗恐怖が病態の維持～遷延に一役買っていた症例である．筆者の臨床経験では，失敗恐怖というコトバを共通認識にして少しずつアプローチしていくことで，このような改善が見られるケースは少なくない．

5 おわりに

本項では，限局性恐怖症と失敗恐怖の診療について述べた．恐怖症の治療では，曝露を中心とする行動療法が必要かつ有効である．精神科医や臨床心理士が行動療法を学習して習熟しようとする際に，恐怖症は導入のための適当な対象疾患の一つではないかと感じている．恐怖症の臨床や行動療法に関心をもつ臨床家が少しでも増え，そのことが診療の質の向上～患者・家族の利益につながることを期待している．

文献

1) ダン・J・スタイン，エリック・ホランダー（編），樋口輝彦，久保木富房，貝谷久宣ほか（監訳）．不安障害．日本評論社；2005．
2) アーサー・フリーマン（責任編集），内山喜久雄，大野　裕，久保木富房ほか（監訳）．認知行動療法事典．日本評論社；2010．
3) ティモシー・A・サイズモア（著），坂井　誠，首藤祐介，山本竜也（監訳）．セラピストのためのエクスポージャー療法ガイドブック―その実践とCBT，DBT，ACTへの統合．創元社；2015．
4) 原田誠一．整えて，書いて，触れる―「書く」こと考．精神療法　2014；40：865-867．
5) 原田誠一．精神療法の現状に「活」を入れる―西園先生の「一喝」を機に，自他の精神療法に気弱に「活」を入れてみた．精神療法　2014；40：11-20．

I 不安障害と強迫性障害

5 パニック障害に対する治療の工夫

井上和臣
内海メンタルクリニック・認知療法研究所

1 はじめに

　国際疾病分類 ICD-10[1] における F41.0 パニック［恐慌性］障害（panic disorder）は，Freud[2] が 1895 年に「不安神経症」として神経衰弱から分離した症状複合をもとに，1960 年代初頭 Klein[3] による薬理学的知見を受けてさらに単離された病態である．

　Freud[2] の記載は詳細で，臨床像が 10 項目にまとめられている．すなわち，① 全般的な易刺激性，② 不安な予期，③ 不安発作：命の危険・脳卒中・気が狂うのではないかという解釈や，身体機能たとえば呼吸・心臓の活動・血管運動に対する神経支配・内分泌活動などの障害を伴うこと，④ 不安発作の不全型や不安発作等価症，⑤ 夜間恐怖とともに目覚める状態，⑥ めまい，⑦ 広場恐怖，⑧ 消化活動の障害，⑨ 感覚異常，⑩ 症状は不安発作に随伴するか，交代するか，慢性の経過をとること．

　この Freud の診断基準の ③ 不安発作時の「命の危険・脳卒中・気が狂うのではないかという解釈」とは，認知療法・認知行動療法（以下，認知療法）にいう認知そのものである．小論では，パニック障害に対する心理社会的治療の 3 つの相として，定型的な認知療法を実施した症例[4]，治療者の関与を可能な限り制限した認知療法の症例[5]，そして，「支持的」精神療法を基礎としながら社会参加への自助努力を期待し続けた症例を提示する．なお，最初の 2 例はすでに公にしたものであり，第 3 例は患者の同意のもと匿名性に配慮して記述するものである．

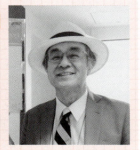

井上和臣（いのうえ・かずおみ）　略歴

1952 年徳島県生まれ．1977 年京都府立医科大学卒．1980 年京都府立医科大学精神医学教室助手．1986 年同講師．1988 年米国ペンシルベニア大学精神医学教室認知療法センター留学．1989 年京都府立精神保健総合センター所長．1990 年鳴門教育大学人間形成基礎講座助教授，1998 年同教授．2001 年同大学教育臨床講座教授．2012 年医療法人内海慈仁会内海メンタルクリニック院長．
著書として，『心のつぶやきがあなたを変える―認知療法自習マニュアル』（星和書店，1997），『認知療法への招待』（金芳堂，2006），『認知療法の世界へようこそ―うつ・不安をめぐるドクトル K の冒険』（岩波科学ライブラリー，2007）など多数．

2 パニック障害に対する心理社会的治療の3つの相

● 症例1：定型的な認知療法を実施した症例

　30歳代半ばの女性で，最初のパニック発作の印象が鮮明であった．発作はふらつきから始まり，倒れそうな感覚に患者は手近にあるものにつかまって難を逃れていた．発作は突然起こってくるので手の施しようがなく，その最中にはとても終わりそうに思えなかった．

　患者は『認知療法の7つのステップ』（表1）に沿って認知再構成法を学んでいった．第7ステップでは，合理的反応の確信度を高めるために行動実験が提案された．患者はふらつきを感じるとあわてて手近な何かにつかまっていたが，この何かに寄りかかる行動が自動思考の妥当性を検討する機会を奪ってしまい，結果的に不安が軽快しなくなっているという悪循環について治療者は説明した．「『この前は大丈夫だったけれども，今度こそ倒れて，そのまま死んでしまうのではないだろうか？』というあなたの予測が適切かどうかを調べるための実験をしてみませんか？」と続け，「最初は短い時間で十分ですから，その間は身体を支えないでいるのです．実験の結果を記録しましょう．『今度こそ倒れるんじゃないか？』という自動思考が出てくるたびに書き留めてもらって，次のセッションに持ってきてください」とホームワーク課題を示した．

　その後，数週間にわたって患者は実験を繰り返した．合理的反応を無効にしてしまう「今度こそ」について，ふらつきを覚えるたびにその反証を集め，その力を削いでいく実験は，間接的に合理的反応の有効性を実証することになった．

◆ 小括

　パニック障害の認知は「危険」を主題としている[6]．「危険」を自覚することは不安をもたらす．安心を得るには「危険」に直面しないように行動するしかない．「危険」を回避することが至上命令になる．「回避」という安全弁が常態化する．極端な場合，家を1歩も出ることができないまま毎日が過ぎていく．安全は保障されたかもしれないが，生活の質は回復しないままになる．

　デパートで買い物ができない患者にとって，安全弁はデパートに行かないことである．「第1の回避」である．それでも必要に迫られたとき，患者は仕方なく人ごみの少ない時間帯に出かける．発作の徴候が患者を襲うと，必死にその場を離れようとす

表1　認知療法の7つのステップ

1. あなたが困っていること，あなたが解決したい問題をはっきりさせましょう
2. どういう場面でその問題が起こるのか調べてみましょう
3. その場面でみられるあなたの感情や行動，そしてあなたの認知（「心のつぶやき」）について調べてみましょう
4. あなたの認知（「心のつぶやき」）があなたの感情や行動にどのように影響しているか調べてみましょう
5. あなたの認知（「心のつぶやき」）が適切かどうか，あなたの役に立っているかどうか調べてみましょう
6. 同じ場面で別の認知（「心のつぶやき」）ができないかどうか調べてみましょう
7. 別の認知（「心のつぶやき」）を実行してみましょう

る．「第2の回避」である．さらに，もっと厄介な安全弁が存在する．逃走することも不可能なとき，手近にあるものにつかまって最悪の事態を避けようとする．「第3の回避」，最も微妙な回避である．

　パニック障害の認知療法は「回避」という安全弁を外してみることを提案する．実験をするのである．リスクを有する行動を試みるのである．この実験が容易でないのは理解できる．しかし，不安の背後にある破局的な認知から解放されるには，認知の妥当性を検討することが勧められる．実験の結果をそのつど記録すれば，手作りの実験ノートはどんな人の激励よりも患者を納得させてくれるはずである．

● 症例2：治療者の関与を可能な限り制限した認知療法の症例

　20歳代後半の女性で，小学生の頃から「自律神経失調症」の母親を見てきて，「動悸はこわいものだ」と思っていた．患者は昨年動悸と息苦しさを覚え，30分くらい歩けなかった．爾来，長男と入浴していても，「動悸がするんじゃないか．そのまま入っていると，死なないまでも，どうにかなるんじゃないか」という気がするのだった．抗不安薬は有効だったが，「服薬せず動悸の不安を解消したい」と希望した．

　症例2に顕著であった発作時の身体的変化は動悸と息苦しさであり，これらに伴って「心臓に悪い」「倒れるんじゃないか」という身体的破局にかかわる認知と「動けなくなったら，どうなるんだろう」「他の人に異常な姿を見せたくない」という社会的な意味での破局に関連した認知が認められた．

　セルフヘルプの認知療法過程で，自分の力で考えに考えた思考記録を患者はそのつど持参した．認知面の変化として注目したいものが二つあった．一つは「もう不安でもいい．不安のままで何かやってみよう．不快ではあるが，仕方がない．不快な症状のまま，しんどい思いをしてみよう．死んでしまうなら，それは私の寿命なんだろう」，もう一つは「よくないことを考えたり，元気でない自分を自然に受け入れてあげたい．不安定な自分を私も見せていい」という合理的反応であった．

◆小括

　症例2では治療者の関与を可能な限り少なくして治療が進められた点に特色がある．患者には治療者の提案を期待する傾向があると思えたので，「自分のなかから」パニック発作や回避行動を克服する資源を探してもらおうと，指示を控えるようにした．相対的にホームワークのもつ比重が増し，治療者の「正解」に煩わされることなく思考記録が継続された．

　認知療法では「今にも死んでしまいそうだ」という破局的認知を修正する場合，論理的に検討するにしろ行動実験によるにせよ，「今は死ぬことはない」と患者が自覚できることを目指す．症例2の場合，「仕方がない，死ぬなら寿命だろう」と，諦めとも受容ともつかない覚悟が語られる．さらに，不安定な自分が顕わになることを許そうとしている．

◆パニック障害とスキーマ

　パニック発作に伴う破局的認知は「状態」的な認知である．パニック発作の認知モ

デルには「特性」的な認知すなわちスキーマが欠けている．パニック障害が症状の消長はあるものの慢性に経過する病態であるならば，スキーマの意義は小さくないだろう．

　文献にはパニック発作に関連するものとして「もし…ならば，…である」という形式で記述できる条件的スキーマが示されている．「少しでも不安になれば不安はとどまることなく募っていき極点にまで達してしまう」などは一例である．一方，「私は…である」と記述される中核的スキーマへの言及は乏しい．パニック障害の場合，身体的なものにせよ精神的なものにせよ社会的なものにせよ，「死」が中心的な主題になる．パニック障害のスキーマをこう仮定することは無意味ではあるまい．

　　　　「私は死んでいく，ひ弱な存在である」

　症例2が語るように，患者が安心を得るのは，「ひ弱さ」を他人に対してはもちろん，何よりも自分自身に対して肯定できたときである．パニック障害の認知療法は，発作時の破局的解釈の修正に加えて，この中核的スキーマに介入してはじめて治療的意味をもつかもしれない．

● 症例3：「支持的」精神療法を基礎としながら社会参加への自助努力を期待し続けた症例

　30歳代の男性で，パニック障害に心気症と社交恐怖が併存していた．初診時，パニック発作について「過呼吸気味になって全身がしびれてきて死んでしまうんじゃないか」と訴えた．患者は薬物の減量を望み，離脱症状なく減量できる医師を求めていた．主治医は服薬しながらの安定が重要であることを糖尿病や高血圧症を例に説明した．生活の安定が得られることが必須であり，発作の完全消失や薬物療法の停止に拘泥することがないよう強調した．

　初診からまもなく復職か退職かという岐路に立った患者は退職を選択した．セルフモニタリングは不安や身体症状への注目を増強させたので中断した．診療時間の延長は医師からの保証を求める行動を助長すると思われたので短時間を提案した．就労が話題となったとき，一つのことに集中してしまう癖が話された．ギャンブル依存を思わせる病歴が明らかになった．買い物への熱中もみられた．

　半年ほどして半日の仕事に就いたが，長くは続かなかった．次の職場も体調不良で行けなかった．「面接はどれも全滅」だった．就職面接という評価場面での不安が著しかった．面接の不調と失業保険の期限切れが不安をさらに増大させていた．家族が同行しての受診が多くなった．患者は待合室で抗不安薬を服用し，診察室の机に突っ伏し，苦悶の表情を浮かべ，押し黙った．短期間の入院を提案したが，家庭で静養することが選択された．一人で受診したとき患者は医師への質問を列挙したメモを持参したので，それに回答する診療形式を採用した．体重が減少し，「癌とか死ぬ病気ではないか」という心気的不安が出現した．

　秋になり就職が内定した．びっしり書かれたメモに沿って患者の話を聞くようにした．年始からの勤務に対する不安が語られた．週3日，1日3時間の仕事であった．勤務の変更を患者は望んだ．不安の回避である可能性を無視できなかった．新年度と

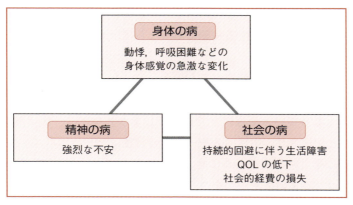

図1 パニックの三角形 （panic triangle）

なり，勤務は長く日数は増え残業が始まった．家族だけの受診が通例となった．患者からのメモには，「職場で同僚が話していると自分のことを言われているようで孤立してしまう」とあった．患者宛のメッセージを持ち帰ってもらった．夏を迎える頃には家族に愚痴を言わなくなった．他人への感謝が表現できるようになった．行動の範囲が拡大してきた．職場で疎外される悩みはあるが，「幸せに暮らしている」とメモには書いてあった．

◆小括

パニック障害は発作時には動悸・呼吸困難などの身体感覚の急激な変化を伴い「身体の病」の様相を呈する．発作時の強烈な不安は「精神の病」といえる．予期不安と持続的回避は生活の質の低下や社会的経費の損失をもたらし「社会の病」の側面を軽視できない．パニック障害は「身体・精神・社会の病」という特徴を明瞭にもつ病態といえる（図1）．

症例3は初診後まもなく退職という選択をし，以降1年あまり継続的な就労ができなかった．失職の影響は甚大で，患者の不安は極まった．しかし家族の協力が揺らぐことはなく，依存的になっては攻撃的になる患者を支え続ける役割を担った．この間どうしてよいか途方に暮れる患者よろしく，主治医は支持的と呼ぶには躊躇するやり方（それゆえ「支持的」精神療法と括弧書きにしておく）で外来診療を続けた．自らの治療に好意的な表現をするなら，モンテ・クリスト伯の言葉のように「待つこと，そして希望すること（Attendre et espérer !）」に則った態度かもしれないが…．

3 おわりに

小論の冒頭に「心理社会的治療の3つの相」という表現を用いた．「3つ」に特別な意味があるわけではない．数直線上の0近くに支持的精神療法を，10近くに認知療法を位置づけたとして，中間に両極の要素を調合した心理社会的治療を置くという発想にすぎない．そうは言っても，認知療法にかかわり始めた頃，関西の会合で聞いた精神科医（故人）の一言が忘れられないのも事実である．患者を前にしたとき，私たちは少なくとも3種類の心理社会的治療を提供できる必要があるという言葉であ

る.『精神科鑑別治療学』[7]の視点であろうか.考えてみれば,メニューにたった一つの料理しか載せていない飲食店はまれだろう.心理社会的治療に限っても,市中のメンタルクリニックに治療選択肢が多いのは無意味なことではあるまい.小論には3「種類」と呼べるほど輪郭明瞭な治療法が提示できてはいないので,ひとまず3「相」としておいた.大方のご批判を乞う次第である.

文献

1) World Health Organization. The ICD-10 Classification of Mental and Behavioural Disorders : Clinical descriptions and diagnostic guidelines. 1992 ／融 道男ほか（監訳）. ICD-10 精神および行動の障害. 医学書院；1993. pp150-151.
2) Freud S. Über die Berechtigung von der Neuasthenie einen bestimmten Symptomenkomplex als "Angstneurose" abzutrennen. 1895 ／兼本浩祐（訳）. ある特定の症状複合を「不安神経症」として神経衰弱から分離することの妥当性について. フロイト全集1. 岩波書店；2009. pp413-443.
3) Klein DF. Delineation of two drug-responsive anxiety syndromes. Psychopharmacologia 1964；5：397-408.
4) 井上和臣. 心のつぶやきがあなたを変える—認知療法自習マニュアル. 星和書店；1997. pp34-35, 189-194.
5) 井上和臣. パニック障害の認知療法. 竹内龍雄, 貝谷久宣, 不安・抑うつ臨床研究会（編）. パニック障害セミナー2002. 日本評論社；2002. pp103-114.
6) 井上和臣. パニック障害と認知療法. こころの科学 2001；99：20-25.
7) Frances A, Clarkin J, Perry S. Differential Therapeutics in Psychiatry : The Art and Science of Treatment Selection. Brunner/Mazel；1984 ／高石 昇（監訳）. 精神科鑑別治療学〈理論と実際〉. 星和書店；1989. pp93-139.

I 不安障害と強迫性障害

6 強迫性障害に対する治療の工夫

飯倉康郎
筑後吉井こころホスピタル

1 はじめに

　一般的にメンタルクリニックは患者数が多く，一人の患者に長い時間が割けない現状がある．それに対して強迫性障害（obsessive-compulsive disorder：OCD）の患者は，面接に時間がかかり治りにくいというイメージが強いようで敬遠されがちである．しかし，近年の行動療法の研究と薬物の開発などにより，OCD は治癒しうる疾患となっており，メンタルクリニックでも十分治療が可能なケースも少なくない．
　そこで，本項では，強迫症状を主訴として受診してきたメンタルクリニックの患者に対してどのような治療ができるかを，初診〜治療初期（アセスメント，診断，治療の導入），薬物療法，曝露反応妨害法（exposure and response prevention：ERP），という項目を中心に述べることにする．

2 初診〜治療初期（アセスメント，診断，治療の導入）

強迫症状の概念

　強迫症状は，典型的には強迫観念と強迫行為からなっている．強迫観念は，反復的，

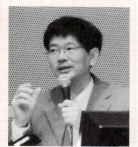

飯倉康郎（いいくら・やすろう）　　　　　　　　　　　　　　　　　略歴

1963 年福岡県生まれ．
1988 年九州大学医学部卒．同大学医学部付属病院精神科，飯塚記念病院勤務を経て，1990 年より肥前精神医療センター勤務．1994〜96 年米国ペンシルバニア医科大学（エドナ・フォア教授）に留学．1996 年より再び肥前精神医療センター勤務．2007 年 1 月より，特定医療法人宗仁会 筑後吉井こころホスピタルに勤務，現在に至る．
主な著書に『強迫性障害の治療ガイド』（二瓶社，1999），『強迫性障害の行動療法』（金剛出版，2005），『精神科臨床における行動療法―強迫性障害とその関連領域』（岩崎学術出版社，2010），『(認知) 行動療法から学ぶ　精神科臨床ケースプレゼンテーションの技術』（金剛出版，2010）など，共著書に『強迫性障害治療のための身につける行動療法』（岩崎学術出版社，2012）などがある．

持続的な思考や衝動やイメージであり，強い不安や不快感を引き起こすことが多いものである．強迫行為は，手洗いや確認や数を数える行為などの長時間あるいは反復的な行為であり，多くの場合，強迫観念による不安や不快感を一時的に軽減する目的で行われるものである[1]．代表的な強迫観念には，攻撃的，汚染，性的，保存や節約，宗教的，対称性や正確さの希求などに関するものがあり，強迫行為には，掃除や洗浄，確認，繰り返される儀式的行為，数える行為，整理整頓，物の収集などに関するものがある．具体的には，OCDの症状評価で用いられるY-BOCS（Yale-Brown Obsessive Compulsive Scale）のチェックリストを参照してほしい[2]．

OCDの患者は，強迫症状について，「こんなことを考えたり行ったりするのはおかしい」というような不合理性を自覚していることがほとんどである．しかし，症状が長期に持続している場合などでは，その自覚があいまいになっていることも多い[1]．

初診時のアセスメント

強迫症状を主訴として患者が受診した際に，まず，病歴聴取を行う．強迫症状があるからといって診断がOCDとは限らないことを念頭においておく必要がある．病歴のなかでは，発達歴や元来どのような人であったのか，それがどのようなきっかけで強迫症状が出現，維持しているのか，その他の精神症状，身体症状，家庭や職場や学校，地域などのストレス要因はないのかなどを広く聴取する必要がある．

行動分析

強迫症状に関しては，行動分析というアセスメントの方法を用いることが有用である．これは，対象とする行動がどのような刺激と反応の連鎖からなっているのかを明らかにする分析方法である．たとえば，加害恐怖の確認強迫の場合，人とすれ違う（先行刺激）→ぶつかってけがをさせたのではないかと考える（強迫観念）→不安になる→自分の行動を何度も頭のなかで振り返る（強迫行為）→少し不安が下がる，というようなものである．典型的なOCDでは，強迫症状が図1のような行動分析を呈している[3]．すなわち，強迫観念によって高まった不安や不快感が強迫行為によって軽減されるが，それは一時的な効果しかなく，強迫行為をしないと不安や強迫観念が再び起こるために，だんだんと強迫行為の頻度や時間が多くなり，結果的に少し不安になるたびに強迫行為をしないと気がすまなくなる，という悪循環のパターンを呈しているタイプである．以後は，このパターンを「強迫行為による不安軽減の"悪循環"」と便宜上略して述べることにする．このパターンを呈するケースに後述するERPやセロトニン再取り込み阻害薬（serotonin reuptake inhibitor：SRI）が有効であることが多いといわれている[4]．

診断

OCDの診断は，単純で軽症なケースでは比較的容易であるが，複雑な場合は，確定診断まで時間を要することもしばしばある．不潔恐怖症状や確認行為がみられても，

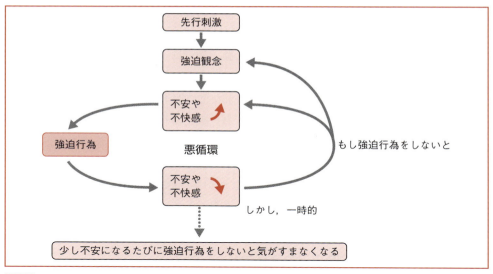

図1 典型的なOCDにおける強迫症状の行動分析

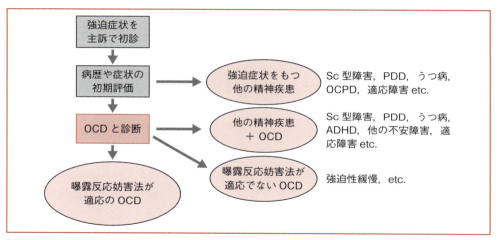

図2 強迫症状の評価・診断の流れ
ADHD：注意欠如・多動性障害, OCD：強迫性障害, OCPD：強迫性パーソナリティ障害, PDD：広汎性発達障害.

それが妄想に基づくものであったり，こだわりによるものであったり，抑うつや不適応反応に基づくものであったりすることがある．図2のように，ERPの適応である典型的なOCD以外に，強迫症状を伴う別の精神疾患，OCDと別の精神疾患の二重診断，ERPの適応でないOCDなどに鑑別される[4]．

● 治療法の選択

典型的なOCDに関して，現在明らかに効果が認められている代表的な治療法はERPを中心とする行動療法とSRIを中心とする薬物療法である[5,6]．それぞれの治療について十分な説明をして患者と話し合いながら具体的な治療の進め方を決定していく．治療に導入してからはその効果に関して仮説-検証を繰り返し，適宜修正しながら治療を進めていく．薬物療法と行動療法を併用すると特に治療の初期で効果がある

と報告されており[7,8]，効率的な治療が必要なメンタルクリニックでは併用することが望ましい．

3 薬物療法

● セロトニン再取り込み阻害薬（SRI）

　日本でOCDの適応がとれている薬剤は，現在フルボキサミンとパロキセチンのみであるが，欧米では，クロミプラミンやセルトラリン，エスシタロプラムなど他のSRIも適応がとれている[9]．いずれの薬物も約6割前後が軽度以上の改善を示すという結果が得られている[10]．用い方としては少量から開始し高用量（フルボキサミン150〜250 mg，パロキセチン40〜50 mg）まで漸増して維持することが望ましいといわれている．ただし，吐き気，眠気，ふらつきなどの副作用との兼ね合いを考慮すべきである．吐き気の副作用は服用開始後1〜2週間で多いが，続けて服用すると軽減することが多いことをあらかじめ患者に説明しておくと患者も服薬を継続しやすい．もし耐えられないくらい副作用が強い場合は処方を中止するか別の薬剤の選択を検討する必要がある．

● SRI以外の薬剤

　OCDでは，強迫症状以外にもいろいろな症状や問題がみられることが多いが，これをcomorbidityという．comorbidityの内容に応じてそれぞれSRI以外の薬物が選択されたり付加されたりする[4]．たとえば，抑うつ状態に対しては各種抗うつ薬が，情動不安定やいらいらに対しては抗精神病薬や情動安定薬が，妄想的な強迫観念やチック症状に対しては，少量の抗精神病薬などが用いられる[11,12]．

4 曝露反応妨害法（ERP）

● ERPの概念

　ERPは，曝露法と反応妨害法を同時に組み合わせる治療技法である[13,14]．曝露法は，不適応的な不安反応を引き起こす刺激に持続的に直面することにより，その不安反応を軽減させる方法であり，反応妨害法は，不安や不快感を一時的に軽減するための強迫行為を行わずにすませる方法である．傍点部は，治療は決して治療者が無理やりさせるのではなく，患者が自分の意志で主体的に行うことを意味する．
　ERPは，初めは一時的に不安が上がっても時間とともに下がる現象を患者が体験すること（habituation）を意図して行う治療法である．

メンタルクリニックでも ERP が行える OCD のタイプ

前述した「強迫行為による不安軽減の"悪循環"」のほかに，知的機能が十分ある，精神疾患の合併がほとんどない，強迫症状の不合理性の自覚が十分である，生活の障害が比較的軽い，治療への動機づけが十分にある，他の大きな問題を抱えていない，などの条件が整っている場合はメンタルクリニックでも ERP が行いやすい[4]．

ERP の進め方の基本

① 十分な説明と動機づけ

具体的な治療の方法，期待される効果や留意点をわかりやすく説明し，治療への動機づけを行う．また，治療の対象となる具体的な不安刺激状況を刺激価の低いものから高いものへと並べた表1のような不安階層表（ヒエラルキー）を患者とともに作成する．

② 治療者主導の ERP の実施

治療者がモデルを示しながら刺激状況への曝露（たとえば，不潔な対象を触る）と強迫行為への反応妨害（たとえば手を洗わずにすませる）を行い，時間とともに不安や不快感が下がっていくことを患者に体験してもらう．こうした手続きをヒエラルキーの低いものから段階的に高いものへ上げて治療を進める．

③ ホームワークによる ERP の実施

診察中に行った ERP と同じ課題やその応用の課題を，患者にホームワークとして行ってもらい，次回の診察でフィードバックする．こうした②と③の過程を繰り返し，レベルアップしながら患者が自ら症状をコントロールできるように治療を進める．

メンタルクリニックで ERP を行うための工夫

◆診察時間の使い方

ほとんどの外来医は患者一人に長い時間をかけることができない．そこで，患者に疾患や治療法の理解を手助けするようなガイドブック[3]や小冊子[15]を渡して読んでもらったり，待合室で症状評価尺度の点数や記録をつけてもらったりすると効率的に治

表 1 不安階層表の例

90：以前皮膚科に履いて行ったスニーカーを履く
85：トイレの便座に直接腰かける

70：水道の蛇口を触る
69：トイレのドアノブを触る

50：レンタル DVD を借りる
49：足の裏に触る
45：車から出るときの確認を短くする
40：トイレの壁を触る
38：お金を触る
35：電気のスイッチを触る

表 2　バイクの運転中に不安が起こった状況における ERP のセルフモニタリングの例

日時	気になることが起こった状況	そのときどう考えたか	その後どうしたか 不安はどうなったか	治療の成否 「○」or「×」
X月11日 朝	バイクで会社に向かう途中，自転車の中学生を追い越した	ぶつかったかもしれないと考えた	気になって引き返し，何も起こっていないことを確認した．不安は下がった．	×
X月13日 朝	バイクで会社に向かう途中，自転車の中学生を追い越した	ぶつかったかもしれないと考えた	この前はここで負けてしまったことを思い出し，確認せずに振り切ってそのまま会社に行った．その場を離れるときは不安が強かったが時間とともに軽くなった．	○
X月14日 夕方	会社からバイクで帰宅途中に通行人を追い越した	ぶつかったかもしれないと考えた	「ここが治療場面だ」と気合を入れて，引き返さずにそのまま自宅に帰った．初めは不安が強かったが，自宅に着いたときにはほとんど不安は下がっていた．	○

療を進めやすい．

◆診察室での ERP の工夫

入院治療や OCD 特別外来などの場合では一緒に診察室を出て，苦手な場所や状況への ERP をよく行うが，メンタルクリニックでの施行は難しい．しかし，診察室のなかでも行える治療は結構ある．たとえば，不潔恐怖のケースで，お金，床，くつなど不潔の対象を触る，ペンを落として拾う，などを行ってもらった後に手を洗わずにすまし，その手を服や頭につけたり，その手で自分のバッグや携帯電話に触ってもらったりというような治療は行いやすい．臀部の汚れを気にする患者に対して椅子に深くベタッと座りましょうと促すことも有効である．また，確認の治療では，治療者が診察室に残った状態で，患者のみ外に出て一人で治療課題（運転，買い物，ATM など）を実践してもらい，その後診察室で結果のフィードバックをするという方法も行う価値がある．患者が外に出ている間に別の患者の診察をすれば時間を効率的に使うことができる．

◆ホームワークの記録とセルフモニタリング

外来での治療の場のほとんどは自宅や職場や学校の日常生活のなかにあり，そのなかで，患者がセルフコントロールによる ERP を行えるかどうかが治療の成否の鍵を握っている．患者がホームワークを積極的に行うように動機づけるためには，ホームワークの記録やセルフモニタリングをしてもらい，次の診察のときにフィードバックをすることが重要である．たとえば，表2のように，不安になった状況，そのとき考えたこと，その後行ったこと，治療の成否，などを記録してもらう方法がよく行われるが，患者の能力などに応じて記録の方法を工夫することも必要である．

◆臨床心理士との役割分担

メンタルクリニックでは，主治医が薬物療法を行い，心理的なかかわりを臨床心理士に行ってもらうという役割分担を行っているところが多い．その際に，主治医と心理士が情報を共有することが重要である．それによって，お互いがどのようにアセスメントして，何を治療の対象と目標にして，何を行おうとしているのかがわかり，薬物療法と行動療法をうまく連動させることができる．

5 おわりに

　メンタルクリニックでは，十分な診察時間が割けないために，重度のOCDは大病院に紹介せざるをえないであろう．しかし，重度かどうかは少し治療してみないとわからないことも多い．また，専門的にOCDを診る治療機関が少なく，数か月の予約待ちという現状もある．メンタルクリニックにおいても，とりあえずは，基本的な薬物療法と行動療法は試みるべき価値があると思われる．

文献

1) American Psychiatric Association. Diagnostic and Statistical Manual of Mental Disorders, 4th edition, Text Revision. 2000／髙橋三郎，大野　裕，染矢俊幸（訳）. DSM-IV-TR 精神疾患の分類と診断の手引き. 医学書院；2003.
2) Goodman WK, Price LH, Delgado PL, et al. The Yale-Brown Obsessive Compulsive Scale. Arch Gen Psychiatry 1989；46：1006-1016.
3) 飯倉康郎. 強迫性障害の治療ガイド. 二瓶社；1999.
4) 飯倉康郎. OCDの行動療法と発症，維持，悪化，治療に関する仮説. 精神神経学雑誌 2011；113（1）：28-35.
5) Greist JH. An integrated approach to treatment of obsessive compulsive disorder. J Clin Psychiatry 1992；53：38-41.
6) The Expert Consensus for obsessive-compulsive disorder：Treatment of obsessive-compulsive disorder. J Clin Psychiatry 1997；58（Suppl 4）：2-72.
7) Cottraux J, Mollard E, Marks I. Exposure therapy, fluvoxamine, or combination treatment in obsessive-compulsive disorder：One-year follow up. Psychiatry Res 1993；49：63-75.
8) Marks IM, Lelliott P, Basoglu M, et al. Clomipramine, self-exposure and therapist-aided exposure for obsessive-compulsive rituals. Br J Psychiatry 1988；152：522-534.
9) Koran LM, Hanna GL, Hollander E, et al. Practice guideline for the treatment of patients with obsessive-compulsive disorder. Am J Psychiatry 2007；164（Suppl）：1-56.
10) Eddy KT, Dutra L, Bradley R, et al. A multidimensional meta-analysis of psychotherapy and pharmacotherapy for obsessive-compulsive disorder. Clin Psychol Rev 2004；24（8）：1011-1030.
11) Fenske JN, Schwenk TL. Obsessive-compulsive disorder：Diagnosis and management. Am Fam Physician 2009；80（3）：239-245.
12) Veale D, Miles S, Smallcombe N, et al. Atypical antipsychotic augmentation in SSRI treatment refractory obsessive-compulsive disorder：Systematic review and meta-analysis. BMC Psychiatry 2014；14：317.
13) Emmelkamp PMG. Phobic and Obsessive-compulsive Disorders：Theory, Research and Practice. Plenum Press；1982.
14) Rachman SJ, Hodgson RJ. Obsessions and Compulsions. Prentice Hale；1980.
15) 飯倉康郎，松岡洋夫. 強迫性障害に対する行動療法の実際. 明治製菓；2005.

コラム

不安とうつの相互作用と治療

稲田泰之
稲田クリニック

1. 疾患横断的症状としての不安とうつ

初めに本項で扱う不安とうつを定義しておきたい．『大辞林』第三版[1]によると，不安とは「気がかりなこと．心配なこと．これから起こる事態に対する恐れから，気持ちが落ち着かないこと．また，そのさま」あるいは「漠とした恐れの感情．動悸・発汗などの身体的徴候を伴うことが多い」とある．精神医学的な意味での不安とは，「必ず身体的表出をともない，動悸，胸部絞扼感，発汗などから瞳孔散大にいたる多彩な自律神経症状を呈する」[2]とされている．そのため，本項では漠とした恐れの感情と自律神経系の症状を表出するものとして不安を扱う．一方，うつについては，狭義のうつ病ではなく，気分の落ち込みや意欲の減退を中心とする症候群，いわゆる抑うつ状態の意で扱っていくこととする．

さて，上記のような不安とうつの症状であるが，精神科診療所での診療において，患者からよく聞かれる訴えである．不安のない精神疾患はないといっても過言ではないし，抑うつも多くの精神疾患の症状として現れる．DSM-5 で新たに登場した横断的診断尺度においても，抑うつと不安の項目が設けられている通り，これらはともに疾患横断的に生じる症状である．実際，臨床医は，うつ病患者の多くが，うつ病の診断基準項目にリストされていない不安症状を訴えるという認識をもっている．また，うつ病と不安症の併存（comorbidity）率の高さについては近年周知の事実となっており，診断基準を満たさない程度ではあっても，不安症において二次的な抑うつがみられやすいことは，臨床医であれば誰もが認識しているところである．したがって，目の前の患者における抑うつ症状と不安症状の分布を丁寧にみていく必要がある．注意しなくてはいけないのは，不安と抑うつは相互に作用しながら，経時的にその発現の仕方が変化する点である．

稲田泰之（いなだ・やすし） 　略歴

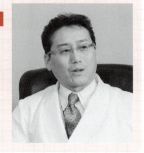

1968 年大阪府生まれ．
1992 年大阪医科大学卒．1994 年大阪医科大学助手（神経精神医学教室）．2002 年同大学精神神経科外来医長（リスクマネージャー）．2005 年同大学神経精神医学教室講師．2005 年稲田クリニック開院．2007 年医療法人悠仁会理事長．
専門：パニック症など不安症，うつ病，精神科リエゾン，臨床薬理，産業精神保健．
主な著書として『患者さんに説明できるうつ病治療』（じほう，2014）がある．

以下では，精神科診療所でよくみられる症例をもとに，不安と抑うつの相互作用を経時的にとらえることの重要性について解説する．

2. 就労者のメンタルヘルスにおける不安とうつの相互作用

　特に就労者の患者が多い都市型の精神科診療所でよくみられるのが，復職後に再休職を繰り返す症例である．

● 復職までの流れ

　初診時，患者は抑うつ症状を訴え来院する．ライフイベントとして就業上の出来事や対人関係上の変化などが語られ，適応障害，うつ病，すなわち抑うつ状態として休業加療を要する旨の診断書が発行され休職に至る．

　休職に入ると，まずは抑うつ症状の解消を目指して，休養の指導がなされ，薬物療法が開始される．療養開始時のこの時期，認知療法は適応障害圏であれば試みてもいいかもしれないが，思考の狭小化のみられるうつ病圏にはトレーニング的要素を含むそれは百害あって一利なしである．当院においては，最低限度の日常生活が維持できるようになったら行動活性化を中心とした認知行動療法（cognitive behavioral therapy：CBT）的なアプローチを試みる．

　一定期間，抑うつ症状が消退し，寛解安定期を維持できるようになったら，晴れて復職可の診断書が出される．ちなみに，この時期に復職に対する不安が生じることがあるが，病気をコントロールしながら長く離れた職場に戻るのであるから，不安を感じるのは当然であり，多くは常識的な範囲であることが多い（ただし，不安の強度，持続期間，範囲が著しく，生活に支障を生じている場合は全般性不安症の検討が必要）．そのため支持的な精神療法によって，不安をノーマライズ（そのように感じることは当然であると心理教育する）したり，CBTにおけるエクスポージャーを念頭において，簡単な心理教育を行ったりするだけでも，患者が不安とうまく付き合えるようになることがある．

　その後，実際に復帰し，職場からも一定のサポートを得ながら，段階的に業務に慣らしていくことで，自然とエクスポージャーが行われ，認知の変容や馴化が生じ，不安は軽減されていくことが多い．

● 再休職を繰り返す症例の背景：SAD

　さて，その後安定して就労を継続する者もいれば，再休職に至る者もいる．再休職を繰り返す場合，職場産業医から当院を紹介されてくることが多い．そのような患者のなかで一定の割合を占めているのが，抑うつ症状の背景に不安症がある場合である．

　就労者においては社交不安症（social anxiety disorder：SAD）が背景にある場合が多い．もともとSADを有しており，そのことが職場でのストレス因の強度を高め，二次的に抑うつを呈するのである．典型的な併病例だと思われるだろうが，精神科診療所のドアを叩く段階では抑うつが主症状になっており，患者自身も社交不安を性格の問題ととらえ，病気とは認識していないことが多い．このためSADは見落とされがちとなる．さらに鑑別を難しくするのが，休職すると社交不安を喚起するトリガーへの接触

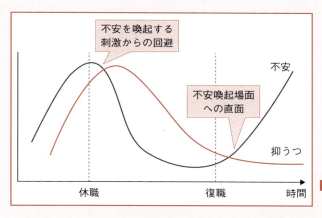

図 1　不安症が背景にある場合の不安とうつの経時変化

が減るため，不安症状が目立たなくなってしまうことである（図1）．これは休職という全般的な回避行動によって，不安が影を潜めているだけであり，抑うつが解消し，元環境に復帰すると，再びトリガーに直面し，社交不安が惹起されてしまう．

このようなケースが場合によっては「新型うつ」と誤認され，マスメディアを賑わす一因になっていることは否定できないだろう．また近年，発達障害がブームと呼べるほどに注目を集め，過剰診断も指摘されているが，実際，SADの患者はコミュニケーション障害として職場不適応を指摘され，医療機関では発達機能検査を緊張場面で強いられ，言語性と動作性に偏りがあると発達障害として加療されているケースも散見される．

こうした見落としや誤診を避けるためには，SADの症状が状況依存的なものであること，不安症の症状は回避行動の拡大によって目立たなくなることを留意し，症状の把握に努めることが必要である．症状把握の際にポイントになるのが，身体的徴候を伴う漠とした不安，すなわちパニック発作をとらえられるかどうかである．ClarkとWatson[3]においては，不安を構成する特異的な症状として生理的な覚醒反応と緊張感をあげているが，不安＝パニック発作として症状を把握することは，貝谷ら[4]にて概念化されている患者を見極めるうえでも重要なポイントになる．

3. 不安症が背景にある抑うつの治療

不安症が背後にあることが明らかになれば，不安症を前提とした薬物療法を行い，CBTアプローチを行っていくことも検討する必要がある．

薬剤選択の詳細については，他の論考やガイドラインに詳しいため，それらに譲ることとするが，ベンゾジアゼピン系の薬剤を使用する際には処方内容と患者教育に留意したい．抗不安薬体内動態から効果発現より早く症状の消退時期がくること，薬効の体内減衰による不安惹起の特性から，短時間作用型の抗不安薬を症状が生じた際に頓服として内服することを厳に禁じ，長時間型の薬剤を定時服用するように指導する．

CBTアプローチは，先に述べた通り適応障害・うつ病の患者の復職期に生じてくる

先行き不安や職場関連刺激によって引き起こされる生理的反応に対しても有効なことがあり，精神科診療所での臨床においても役立つものである．当院においては連携相談機関を設け，心理技術者が集団CBTを行う体制を整えている．また，当院においては診療のなかでCBTアプローチを行うため，携帯電話のセルフモニタリング支援システムを利用したり（特許番号：5197393，申請年：2009）[5,6]，診療中の効率的な心理教育と患者のセルフケアを促進するための冊子[7,8]を作成し利用したりするなどの工夫（低強度CBT）を行っている[9]．

4．まとめ

　DSM-5におけるディメンションによるとらえ方を持ち出すまでもなく，実臨床の場では，不安と抑うつを疾患横断的に，かつ経時的にとらえることが必要である．症状を的確にとらえることができれば，おのずと治療の道が拓ける．

　しかし，わが国では不安や抑うつに有効とされるCBTが資格ビジネス化により喧伝され，時間のかかるものとした誤った知識が先行し，時間軸が診療報酬上に関与するといった弊害が生じている．限られた診療時間のなかで治療を行わなければならない精神科診療所にとって，保険診療上で長時間CBTを提供することはまったくもって不可能であり，実施している医療機関はきわめて少ない．もし，精神科診療所が時間軸のもとで患者の受診制限を行えば一般科へ流れることとなり[10]，厚生労働省の忌み嫌う多剤併用療法まっしぐらになるであろう．診療報酬上に時間軸を設けるといった愚策を繰り返す現状の枠組みであっても，精神科医はそれらに耐え努力しているが，筆者は，より多くの患者にCBTの恩恵がもたらされるよう，治療支援ツールを用いた低強度CBTを試みている．診療報酬上何かが付与されるものではないが，効率化こそ精神科診療所におけるCBTに必要なことであると考え，日々工夫を重ねているところである．治療支援ツールは遠方の方や一般の方でも利用できるようにしており，携帯電話のセルフモニタリング支援システムは無償で当院のウェブサイトから，診療に用いる冊子はAmazon.co.jpを通じて入手することができる．お役に立てば幸いである．

文献

1) 松村　明（編）．大辞林 第三版．三省堂；2006．
2) 加藤正明，保崎秀夫，笠原　嘉ほか（編）．増補版 精神医学事典．弘文堂；1975．
3) Clark LA, Watson D. Tripartite model of anxiety and depression：Psychometric evidence and taxonomic implications. J Abnorm Psychol 1991；100：316-336.
4) 貝谷久宣，宮前義和．パニック障害における抑うつ状態―パニック性不安うつ病（1）頻度と症状．貝谷久宣，不安・抑うつ臨床研究会（編）．Panic Disorder Sheehan Symposium パニック障害研究最前線．日本評論社；2000．pp55-78．
5) 稲田泰之，I-QUON株式会社．セルフモニタリング支援システム．特開2010-1607036号．2010-07-22．
6) 稲田泰之．不安障害外来治療の効率化―E-mailを用いた認知行動療法アプローチを中心に．

第6回不安障害学会学術大会抄録集. 2014. p99.
 7) 稲田泰之, 楠　無我. 認知行動療法サポートブック〜パニック障害編. I-QUON；2015.
 8) 稲田泰之, 楠　無我. 復職プログラムサポートブック. I-QUON；2015.
 9) 稲田泰之, 楠　無我, 川口智子. 不安障害外来治療におけるサポートブックを活用した低強度認知行動療法の試み. 第7回不安症学会学術大会抄録集. 2015. p108.
10) 三島和夫. 平成22年度厚生労働科学研究・特別研究事業. 向精神薬の処方実態に関する国内外の比較研究. 2011.

> コラム
> COLUMN

不安・抑うつに対する10分間解決構築アプローチ

藤岡耕太郎
八幡厚生病院
はたけやまクリニック

1. 解決構築アプローチとは

　筆者は25年にわたりブリーフセラピーの一つである，解決志向ブリーフセラピー（解決構築アプローチ：Solution Building Approach：SBA）を学び実践してきた．これはよく知られているようにInsoo K Berg[1]らにより開発された対人支援技法で，他の心理療法とは異なり，中心となる理論がない．SBAの開発者たちは，長い時間をかけて心理面接のビデオテープを観察し，そのなかで「クライエントの好ましい変化」に関与した有効な介入・治療姿勢について抽出し，帰納的に治療体系として構築した．そのためか老練な精神療法家のスーパーバイズにおいて，SBAを思わせるコメントや提案を耳にすることがあり，SBAは有益な治療面接に共通の普遍性をはらんでいると考える．

　よくいわれるように，SBAにおいては問題の原因探しよりも「解決」＝「クライエントが求めるゴール」に向けて，対話そのものが変化を触媒するようなプロセスとなる．この治療的対話における道具は主に3つである．

① ゴールについて明確化する：ゴールを具体的で観察可能な行動の形に記述する．これについて明確な指針がある[1,2]．

② 質問する：問いかけることの思考への方向づけ効果を活用する．クライエントが自身の強さ・資源に気づき，自己効力感を高め，次の行動について考えを向ける介入である．

③ コンプリメント（賞賛，承認）する：クライエントの努力，資質などを賞賛し，承認すること．単に皮相的なオペラント強化ではなく，ゴールを意識して行う．

藤岡耕太郎（ふじおか・こうたろう）　　略歴

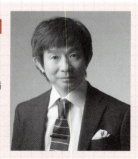

1965年宮城県生まれ．
1990年福島県立医科大学医学部卒．総合会津中央病院池見記念心身医学センター，三萩野病院，浜松医科大学第2内科，駿府学園（少年院）法務技官を経て，現在，精神科医として八幡厚生病院副院長，はたけやまクリニック副院長を務める．
2002年よりソリューションアカデミー主宰（旧北九州ソリューション研究会）．
著書として，『精神科医のための解決構築アプローチ』（金剛出版，2010），共同執筆として，"Solution Stories from Asia"（Taylor & Francis, in printing）がある．

SBAの面接では治療者はゴールへ向かうクライエントへの敬意と解決への好奇心をもちつつ，「解決はクライエント自身が知る」という前提に立って対話を重ねていく．クライエント，治療者双方にとってストレスの少ない治療である．このアプローチのもう一つの魅力は，適応範囲の広さ，汎用性である．精神科に独特の「非自発的受診」の患者の対応，集団療法，教育活動へも応用できる．詳細については成書をご参照いただきたい[1,2]．

2. 10分間SBA

　定型的な心理療法の面接では40～50分の時間を要するのが一般的である．保険診療を行っている多くの医師は心理療法を学んでも，厳しい時間の制約のなかで診療せざるをえない現実があろう．これまで短時間の心理療法について論じたのは，精神分析の成田[3]など少数である．SBAは短時間でも実践できるし，限られた時間を有効利用する助けになる．これは単純な短縮版ではなく，むしろ要点をおさえた応用型と考えたほうがよい．

3. 10分間SBAの実際

● 初診時は最低30～40分は時間をとる

　情報収集や病歴聴取はもちろん，初回にゴール（＝解決）を十分確認しておくことで，次からの診察がしやすくなる．また初診のときに，2回以降は10分程度になることについて説明と治療契約をしておく必要がある．

● 10分間の構成（2回目以降）

　定型のSBA面接のように，① 前回からの変化を聴取，② 解決についての対話，③ フィードバック，から構成している．このフィードバックのなかには医学的な提案も含めている．

4. 10分間SBAで念頭におくべきこと[4]

● 患者にとって現実的なゴール設定

　外来患者のゴールは，通院が終結するときの状態を，あるいは治療の終わりが予測できない場合は，通院の過程で望まれる変化を，現実的で具体的な形で語れるように援助する．

● Keep on track!

　患者が語っていることは解決にどう関連しているか，会話が迷走してゴールとは無関係の方向に進んでいないか，常に確認する．

● コンプリメントを十二分に

　面接がうまくいかないと感じるときには，コンプリメントを意識して増やすと流れが変わることが多い．そうすることによって，診察場面では患者が話しやすくなるし，短時間でも満足感につながる．一方，不安・抑うつにより心身疲弊著しい患者に対しては，

過度の賞賛により努力を後押ししないよう留意したい．こうした患者には現状にコーピングしている強さや賢さを労うなど，現状肯定的な承認に徹するとよい．

- **すでにできていることに光をあてる**

　面接時間が短かく，患者が苦境にあるときほど，次の一歩よりも「今できていること」のほうが話し合いやすい．不安障害の患者では本人なりのユニークな対処行動を聞き出すことは有益である．医師が提案する方法よりも，患者自身が発見したものははるかに行動に移しやすいものである．また，これは診察の終わりに「今できている～を続けてください」というDo more課題の材料となる．

- **Go slow.（John Weakland）**

　患者を急かさないこと．時間内で何らかの結論を出すより，患者にとって少しでも大事な話ができる時間が治療的である．大切なことほど具体的に記述する支援を．

- **患者のキーワードをつかまえる**

　頻回に耳にするキーワードは，患者にとって価値あることやゴールにつながることを含んでいるものである．これを質問やコンプリメントに織り込むと患者にとって考えやすい．

- **決まった時間内に終える**

　診察はできる限り定めた10分間で終える．ボクシングにおいてボクサーが1ラウンド3分間を体で覚えて体力配分するように，毎回の診察が10分であれば，患者もその時間のなかで話をする習慣を身につけてくれる．同様に「短い面接」を提唱している成田[3]は，毎回の時間が厳格に定まっている面接は，治療構造が明確になり，患者の退行や行動化を防ぐ利点があることを指摘している．診察時間の終わり頃になって新しい話題が出た場合，次回以降に話し合う提案をしたうえで定時に終える．

- **終わりよければすべてよし**

　10分間では治療者がブレイクをとることは不可能．それでも終わりにメッセージとして，コンプリメント，すでに達成していることなどをフィードバックし，観察やDo more，行動課題を伝えて終えるのがよい．聞きっぱなしではなく患者を力づけ，今後の提案をして終えるところがSBAのよさである．

5. 変化のパターンと対応を学ぶ[2,4]

　患者の報告する変化にはいくつかのパターンがある．①右肩上がりの改善，②安定・改善から悪化，③恒常的な不安定さ，④改善の兆しのないまま停滞，⑤ほぼ安定・寛解状態で維持療法，⑥改善がプラトーに達し終結．おおよそ以上のようなものになると考える．むろん，人生における変化はこのように単純ではないが，SBAを学ぶうえでは変化を意識し，型として介入を学ぶ点で役立つ視座である．

6. おわりに

　筆者は2013年9月にスイスでのヨーロッパ・ブリーフセラピー学会（EBTA）にお

いて,"10 minutes SBA in a psychiatric setting"というワークショップを行った.これまで筆者は短時間で診察する日本の精神科医療は,欧米からみると特殊なものに映るだろうと考えていた.しかし予想に反して,当日は多くの参加者から質問攻めにされ,高い関心を寄せられた.それというのも欧米においても精神科医の診察時間は,逼迫する医療保険制度の締めつけなどから急激に制限されるようになったという背景がある.そのため心理療法を学ぶことを初めから放棄する若手の精神科医も現れているという.また多忙なビジネスマンのコンサルティング,コーチングにおいても,短時間の対応が強く求められるようになってきているという現状もある.

　これまで,日本の精神科医は短時間の外来診察で多くの患者を診なくてはいけない医療状況で,時に欧米の医師に羨望を感じつつも現場で踏ん張ってきたのではないだろうか.そうした制約のなかで,先輩たちやわれわれがしてきたことを見直し,短時間の精神科診察を心理療法の一つの応用形として世に提示していく必要があると強く感じている.

文献

1) Berg IK. Family Based Service：A solution focused approach. W.W.Norton & Company；1994／磯貝希久子（監訳）. 家族支援ハンドブック. 金剛出版；1997.
2) 藤岡耕太郎. 精神科医のための解決構築アプローチ. 金剛出版；2010.
3) 成田善弘. 精神療法家の仕事―面接と面接者. 金剛出版；2003.
4) Tuomola J, et al. Solution Stories from Asia：A Collection of Inspiring Examples from Solution Focused Practice. Taylor & Francis.（in printing）

標準的な治療で改善しにくいパニック障害へのアプローチ——「生活の窮屈さ」への着目と接近法

原田誠一
原田メンタルクリニック・東京認知行動療法研究所

1. はじめに：問題の所在

　現在までに，パニック障害の治療はかなり定式化されているといえるだろう．具体的には，① 選択的セロトニン再取り込み阻害薬（selective serotonin reuptake inhibitor：SSRI）を中心とする薬物療法，② 認知行動療法（cognitive behavioral therapy：CBT）による精神療法の有用性が示されており[1,2]，③ 難治性の症例の場合には，抗うつ薬による薬物療法と CBT の併用療法が「明白なエビデンスが足りないことを考慮したとしても，…必ず検討されるべきである」[3] と述べられている．

　このうち，パニック障害の CBT の内容は，① 心理教育（パニック障害の病態や治療に関するわかりやすい情報提供），② 認知再構成（身体感覚に対する破局的で誤った解釈の修正作業），③ *in vivo* エクスポージャー（現実の恐怖状況で，恐れている身体感覚を故意に誘発して，回避状況から抜けるのを援助する行動療法：図1[4]），④ 内部感覚エクスポージャー（患者が恐れている身体感覚に，繰り返し系統的に曝露することで恐怖を減らす行動療法），⑤ 呼吸再訓練法（横隔膜呼吸を助ける治療）からなる[2]．

　実際，こうした標準的な治療で改善する症例がかなり存在する．筆者が医師になった30余年前と比べて，パニック障害の病態理解〜診断〜治療は格段の進歩を遂げたと述べてよいだろう．

　しかるに，こうした現行の治療法で十分改善しない症例が少なくないことも，また事実である．特に筆者のクリニックは，「保険診療で CBT を組み入れた診療を行う」と

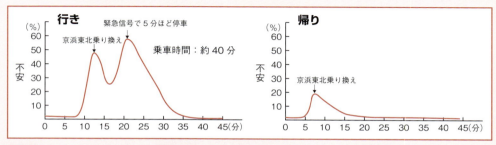

図1 パニック障害・広場恐怖の行動療法の実際
従来避けていた「混雑している電車に乗る曝露課題」を行った際の患者の記録．

（原田誠一．精神療法 2015[4] より）

いう方針を旗印にあげている関係で，従来の標準的な治療で十分改善しない症例が数多く紹介されてくる事情があり，このようなケースと遭遇する機会が多い．こうしたなか，筆者はこのタイプのパニック障害の病態理解〜治療を試行錯誤しているところである．

本項では，現在の標準的な治療で改善しにくいパニック障害の病態を筆者がどう理解し，治療を工夫しているかについて記してみたい．

2.「生活の窮屈さ」への着目と接近法①：説明の仕方

筆者は難治性のパニック障害患者に対して，次のように伝えてみることが多い．

「精神科の病気は『脳の生活習慣病』[5]と呼ばれることがありますが，パニック障害も例外ではありません．日常生活がおおむね平穏にまわっていて"脳の生活習慣"にそう無理がかかっていない場合に，パニックが生じることはほとんどないようです．

生活していくうえで何らかの窮屈さ〜厄介なストレスがあって，解決の方向性が見えにくいなかでパニックが起きる場合が多いのですね．そうした際に治療をうまく進めるためには，症状が出てきた背景にある生活の窮屈さ〜ストレスを視野に入れて，その解決法を考えていくと，症状が消えていくのに役立つことがあります．あなたの場合，こうした内容に思い当たることはありますか？」[6]

この導入をもとにして，パニック症状の背景にある生活の窮屈さ〜ストレスの検討を一緒に行う．そしてその生活の窮屈さ〜ストレスを扱う際に，必要に応じてさらにCBTを適応する場合がある．次に，こうした経緯をたどった4症例を供覧する．

3.「生活の窮屈さ」への着目と接近法②：4症例の経過

●症例1：40歳代，女性

現病歴 X年（30歳代後半），パニック障害（広場恐怖を伴う）を発症．X+1年にA病院精神科を受診して，SSRIとベンゾジアゼピン系抗不安薬による薬物療法が開始された．パニック発作の頻度は減ったが完全には消褪せず，予期不安・広場恐怖が残存して支障をきたす状態が続いた．そのためX+5年，CBT目的で筆者のクリニックを紹介受診した．

治療経過 初診時にパニック障害の心理教育を行い，標準的なCBTの導入を行った．その結果徐々に症状は改善したが，時折パニック発作がみられた．

そこで「生活の窮屈さ」に関する検討を並行して行ったところ，① 実家の母親との軋轢（支配的で過干渉な母親と接するごとに調子を崩しがち），② 健康面の心配（高血圧，高脂血症を過剰に懸念していた），③ 夫との葛藤（職場のストレスで不安定な夫に，何かと振りまわされがちであった）があげられた．それぞれのテーマについて，適宜CBT的なアプローチも利用して葛藤の処理が上手になるにつれ，残っていた症状がみられなくなった．現在（X+8年），処方内容を漸減しているところである．

●コメント

標準的な薬物療法とCBTの治療では症状が十分消褪しなかったが，「生活の窮屈さ」

へのアプローチを併用して改善した症例である.このケースで特に印象的であったのは,「母親との軋轢」や「健康面での心配」を処理する際に身につけたスキル(特に「葛藤状況の認知再構成」と「行動活性化」)を,夫も習得できるよう患者自らアプローチしたことである.この介入によって夫の状態が落ち着いて,そのことがさらに本人の改善につながる好循環が生まれた.

●症例2:40歳代,男性

現病歴 X年(40歳代前半),パニック障害(広場恐怖を伴わない)を発症.同年にB精神科クリニックを受診.SSRIと抗不安薬による薬物療法が開始されたがパニック発作〜予期不安が十分改善せず,X+1年に休職に入った.いったん改善してX+2年に復職したが,X+3年に再発して再度休職となった.そのためX+3年に,筆者のクリニックを紹介受診した.

治療経過 初診時に「生活の窮屈さ」について聞いたところ,職場のストレスがあげられた.具体的には,① 職務の負担内容が過大で,長時間の超過勤務をこなさざるをえず,深夜に自宅での対応を求められることも少なくない,② パワハラ的な上司が本人に対して過度に批判的で,他のスタッフがいる前でも人格〜能力を否定する言動をとることがある事情が判明した.そこで,こうした仕事の過度のストレスを減らす必要性を共通認識にした.

人事と相談して異動が決まり,X+4年に復職.しかし新たな部署でも,① 業務の進め方が非能率的であり,運営方針がコロコロ変わる,② 上司に相談しても不機嫌になるだけで話が進まない,③ 仕事をしていても達成感〜やりがいが感じられず,退職する同僚も相次いだという問題がみられた.

そうしたなか,X+5年に再発して再度休職に入った.今回は,本人が会社に見切りをつけて転職活動を開始.X+6年に退職して,新しい会社での勤務を始めた.その後の経過は順調で,X+8年に治療終結となった.

●コメント

「生活の窮屈さ」の検討から,職場のストレスが浮かび上がった症例である.「過度の職務内容」と「パワハラ的上司」の存在が判明して異動したが,新たな部署でも別の問題がみられ再発に至った.こうした経緯を経て,本人が会社に見切りをつけて転職して症状が改善した.

●症例3:70歳代,男性

現病歴 X年(60歳代後半),ある企業の社長職を退任して相談役になった.X+1年,パニック障害(広場恐怖を伴う)を発症.精神科で薬物療法を受けたが改善しないため,X+3年に紹介状を持って筆者の外来を受診した.

治療経過 初診時に「生活の窮屈さ」について質問したところ,次の事情が判明した.
「自分は元来技術畑出身だが,社長就任中に経営上の必要に迫られて製造部門を大幅

に縮小せざるをえなかった．現在の会社の業績や他社の様子を見ていると，自分の決断は正しかったのだという気持ちはあるし，友人や後輩も口をそろえてそう言ってくれる．

しかし今でも，"あの決断が本当に正しかったのか""会社の製造の伝統を途絶えさせ，若い技術者の未来を奪う誤った方向転換だったのではないか"という疑念が頭から離れない．特に，相談役になって仕事が大幅に減ったので，時には終日そのことを反すうして考え込んで自分を責めている．」

そこで，① 自らがとった経営方針に関する認知再構成，② 行動活性化による楽しみの増大と否定的思考の反すうの減少という治療方針をとることにした．その結果，X+4 年にはパニック発作がみられなくなった．現在（X+5 年），処方内容を漸減しているところである．

● コメント

経営者としてやむをえず自分がとった方針に関して，否定的自動思考を抱いて反すうしストレスがたまって不安定になっていた症例である．社長退任後，活動の機会が減って反すうが増して発症に至ったと考えられる．病態の背景に「否定的自動思考の反すう」と「活動量の減少」があると推定されたため，双方に対してそれぞれ認知再構成と行動活性化のアプローチを行って改善した．

● 症例 4：20 歳代，女性

現病歴　専門学校生だった X 年，試験のプレッシャーがかかり寝不足になった際にパニック発作が出現．その後もパニック発作がみられ，予期不安・広場恐怖が形成された．

X+1 年，C 精神科クリニックを受診．薬物療法を受けたが十分改善せず，X+2 年に専門学校を中退．ひきこもりがちな生活を送っていたが改善がみられないため，X+4 年に紹介受診となった．

治療経過　初診時に「生活の窮屈さ」について尋ねたところ，次の事情が判明した．

「元来，母親に依存しがちな生活を送ってきた経緯もあり，自分でできることが少ない．たとえば，自信をもってできる家事がほとんどない状態．バイト歴もごく短期間しかなく，社会経験が乏しい．これには C 精神科クリニックの主治医の治療方針も関係しており，"パニック障害の治療のためには，とにかく十分な睡眠と休養が必要．新しいことは，極力しないほうがいい"という指導を受けてきた．」

そこで，① 元来母親に依存的であり，「自信をもってできる家事が少ない」「社会経験が乏しい」という問題があるうえに，② 主治医の治療方針に従ってこの傾向がさらに顕著になった経緯が明らかになった．このため家族面接を行って，治療の進展のために少しずつこうした状況を変えていく必要がある旨を説明して理解を得た．

家事を手伝うようになって外出の機会が増し，X+5 年にアルバイトを開始．現在（X+6 年），パニック症状は軽快して減薬中である．

● コメント

「生活の窮屈さ」という視点からの検討によって，① 元来，生活スキルが発達不十分であったうえに，② 従来の治療方針によって問題点が助長されていた経緯が浮かび上がった．パニック障害の背景に生活技能の不足があり，医原性にさらにその傾向が増したという，ある意味現代的な病態といえるであろう．若い人のパニック障害の診療にあたる際には，こうした可能性も視野に入れておく必要があると考えている．

4. おわりに

本項では，現在の標準的な治療で改善しにくいパニック障害の病態を，筆者がどう理解し治療を工夫しているかについて記した．そのなかで，「生活の窮屈さ」に着目する必要性と重要性にふれた．

パニック障害の病態とストレスの関連は，当然のことながら従来から認識されており，たとえばDSM-5においても「ほとんどの人は，最初のパニック発作の前数か月の間に特定できるストレス因があったと述べる」と記されている．しかるに，これまでのパニック障害の治療論においては「生活の窮屈さ～ストレス要因」への着目～言及が少なかったように見受けられ，そのことが治療の停滞につながる場合があったように感じている．今回思い立って，本項を記した所以である．

文献

1) 日本臨床精神神経薬理学会・専門医制度委員会（編）．臨床精神神経薬理学テキスト，改訂第2版．星和書店；2008．
2) アーサー・フリーマン（責任編集），内山喜久雄，大野 裕，久保木富房ほか（監訳）．認知行動療法事典．日本評論社；2010．
3) ドナ・M・スダック（著），貝谷久宣（監訳）．認知行動療法・薬物療法併用ガイドブック—エビデンスベイスト・アプローチ．金剛出版；2013．
4) 原田誠一．精神療法・私観—精神療法に"認知行動療法"を何故／どう織り交ぜて，臨床力の向上を目指すか．精神療法 2015；増刊第2号：140-148．
5) 神田橋條治．「現場からの治療論」という物語．岩崎学術出版社；2006．
6) 原田誠一．初回面接，見立て．臨床心理学 2009；増刊第1号：60-63．

コラム

ためこみ症の病理と治療

中尾智博
九州大学大学院医学研究院精神病態医学

1. はじめに

　最近テレビで，いわゆるごみ屋敷関連の話題をよくみる．バラエティーではタレントの自宅や依頼のあった家を訪問し，その散らかり具合と片づけの様子を映像にして放映している．また少し前には「片づけられない女」が，最近では「断捨離（だんしゃり）」が話題になるなど，「散らかす」あるいは「片づける」というテーマは世間一般の注目を集めるものとなっている．少し前には初老の男性の所有する3階建ての居住マンション全体がごみ屋敷状態となり，玄関も開かなくなったため屋外で生活する状態となっていることがワイドショーの格好のネタになっていた．この男性，若い頃に父親を亡くし，母親もしばらくして別居，単身となって以降ためこみがエスカレートしていったという．また数年前には若いシングルマザーがごみ屋敷と化したマンションの1室に幼いわが子を閉じ込め置き去りにし餓死させるというとても痛ましい事件もあった．まったく擁護できるものではないが，この若い母親は幼少期自分の母親に虐待され，父親は離婚・結婚を繰り返し，やはりごみ屋敷と化した家でネグレクト同然に育てられたという．

　このようなメディアで取り上げられるごみ屋敷問題と，ここで筆者が紹介するためこみ症がどの程度共通する病理によっているか，実はまだわからないことが多い．しかし，筆者が臨床で遭遇するためこみ症患者の多くは幼少期・成人期を問わず親やつながりの深い人との離別をきっかけにものへの愛着が強まり，ためこみが始まっている印象がある．そういう意味では上に述べた2つのケースもためこみ症とあながち無関係には思

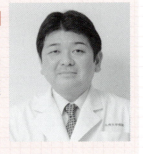

中尾智博（なかお・ともひろ）　略歴

1970年鹿児島県生まれ．
1995年九州大学医学部卒，同年九州大学神経精神医学教室入局．国立肥前療養所，九州大学病院精神科などでの勤務を経て，2001年九州大学臨床大学院医学博士課程進学，2005年同課程終了・医学博士取得．2010年ロンドン大学精神医学研究所留学．2011年から再び九州大学病院精神科神経科勤務，現在九州大学大学院医学研究院精神病態医学講師．
専門は行動療法，強迫性障害，およびその臨床研究．
著書に『強迫性障害治療ハンドブック』（分担執筆，金剛出版，2006），『強迫性障害のための身につける行動療法』（共著，岩崎学術出版，2012）などがある．

えないのである．今はまだほとんど精神科医療につながっていないためこみ症ではあるが，その病理を理解し，早期の徴候をつかむことができれば，長期の経過に伴って重症化することを防げる可能性がある．ここでは現時点でわかっているためこみ症の病理や介入方法について紹介する．

2. ためこみ症状とDSM-5におけるためこみ症

ためこみの症状は「実際には価値のないものの過剰な収集と，それら収集物を整理することなくためこんでしまい，捨てられない」，というものである．ためこみは従来強迫症（obsessive-compulsive disorder：OCD）の一亜型と考えられていた．OCDの症状にはほかに，「対称性や順序へのこだわりと繰り返し行為」「加害的・性的・宗教的な思考と確認行為」「汚染の恐怖と洗浄行為」といった亜型があり，重複・交錯する場合もあるが，近年の研究の結果，ためこみの症状は他の症状からまったく独立したものであり，病理メカニズムも異なることが明らかにされている[1]．そのためDSM-5[2]では新設のためこみ症（hoarding disorder）として収載された．DSM-5によれば最もありふれてためこまれるものは「新聞や雑誌，古い洋服，カバン，本，メール，文書」だが，「実際上はどんな品物でもためこみの対象となりうる」という．また，処分が困難である理由は，「品物に有用性もしくは美的な価値，もしくは所有物に強い情緒的愛着を認識している」ためである．

ためこみの症状が持続することにより，本人および家族の生活空間はものであふれ，深刻な生活機能の障害が生じる．DSM-5の記載を引用すれば，「台所で料理ができない，ベッドで眠ることができない，椅子にすわることができない」ほどに散らかった状態となる．重症化したケースではためこまれたものが衛生的な問題を発生させ，失火や崩落によるけがの原因にもなるなど，本人・家族，ひいては近隣住民にも多大な二次災害を及ぼす危険性がある．

ためこみ症状は典型的には10歳代に発現し，20歳代中頃には個々の日常生活機能を脅かし始め，30歳代中盤には臨床的に著しい障害をきたすとされる．ためこみ症の経過は慢性持続的で，自然軽快は少なく，単身生活やパートナー不在でより悪化する．

3. ためこみ症とOCD・発達障害

ためこみ症は定義づけられてまだまもなく，その診断プロセスにおいて特に併存疾患や鑑別診断に慎重な検討を要する．まず，OCDの症状に伴うためこみは本診断からは除外される．つまり「情報が漏れるのを怖れて書類を捨てられない」「ごみを不潔に感じて触れず，捨てられない」などは，OCDによる二次的なためこみであり，ためこみ症とは診断されない．病理的には，ためこみ症でみられる「ものを集めたい，とっておきたい」という考えはOCDと異なり発症後かなりの期間自我親和的である．また，OCDにおける強迫行為は苦痛を避けるためにとられる行動であるのに対し，ためこみ症ではものの獲得によって愛着が増し，正の強化が起きる．そのため症状に対する洞察

がOCDに比べてもより不良である．

　ためこみ症は発達障害との関連性を指摘されている．広汎性発達障害（pervasive developmental disorder：PDD）や注意欠如・多動症（attention-deficit/hyperactivity disorder：ADHD）に併存するためこみ症状については，それらを主診断としてためこみ症を除外するかどうかの判断は，現時点ではかなり難しい印象がある．特にためこみとADHDの関連性はしばしば議論されてきており，認知科学領域の研究からはためこみ癖の患者における注意機能低下を示したデータが報告され[3]，ADHDとの強い関連が指摘されている．

4．ためこみ症への対応，治療

　ためこみ症の治療について，まだ標準化されたものはない．OCDの知見からは，ためこみ症状における治療反応性は薬物療法，認知行動療法ともに他の症状亜型と比しても不良であることが示唆されている．ただこれらの研究はDSM-5登場以前の，OCDのためこみ亜型を対象としたものであり，今後DSM-5の診断基準をもとにした検証が待たれる．

　現時点では認知行動療法の技法を援用した治療が，ためこみ症状に対してある程度の有効性を示している．たとえばTolinら[4]は，治療の動機づけ，ものの整理や処分を行うための意思決定や問題解決に関するスキルトレーニング，ものの所有に関する認知修正に重点をおいた認知行動療法プログラムを考案，実施している．

　治療に関する最も大きな問題は，患者，家族，そしてひょっとすると医療者も，ためこみの問題が精神科医療に関係するものとは，現時点ではほとんど認識していないということであろう．そのため，筆者らの専門医療機関においても自ら受診する患者はまだ少なく，図1のようなチラシをつくり，受診相談を呼びかけている．現時点でためこみ症の患者を見つける方法は，他の主訴でクリニック・病院を受診した患者にも，「ものをためこみすぎて困っていないか」「ものを整理できずに，捨てられずに困っていないか」ということを聞くことである．答がイエスであれば，その程度を聞き，日常生活に支障が出ているレベルであればより詳しい問診を行うことになる．特にOCD，PDD，ADHDの診断がつく患者や，喪失体験を伴うライフイベントを経験した患者には上記の質問はかなり重要である．

5．おわりに

　ためこみ症の病理と治療について解説した．精神医学領域における概念としては新しいが，社会的に取り上げられる機会の多さをみても推測されるように，本症状で悩んでいる患者や家族は決して少なくないと思われる．冒頭に述べた若い母親が起こした悲しい事件も早期の介入があれば結果は違っていたかもしれない．今回DSM-5でためこみ症が定義され，その臨床や研究が行われることには一定の社会的意義があると考えられる．

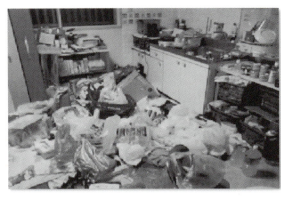
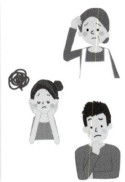

"ため込み癖"でお困りの方（本人・ご家族）、
医療相談を受け付けています

ものが捨てられなくて、部屋中にあふれてしまっている
不必要なものでもつい買い込んでしまう
そのために日常生活のスペースが限られてしまっている

　これらの症状は、精神医学の領域では「ため込み癖（hoarding）」と言われ、手洗いや鍵の確認を繰り返す強迫性障害という疾患の一種と考えられてきました。
　しかし近年の調査・研究で、ため込み癖は発達障害（ADHD、アスペルガー障害）、統合失調症、脳器質疾患など他の精神疾患にも合併しやすいこと、さらには他の疾患の存在なしにため込み癖だけが単独で生じる場合もあることがわかりつつあります。

　私たちの研究グループでは溜め込み癖の臨床的な調査、研究を行っています。
　臨床研究にご協力頂ける方を対象として、**詳細な問診、心理検査、脳画像検査**などを実施し、精神医学の見地から**専門的な見立て**を行い、可能な場合、**治療や対処法についてのアドバイス**を行います。

　もっと詳しく知りたい方、相談をご希望の方は、下記連絡先にご連絡下さい。

九州大学病院精神科神経科　行動療法研究室
◇ お電話によるお問い合わせ先：092-642-5640（九大病院精神科外来窓口）
　　＊「ため込み癖についての相談」とお伝え下さい
　　＊お電話による受付時間は 月・火・木 の午前 10 時～午後 4 時です
◇ メールでのお問い合わせ先：b+@npsych. med. kyushu-u. ac. jp

図 1 ためこみ癖の相談をよびかけるチラシ（筆者ら作成）
近隣の医療機関、公的機関にも協力を依頼したうえでこのようなチラシを配付し、受診を呼びかけている．

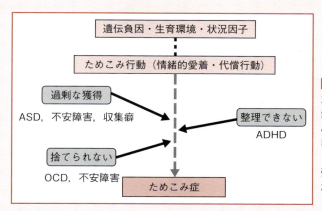

図 2 ためこみ症発症に関する仮説
ためこみ症では，生物学的な負因や情緒的愛着行動を強めるような環境要因（肉親との死別，離別などの喪失の体験など）が準備状態として存在し，自閉スペクトラム症（ASD）や注意欠如・多動症（ADHD），強迫症（OCD）の発症と相互に影響しながら，発症に至る．
（中尾智博ほか．臨床精神薬理〈印刷中〉[5]より）

　筆者はこれまでの臨床経験をもとに，ためこみ症はその発症過程において，まず生物学的な負因や情緒的愛着行動を強めるような環境要因（肉親との死別，離別などの喪失的体験など）を準備状態として，自閉スペクトラム症や ADHD，あるいは OCD の発症と相互に影響しながら，ためこみの発症に至るのではないかと仮説を立てている（図2）[5]．そのため，ためこみ症の治療は認知行動療法や薬物療法の可能性を模索するとともに，家族関係や生活環境の調整といった心理社会的背景へのアプローチも必要になると考えている．

文献

1) Bloch MH, Landeros-Weisenberger A, Rosario MC, et al. Meta-analysis of the symptom structure of obsessive-compulsive disorder. Am J Psychiatry 2008；165：1532-1542.
2) American Psychiatric Association. Diagnostic and Statistical Manual of Mental Disorders, 5th edition. American Psychiatric Publishing；2013／日本精神神経学会（監），髙橋三郎ほか（訳）．強迫症および関連症群．DSM-5 精神疾患の診断・統計マニュアル．医学書院；2014．pp233-261.
3) Tolin DF, Villavicencio A. Inattention, but not OCD, predicts the core features of hoarding disorder. Behav Res Ther 2011；49：120-125.
4) Tolin DF, Frost RO, Steketee G. An open trial of cognitive behavioral therapy for compulsive hoarding. Behav Res Ther 2007；45：1461-1470.
5) 中尾智博，桑野真澄．ためこみ症の病態と治療—OCD・ADHD との関連性も含めて．臨床精神薬理（印刷中）．

強迫性障害の治療覚書——心理教育，巻き込み強迫，症状附加幻聴をめぐる3つの断章

原田誠一
原田メンタルクリニック・東京認知行動療法研究所

1. はじめに

周知のごとく，強迫性障害（obsessive-compulsive disorder：OCD）の治療にはさまざまな困難が伴いがちである．診療のいろいろな局面で思わぬ難所〜陥穽が現れて，患者と治療者の双方が立ちすくんでしまう機会がまれならず訪れる．導きの糸を見失ったように感じられるこの種の状況において，治療の進展〜継続が困難に陥るリスクが生まれるだろう．こうしたピンチを乗り越えるのに役立つ臨床のコツが，必要とされる所以である．

本項では筆者なりに，OCDの治療に伴う難所を乗り越えるのに役立つ臨床のコツを記してみたい．扱うテーマは診療を進めるうえで重要だが，知識やコツが十分広がっていないように見受けられる3事項に絞ってみた．具体的には，①OCDの心理教育の進め方，②巻き込み強迫への対応法，③症状附加幻聴に関する私見を述べさせていただく．

2. OCDの心理教育：認知行動理論に基づく説明のコツ[1-3]

すべての精神障害の診療において，当該の病態〜治療に関するわかりやすい情報提供が必要かつ有効である事情は，改めて述べるまでもないだろう．なかでもOCDでは，強迫/回避の機制に過度に頼って悪循環に陥っている患者に，「回復のために強迫/回避を減らし，肚を据えて不安と向き合ってみませんか？」という，相手にとってハードルの高い誘惑を上手に行う必要があるため，患者のモチベーションを高めるためにも心理教育が至極重要となる．そこで本節で，認知行動理論に基づくOCDの心理教育の進め方の概要を記す．

図1は，認知行動理論に基づく「OCDの悪循環」を示している．この図を参照しながら，次のように心理教育を進めていく．

●具体的な説明の例

ある刺激状況において（例：外出のため家を出る），一過性のちょっとした心配や雑念が頭をよぎることは（例：ガスの元栓を閉めたか不安．火事になったらたいへんだ），誰でも体験しうるものです．これは侵入思考と呼ばれており，まったく正常な体験と考えられています（表1）．普通の人は侵入思考を体験しても，「さっき一度見たから，ま

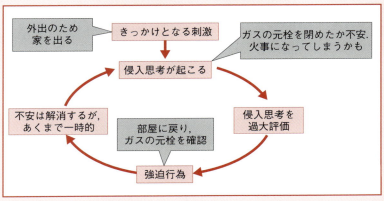

図1 強迫性障害の悪循環

表1 侵入思考を経験したことのある健康人の割合

侵入思考の種類	男性	女性
トイレの便座や水洗のレバーに触れて，伝染病に感染するのではないかと心配する	40%	60%
ドアの鍵を閉め忘れて，泥棒が家のなかに忍び込んだのではないかと心配する	65%	77%
自動車の運転中に，歩行者や動物をひいてしまったのではないかと心配する	51%	46%

(Clark DA. Cognitive-Behavioral Therapy for OCD. 2003[4] より抜粋)

あ大丈夫だろう」と，曖昧ですが健全に不安を処理することができて問題は生じません．
　しかるにOCDの人は，侵入思考を過大評価して強い不安を体験します．それで，不安を和らげるために強迫行為を行う．たとえば，長時間にわたって何回も火の元を見続ける行動をとるのですね．強迫行為を行うことで不安は一時的には下がりますが，長い目で見ると強迫行為をすればするほど病気が悪くなり悪循環に陥ります．それは，次のような事情があるからです．

・強迫行為を行う習慣が身につくと，不安になるたびに強迫行為をしないと安心できなくなる．
・強迫行為をしないでも大丈夫という，健全な体験がしにくくなる．
・強迫行為によって，特定の過大評価～こだわり（例：火事を出すことへの恐怖）が強化される．
・強迫行為を何度も繰り返していると「行動の記憶」に関する自信が薄らいでしまい，かえって不安が高じやすい．

　こうした悪循環から抜け出して病気をよくするためには，強迫行為をやめていく必要があります．そのために役立つ2つの治療法は，薬物療法と認知行動療法（CBT）です．
　薬物療法では，一部の抗うつ薬が有効であるとわかっています．現在わが国で処方できる抗うつ薬で有効性が確認されているものは，選択的セロトニン再取り込み阻害薬（SSRI）に属する4種類と三環系抗うつ薬に属する1種類があります．これらのクスリは，6割程度の患者さんで有効性を発揮します．

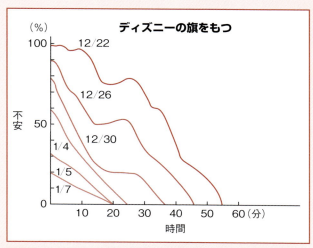

図2 行動療法（曝露）の実際—馴化と学習の過程

　有効なエビデンスをもつもう一つの治療法がCBTです．CBTのなかの認知療法は，物事の受け止め方を柔軟に，多面的にすることを通して症状を減らす治療法です．たとえば，強迫行為について「この儀式行動は一過性に不安を小さくしてくれるが，長い目でみると病気を悪くする原因になるので，病気を治すためにはストップしていく必要がある」と認識を新たにすること．これも立派な認知療法ですね．加えて「悪循環の図」に出てくる「過大評価」を和らげてほぐすことも，OCDの認知療法の重要な一部です．

　CBTにはもう一つの要素，行動療法があります．この行動療法がOCDのCBTの主役であり，その代表的な治療技法が曝露反応妨害法です．この治療は「曝露」と「反応妨害」の2つの要素からなります．

　「曝露」とは，文字通り苦手な対象物に触れる練習です．苦手な対象物と触れ続けて，不安〜違和感がなくなるまでじっと我慢するのです．

　実際に曝露を行った患者さんが書いた記録を，お見せしましょう（図2）．最初チャレンジした日（12月22日），曝露を始めたときの不安の強さは100で，その状態が10分続いていることがわかりますね．この患者さんがパニック状態に陥りながらも，何とか必死に我慢してしのいだ様子が，ひしひしと想像できるでしょう．その後少しずつ不安が下がって，約60分でゼロになっています．このように我慢して触り続けていると，必ず不安は小さくなって消えていくのです．この現象を馴化，慣れの現象といいます．

　馴化が起きて不安がなくなったら，次の治療法「反応妨害」に入ります．普段苦手なものに触れると，OCDの人は強迫行為をします．手を洗ったり，拭いたりするわけですね．"反応"というのは，この「手を洗ったり，拭いたりする」強迫行為を指しています．「反応妨害」とは，この"反応"を"妨害"して実行しないようにすること．具体的には，手を洗ったり拭いたりしないまま，2時間くらい普通に生活をします．この

間，洗ったり拭いたりしない手で何でも触って行動するのですね．

　曝露反応妨害法を繰り返し行うと，どのような変化が起こるか．もう一度，図2を眺めてみてください．不安の推移を示す曲線が，練習の回を追うごとに変化しているのに気づくでしょう．曝露を始める際の最初の不安が少しずつ小さくなり，ゼロになるまでの時間が短くなっていますね．

　これは，「苦手なものに触って，その後強迫行為をしない曝露反応妨害を行っても大丈夫」ということを繰り返し学習して，この行動パターンを習慣化していくプロセスなのです．この患者さんは，治療を初めてから2週間ほどたった1月7日には初めから小さな不安しか体験しなくなり，その不安も短時間（20分）でなくなったので次の項目に進んで行きました．

　こうした練習を繰り返し行っていくのが行動療法です．曝露の間，強い不安と向き合って我慢するのはとてもつらいことですが，辛抱して根気よく繰り返し練習を続けると，この患者さんのように「不安の克服〜強迫の改善」という素晴らしい成果が待ち受けているわけです．

　枚数の関係もあり心理教育の紹介はこれで終えるが，実施する際のコツにはさらにさまざまな内容がある．たとえば，上の説明のなかに出てくる「過大評価を和らげてほぐす認知療法」という箇所は，このままでは患者の理解が難しい場合が多いだろう．そこで筆者は，「リスク」という言葉を導入してこの説明を行い一定の手応えを感じている．その具体的な内容については，文献3）をご参照いただければ幸いである．

3．巻き込み強迫への対応法

　従来からOCDの治療では，巻き込み強迫[5]の適切な取り扱いが必要かつ重要であると強調されてきた．しかるに筆者は，巻き込み強迫の治療〜CBTの進め方が治療者に十分伝わっておらず，このことが時として治療の進展を妨げる一因となってきたと感じている．巻き込み強迫がある症例でCBTを行う際には，「巻き込み強迫の不安階層表」[2,3]を患者・家族に作成してもらったうえで，治療を進めるのが効果的である（図3, 4）．

　巻き込み症状の不安階層表ができ上がったら，手をつけやすい項目から治療を進めていく．具体的には，次のように本人・家族に説明する．

　「治療をうまく進めるためには，自分一人でやっている強迫行為だけでなく，巻き込み強迫もやめていく必要があります．しかし一度に全部やめるのは，とても無理ですね．そこで手をつけやすい2つくらいの項目に絞って，巻き込みを減らす練習を始めるとよいのです．ある決まった事項に関しては，本人も極力家族を巻き込まない，家族もできるだけ巻き込まれないようにする練習を続けます．そして，① 練習を始めた日，② 巻き込みが半分くらいになった日，③ 巻き込みを完全にやめられた日を記します．ある項目をクリアーしたら，次の事柄にチャレンジします．」

不安階層表を使うと うまくいくことも

急にすべての巻き込み行為をやめようとしても，うまくいきません．本人と家族が相談して，今行っている巻き込み行為を書き出して，できそうなことからひとつずつ取り組んでいくとうまくいくことがあります．

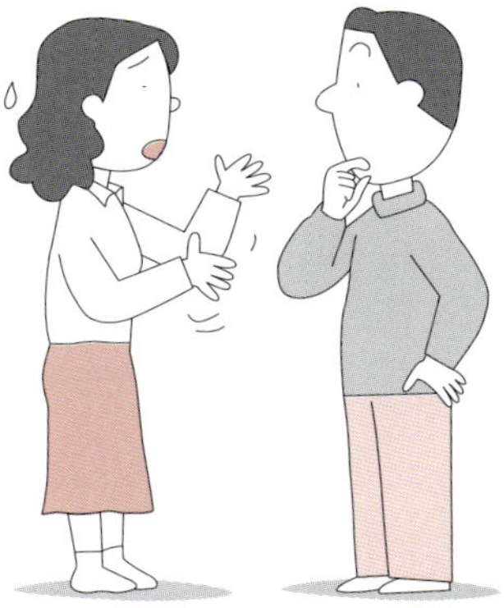

家族は患者さんの様子をみて，柔軟に対応する

巻き込み行為の不安階層表の例

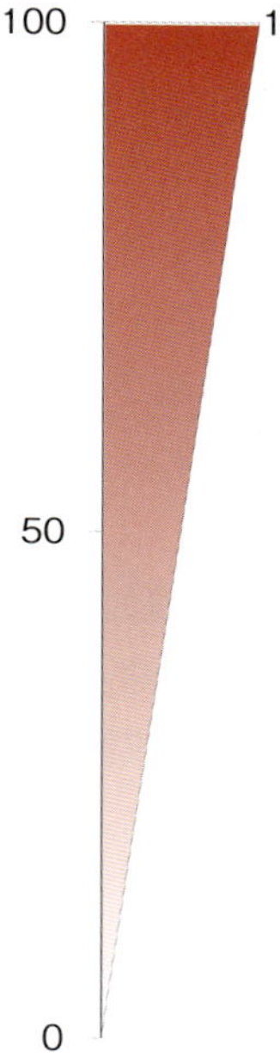

- 100：外出から帰ってきて，入浴と着替えをしないまま，ふつうに生活する
- 90：トイレで排便したあと，せっけんで手を洗わない
- 80：ゴミ出しをしたあと，せっけんを使わない手洗いですませる
- ・
- ・
- ・
- ・
- ・
- ・
- 30：トイレで排尿したあと，せっけんで手を洗わずにすませる
- 20：玄関のドアノブを触ったあと，手を洗わない
- 10：テレビのリモコンを触った手を洗わない

図 3 巻き込み強迫への対応例 ①

（原田誠一．強迫性障害のすべてがわかる本．2008[2] より）

4．症状附加幻聴について

　OCDの経過中に，幻聴体験がみられることがある．その幻聴の一部は，① 主に強迫症状（たとえば，不潔恐怖）が気になり，とらわれている状態で聞こえてきて，② 聴取される内容は強迫症状と関連のある事柄が主であり（例：「汚れていて，きたないぞ」），③ 元来あった強迫症状の病態を重篤化する役割を担っているという特徴をもつ．このタイプの幻聴に対して，筆者は（不安障害の）「症状附加幻聴」という仮称をつけてみた[6]．

　次に，症状附加幻聴がみられた症例の治療経過を提示する．

● **症例：20 歳代，女性**[6]

現病歴　X年（10歳代後半），不潔恐怖，洗浄強迫が出現．特に大便が汚く感じられ，排便後に長時間手を洗うようになった．X+3年，A病院の精神科を受診．OCDの診断で薬物療法が始まったが強迫症状は改善しなかった．その後も状態が変わらず閉居しがちな生活が続いたため，X+5年春にCBT目的で筆者の外来を紹介受診した．

初診時の対応　初診時に病歴を聴取した際，受診の半年前頃（X+4年冬）から強迫症状に加えて幻聴や関係妄想が出現していたことが判明した．本人によれば，主に強

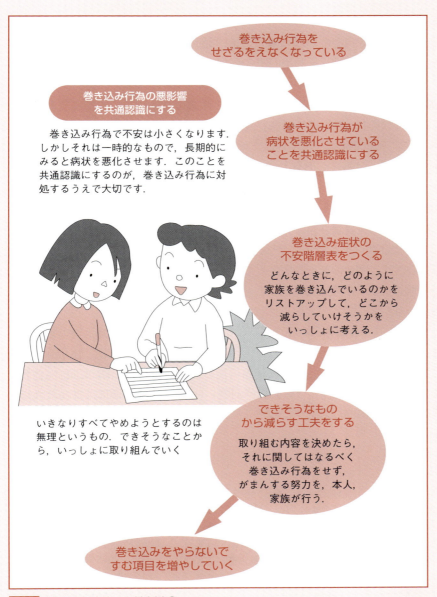

図4　巻き込み強迫への対応例②

（原田誠一．強迫性障害のすべてがわかる本．2008[2]）より）

迫症状にとらわれている際に，「まだ手を洗っているの？」「大腸菌がついている．きたない」「水道代がもったいない」などの声が聞こえる．そのため，誰かが自分の強迫症状のことを知ってコメントしてくると考えるようになり，強迫症状がいっそうエスカレートしがちになった事情が明らかになった．ちなみにA病院精神科では，本人が幻覚妄想体験を話さなかったためその事実が把握されておらず，抗精神病薬は投与されていなかった．なお強迫症状にとらわれていない際には，ほとんど幻聴は聞こえないとのこ

とであった.

そこでOCDの心理教育とともに、幻聴の病態や治療に関する情報提供[7,8]も行った. 本人の理解は良好で、抗精神病薬服用に関する同意が得られた. そこで初診時に、抗精神病薬を少量（ブロナンセリン4mg/日）追加処方した.

その後の経過　ブロナンセリンを8mg/日に漸増した3回目の再診までに、幻聴はほとんどみられなくなった. この時点で、強迫症状のCBT（曝露反応妨害法）を開始. X+6年秋までに、強迫症状は日常生活に支障がない程度にまで軽快した. X+7年春にアルバイトを始めて、現在（X+8年）までのところ安定した状態を保っている.

● コメント

OCDの症例で、幻聴の存在が認識されていなかった症例である. 初診時に幻聴の存在が判明したため、幻覚妄想体験に対する心理教育を行った. ちなみに本症例の幻聴には、① 主に「強迫症状（不潔恐怖）」が気になっている状態で聞こえてきて、② 聴取される内容は強迫症状と関連のある事柄が多く（例：「大腸菌がついている. きたないぞ」）、③ 元来あった強迫症状の病態を重篤化する役割を担っている、という特徴が認められる.

本症例のような幻聴に対して、筆者は（不安障害の）「症状附加幻聴」という仮称を考えてみた[6]. これは時折認められるタイプの精神病理体験であり、難治性の不安障害の治療では、特にその存在に留意する必要がある. ちなみに特定の状況で出現する幻聴の呼称としては「機能幻聴」のほかに、筆者の知る範囲では「情景附加幻聴」（他者を面前にして生じる幻聴：安永）[9]、「顔貌随伴幻聴」（幻視で患者の頭に浮かんだ人物の顔がしゃべり、それと内的に対話する幻聴：永嶋ら）[10]がある.

文献

1) 原田誠一（編著）. 強迫性障害治療ハンドブック. 金剛出版；2006.
2) 原田誠一. 強迫性障害のすべてがわかる本. 講談社；2008.
3) 原田誠一. 認知行動療法を診療に生かす. 臨床精神医学 2010；39：27-34.
4) Clark DA. Cognitive-Behavioral Therapy for OCD. Guilford Press；2003.
5) 成田善弘. 強迫性障害—病態と治療. 医学書院；2002.
6) 原田誠一. 強迫性障害と統合失調症. 臨床精神医学 2012；41：29-36.
7) 原田誠一. 正体不明の声—対処するための10のエッセンス. アルタ出版；2002.
8) 原田誠一. 統合失調症の治療—理解・援助・予防の新たな視点. 金剛出版；2006.
9) 安永 浩. 分裂病と自我図式偏移. 安永浩著作集II. 金剛出版；1992.
10) 永嶋秀明, 小林聡幸. 統合失調症の「顔貌随伴幻聴」—10症例の精神病理学的考察. 精神経誌 2000；112：1185-1200.

トピックス

不安・抑うつに対する運動の効果

塩入俊樹
岐阜大学大学院医学系研究科精神病理学分野

1. はじめに

　運動不足は，肥満を引き起こし，2型糖尿病や脂質異常症（高脂血症）などに代表される代謝性疾患を誘発し，ひいては心・血管系疾患のリスクを増大させ，骨粗鬆症や癌の危険因子にもなることが知られている[1]．加えて最近，さまざまな基礎・臨床研究によって，われわれヒトの心，すなわち脳の健康を保ち，さまざまな認知機能を促進させるためにも，運動や身体的な活動が重要であることがわかってきた[2]．最も運動とより関連するとされている精神疾患には，アルツハイマー型認知症に代表される認知障害があげられ，疫学研究においてさまざまな神経変性疾患のリスクを減少させることなどが知られている[3]．さらに，不眠症に代表される睡眠障害，うつ病や不安障害などの抑うつや不安を呈する気分・不安障害，そして統合失調症までもが運動との関連性が示唆されている[1]．本トピックスでは，不安・抑うつに対する運動の効果について述べる．

2. 健常者に対する運動の効果：うつ病や不安障害の予防の可能性

　アメリカの15〜54歳の8,098人を対象とした全国調査（National Comorbidity Survey：NCS）によると，週3回以上運動をする者が約半数以上（60.3％）で，このような運動習慣があると，うつ病の危険率が0.75倍と有意に下がり，パニック発作，社交不安障害，限局性の恐怖症，広場恐怖症などの不安障害の危険率も，それぞれ0.73，0.65，0.78，0.64と有意に低下していた[4]．この大規模疫学研究からは，運動にはうつ病や不安障害を予防する効果があるようである．さらに5年間のフォローアップ研究においても，身体的活動のレベルが高いほど不安や抑うつの症状が低いこと

塩入俊樹（しおいり・としき） 略歴

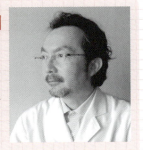

1961年東京都生まれ．
1991年滋賀医科大学大学院医学研究科卒．精神科医として滋賀医科大学，新潟大学に勤務．
2008年から岐阜大学大学院医学系研究科精神病理学分野教授．
著書・翻訳書として，『不安障害診療のすべて』（2013），『DSM-5ケースファイル』（2015）〈以上，医学書院〉などがある．

が示されている[5]．

　運動は，ネガティブな考えを変え，新たなスキルの習得に重要であり[6]，そのメカニズムの1つには，社会的な接触が考えられよう．Craftらは，運動によって気分が上がった人は，その3週間後，そして9週間後もより高い自己有効感（self-efficacy）が認められたとし，この運動による自己有効感が抗うつ効果のメカニズムではないかとしている[7]．確かに自己有効感は，自尊心（self-esteem）と複雑に関連し，自尊心は全般的な，そして主観的な幸福度の最も強い予測因子であり[8]，低い自尊心は，心の病気と密接に関連しているといわれている[9]．

　また生物学的にも運動は，ストレスフルな出来事に対する応答に影響を与えることのできる変数の1つとされ，さまざまなストレス緩衝効果が示されている[10]．たとえば，神経内分泌学的には，運動はストレスによる交感神経系の活動を抑制し，副腎皮質刺激ホルモン（adrenocorticotropic hormone：ACTH）やコルチゾールなどのストレスホルモンの増加や炎症を抑えること，免疫学的には，運動がストレスによって引き起こされる免疫抑制を防ぐこと，などが知られている[11]．また，Ströhleらは，15人の健常者にCCK-4を静注し，パニック発作を誘発させる実験を行い，運動の抗パニック発作作用について調べている[12]．その結果，最大酸素消費量の70%のトレッドミルウォーキング30分の運動は，有意にCCK-4によるパニック発作の誘発を抑えた．

　以上のような変化がもとになり，前述したように運動によってうつ病や不安障害といったストレス関連性の精神疾患の発症率や不安・抑うつ症状の程度が減少するのかもしれない[10]．

3．うつ病・不安障害患者を対象とした不安・抑うつに対する運動の効果

　「運動やスポーツが健康によい」ということは，誰もがたやすくイメージできる．それは，スポーツで汗をかくと，"身も心もスッキリ爽やかになる"という感覚を，すでに何度も経験しているからである．では，この感覚は，うつ病や不安障害患者でも起きるのだろうか．言い換えると，運動によってうつ病や不安障害はよくなるのだろうか．

　まず，うつ病については，これまでうつ病の程度が軽症から中等症の患者では，薬物療法と比べても遜色ないとする報告もある一方，効果がないとするものもあり，結果が混沌としている．そこで厳密な基準に適応した39の無作為対照試験（randomized controlled trial：RCT）の2,326人の対象者を分析しているCooneyらのレビュー[13]を参考にしよう．彼らは，運動は対照群と比しうつ症状の減少に対して中等度の効果があるが，方法論的により厳密な試験のみを再分析すると，エフェクトサイズ（effect size：ES）はより小さくなることから，心理療法や薬物療法と比較した場合には，運動の抗うつ効果は乏しいと結論している[13]．

　ちなみに，具体的な運動の方法としては，ストレッチからエアロビクス，サイクリング等々，報告によってさまざまで，また運動の程度も，かなりきついほうが有効という説とあまり変わらないとする報告があり，これも検討課題であろう．さらに，運動の抗

うつ効果の発現は薬物療法よりもさらに遅いため，誰もに適応できるものではないことにも注意が必要である．

次に運動の抗不安効果については，Wipfli らの初期のメタ解析[14]がある．彼らは，49 の RCT のみで解析し，全体の ES は 0.48 と中等度で，薬物療法と有意差なく効果的であり，エビデンスレベルは Grade A としている[14]．だがその一方で，不安障害患者における有酸素運動の抗不安効果を否定するメタ解析[15]もあり，結果は一致していない．

最後に，最近行われた Wegner らのレビュー[16]を示す．彼らはこれまでに行われた 37 のメタ解析から，48,207 人の抑うつスコアと 42,264 人の不安スコアに関する 50 の ES を分析し，運動の抗うつ効果と抗不安効果の平均 ES は，それぞれ 0.56 と 0.34 で，RCT が必要だとしながらもより質の高い運動は抗不安効果より抗うつ効果のほうがより強いと報告している[16]．したがって，気分・不安障害患者に対する運動療法の効果についての結論は，今後の研究をまたなければならない．

4. 治療ガイドラインにおける運動療法の位置づけ

では，最近さまざまな国で発表されている治療ガイドラインにおける運動療法の位置づけはどうなっているのであろうか．うつ病に限定してみてみよう．初めて運動療法をガイドラインに取り入れたのは，イギリス国立医療技術評価機構（National Institute for Health and Clinical Excellence：NICE）のうつ病の治療ガイドラインである[17]．NICE では，中等症以下のうつ病あるいは閾値以下のうつ症状に対して，抗うつ薬などの薬物療法に代わり他の治療法の介入を提唱した．この内容をみたとき，相当の驚きと臨床的には納得した印象をもったのは筆者だけであろうか．具体的には，本やコンピュータを用いた認知行動療法と運動療法である．ただし，この運動療法は集団による構造化されたプログラムであり，かつ適性のある専門家によるサポートが提供されなければならない．さらに，典型的なプログラムとして，1 回 45 分〜1 時間の運動を 1 週間に 3 回，10〜14 週間（平均 12 週間）行うこととされている[17]．

これを受けた形で，2013 年 9 月 24 日に更新された「日本うつ病学会治療ガイドライン II．大うつ病性障害 2013 Ver. 1.1」でも，運動療法は「軽症うつ病」の章に記載され，「I．精神療法」，「II．薬物療法」の次，「III．その他の療法」として「高照度光療法」とともに掲載されている[18]．さらに，「運動を行うことが可能な患者の場合，うつ病の運動療法に精通した担当者のもとで，実施マニュアルに基づいた運動療法が用いられることがある」，「一方で運動の効果については否定的な報告もあり，まだ確立された治療法とは言えない」との記載もある[18]．また，「運動の頻度についてはっきりした見解はほとんどないが，週 3 回以上の運動が望まれ，また強度は中等度のものを一定時間継続することが推奨される」とし，さらに「虚血性心疾患や脳疾患，筋骨格系の疾患がある場合には施行を控え，また施行中もそれらを発症しないように留意しなければならない」との注意事項も述べられている[18]．

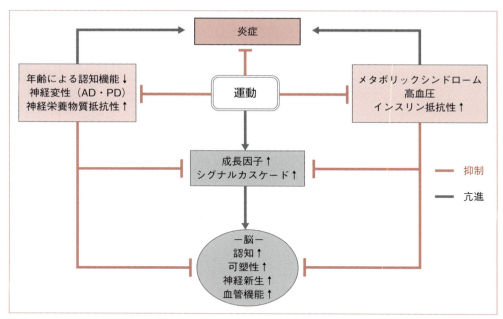

図 1 運動が脳に与える影響
AD：アルツハイマー病，PD：パーキンソン病．

(Cotman CW, et al. Trends Neurosci 2007[19] より)

5. 運動が脳に与える影響

　前述したように，健常者では運動による身体機能へのさまざまな変化が報告されており，これらの変化が抗うつ効果や抗不安効果に関連しているものと思われる．さらに，運動が中枢，つまり脳に与える影響にはどんなものがあるのだろうか．

　これもまだ研究半ばだが，運動は，うつ病の際に低下する脳由来神経栄養因子（brain-derived neurotrophic factor：BDNF）に代表されるさまざまな成長因子を増加させ，それによって神経細胞の新生（neurogenesis）や血管新生（angiogenesis），そして学習も促進される[19-22]．つまり，運動によって脳内の神経細胞や血管が新しくできることで脳の機能不全であるうつ状態や不安状態が改善される可能性が指摘されている．図1は，運動が年齢による認知機能の低下やメタボリックシンドロームなどを抑え，成長因子を増加させ，脳機能を亢進させることを示した模式図である．参考にされたい．

6. おわりに

　うつ病や不安障害に代表される抑うつや不安を呈する，いわゆるストレス関連性の精神疾患は，現代社会における最もありふれた精神疾患である．にもかかわらず，薬物療法などの治療による寛解率は十分なものではない．一方最近，さまざまな身体疾患に対する運動の治療効果が注目されている．このような状況のなか，運動療法などの非薬物療法を奨励するうつ病の治療ガイドラインも出てきている．しかしながら，運動の治療

効果については，抑うつや不安ともにまだコンセンサスが得られていないのが現状である．今後はこれらの問いに確実に答えられるような質的に高い研究の蓄積が必要となろう．

文献

1) Dishman RK, Berthoud HR, Booth FW, et al. Neurobiology of exercise. Obesity (Silver Spring) 2006 ; 14 : 345-356.
2) Paillard T, Rolland Y, de Souto Barreto P. Protective effects of physical exercise in Alzheimer's disease and Parkinson's disease : A narrative review. J Clin Neurol 2015 ; 11 : 212-219.
3) Radak Z, Hart N, Sarga L, et al. Exercise plays a preventive role against Alzheimer's disease. J Alzheimers Dis 2010 ; 20 : 777-783.
4) Goodwin RD. Association between physical activity and mental disorders among adults in the United States. Prev Med 2003 ; 36 : 698-703.
5) Panagiotakos DB, Pitsavos C, Lentzas Y. Determinants of physical inactivity among men and women from Greece : A 5-year follow-up of the ATTICA study. Ann Epidemiol 2008 ; 18 : 387-394.
6) Lepore SJ. Expressive writing moderates the relation between intrusive thoughts and depressive symptoms. J Pers Soc Psychol 1997 ; 73 : 1030-1037.
7) Craft LL, Freund KM, Culpepper L, et al. Intervention study of exercise for depressive symptoms in women. J Womens Health (Larchmt) 2007 ; 16 : 1499-1509.
8) Diener E. Subjective well-being. Psychol Bull 1984 ; 95 : 542-575.
9) Fox KR. The influence of physical activity on mental well-being. Public Health Nutr 1999 ; 2 : 411-418.
10) Greenwood BN, Fleshner M. Exercise, stress resistance, and central serotonergic systems. Exerc Sport Sci Rev 2011 ; 39 : 140-149.
11) Duclos M, Gouarne C, Bonnemaison D. Acute and chronic effects of exercise on tissue sensitivity to glucocorticoids. J Appl Physiol 2003 ; 94 : 869-875.
12) Ströhle A, Feller C, Onken M, et al. The acute antipanic activity of aerobic exercise. Am J Psychiatry 2005 ; 162 : 2376-2378.
13) Cooney GM, Dwan K, Greig CA, et al. Exercise for depression. Cochrane Database Syst Rev 2013 Sep 12 ; 9 : CD004366. doi : 10.1002/14651858.CD004366.pub6.
14) Wipfli BM, Rethorst CD, Landers DM. The anxiolytic effects of exercise : A meta-analysis of randomized trials and dose-response analysis. J Sport Exerc Psychol 2008 ; 30 : 392-410.
15) Bartley CA, Hay M, Bloch MH. Meta-analysis : Aerobic exercise for the treatment of anxiety disorders. Prog Neuropsychopharmacol Biol Psychiatry 2013 ; 45 : 34-39.
16) Wegner M, Helmich I, Machado S, et al. Effects of exercise on anxiety and depression disorders : Review of meta-analyses and neurobiological mechanisms. CNS Neurol Disord Drug Targets 2014 ; 13 : 1002-1014.
17) National Institute for Health and Clinical Excellence (NICE). Depression in adults : The treatment and management of depression in adults : NICE clinical guideline

90.
   https://www.nice.org.uk/guidance/cg90
18) 日本うつ病学会気分障害の治療ガイドライン作成委員会. 日本うつ病学会治療ガイドラインⅡ. 大うつ病性障害 2013 Ver. 1.1
   www.secretariat.ne.jp/jsmd/mood_disorder/img/130924.pdf
19) Cotman CW, Berchtold NC, Christie LA. Exercise builds brain health：Key roles of growth factor cascades and inflammation. Trends Neurosci 2007；30：464-472.
20) Rojas Vega S, Knicker A, Hollmann W, et al. Effect of resistance exercise on serum levels of growth factors in humans. Horm Metab Res 2010；42：982-986.
21) Pereira DS, de Queiroz BZ, Miranda AS, et al. Effects of physical exercise on plasma levels of brain-derived neurotrophic factor and depressive symptoms in elderly women：A randomized clinical trial. Arch Phys Med Rehabil 2013；94：1443-1450.
22) Whiteman AS, Young DE, He X, et al. Interaction between serum BDNF and aerobic fitness predicts recognition memory in healthy young adults. Behav Brain Res 2014；259：302-312.

皮膚むしり症の病理と治療

岡嶋美代
千代田心療クリニック
なごやメンタルクリニック

1. 病態の特徴

● 診断基準

皮膚むしり症はDSM-5（2013）[1]によると，皮膚の損傷を引き起こす繰り返される皮膚むしり行為（基準A）があり，減らそうとかやめようと繰り返し試みており（基準B），苦痛や社会的，職業的，その他の重要な機能障害を引き起こしている（基準C）とある．また，他の症状や疾患では説明できないものとしている（基準D, E）．生涯有病率は1.4%か，それよりもやや高く，その3/4かそれ以上が女性であるとされる．一方，アメリカ南東部における一般人の調査（n=354）で，何らかの皮膚むしりに相当する症状（意図的なひっかき，指や道具による皮膚むしり，小さなシミやかさぶたや目立つような傷跡をむしる行為と定義した）を有する者は62.7%もあり，治療を必要とする者が5.4%であった[2]．またWeb調査による大規模サンプル（n=1,663）においても，治療が必要と診断されたのは760人でその重症度は他の精神症状と有意に相関があり，治療が十分とはいえなかった[3]．

臨床でよくみられる皮膚むしりの部位は，爪や爪周囲の一般にささくれと呼ばれるもの，顔を含む全身の皮膚や頭皮，鼻腔内や外耳道内のひっかきによって生じたかさぶた（痂皮）などである．むしる道具は自身の指や爪やピンセット，毛抜きなどを用いたり，針でほじったりする場合もある．また，アトピー性皮膚炎があり，就寝中に無意識にひっかくことによってできた痂皮をさらにむしる場合もある．自傷行為として位置づけられるものもある．抜毛や爪噛みとは診断基準が異なるが，併存することも多く，発生機序も類似点が多い．

岡嶋美代（おかじま・みよ） 略歴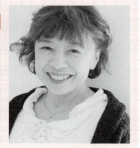

1959年熊本県生まれ．
2004年熊本大学大学院医学薬学研究部医科学修士課程修了．2005年より心理療法士として独立行政法人国立病院機構菊池病院臨床研究部に所属．2008年より医療法人和楽会なごやメンタルクリニック，2014年より千代田心療クリニックでも行動療法カウンセリングを開始する．
共著書として，『図解やさしくわかる強迫性障害』（ナツメ社，2012），『やめたいのに，やめられない』（マキノ出版，2013）などがある．

● 治療のための機能的評価

　これらが生じる状況とは，不安や緊張を覚えたとき，あるいは退屈なときで，繰り返す常同行為はやめるのが困難である．先行するきっかけとしては，指先に触れる痂皮や毛髪の形状の感覚刺激（ひっかかり具合や毛のうねり具合など）や，皮や毛を引っ張ったときに感じる皮膚刺激（痛みの程度）などがあり，むしる行為への衝動となる．むしった後の結果である満足感や人によっては安堵感，あるいは完璧に行為を遂行したときに快感を得ている場合もある．部位が毛なのか皮なのかで区分したり，むしるのかひっかくのか噛むのかなどの行動で区分したりするが，治療するうえでは意味がなく機能的評価をすればよい．機能的評価とは，前述のように問題行動が起こる前にどんな状況があり，行動を行った後にどんな結果が生じているかを探っていくプロセスである．

2．治療の基本

　皮膚をむしるという行為は抜毛と並ぶ悪癖の1つである．悪癖のなかには，寂しいときの指しゃぶりやイライラしたときの爪噛みのようにきっかけに情動が関与することもある．また，その行為を行うことで安堵感のような代償をもたらすこともよくみられる．一方，その行動が頻回に繰り返されると，無意識の行動となる．もはや，その行動の維持に情動は関係ないか，またはごく弱いつながりとなっている．したがって，悪癖を愛情不足の問題などとすり替えずに，矯正のためには冷静な行動分析を行うことが肝要である．悪癖修正のためには，問題行動を維持している強化子を見つけ取り除かねばならないことが明らかにされている．本項では習慣逆転法という技法をもとに分化強化という考え方による治療解説を行う[4]．

● 維持要因を探る

　皮膚むしり症も，その発生時は手持ち無沙汰や退屈やかすかな搔痒感など，小さなきっかけ刺激であった（はずである）．行動分析のために生活状況の聞き取りから始め，むしり行為のきっかけ刺激と行為を維持している要因は何かを同定する．たとえば，それが誰も見ていない場面に生じ，手に何も持っていない状況で肌に触れたとき，指先に触れる「ひっかかりを見つけたという感覚刺激」によって，むしりたい衝動が起こり，ついちょっとだけと思いつつ引っ張る．こうしてむしることができると，また次の刺激を求めて指先が新たなひっかかりの探索を始める，と続いていく．この場合，探索してひっかかりを発見することが，問題行動を増やす要素（強化子）として機能し，維持につながっていると同定する．

● 維持を妨害するものを探る

　次に，皮膚に指先が触れていないときに行える行動を探す．皮膚以外で触れていられるもの，たとえば服の生地で少しざらつきやでこぼこのある部分を探したり，縫い目のゴワゴワするところや，タグの固いところで指先に刺激を与えたり，タオルを握らせて指先の探索行動を妨害したりする．

　また，むしる箇所が顔や頭皮の場合は手を肩より上に上げないように注意したり，腕

の皮膚むしりでは，手持ち無沙汰のときにむしる手先とむしられる腕が近づかないように，たとえば手をポケットに入れておくとか，太ももの下に挟むなど不自由にするのもよい．また，手が触れてしまったら，むしるのではなくそっと丁寧に撫でさするという新しい行動を指示することも荒れた肌がスムーズになっていくので，問題行動が生じにくくなる．

以上のような代替行動（皮膚むしりとは同時にはできないような拮抗行動）を指示する．クライエントが好みそうな行動であるとなおよい．

● 悪癖を抑制する時間を延ばしていく

また，いつも皮膚むしりをしてしまう状況において，前述の代替行動を用いたり，悪癖以外の行動を行ったりしながら悪癖が出現しない時間の延長に挑戦させていく．最初は短くてもよい．たとえば，チックのような症状では数秒でもターゲット行動を抑制できるように意識づけするが，皮膚むしりでは短い動画（3分間）などを見ながら，その間は手を膝の上に置いたままで見るなど行動を抑制する時間を設定し，徐々にそれを長くしていく．

面接場面でもクライエントは手をいつものように触れようとするので，話の途中でも手の置き場所を変えさせたりして，意識することから学習させていく．

● 分化強化を治療の基本とする

悪癖を修正していく過程において着目する点は，皮膚をむしっているときに注意をしたり，やめさせようとしたりするのではなく，皮膚を触っていないときに皮膚を触らないでいたくなるような"何か"が生じるようにさせることや，皮膚そのものに触れない時間を増やすようにすることである．まず，問題行動やそのきっかけとなる刺激や状況とそれ以外とを分けてとらえるよう意識づけをする．このように増やしてもよい行動を"問題とは関係ない行動"あるいは，"何か有益な行動"とし，減らしたい行動と切り分けて対処していくことを分化強化という．

これは，問題行動が生じていないことを褒めたり，問題行動以外で快感となる状況を作ったり，さまざまな人とのコミュニケーションを増やしたりして，問題行動以外の行動を増やすようにさせることで，問題行動の出現頻度を減らしていく手法である[4]．もしも注目されたい人の場合は，一定時間，皮膚むしりが生起しなかったときだけ褒めて注目されると，皮膚むしりしているときに注意されることは減るため，結果，皮膚むしりをしない時間が増加するというものである．

● 基本にプラスすること

皮膚むしりをしない時間に何をするかが，治療の成否を分ける．自宅で一人の退屈な時間や授業中のぼんやりとした時間にもできる有益な暇つぶしとして，落書きや曼荼羅塗り絵や"脳のヨガ"と称されるZentangle[5]のような描く瞑想がある．

たとえば爪むしりや爪嚙みをやめるためにネイルアートをしたり，嚙みたくなったら指を舐めたり，身近に酢昆布を用意しておいて小片を口に入れたりするようなことを皮膚むしりに対して行うとしたら，かさぶたの確認ではなく頭皮や生え際や肌をマッサー

ジするという代替行動を教示するとよい．

3．実際の症例

● 20 歳代女性，皮膚むしり症，強迫症，音声チック

X 年 10 月（初診時），両腕と顔全体にむしって赤くなった痂皮が多数，血が滲んでいるものもある．小学校時代より，爪むしりが始まる．その後，指先に触れたものや身体感覚の違和に気づくと，注意が集中してそこから離れることが難しい．体中，むしり始めると血が出てもやめることができない．

強迫症の発症は大災害をきっかけに急にあらゆるものが気になるようになったという．鍵は閉めたか，火の元は確認したか，充電器のコンセントはしっかり入っているか，物の置き場所は指定のところに 1mm の狂いもなく置かれているかなど，少しでもモヤモヤとした不快感が生じるとそれを打ち消さずにはいられなくなっていた．また，喉を鳴らす音声チックが高じて，大きな咳発作に発展しやめられないつらさを訴えた．強迫症の重症度指標である Y-BOCS（Yale-Brown Obsessive Compulsive Scale）は 32 点で入院レベルであった．

治療では皮膚むしり症のむしりたい衝動，強迫症の安心を確かめたい衝動，整ってすっきりとした感覚を得たいという衝動全般に対し，「ゆっくり行動し中途半端な状態を保ちながら，不快感を自ら増幅させる」というコンセプトで日常生活のあらゆる場面に介入課題を指示した．たとえば，わざとザワザワする感覚を増やして集中力を削ぐように，物の位置を定位置から少しだけずらしたり，コンセントに埃をのせたままでテレビの視聴をしたり，家族とお喋りしながらスマホでメールを書くなどの課題，咳をして喉をすっきりさせたいときに，喉にモゾモゾする感覚を維持させながら放置する課題などを 15 種類提示した．

また，咳発作には，ゴホっという一つの咳の始まりと終わりの力の入れ方に気づかせ，喉に入った力を入れたまま咳をするのではなく，その力を抜きながら，そーっと息を吐くように咳をしてもらうようにした．咳終了時に得られる刺激をできるだけ弱めるようにさせ，気持ちのよいすっきりとした感覚をあらゆる場面で妨害するようにした．

月 1 回の集団行動療法に数回参加しながらカウンセリングを続けたところ，3 か月後には咳発作はほぼゼロとなり，5 か月後には皮膚むしりもまったくみられなくなった．また，それ以外の強迫症の確認行為も 9 か月後には Y-BOCS で 13 点まで減少し，1 年後には就職した．

4．まとめ

皮膚むしり症に代表される悪癖行動（抜毛や爪嚙みやチックなどを含む）は，臨床上は発生機序も類似しており治療上も同一疾患とみなしたほうがうまくいく．併存することも多く，マッチポンプのように症状は移っていくので全体的に治療することが有用である．行動療法の基本に沿って，きっかけとなる刺激の探索と代替行動分化強化や他行

動分化強化に基づく治療をすれば難しいものではない．本項では治療の際に必要な症状の分析の仕方とそれに基づく治療例を提示し，皮膚むしり症の治療の実際がわかるように述べた．

文献

1) American Psychiatric Association. Diagnostic and Statistical Manual of Mental Disorders Fifth Edition. American Psychiatric Publishing；2013／日本精神神経学会（日本語版用語監修），髙橋三郎，大野　裕（監訳）．DSM-5 精神疾患の診断・統計マニュアル．医学書院；2014．pp252-255．
2) Hayes SL, Storch EA, Berlanga L. Skin picking behaviors：An examination of the prevalence and severity in a community sample. J Anxiety Disord 2009；23：314-319.
3) Tucker BT, Woods DW, Flessner CA, et al. The skin picking impact project：Phenomenology, interference, and treatment utilization of pathological skin picking in a population-based sample. J Anxiety Disord 2011；25：88-95.
4) レイモンド・G・ミルテンバーガー（著），園山繁樹ほか（訳）．15 章・分化強化，21 章・習慣逆転法．行動変容法入門．二瓶社；2006．pp257-277，367-378．
5) Bremner M, Bumell N, Raile P, et al. The Art of Zentangle：50 inspiring drawings, designs & ideas for the meditative artist. Walter Foster Publishing；2013.

トピックス

強迫性障害と社交不安障害のあまり知られていない3亜型――コミュニケーション強迫，接触強迫，醜心恐怖について

原田誠一
原田メンタルクリニック・東京認知行動療法研究所

1. はじめに

　筆者は，強迫性障害（obsessive-compulsive disorder：OCD）と社交不安障害のあまり知られていない亜型の存在に気づいて，臨床経験を重ねてきた．筆者の印象では，①この3タイプに属する患者は決して少なくないが，②病態が十分知られていないため，おしなべて臨床家が看過しており治療が適切に進展していない場合が多いように感じている．そこで本項では，その3亜型「コミュニケーション強迫，接触強迫，醜心恐怖」の概略を紹介させていただく．

2. コミュニケーション強迫[1,2]

　一般的に言えば，コミュニケーション強迫は対人接触があった後に生じる場合が多い．つまり，①ある人と会った後に，②「自分の言動が，相手にいやな思いをさせなかっただろうか？」（パターン1），「相手の真意，本当の気持ちはどうなのだろうか？」（パターン2）などの不安が生じて頭から離れなくなり（強迫観念），③不安を軽減するために，相手と会った際の経緯を初めから最後まで想起してチェックし続ける（心のなかの強迫行為），というのが典型的な流れである．筆者は，パターン1を「コミュニケーションにおける加害強迫」，パターン1と2を合わせた総称を「コミュニケーション強迫」とする提案を行った．一方，従来からよく知られてきた加害強迫，たとえば「自動車で人をひいたのでは？」「鞄が歩行者に当たって，怪我をさせたりはしなかったか？」「誤って代金を少なく払ったのでは？」「知らないうちに，女性に危害を加えなかったか？」などの症状は，「物理的な加害強迫」と称することができるだろう．

　筆者の経験では，臨床現場で「コミュニケーション強迫」と出会う頻度はかなり高い．少なくとも，「物理的な加害強迫」と同じくらいの有病率があるのではないか，という印象がある．ちなみに，「コミュニケーションにおける加害強迫」と「物理的な加害強迫」が同じ患者で併存してみられることはまれである．加えて，「物理的な加害強迫」患者では過去の重大な外傷体験の既往がみられない場合が多いという知見もふまえて，筆者は両者が別個の亜型であろうと推測している．

　しかるに，コミュニケーション強迫が「対人接触が実際に起きる前」に生じて，いろ

いろな悪影響をもたらすこともある．たとえば，次のような例．

・疲れが出て，前の週の金曜日に出勤できなかったサラリーマン．週末ゆっくり過ごしていったんリフレッシュしたが，日曜日の夜になって不安が高じてくる．「金曜日に急に欠勤した自分を，まわりのスタッフはどのように見ているだろうか？」「明日，皆がどのように接してくるだろうか？」などと気になって仕方ない．そして，明日出勤してからの上司や同僚の態度を想像して，想定されるやりとりやその場での振る舞い方を延々と繰り返し考え込んでしまう．こうして反すうしているうちに頭が冴えて寝つけなくなり，明け方まで眠れないまま月曜日の朝を迎える．寝不足で気分・体調ともにすぐれないため，月曜日も欠勤してしまう．

・厳しい指導をする先生と，明日会う予定のある学生．面接のときに，苦手意識のある先生がどのような態度をとり，自分がどう対処したらよいかをエンドレスで考え続けてしまう．その結果くたくたになって煮詰まってしまい，結局約束をキャンセルして先生に会えずじまいになった．

筆者の臨床経験では，こうした「対人接触が実際に起きる前」のコミュニケーション強迫と出会う機会も，決して少なくない．たとえば前述のように，患者が「週明けになると，出勤できなくなることが多い」「苦手な人と会う予定が入ると，調子を大きく崩して予約をキャンセルしがち」などの行動パターンを繰り返す場合には，コミュニケーション強迫が存在している可能性を頭に入れて診療を進めるとよい．

3. 接触強迫[1,3]

接触強迫は，① 特定の人物（多くの場合，過去の外傷的な経験と関係の深い人）に対する恐怖心や嫌悪感があり，② その人物と直接/間接の接触を極力避けて（回避），③ もしも触れてしまった場合には，その部位を過剰に拭いたり，洗ったり，消毒しないと気がすまない（強迫行為）病態である．特に，思春期〜青年期の不潔恐怖/洗浄強迫患者で症状が治療抵抗性の場合には，接触強迫的なニュアンスの有無を検討する価値があるだろう．

従来，不潔恐怖/洗浄強迫の枠組みで病態がとらえられていたことに伴う問題点を記したことがあるので[3]，興味をお持ちの方はご参照いただければ幸いである．

4. 醜心恐怖[4,5]

対人恐怖・社交恐怖患者が恐れている内容は，一般に「自己の態度，行為，あるいは身体的特徴」であるが，「自己の内面や社会参加状況」を気にしている場合も少なくない．たとえば，筆者[4,5]は「自分のこころが醜い」「他者に対して，本来抱くべきでない嫌悪感・差別する気持ちを体験する場合がある」ことが主な理由となり，「自分のなかの汚い部分がばれてしまい，いずれ嫌われてしまう」と考えて，年余にわたってひきこもり生活を送っていた対人恐怖・社交恐怖患者の治療経験を紹介した．その報告で（醜形恐怖ならぬ）「醜心恐怖」という筆者が創作した仮称を述べ，強迫の心理教育（特に，

侵入思考に関する情報提供）の併用が奏功した経緯を記した．なお，ここでみられる醜心恐怖の特徴は，Rachman[6] が記載している「自己汚染（self-contamination）」との共通性があると思われる．

　このタイプの症例は，笠原[7] が社交恐怖の亜型の一つとして抽出した「性格型」に分類されるだろう．筆者の臨床経験では，こうした「性格」や「内面」のほかにも，「自分の社会参加状況」を気にかけている患者も存在する．たとえば，「働けていない」「学校に行けていない」現状が他人にわかってしまい，嫌悪感・侮蔑感をもたれる事態を恐れている場合である．治療者はこうした内実を個別に把握して診療にあたり，必要に応じて患者の考え方をほぐす介入を行う必要がある．

5．おわりに

　以上の記載内容は先刻承知の読者諸賢も多いだろうが，実際には周知されているとはいえない現状がある．現に先に紹介した醜心恐怖の症例も，筆者が診療を担当するまでに10年近くの期間を経ており，この間いくつかの精神科医療機関で治療を受けていた．この患者は，初診時に筆者の心理教育の内容を理解するとともに，「もう少し早く，こういう話を聞きたかった」という感想を口にした．こうした臨床経験が例外ではないため，今回紹介させていただいた次第である．

文献

1) 原田誠一．「コミュニケーション強迫」と「接触強迫」に関する覚書．精神療法 2013；39：714-717．
2) 林 潤一郎，杉山佳寿子，勝倉りえこほか．ケースプレゼンテーションI「コミュニケーション強迫」の病態と治療―コミュニケーション強迫という見立てに基づく認知行動療法で治療が進展した1症例．精神療法 2013；39：656-665．
3) 杉山佳寿子，林 潤一郎，勝倉りえこほか．ケースプレゼンテーションII「接触強迫」の症例―接触強迫の病態と治療をめぐって．精神療法 2013；39：692-699．
4) 原田誠一．認知行動療法を診療に生かす．臨床精神医学 2010；39：27-34．
5) 原田誠一，勝倉りえこ，林 潤一郎ほか．対人恐怖・社交不安障害の精神療法の基礎知識―投影・強迫・醜心・視線・実験・反芻をめぐる6つの断章．精神療法 2011；37：442-468．
6) Rachman S. Fear of Contamination；Assessment and treatment. Oxford University Press；2006／作田 勉（監訳）．汚染恐怖（不潔恐怖）―強迫性障害の評価と治療．世論時報社；2010．
7) 笠原敏彦．対人恐怖と社会不安障害―診断と治療の指針．金剛出版；2005．

心に残る症例

心に引っかかっていた強迫性障害の症例

中川彰子
千葉大学子どものこころの発達教育研究センター

1. はじめに

"心に残る症例"というタイトルをいただいて，ふと心に浮かんだ症例があった．"心に残る"の残り方はそれぞれの症例でも異なり，その強さの理由は治療者によっても異なるのかもしれない．私の場合は，"心に残る"症例は，診断および経過について十分に納得がいってない，"心に引っかかっている"症例であったのだと思う．そのような症例の概要を以下に示す．

2. 症例提示

● 症例1：12歳，女児

主訴 手を洗いすぎる．

家族歴・既往歴 特記事項なし．

生活歴・現病歴 自営業の父親，専業主婦の母親，中学3年生の姉（先天性のホルモン異常があり，通院中），父方祖母との5人暮らし．幼稚園，小学校低学年までは，優等生で友達の面倒見もよかったという．

小学校4年の夏休み明けより，特に誘引なく不登校になり，心療内科や心理相談室でカウンセリングを受け，半年後には登校し始めた．しかし，慕っていた祖父の死後，小学校6年の4月より再び不登校となった．夏休みに0-157の流行のニュース報道がさかんになってから，手洗いを強迫的にするようになった．他人が触ったものを触れなくなり，汚いと思うものを触った場合は，手がきれいになるイメージを浮かべながら，おまじないのような文句を唱えつつ10～15分かかって手洗いを行っていた．手洗いは

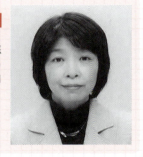

中川彰子（なかがわ・あきこ） 略歴

1982年鹿児島大学医学部卒．九州大学医学部神経精神医学教室入局．1992年より九州大学医学部精神科助手．1994～96年ロンドン精神医学研究所（I. Marks教授）に留学．1996年より再び九州大学医学部精神科助手．2004年より川崎医科大学精神科学教室准教授．2012年3月より千葉大学子どものこころの発達教育研究センター特任教授．

しんどいと思うことが多く，泣きながら行うこともあった．文房具が汚いと思い，ビニールの手袋をして勉強するようになった．また，食品の消費期限を繰り返し確認するようになった．生野菜，果物など加熱していないもの，肉などO-157に関係すると思われるものは食べられなくなり，感染者の出た地域からの来客を恐れるようになった．ついには来客からの感染を恐れて自宅のトイレでは排尿できなくなり，限界まで我慢して庭で排尿するようになった．このような状態を心配した母親に連れられて同年9月に筆者の病院を初診した．

初診時は，抑うつ感は強いが自分の意見を述べることはでき，利発な印象を受けた．思路障害は認めなかったが，時折，母親にべたべたと甘えたり，質問への答えに同意を得ようとして母親の顔をうかがう様子は，実年齢より幼く感じられた．強迫症状への不合理感は弱く，治療に対しては「どうせよくならないと思う」と述べた．

（治療経過）患者はもともと不登校でひきこもっているところにO-157の感染を恐怖するようになり，素手で物に触ることの回避，避けられない場合の強迫的手洗いにより維持され，持続，増悪していると考えられた．患者と母親に疾患について，症状のメカニズムの機能分析，その治療としての行動療法（曝露反応妨害法）による改善の可能性などを説明したところ，患者もある程度の理解を示し治療への同意を得た．

週1回の外来治療とした．本人が困っている，やめたいと思っている（不合理感がある）もので，できそうなことを課題として取り上げていき，セッションではまず，全員で集まって自宅での行動療法の課題ができたかどうかの確認，それをふまえて次週までの課題の決定を行い，その後親と精神科医である筆者，患者と心理士に別れてそれぞれカウンセリング，プレイセラピーを行い，最後にまた全員で集まり，プレイルームでの患者の様子が報告され，次回までの課題の確認を行うという構造をとった．本人は治療への期待や意欲は示さないものの，庭でしか排尿できないことを姉から「キチガイ」とからかわれることが苦痛なのでこれをやめたいと述べた．そこで，患者ができそうだという「朝，まだ誰も使っていないトイレで排尿をする」ことを最初の治療課題として取り上げ，自分でその結果を毎日モニタリングしてくるということにした．この課題は容易に達成でき，「慣れ」の感覚も少し出た．治療者側が患者の努力を賞賛し，患者も少し嬉しそうであった．しかし，母親は手洗いが長いことを心配し，患者の強迫症状に耐えられない様子であった．筆者との面接のなかで母親は，舅の死後の姑との対立，患者の姉の病気や患者の不登校などの世話をすべて自分に押しつけている夫に対しての不満を訴えた．姑とはこの頃ほとんど口をきかず，用事があると患者に姑のところへ伝えに行かせていた．母親自身も婦人科疾患の治療中であり，体調が悪いのだと涙ながらに語った．

家庭内での緊張状態が続いていた第4週目頃より，患者は「家の中の空気にばい菌が混じっているような気がして」，唾を飲み込むことができなくなった．また，手洗い時間も30分と長くなった．母親はますます患者に拒否的となり，感情的に症状を叱責するようになった．面接時にも患者の前で顔をしかめて「レストランで食事をするとき

でも，コップに唾を吐いたりして気持ちが悪いんです」と訴えた．母親にかなり余裕がなくなっている様子であったため，父親にも来院してもらうことにし，筆者と両親とのセッションのなかでそれぞれの不満な改善してもらいたいところを出し合い，次回までのお互いに対する課題を決め，その結果を評価し合うことにした．初めは相手を非難し合うだけであった両親も，相手の課題を達成しようとする努力や改善点を評価できるようになっていった．

　一方，患者は毎週治療にきちんと通い，プレイルームで楽しそうに遊び，家庭の状況などを心理士に語るようになっていった．この話のなかで，患者は父親との外出を楽しみにしていることがわかった．そこで，課題が達成できたら父親とテニスをしたり，家族全員で食事に出かけたりすることを強化子とすることにし，父親もそれを快諾した．その結果，課題の達成率が高くなり始めた．治療にも次第に積極的になり，プレイルームで手袋なしで素手で道具を触ってみることを自ら提案し，できたことをセッションの終わりに家族と治療者全員で賞賛した．患者はプレイ中はかなりリラックスしており，遊びに夢中になっているときには床に落ちた遊具を拾って遊び続けることもあった．心理士はこのような偶発的なできごとをさりげなく指摘し，不潔恐怖が改善していることをフィードバックするようにしていた．患者はプレイ中にも唾を溜め込んで時々部屋の外の洗面所に吐きに行っていたが，遊びや話に夢中になっていると意識せずに飲み込めていた．筆者と心理士は，上記の観察をもとに唾を飲み込むことを課題にしてみることにした．次回，唾を飲み込むことが課題に決められると，患者は心理士に「今，口の中に唾が溜まっている」と知らせ，心理士が「1，2，3で飲み込んでみて」という指示で促し，このかけ声で口いっぱいに溜まっていた唾を飲み込むことができた．セッション後に心理士が全員に報告し，全員で賞賛した．この後は次第に自宅でも唾液を飲み込むことが多くなり，空気中のばい菌も気にならなくなった．手洗いも時間を短縮して行うようになり，「手を長い時間かけて洗った後のほうが触るものがきれいかどうか気になるので洗わないほうが楽」という感想を語ったり，強迫症状に対する不合理感も口にするようになった．この頃になると，母親も患者の課題達成や強迫症状の改善を上手に褒めることができるようになっていた．また，姑や夫への不満も以前よりも訴えなくなった．治療課題として祖母の参加を巻き込むことも加え，患者の家のなかでの生活にはほぼ支障がなくなってきた．

　第18週頃になると，患者は中学進学への希望を示すようになり，そのために必要な治療課題（外のトイレを使用するなど）を自ら提案し，次々と達成していった．家庭でも少しずつ勉強するようになってきた．第20週頃より小学校の卒業式の練習に参加すると言い出した．10か月ぶりに学校に行った日には，校門で父親が待っており，校門から出てきた患者にVサインをしてみせ，患者もVサインを嬉しそうに返したという．この後は毎日登校し，無事に卒業式にも出席できた．この頃になると強迫症状による日常生活の障害がほとんどみられなくなり，課題にはしていなかったが，それまで避けていた食べ物もほとんど抵抗なく食べていた．春休みには家族4人で旅行にも出かけ，

楽しく過ごしたと報告した．患者が中学に入学し，特に問題もみられなかったため，第26週で外来治療を終了した．薬物は母親が不安を示したため，使用していない．強迫症状の再燃はみられず，6か月後のフォローアップ時に母親は，患者のことでほとんど心配をしていないこと，夫婦のことではまだまだ問題はあるが，夫がこれまでよりも家族の心配をしてくれるようになり，喫茶店など家の外で時間をとって話し合いの場をもつことを続けていると明るい声で語った．1年後も学校生活を楽しめており，O-157のニュースや関西からの来客にも何の反応も示さなくなっているということであった．

　ここまでの経過は他所で報告した．しかし，筆者が他の医療機関に異動した後に，強迫症状が再燃し，被害的な症状を呈した時期があり，児童精神科施設のある病院に一時期入院となった．詳細は不明であったが，そこの医師たちも明らかな精神病とはいえず，診断に苦慮しているとのことであった．20年近く前の話である．

　もう1例は紙数の都合もあり，簡単に紹介する．

● 症例2：34歳，男性

　主訴　汚れが気になる．手洗いがやめられない．

　家族歴・既往歴　特記事項なし．

　生活歴・現病歴　地方では名の通った自営業を営む父親と後妻の間に生まれる．異母兄が1人．父親とは折り合いが悪く，優秀な兄に引け目を感じながら育った．内向的で一人遊びを好んだ．時々自分の思うようにならないと癇癪を起こすことがあった．工業高校を卒業後は関東の住み込みの工場で働いた．人間関係は苦手で，被害的になりやすいところがあったが真面目に働いていた．両親が本人に送ってくれた果物に毒が入れられていると訴えたことがあり心配されたが，長くは尾を引かなかった．その後は職を転々とし，30歳頃関東を引き上げて帰省した．父親との折り合いは悪く，仕事もあまり真面目にしなくなった．特に誘因なく手の汚れが気になるようになった．家族を症状に巻き込み，思う通りにしてもらえないと癇癪を起こしたり，物にあたったりすることがひどくなり，家族との関係も悪くなり，ますます部屋に閉じこもりがちになっていった．手洗いはやめることができず，両手は真っ白になり，日常生活に困るようになったため，家族に連れられて筆者の勤務していた病院を初診した．外来の診察室の椅子に座ることができず，立ったまま"ほこりが入るので"と開いていた窓を閉めるように筆者に訴えた．家族は本人に遠慮してあまり話せないようだったが，巻き込まれて疲弊しており，入院治療を希望した．本人は入院生活にも不安を示したが，どうにかしたい，困っているという思いは認められたため，本人，家族の休養と治療方針の決定のためにも入院治療を開始した．筆者が主治医となった．

　治療経過　開放病棟の個室での治療を開始した．他の患者同様，入院当初は行動観察を行った．靴に触ることができないため，入院初日は靴を履いたままベッドで眠った．排泄物に対する嫌悪感が一番強く，人の触るものは頻度の多いものが苦手のようで，本人なりの筋がこちらにもわかり，また，行動分析が進むにつれ，不合理感も出ているよ

うであった．この疾患や症状への理解も進み，以前はそうでなかったのに自分が汚いと感じるようになったものを避け，また，避けられないときには手洗いを行ってきたことにより，ますます不潔恐怖が強まり，手洗い強迫も増悪しているということを理解し，曝露反応妨害法が適応であることをこれまでの経過と現在の症状から確認し，同意を得た．この間，本人の対人関係の苦手さを考慮して，看護師も穏やかに患者の訴えを十分に聞き，入院生活が維持できることを目標とした対応に努めた．本人も徐々に病棟生活のリズムに慣れ，スタッフとの会話も増えていった．曝露反応妨害法の課題としては行いやすく患者の希望するものから順に進め，スタッフの見守りや励まし（促し），達成への賞賛もあり，課題を達成し，順調にこなしていっていた．病棟内の自室以外のドアノブに触って手を洗わないという課題で停滞していたため，こちらも何か曝露が十分でないのではと思っていたが，本人自ら，「実は，左手だけで触っていました」と打ち明け，両手でしっかり触るという課題として乗り越えるなど，治療意欲をみせた．この後はさらなる改善をみせ，入院当初は外科医の手洗い後のように両手を胸の位置まであげ，どこにも触ってないことを確認しながら歩いていたが，特に課題にはしていないが自然な歩行に変化していた．スタッフからの賞賛に笑顔でお礼を述べるようになり，治療効果を実感し，自分への自信をもてるようになってきていた．このような変化のなかで，病棟デイケアなどにも誘われれば参加するようになり，他患との会話もみられるようになった．主治医やスタッフはこれらの変化を丁寧にフィードバックした．

　この間，家族は休みの日に面会に来て，患者の頑張りを評価し，一緒に外出をするなどを繰り返しているうちに，外泊も希望するようになり，自宅でも強迫症状やそれにまつわる家族とのトラブルはみられなかった．親戚との交流もみられるようになり，これまで参加もしなかった親戚のバス旅行の幹事を引き受けて家族を驚かせたが，看護スタッフに相談しながら無事に成功させ，さらに自信をつけているようであった．入院後3〜4か月で退院となった．

　その後，筆者が異動となって治療関係は途絶えていたが，数年後に偶然に自宅近くの精神科の病院に入院したという情報を得た．家族とトラブルがあったとのことで詳細は不明だが，短期間で退院となったという．こちらは20年以上前の話である．

3. おわりに

　以上の2症例は，心に残る症例はと問われ，心に浮かんだものであるが，その理由は，はじめに書いたように，診断や経過がしっくりこず，心に引っかかっていた症例が，最近になって腑に落ちた感じになったからであろう．筆者は研修医の頃から強迫性障害の臨床や研究を続けてきた．年を経るうちに，いわゆる昔でいう強迫神経症，典型的な学習された不安により維持されている症状で曝露反応妨害法が適応となる症例が少なくなり，基盤に発達の問題を有する症例との出会いが多くなってきた．検診などでは見過ごされ，思春期，青年期，場合によっては中年になって不適応感が強まる状況で二次障害として強迫症状を発症した症例である．したがって，後者の治療では患者に不適応感を

生じさせている環境を調整する必要がある．紹介した2症例も，治療のなかで患者が達成感を抱きやすいように治療者側が丁寧にフィードバックを行い賞賛するように心がけた．症例1の場合は，患者のみならず，家族にも達成感が得られ，賞賛を受けられるように注意が払われた．症例2では，入院という環境で，主治医や病棟スタッフが病棟での生活でのさまざまな場面で治療課題の達成をきめ細かく評価し，本人が達成感を感じて自信を高めやすい対応をする環境を提供しており，このようななかで徐々に社会性も育った印象をもった．2例とも，一過性で体系化されない被害妄想様の症状を呈したことも当時の強迫神経症としての診断に確信をもてないでいたが，これらの症状は発達障害の患者ではしばしばみられる．2例とも，症状が改善した当時に基盤にある発達の問題に気づいて環境調整などの対応が続けられていれば，症状の再燃や再入院などを防ぐことができたかもしれない．その場合は医療ではなく，それぞれのライフステージでの社会資源を活用する支援が中心になったと思われる．

参考文献

- 山上敏子．方法としての行動療法．金剛出版；2007．
- 飯倉康郎, 芝田寿美男, 中尾智博ほか．強迫性障害治療のための身につける行動療法．岩崎学術出版社；2012．
- 中川彰子．行動療法における"快"．中尾弘之, 田代信維（編）．快の行動科学．朝倉書店；1998．pp56-70．

II

心的外傷およびストレス関連障害と解離性障害

II 心的外傷およびストレス関連障害と解離性障害

1. EMDRの変法としてのイメージ呼吸を組み合わせた簡易精神療法について
——眼球運動とイメージ呼吸を用いた心理解放療法

田上洋子，真木みどり
神経科クリニックこどもの園

1 はじめに

　精神医学会ではEMDR（eye movement desensitization and reprocessing）が関心を集めているが，当院はその実施について工夫を重ねた．患者に負担のない，安全な療法を試みてきたので紹介したい．

　近年，大規模災害頻発のなかで，災害発生後の被災者を支援する精神科治療者の圧倒的な不足状態が憂慮されている．被災者のなかで心的外傷後ストレス障害（post-traumatic stress disorder：PTSD）患者が多数発生した場合に備え，またそれ以外にも，虐待やレイプ，交通事故などの被害者も増加傾向にあることをも考慮すると，医療機関として患者の症状に合わせた支援体制整備が必要だと思われる．

　筆者の一人，真木は2007年と2009年にドイツのトラウマセラピーセミナーにそれぞれ1週間にわたって参加し，自らの体験からEMDRを2009年11月からPTSDの患者に実施していたが，途中から外傷体験を想起させる部分を除外し，眼球運動にイメージ呼吸，シュタイナー教育のフォルメン線画を組み入れた精神療法を用い，臨床成績を上げてきた．当院の職員を指導しているうちに，安全に誰もができる治療法で

田上洋子（たのうえ・ようこ）　　略歴

1966年東京医科歯科大学医学部卒，1973年米国ロードアイランド州ブラットレイ病院にて行動療法の修練を積む．1975年神奈川県藤沢病院，1978年茨城県湯原病院，1990年神経科クリニックこどもの園開設，現在に至る．
共著書として，『自閉症治療スペクトラム—臨床家のためのガイドライン』（金剛出版，1997）がある．

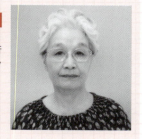

真木みどり（まき・みどり）　　略歴

1969年駒澤大学文学部卒，1990年つくば市立小・中学校非常勤講師，1992年神経科クリニックこどもの園，現在に至る．
上級心理カウンセラー，行動心理カウンセラー．
共著書として，『自閉症治療スペクトラム—臨床家のためのガイドライン』（金剛出版，1997），『風の事典』（丸善出版，2011），『自然の風・風の文化』（技報堂出版，2014）ほかがある．

表1　代表的な精神療法の特徴

	リズム刺激	腹式呼吸	傾聴	外傷想起
MREMB	○	○	○	
EMDR	○	○		○
自由連想法（精神分析療法）			○	○
筋弛緩法（自立訓練法）		○		○
禅		○		
催眠療法		○		○
タッピング	○			○
フラッディング				○
認知行動療法				○

表2　MREMBの手順

1. フォルメン線画　　　　　　2枚
2. 横左右の眼球運動　　　　　30回
3. イメージ呼吸　　　　　　　3回
4. 縦上下の眼球運動　　　　　30回
5. イメージ呼吸　　　　　　　3回
6. 四角い8の字眼球運動　　　30回
7. イメージ呼吸　　　　　　　3回

以上を1クールとする

あると確信した.

　当院ではこの療法を「眼球運動とイメージ呼吸を用いた心理解放療法（Mental Release by Eye Movement and Breathing：MREMB〈エムレム〉）」と名づけた.

　表1に代表的な精神療法の特徴をあげ，リズム刺激，腹式呼吸，傾聴，外傷想起を入れるかどうかに関して，MREMB，EMDR，自由連想法，筋弛緩法，禅，催眠療法，タッピング，フラッディング，認知行動療法をまとめた．MREMBは外傷体験の想起を除外したことと安全であることが特徴である．

2　診療の流れ

　診療の流れとして，主治医の診断のもと，この治療法を開始する．フォルメン線画，眼球運動とイメージ呼吸を1クール行う（表2）.

　診療回数は個人により異なるため，患者の症状や都合に合わせるようにしている．セッションの頻度はほぼ毎日，もしくは週に1回か2回，遠方の患者は月に1回となる．

　家族同席の場合，主治医と家族が患者の行動観察をし，経過を評価する．外傷体験が何重にも重なり，次々に解消すべき課題が出てくる場合はほとんど毎日来院することが多い．自覚的に「楽になった．何を悩んでいたんだろう．俯瞰できるようになった」「気づきが出てきた」などの自己申告があり卒業となるが，その後，忘れた頃にふと来院し，「よい状態で仕事ができている」「学校生活が順調である」などの報告を受けている．

3　実施法

　まず患者に一連の実施の説明を行う．フォルメン線画は面接時の緊張を取り除き精神を安定させること，次に眼球を左右上下に動かし一時的に不安の原因を取り除くこと，深いイメージ呼吸をすることで不安材料を捨て去ることを伝える．

● フォルメン線画の手順

フォルメン線画はシュタイナー教育の手法を治療に応用した療法の一つで，線に沿って追視していく眼球運動の一環であり，精神の安定につながる．

① A3版大の白い紙1枚を患者の前に置き，クーピーかクレヨンまたは色鉛筆を準備し，好きな色を1本手に取ってもらい，横8の字を用紙いっぱいに連続10回書いてもらう．そのとき，施者がカウントすると集中できる．次に別の色を選択してもらい，同じ方法でその上に重ねて書く．これを計5回繰り返す．

② 同じ紙を裏返して，縦8の字を横と同じ方法で書く．

③ 新しい紙を与えて，直線や波線を自由に好きな数だけ引き，裏面も同様に引いてもらう．

● 眼球運動とイメージ呼吸の手順

1．横の眼球運動

施者は中指と人差し指を患者の前50 cmくらい離して上に立て，患者に対して指の動きから目を離さないように言い，最初に約50 cm幅で2秒間に1往復，または1秒間に1往復の速さを10往復試し，気分の悪さや目眩がしないかを注意深く聞き，患者の好みに合わせた速さで30回往復運動を実施する．（10往復あたりで追視できなくなり，眼振様の動きを見せた場合は直ちに呼吸法に移行し，終了後主治医に報告，次回の治療について指示を得るようにする．）

2．横の眼球運動終了後，イメージ呼吸に入る

イメージ呼吸は丹田式による深いイメージ呼吸を行い，大きな不安や恐怖を吐き出すように導くことで，一時的に重い心を解放する効果がある．

① まずしっかり息を吐かせてからスタートする．

「滝から流れる冷たい水飛沫を浴びるイメージで，冷たいきれいなマイナスイオンを吸ってください」または患者の好みに合わせたイメージで息を吸ってもらうことを伝え「1…2…3…」とゆっくりカウントする（約5秒）．

② 次に「息を止めて体全体をきれいなイオン（それぞれのイメージ）でザアーっと洗い流して浄化してください」とイメージがスムーズに取り入れられるように促していく（約5秒）．

③ 次に「怖かったこと，つらかったこと，すべての不快なことを口からゆっくり吐き出し，すべて吐ききってください」と言って，完全に吐ききる様子を確認する（約5秒）．この間，深い呼吸となり，高い効果が得られる．

この呼吸法を3回繰り返す．ただし，呼吸法が難しいと訴える場合は単純な「吸って，吐いて」の呼吸に変える．

3．縦の眼球運動

横と同じ方法で実施する．縦方向約50 cm幅を往復30回実施．

4. 眼球運動実施後のイメージ呼吸

前回と同じイメージ呼吸を実施.

5. 四角い8の字眼球運動

Z型変形の8の字を約50cm幅で30回実施.

6. イメージ呼吸

前回と同じイメージ呼吸を実施.

以上で1クール終了する.

眼球運動を補助するもの

幼児,小学校低学年の場合,動きが活発になり集中度が低くなりがちである.眼球運動は負担が大きく,集中させるための代用として,聴覚触覚刺激,速読法,パステル画法があげられる.左右の膝をトントンと交互に数唱しながらパッティングしてもらう.または机の表を左右交互に軽く叩き,叩いたほうの手の甲に幼児の手を乗せてもらうか,簡単なリズムを取り,それと同じリズムを叩いてもらう.他にカスタネットや小さな打楽器を使ってリズムを入れて楽しく導くと,不安が薄らいでいくことが多い.

治療回数と評価方法

以上の治療法を1週間に1回程度合計10回で完了する予定で開始するが,軽症者の場合1,2回程度で終了,重症者の場合30回を超えることもある.患者によってそれぞれ異なる環境や状況,生来もっている資質もあるので,よく見極めながら実施する.

評価方法は今後の課題であるが,自覚的に「あまり考えなくなり,現場や対象者に出くわしても,若干の胸の痛みは感じるが,パニックや過呼吸になることはなくなり,冷静でいられる自分に気づくことができた」「私は何も悪くないんだ」などの報告が得られている.

4 MREMBを使った代表的実施例

ケースABちゃん：女児,初診当時6歳3か月,幼稚園年長

主訴は交通事故後,落ち着かず,常に動き回り,喋り続けるという保護者の訴えで来院.

初診の8日前に通園途中に園児バスが交通事故に遭い,怪我をしたとのこと.初診当日,主訴と多動児のような落ち着きのなさにより,急性期PTSD（急性ストレス障害〈acute stress disorder：ASD〉）との診断でMREMBの1回目を開始した.落ち着かず,導入に苦慮しながらスウェーデン方式のタクティールで手のマッサージを施し,安定させた後MREMBを実施した.その後,家庭の事情により1か月間来院し

なかったが，その間に小学校入学を果たし，1か月後に来院．母親と同席，落ち着かず，周囲を見回し，体を左右前後に動かし続けていた．1週間後の3回目は母親と離れて一人和室でMREMBを実施．その最中にガラス戸のノック音に驚愕反応を示し，何かに驚く猫のような動物的パニック状態がみられ，6畳の和室を猛スピードで走り回り，遂に座卓の下に潜り込んで身を隠すように怯えながら「何かが攻めて来る！　怖い！」と恐怖に襲われている様子をみせた．その状態のまま，静かにタクティールで手のマッサージをやり安定させた後，MREMBを実施した．

保護者の話では，最近はテレビのニュースを含め，音すべてを怖がっているとのことであった．翌週4回目のときは入室を嫌がり，泣きながら父親に抱かれての入室．5回目も母親に抱かれての入室であったが，しばらくして母親から離れ，タクティール後MREMBを実施した．6回目からは落ち着いて来院．音に怯えなくなり，運動会のピストル音にも怖がらずに頑張り，1等賞を得たとの報告があった．8回目が終わった後，事故の体験を自ら話しだし，「バスがひっくり返ったの．何も音はしなかったよ．先生が草の上に座りなさい，と言ったの．平気だよ」と言い，保護者からも落ち着いてきたと報告があった．12回目には「全然怖くないよ」と雷音にも驚かず，よく眠れるようになったとの報告があり，家庭でもMREMBを実施できているとのことで，主治医の判断で卒業となった．

このケースをまとめると，交通事故後8日目に落ち着きなく動き回り，喋り続けるとの訴えで来院．急性期PTSD（ASD）と診断．またMREMB実施中に音への恐怖を治療の場でみせてくれたとても印象的なケースであった．

🔴 ケースCDさん：女性，初診当時25歳，会社員

主訴は夜間不眠，朝気分が悪い，会社で気分が乱れる．

初診時はうつ状態で，抗うつ薬，入眠薬を与えたが，3回の通院で中断．1年の中断後，来院し，同様の主訴で抑うつ状態であったが，1回の来院で再び中断．それから7年の中断後，不眠，胃炎，動悸を訴えて来院し，抑うつ状態に対して抗うつ薬，入眠薬を処方した．

休職中，電話が鳴るたびに動悸がし，昼間は実家に逃げているとのこと．復職に向けたプログラムの途中に上司との相性の悪さ，警戒，恐怖の訴え，パワハラという言葉が聞かれ，何回かの復職の失敗の後，再びパワハラの訴えによりMREMBを開始した．

2回目のMREMBのときに幼児期の性的虐待の体験を話し，それを機に母親に守られていなかったと母親に対する不満を訴え，その後は頻繁に自発的に通院し，2か月間に16回のMREMBを必要とした．この間，母親や父親，さらに職場の上司，同僚，看護師らに対する不満の訴えが続き，話す量が多く，語り尽くせず混乱していると受け取られたので，気づいたことをメモし持参するように伝えた．

この「気づき」のメモを書き続けていくうちに，自分自身への「気づき」に変わり，来院数が少なくなった．その後，月に1回の来院で「気づき」のメモを提出，「心の

表 3 MREMBの事例件数(2009年11月～2015年6月現在)

	幼児	小学生	中学生	高校生	成人	合計
男性	3	4	2	0	0	9
女性	1	3	8	12	21	45
合計	4	7	10	12	21	54

整理ができ，今はそれらすべてが過去になった」と卒業．それまでの「気づき」のメモは151枚に及んだ．

このケースをまとめると，初診から13年間うつ状態が続き，パワハラのキーワードをきっかけにMREMBを導入し，幼児期から続いた心的外傷体験を上から1枚，1枚剥がすように自らを整理し，合計23回のMREMB治療後，解放され，当院から卒業となった．

5 まとめ

これまでにかかわってきたMREMBの事例件数を表3に示す．

最後にMREMBの特徴を示すと，外傷体験に立ち入らないところがEMDRと違うところで，眼球運動（リズミカルな動き）と深いイメージ呼吸，フォルメン線画を組み合わせた，安全で誰にでもできる療法である．評価方法に関しては今後の課題であるが，患者一人ひとりの対応の仕方によって異なり，評価もまちまちとなる．患者が快方に向かうなか，安心して生活ができ，前向きにステップアップできるように寄り添いながらそっと背中を押し，見届けることが大切かと思われる．

この療法は患者の環境条件に合わせてそのつど改良されるべきだと思われる．

参考文献

- フランシーン・シャピロ．市井雅哉（監訳）．EMDR．二瓶社；2004．
- ジョアン・ラペット．市井雅哉（監訳）．スモール・ワンダー．二瓶社；2010．
- ヘルムート・エラー．鳥山雅代（訳）．人間を育てる．トランスビュー；2003．
- ロベルタ・テムズ．浅田仁子（訳）．タッピング入門．春秋社；2009．
- Levine PA. Waking the Tiger. North Atlantic Books；1997.
- フランス・カルルグレン．高橋　巖，高橋弘子（訳）．自由への教育．フレーベル館；1992．
- 枡野俊明．迷わない座禅の作法．河出書房新社；2014．
- 永田　晟．呼吸の極意．ブルーバックス；2012．
- 有田秀穂．脳からストレスを消す技術．サンマーク文庫；2012．
- 富永良喜．災害・事件後の子どもの心理支援．創元社；2014．
- 川崎二三彦．児童虐待．岩波新書；2006．
- 小田　晋，西村由貴，村上千鶴子．ニート，ひきこもり．新書館；2005．
- 宮地尚子．トラウマ．岩波新書；2013．
- 加藤進昌，樋口輝彦．PTSD 人は傷つくとどうなるか．日本評論社；2001．

II 心的外傷およびストレス関連障害と解離性障害

2 南平岸内科クリニックにおけるトラウマ治療の実際──チーム医療の実践

野呂浩史[*1], 北川恵以子[*1], 荒川和歌子[*2]

*1 南平岸内科クリニック 精神神経科
*2 南平岸内科クリニック 臨床心理部門

1 はじめに

　心的外傷後ストレス障害（posttraumatic stress disorder：PTSD）は単回性トラウマによるPTSDと長期反復性トラウマによるPTSDに分類可能である[1]．当院では前者を単回性PTSD，後者を複雑性PTSDと呼んでいる．また，PTSDはうつ病やパーソナリティ障害の併存も多い．患者の背景および症状の重症度や時間経過に伴う

野呂浩史（のろ・ひろし）　略歴

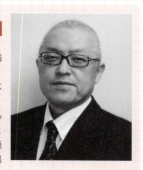

1988年杏林大学医学部卒．医学博士．札幌医科大学病院，国立療養所八雲病院，北海道大学病院登別分院勤務を経て，現在，南平岸内科クリニック院長として精神科，心療内科を担当．
専門は不安症の薬物療法および認知行動療法，解離性障害・トラウマ関連疾患などの心理査定ならびに包括的治療．
主な著書として，『パニック障害セミナー2004』（共著．日本評論社，2004），『季刊こころのりんしょうà・la・carte「解離性障害」』（共著．星和書店，2009），『専門医のための精神科臨床リュミエール20 解離性障害』（共著．中山書店，2009），『わかりやすいMMPI活用ハンドブック─施行から臨床応用まで』（編著．金剛出版，2011），『嘔吐恐怖症─基礎から臨床まで』（編著．金剛出版，2013），『不安症の事典．こころの科学増刊』（共著．日本評論社，2015）などがある．

北川恵以子（きたがわ・けいこ）　略歴

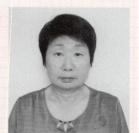

1980年大阪医科大学医学部卒．小児科医を経て1986年より精神科医として勤務．1992～94年カール・メニンガー精神医学校の国際フェロー．2013年より南平岸内科クリニックで児童・思春期専門外来を担当．
分担執筆として，『何故医師たちは行くのか？ 国際医療ボランティアガイド』（羊土社，2003）がある．

荒川和歌子（あらかわ・わかこ）　略歴

2005年札幌学院大学大学院臨床心理学研究科修了．2006年より南平岸内科クリニック臨床心理部門臨床心理士．不安症の認知行動療法や，解離性障害，PTSDなどトラウマ関連疾患の心理査定・治療に関心をもち取り組んでいる．
主な著書として，『専門医のための精神科臨床リュミエール20 解離性障害』（共著．中山書店，2009），『わかりやすいMMPI活用ハンドブック─施行から臨床応用まで』（編著．金剛出版，2011），『嘔吐恐怖症─基礎から臨床まで』（共著．金剛出版，2013）などがある．

症状の変化などを確認したうえで，いかなる介入を行うかを早期に判断することが肝要である．

　PTSDをはじめトラウマ関連症状の治療の基本は心身と環境の安全を確保したうえで，患者が本来もっている回復力を発揮できる環境を整えることである．次の段階として，個々の患者の状況に応じ，積極的な介入法の導入の有無が決定される．欧米のガイドラインでは，PTSDの治療に際してはトラウマ焦点化認知行動療法（trauma-focused cognitive behavioral therapy：TF-CBT）が第一選択として推奨されている．そしてTF-CBTのなかでは持続エクスポージャー療法（prolonged exposure therapy：PE）の有効性が最も実証されている．また，眼球運動による脱感作と再処理法（eye movement desensitization and reprocessing：EMDR）や認知処理療法（cognitive processing therapy：CPT）も有効な治療法とされている．しかし，わが国ではトラウマ焦点化療法を施行できる専門家の数が少なく，十分に普及しているとはいえない状況である．現実的には外来で精神科医が可能な精神療法的介入は，リラクセーションの指導なども含めた心理教育と支持的精神療法である．これらに選択的セロトニン再取り込み阻害薬（selective serotonin reuptake inhibitors：SSRI）を中心とした薬物療法との組み合わせが治療の柱になる場合が多い．PTSD治療をより効果的に行うためには多職種の医療関係者および行政などとの連携・協働が望まれる．今回，当院におけるトラウマ治療の実際を紹介しトラウマ治療におけるチーム医療の重要性について述べる．

2　診断から治療までの流れ

● PTSDの診断

　当院でのPTSD診断は基本的にアメリカ精神医学会によるDSM-5に準拠して行っている．DSM-IVと比較するとDSM-5では，出来事基準，再体験症状の定義が狭くなった一方で，解離が重視され，また麻痺症状は認知と感情の変化として回避症状から分離され，治療に基づいた疾病理解を反映したものとなった．ただし，当院でのトラウマ治療の対象者は上記の基準をすべて満たしている患者以外でも，日常生活における広汎な苦痛を抱える場合は不全型PTSDとして積極的に治療を行っている．

● 診断を確定するための心理検査

　当院では，PTSDの診断を確定する際には構造化面接であるClinician-Administered PTSD Scale（CAPS）を，PTSD症状の評価には自己記入式質問紙であるImpact of Event Scale-Revised（IES-R）を実施している．また，複雑性トラウマによるPTSDでパーソナリティ障害が併存している場合，パーソナリティの評価を目的として質問紙法であるミネソタ多面人格目録（Minnesota Multiphasic Personality Inventory：MMPI）を実施している．

治療の流れ

具体的に当院でのPTSD治療の流れは以下の4型に分類される．どの類型も医師と心理士の連携を核としたチーム医療を展開することになる．

I型：医師の診断→CAPS + IES-R/MMPI（心理士担当）→心理教育（医師と心理士協働）＋支持的精神療法（医師と心理士協働）

II型：医師の診断→CAPS + IES-R/MMPI（心理士担当）→心理教育（医師と心理士協働）＋支持的精神療法（医師と心理士協働）＋医師による薬物療法

III型：I型と同じ→トラウマ焦点化療法（PE or EMDR or CPT）（心理士担当）

IV型：II型と同じ→トラウマ焦点化療法（PE or EMDR or CPT）（心理士担当）

いずれの類型も，PTSD症状がある程度改善しても数か月に及ぶフォローアップの診察や面接が患者に提供される場合が多い．さらに，女性の性暴力被害者に対しては，女性医師が主治医となることが多い．トラウマ焦点化療法を行う心理士は各療法に関する研修を受け，定期的なスーパーバイズを受けた女性が担当している．PEに関しては当院臨床心理士の荒川が国立精神・神経医療研究センター精神保健研究所において研修を受けた後，研鑽を積み重ね，現在では日本でも数少ないPEの指導者として，PEの創始者であるペンシルバニア大学のEdna B Foa教授から2014年に認定を受けた．

患者へのサポートと多職種連携

医学的治療の流れを前述したが，当院における患者へのサポートは精神保健福祉士，社会福祉士も積極的に介入し，経済的支援のほかに行政との橋渡し的役割を果たしている．一つの診療所でできることは限られており，地域のなかで患者あるいは家族のために他の医療機関，行政や民間の支援機関との有機的なサポートシステムの構築が不可欠である．札幌市における状況を図1に示した．特筆すべき点は2012年に性暴力被害者支援センター北海道（通称：SACRACHさくらこ/http://sacrach.jp/）が設立されたことである．同センターは医師，弁護士，教師，児童相談所勤務者などの行政関係者，NPO法人関係者，メディア関係者などの異業種の専門家集団の多職種連携から生まれた草の根ネットワークである．性暴力被害者へは早期に弁護士への紹介や警察への通報・届け出，児童相談所や学校との連携，経済的困窮があれば行政とも連携するなど総合的な支援が必要となり，同センターがそのコーディネートを果たす役割は年々増加している[2]．

3 トラウマ焦点化療法の適応

当院では，トラウマ焦点化療法として主にPE，EMDRおよびCPTの訓練を受けた臨床心理士が担当している．これらは，前述の類型I型とII型を施行しても十分な効果を認めない場合，患者が特定のトラウマ焦点化療法を強く希望する場合などに主治医と心理士が協議して施行の有無を慎重に判断している．以下に各療法の特徴を

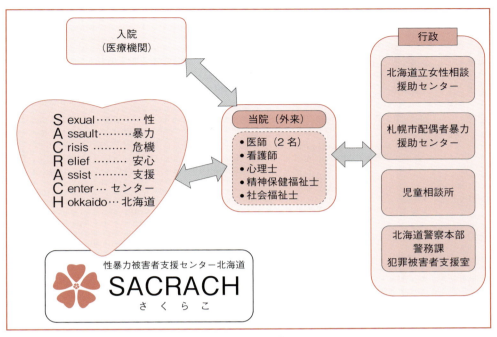

図1 トラウマ治療における多職種，ほかの機関との連携

列挙する．堀越ら[3]が作成した各療法の特徴を表1に示した．

PE

1980年代後半に，ペンシルバニア大学医学部精神科臨床心理学教授Foa博士が情動処理理論に基づいて開発した．情動処理理論とは，不安症は恐怖の構造が病的なものであることと関連しており，その病的な要素を「情動処理」によって修正することで症状を軽減できるとするものである．この修正（情動処理）には，① 恐怖構造が活性化され，② 正しく新しい情報がそれに組み込まれることの2つが必要である．したがって治療の手続きは，安全でかつ恐怖を引き起こすような刺激（状況や物）へのエクスポージャーが中心となる．具体的には，序盤で治療プログラムの概要や治療原理についての心理教育，トラウマ歴の聞き取り，呼吸再調整法の練習，現実エクスポージャー（現実場面への曝露）の導入と実施を行う．中盤では想像エクスポージャー（トラウマ記憶への曝露）の導入と実施，それについての振り返り（処理：プロセッシング）が行われ，終盤へ進むにつれてより場面を絞ったエクスポージャーにしていく．最終セッションでは再び記憶全体へのエクスポージャー，治療全体の振り返りとまとめが行われる．

通常，毎週1回約90分間のセッションを10～15回という枠組みで行われることが多い．近年の流れとしては，① 想像エクスポージャーにかける時間の短縮化，② プロセッシング（認知の処理）のさらなる重視がいわれている．毎回患者には宿題が課されることも特徴であり，特に現実エクスポージャーについては主に宿題のなかで進めていく．想像エクスポージャーを含むセッションの内容は毎回録音され，それを自

表 1　PTSD の 3 つの治療法

	PE （持続エクスポージャー療法）	EMDR （眼球運動による脱感作と再処理法）	CPT （認知処理療法）
理論	感情処理理論 （不安システム理論）	独特な認知的，身体的な情報処理理論	情報処理理論 社会認知理論
方略	曝露療法，リラクセーションなど	眼球運動による脱感作リラクセーション，植え込みなど	筆記による曝露 認知再構成など
目的	回避しているトラウマ体験に曝露療法を通して向き合い，習慣化した不適当な不安反応システムをリセットし，誤った不安反応を起こさないようにする．	外傷的な体験による強い感情や解離によって不完全となっている情報処理を，刺激によって再活性化する．眼球運動を用いた脱感作や認知の植え込みなどで情報の再処理を行う．	回避などのために情報処理ができないことから生じた認知的な引っかかり点（スタックポイント）に対し，認知療法や筆記による曝露を通して情報の再処理をさせ，スタックポイントから解放する．
メリット	・認知的な介入を必要としない． ・無作為割り付け試験などの実証的な効果研究によって，その効果が広く認められている．	・眼球運動など治療者側主導で実施するためコントロールできる部分が多い． ・統合的なアプローチである．	・自分のペースで筆記による曝露ができる． ・紙の上で未処理な部分を同定しやすい． ・悲嘆や特定の認知への介入． ・カップルやグループにも応用可．
デメリット	・自分が避けていることに向かい合うため，曝露療法を実施することを拒む患者がいる． ・対個人に限定している．	・特殊なスキルを身に付ける必要がある． ・対個人に限定している．	・認知療法の手法などにある程度，精通する必要がある． ・宿題など課題が多いため，患者が認知作業に慣れていることが望まれる．

（堀越　勝ほか．精神療法の基本―支持から認知行動療法まで．2012[3] より）

宅で聞くことも宿題となる．

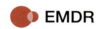
EMDR

　現 EMDR 研究所の臨床心理学者 Francine Shapiro 博士が 1980 年代後半に開発した．現在の EMDR（1990 年に EMD から EMDR に呼称変更）は適応的情報処理モデルに基づいている．このモデルでは，精神疾患の多くが過去のトラウマティックな経験が不完全に処理されたことに由来していると仮定される．不完全な処理が変化せずそのまま貯蔵されている限り，患者はトラウマティックな経験当時（過去）のままに立ち振る舞い続け，それは現在における不適応状態として表れる．EMDR は過去の記憶を適応的な方向へ処理し，患者を現在における自発的で適切な行動に導くとする．したがって治療の手続きは過去のトラウマティックな記憶を再処理することが中心となるが，具体的には記憶を思い浮かべながら両側性の刺激を追うこと（主に眼球運動）が求められる．刺激を追う作業は治療の序盤で行われる「安全な場所」をイメージするエクササイズや，安定化を強化するための「資源の開発と植え込み」の手続きなどでも用いられるが，この場合は比較的ゆっくりとした短い眼球運動が求められる．治療全体の流れは，①病歴・生育歴聴取，②準備，③評価，④脱感作，⑤植え込み，⑥ボディスキャン，⑦終了，⑧再評価の 8 段階に分けられている．

　毎週 1 回 60〜90 分間のセッションを行うことが多いが，各セッションの時間や全体の回数は症例によって異なる．セラピストが指を振って患者がそれを追う眼球運動が代表的なイメージとなっているが，EMDR はさまざまな心理療法の側面を組み合わせた統合的治療アプローチであるといえ，眼球運動はその手続きのほんの一部にす

ぎない．常に，過去・現在・未来の3側面に注意を払うことも特徴的である．

CPT

現デューク大学医療センター教授 Patricia A Resick 博士が，1990年代前半に認知理論に基づいて開発した．治療では，①回避・逃避行動，②認知の問題の2点に焦点が当てられ，それぞれに対し筆記によるトラウマ記憶へのエクスポージャー，認知療法（認知再構成法）という介入法が用いられる．特に認知療法の部分では，同化（新しい情報を既存の認知に一致させて処理しようとする）や過剰調節（完全に世界観を変えて新しい情報に合うようにすべてを解釈しようとする）といった，トラウマ記憶がうまく情報処理できないままになるような認知処理過程に焦点を当てる．回復を妨げている考え方をスタックポイントと呼び，その修正を目指すことが治療の中心となる．具体的には，前半で筆記によるトラウマ記憶へのエクスポージャー，スタックポイントの同定とその修正の練習を行い，後半ではトラウマに関連する5つの領域（安全，信頼，力とコントロール，親密さ，価値）それぞれにおけるスタックポイントを扱っていく．

通常，毎週1回約60分間のセッションを12回という枠組みで行われることが多い．近年の流れとしては，筆記によるエクスポージャーを含まない認知的介入主体の最新版CPTが広まりつつある．曝露の比重の低下という意味合いではPEにおける近年の流れと共通しているといえる．集団での実施が可能であることがCPTの大きな特徴である．

適応の検討

当院で施行している3つのトラウマ焦点化療法の特徴を述べた．筆者（野呂）からみた各療法の感想を述べる．

PEは構造化された治療だが，曝露主体の行動療法および宿題，録音を聞くなど患者のモチベーションを維持するのが困難になることが多い．曝露主体のプロトコルを完遂するには患者のみならずセラピストの負担も大きくドロップアウト率も高い．患者自身がPEを強く希望している，精神状態が安定している状況下でないと侵襲性が高い治療と思われる．

一方，EMDRは脱感作があるものの曝露の比重は少ない．侵襲性という観点からみるとPEより安全性は高い印象をもつ．しかし，EMDRを希望する患者はEMDR自体に過度の期待をもちやすく，被暗示性，セラピストに対する依存性が高い傾向にある．言い換えれば，"曝露のつらさは耐えがたく，セラピストにお任せします"的な患者が多い印象がある．これらは，昨今のマスコミを通じたEMDRの万能性の強調に起因する現象なのかもしれない．

CPTは曝露を含有しつつ認知療法主体でバランスが保たれ侵襲性の少ない治療法といえる．日本での導入は最も新しいので今後のエビデンスに期待したい．CPTの認知療法主体の側面は子どもや洞察の乏しい成人には困難な例もある．

主治医およびセラピストは患者の状態，希望と各焦点化療法のメリット，デメリットを勘案したうえで導入に際しては慎重に検討することが不可欠である．

治療の組み立て

実施施設や患者自身の事情で，各療法で望ましいとされる治療構造（セッションの時間や頻度など）通りに実施できないことも多い．トラウマ治療に有効であることがわかっているコンポーネントは各療法によって細かな違いはあれども共通している面も多いことから，状況に合わせて折衷的に治療を組み立てることも現実的ではないかと筆者（荒川）は考える．

先にあげた3つの療法以外にもナラティブ・エクスポージャー・セラピー（narrative exposure therapy：NET），感情調整と対人関係調整のスキルトレーニング＆ナラティブ・ストーリィ・テリング（Skills Training in Affect and Interpersonal Regulation & Narrative Story Telling：STAIR/NST）など優れた方法が開発されている．しかし，NETやSTAIR/NSTのエッセンスの一部を織り交ぜた折衷的な治療を組み立てる場合においても各療法の治療原理をしっかりと理解したうえで個々の患者に特に有効なコンポーネントを見立て，治療全体を構造化することが必要であろう．

4 当院における各治療類型の転帰（図2）

患者背景

2010年から2014年まで，35人のPTSD患者を診療した．内訳は男性7人，女性28人．単回性11人，複雑性14人であった．単回性の外傷体験は性的被害が最多で殺人目撃，自殺目撃，暴行，通り魔の順であった．複雑性の外傷体験は，性的被害が最多で，ドメスティック・バイオレンス，いじめ，恫喝，ネグレクトの順であったが複数の外傷体験を有する患者が多かった．

治療の類型別結果

前述した治療の類型の割合はⅠ型15％，Ⅱ型45％，Ⅲ型25％，Ⅳ型15％であった．つまり，何らかのトラウマ焦点化療法を施行した患者（Ⅲ型＋Ⅳ型）は40％であった．トラウマ焦点化療法の施行割合はPEが最多の80％，EMDR 15％，CPT 5％であった．トラウマ焦点化療法を施行しない患者（Ⅰ型＋Ⅱ型）は単回性が多く，トラウマ焦点化療法を施行した患者（Ⅲ型＋Ⅳ型）は複雑性が多かった．各類型の転帰を以下に述べる．Ⅰ型（改善70％，不変30％），Ⅱ型（改善80％，不変20％），Ⅲ型（改善75％，不変20％，悪化5％，中断率20％），Ⅳ型（改善60％，不変35％，悪化5％，中断率25％）であった．中断の要因としては，PTSD症状の悪化，抑うつ状態，解離症状出現などがあげられた．

外来精神科診療シリーズ
mental clinic support series
全10冊

メンタルクリニックの日常診療を強力にサポート！

外来診療のエキスパートが
日々の実践に裏打ちされた
貴重な「知と技」を伝授！

- 編集主幹● **原田誠一**（原田メンタルクリニック：東京）
- 編集委員● **石井一平**（石井メンタルクリニック：東京）
- **高木俊介**（たかぎクリニック：京都）
- **松崎朝光**（ストレスクリニック：福島）
- **森山成彬**（通谷メンタルクリニック：福岡）
- 編集協力● **神山昭男**（有楽町桜クリニック：東京）

全10冊の構成

Part I 精神科臨床の知と技の新展開

- メンタルクリニックが切拓く新しい臨床―外来精神科診療の多様な実践―
  編集●原田誠一（原田メンタルクリニック）
  B5判/368頁/2色刷／定価（本体8,000円+税）

- メンタルクリニックでの薬物療法・身体療法の進め方
  編集●石井一平（石井メンタルクリニック）
  B5判/320頁/2色刷／定価（本体8,000円+税）

- メンタルクリニック運営の実際―設立と経営、おもてなしの工夫―
  編集●松崎博光（ストレスクリニック）
  B5判/352頁/2色刷／定価（本体8,000円+税）

- メンタルクリニックでの診断の工夫
  編集●原田誠一（原田メンタルクリニック）

- メンタルクリニックでの精神療法の活用
  編集●原田誠一（原田メンタルクリニック）

Part II 精神疾患ごとの診療上の工夫

- メンタルクリニックでの主要な精神疾患への対応 [1]
  発達障害、児童・思春期、てんかん、睡眠障害、認知症
  編集●森山成彬（通合メンタルクリニック）
  B5判/360頁/2色刷／定価（本体8,000円+税）

第5回配本（2016年4月）**最新刊**

- **不安障害、ストレス関連障害、身体表現性障害、嗜癖症、パーソナリティ障害と性の問題**
  編集●森山成彬（通合メンタルクリニック）
  B5判/384頁/2色刷／定価（本体8,000円+税）

薬物療法より精神療法に重点がおかれる5つのグループの疾患：不安障害と強迫性障害、身体表現性障害と解離性障害、心的外傷およびストレス関連障害と摂食障害、嗜癖症と依存症、パーソナリティ障害 さらに性の問題を取り上げて解説 DSM-5の頁数でいえばほぼ半分に相当する―精神医学のその分野の最新の知見と創意工夫を凝縮した、ぜひ手に極まりない1冊。

第6回配本（2016年8月予定）

- メンタルクリニックでの主要な精神疾患への対応 [3]
  編集●高木俊介（たかぎクリニック）

- メンタルクリニックの歴史、現状とこれからの課題（付録：基本文献選集&お役立ちデータ集）
- メンタルクリニックにおける重要な精神疾患へのトピックスへの対応

東日本大震災とメンタルクリニック、ギャンブル依存症、教員のメンタルヘルス、アウトリーチ、ターミナルケア、ほか

※配本順、タイトルなど諸事情により変更する場合がございます。※●は既刊

お得なセット価格のご案内

全10冊予価合計 80,000円+税

5,000円おトク!!

セット価格 → 75,000円+税

『外来精神科診療シリーズ』セット・分冊注文書

フリーダイヤル **Fax 0120-381-306**

※お支払いは前金制です。
※送料サービスです。
※お申し込みはお出入りの書店または直接中山書店までお願いします。

お申込み方法 ▶ 注文書に必要事項をご記入のうえ、お取り付け書店にお渡しくださるか、直接小社までファックスでお申し込みください。
※分冊で直接小社へご注文の場合、送料を別途申し受けます。

[全10冊セット価格 ▶ 75,000円+税]（送料サービス、前金制）

[分冊注文]
- ☐ メンタルクリニックが切り拓く新しい臨床
- ☐ メンタルクリニックでの薬物療法・身体療法の進め方
- ☐ メンタルクリニック運営の実際
- ☐ メンタルクリニックでの主要な精神疾患への対応①
- ☐ メンタルクリニックでの主要な精神疾患への対応②

75,000円+税

取扱書店

　　　　　　　　　　　　　　書店

お名前（フリガナ）

ご連絡先　〒

電話　（　　）

FAX　（　　）

中山書店 〒112-0006 東京都文京区小日向4-2-6 http://www.nakayamashoten.co.jp/
フリーダイヤル Tel. 0120-377-883　フリーダイヤル Fax. 0120-381-306

2016.03

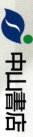
中山書店

メンタルクリニックのニーズに応える
従来の書籍にない多彩な執筆陣!

臨床最前線で活躍するベテラン医師が
培ってきた熟練の技と叡智を結集!

開業医ならではのスピリットと,多様な
実践・診療に役立つノウハウを満載!

本シリーズは,外来精神科診療の実践的な「知と技」を集大成し,メンタルクリニックのこれからを強力にサポートする新しいシリーズ。執筆者は,原則としてクリニックの最前線で患者の診療を担うドクターであり,現場の創意工夫から生み出された多くの優れた技を,余すことなくご披露いただいた。クリニック関係の先生方はもとより,クリニックと直接関係のない先生方にもぜひご一読をお薦めしたい。

外来精神科診療シリーズ
mental clinic support series
part II
精神疾患ごとの診療上の工夫

メンタルクリニックでの
主要な精神疾患への対応 [2]

不安障害,ストレス関連障害,身体表現性障害,嗜癖症,パーソナリティ障害

編集主幹 原田誠一
担当編集 森山成彬

最新刊!

中山書店

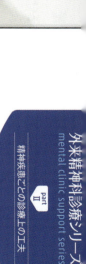

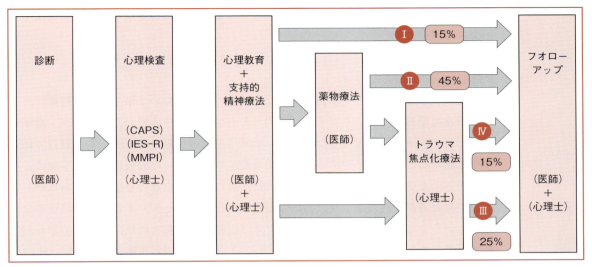

図 2 当院における治療の流れと各類型
2010〜14年，35人（単回性11人，複雑性14人）のPTSD患者を診療．
CAPS：Clinician-Administered PTSD Scale，IES-R：Impact of Event Scale-Revised，MMPI：ミネソタ多面人格目録．

5 当院の北川医師による東日本大震災被災者への心のケア活動

　2011年3月に東日本大震災が発生した後，筆者（北川）は同年4月から月に1回またはそれ以上，岩手県釜石市と福島県に行き，地震，津波，原発事故の被災者に，健康相談と診療を行ってきた．震災から4年2か月がたったが，その臨床経験を心的外傷とストレス関連障害について報告する．

● 成人のケア

　成人に関しては，震災直後避難所で，高血圧などの身体症状や不眠，抑うつ症状，アルコール多飲などのほか，急性ストレス障害と思われる症状がみられた．
　震災後4週間を超えた後も，仮設住宅での避難生活が長引いて先行きがみえないなか，不眠，心因と思われる身体症状を訴え，うつ状態と思われる人々がいた．
　それらの人々の話を聞いていると，たとえば，津波が起きたときに一緒にいた家族や隣人が犠牲となり，助けることができなかった自分を責めながら（生存者の罪責感〈Survivor's guilt〉），津波のときの光景を繰り返し思い出し，今も津波が起きた場所に行けない人々などがいる．また，専門的な技術をもっていて現在働ける環境にいながら，ひきこもりのような状態になっている人々もいる．その他，震災3年後に，震災と関係のない要因で不眠とうつ症状を訴え始めた人が，4年以上たってから津波のときの光景を，感情を伴って繰り返し思い出すようになり，症状が震災と関連していたことが推測されることもあった．
　PTSDの診断基準のうち，一部の症状が出ている人々，発症が遅延している人々がいるという印象を受ける．

成人への治療は，体験を話すことは促さず傾聴に重点をおきながら，薬物療法を行っている．

● 子どものケア

小児に関しては，たとえば福島第一原発の近くに住んでいて事故後緊急避難し，子どもの放射能被曝に強い不安をもつ母親とともに県外に住んでいた子どもが，避難先でたまたま転落事故を起こしたところ，転落事故前の行動を強迫的に繰り返しては安全を確認するということがあった．原発事故時の恐怖と，その後に起きた事故によって心的外傷を受けていることが推測された．また子ども自身の心的外傷もあるが，保護者や教育者が心的外傷を受けていて安定した養育が行えず，子どもが問題行動を起こすということが少なからずある．たとえば広汎性発達障害の傾向のある子どもが学校で不適応を起こし，父親の話を聞いていると，父親が震災当時消防団員で，津波の被害を見ただけでなく，多くの遺体を安置所で見て心的外傷を受けている可能性があった．父親を支え，学校での環境を整えることで子どもの症状が改善した．

子どもたちへの治療は，本人と保護者への傾聴，学校，児童相談所，教育委員会，市役所の担当課，児童発達支援デイサービスなどと連携して環境を整え，必要に応じて薬物療法を併用している．

6 おわりに

トラウマ焦点化療法から行政を含めた多職種連携，東日本大震災被災者への心のケア活動など当院におけるトラウマ治療の実際を紹介した．今後もトラウマ治療におけるネットワークをより緊密にし，患者のためのチーム医療を展開していきたいと考えている．

文献

1) Herman JL. Complex PTSD : A syndrome in survivors of prolonged and repeated trauma. J Traum Stress 1992 ; 5 : 377-391.
2) 堀本江美．性暴力被害者支援センターの現状と支援体制の課題．月刊保団連 2015 ; 1186 : 10-16.
3) 堀越　勝，野村俊明．PTSD, 心身症，失感情症へのアプローチ．精神療法の基本―支持から認知行動療法まで．医学書院；2012．pp178-208．

II 心的外傷およびストレス関連障害と解離性障害

3 急性ストレス障害における治療の工夫

西松能子
あいクリニック神田

1 はじめに

　一般外来において急性ストレス障害（acute stress disorder：ASD）と診断することはきわめてまれではないだろうか．DSM-5 の診断基準の A 項目（表 1）を満足する出来事に一般人口が遭うことは 0.5 から 10 数％といわれており，国や地域によって異なるとされている[1-3]．出来事が起こったからといって必ずしもすべての人が ASD に発展することはなく，外傷的ライフイベントの後に何らかの心身および行動上の不調があっても，診断基準に照らし合わせると不全型となり，診断されないこともしばしば認められる．出来事の後に約 20％の人が ASD 症状を呈するとされている[1]が，そのうちの多くは事故など身体的侵襲を伴うもので，ASD の定義された期間，すなわち，事象後 1 か月は身体面の加療を受けている場合が多い．そのため，精神科クリニック受診に至らないことも多いだろう．また一方，外傷的な出来事により直後に動揺することは正常反応として認識され，援助を求めるに至らないこともある．

　本項においては，ASD の診断，臨床症状，予後について述べるとともに，ASD に関連して，ASD，心的外傷後ストレス障害（posttraumatic stress disorder：PTSD），適応障害の異同を述べ，実臨床における対応を考えていきたい．

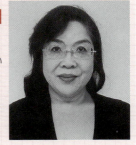

西松能子（にしまつ・よしこ） 略歴

1979 年大阪医科大学卒．
1994 年コーネル大学医学部客員研究員，1996 年同大学医学部客員教授を経て，2003 年あいクリニック神田を開設する．
2006 年立正大学心理学部教授．
女性のうつ病，身体表現性障害の治療を専門とする．

Ⅱ．心的外傷およびストレス関連障害と解離性障害

表1 DSM-5による急性ストレス障害の診断基準（抜粋）

A．実際にまたは危うく死ぬ，重傷を負う，性的暴力を受ける出来事への，以下のいずれか1つ（またはそれ以上）の形による曝露：
(1) 心的外傷的出来事を直接体験する．
(2) 他人に起こった出来事を直に目撃する．
(3) 近親者または親しい友人に起こった出来事を耳にする．
　注：家族または友人が実際に死んだ出来事または危うく死にそうになった出来事の場合，それは暴力的なものまたは偶発的なものでなくてはならない．
(4) 心的外傷的出来事の強い不快感をいだく細部に，繰り返しまたは極端に曝露される体験をする（例：遺体を収集する緊急対応要員，児童虐待の詳細に繰り返し曝露される警官）．
　注：仕事に関連するものでない限り，電子媒体，テレビ，映像，または写真による曝露には適用されない．

B．心的外傷的出来事の後に発現または悪化している，侵入症状，陰性気分，解離症状，回避症状，覚醒症状の5領域のいずれかの，以下の症状のうち9つ（またはそれ以上）の存在

侵入症状
(1) 心的外傷的出来事の反復的，不随意的，および侵入的で苦痛な記憶
　注：子どもの場合，心的外傷的出来事の主題または側面が表現された遊びを繰り返すことがある．
(2) 夢の内容と感情またはそのいずれかが心的外傷的出来事に関連している，反復的で苦痛な夢
　注：子どもの場合，内容のはっきりしない恐ろしい夢のことがある．
(3) 心的外傷的出来事が再び起こっているように感じる，またはそのように行動する解離症状（例：フラッシュバック）（このような反応は1つの連続体として生じ，非常に極端な場合は現実の状況への認識を完全に喪失するという形で現れる）．
　注：子どもの場合，心的外傷に特異的な再演が遊びの中で起こることがある．
(4) 心的外傷的出来事の側面を象徴するまたはそれに類似する，内的または外的なきっかけに反応して起こる，強烈なまたは遷延する心理的苦痛または顕著な生理的反応

陰性気分
(5) 陽性の情動を体験することの持続的な不能（例：幸福，満足，または愛情を感じることができない）

解離症状
(6) 周囲または自分自身の現実が変容した感覚（例：他者の視点から自分を見ている，ぼーっとしている，時間の流れが遅い）
(7) 心的外傷的出来事の重要な側面の想起不能（通常は解離性健忘によるものであり，頭部外傷やアルコール，または薬物など他の要因によるものではない）

回避症状
(8) 心的外傷的出来事についての，または密接に関連する苦痛な記憶，思考，または感情を回避しようとする努力
(9) 心的外傷的出来事についての，または密接に関連する苦痛な記憶，思考，または感情を呼び起こすことに結びつくもの（人，場所，会話，行動，物，状況）を回避しようとする努力

覚醒症状
(10) 睡眠障害（例：入眠や睡眠維持の困難，または浅い眠り）
(11) 人や物に対する言語的または身体的な攻撃性で通常示される，（ほとんど挑発なしでの）いらだたしさと激しい怒り
(12) 過度の警戒心
(13) 集中困難
(14) 過剰な驚愕反応

C．障害（基準Bの症状）の持続は心的外傷への曝露後に3日〜1カ月
　注：通常は心的外傷後すぐ症状が出現するが，診断基準を満たすには持続が最短でも3日，および最長でも1カ月の必要がある．

(American Psychiatric Association. Diagnostic and Statistical Manual of Mental Disorders, fifth edition. 2013[1] より抜粋)

2 臨床像

　外来のみの診療所にASDで来院する場合は，まれであろう．なぜならば，死に直面するような「出来事」に遭遇した直後にもかかわらず，身体的傷害が入院を要するほどではなく，「出来事」による動揺直後に精神的苦悩と行動上の問題が加療を要すると認知でき，診察を求める（援助希求行動）ことができるという要件を満たした場合にのみ受診することになるからである．したがって，ASDは総合病院のリエゾン外来やコンサルテーションで診察する場合が多く[4]，診療所におけるASD臨床症例は少なく，限定されたものとなろう．自院の過去1年間の受診症例4例（2013年8月1日〜2014年7月31日：ASD初診4例／総外来初診1,182例）の「出来事」の75％は性被害であり，身体的受傷は重症ではなかった（図1）．また，全員が周囲の勧めや保健師などによる紹介によって受診しており，自身が受診を選択した症例はなか

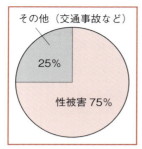

図1 受診症例の「出来事」の内訳

った．むしろ，実際の診療所の外来診療では，心因は適応障害の範疇であるにもかかわらず，臨床症状はフラッシュバックや悪夢，過覚醒や過敏などASDやPTSDにおけるDSM-5のB項目と同様の症状を示し，6か月以上持続してしまう症例を診ることが多いだろう．以下にこの点を含めて述べていきたい．

診断のために

DSM-5のA項目は ストレス因となる出来事を規定しており，それは心的外傷と規定されるものである．すなわち，実際にまたは危うく死ぬような重傷を負う，性的暴力を受けることへの直接的曝露，目撃，伝え聞くこと，業務による繰り返し不快な曝露を受けることであり，PTSDと同様の項目となっている．

B項目は，症状項目であり，侵入症状，陰性気分，解離症状，回避症状，覚醒症状である．これらもまたPTSDと同様の項目である．

C項目は診断される期間が規定されており，この点がPTSDとは異なっている．曝露より1か月以内であることを要件としている．つまり，ASDは一過性であることを前提としている診断である点は適応障害と同様であるといえる．

ASD，PTSD，適応障害の異同（表2）

ASDはPTSDとはその出現期間，持続期間において異なり，心因となる心的外傷，症状項目は同一である．適応障害とは心因となるストレス因が異なり，症状項目，期間が異なる．つまり，A項目，B項目，期間のすべてが異なるわけであるが，心的ストレス因があり，結果として生活や人生の機能を損なうような臨床症状が出現するという機制（organization）が類似であり，臨床上はしばしば適応障害と診断されるなかに，A項目を認めないので診断学上はASDでもPTSDでもないが，臨床像は悪夢を見たり，フラッシュバックを呈したりし，ASDやPTSDなど外傷性障害と同様のB項目を示す適応障害事例がある．実臨床上は外傷性障害と同様の面接技法を要することになるので，検討対象とした．

表2に示すように，ASDは，項目Aすなわち心因となる外傷的体験を限定している．具体的に，戦争やテロ，震災などの天災や致命的な事故，虐待，犯罪被害を体験するあるいは身近で目撃することである．項目AにおいてPTSDと異なる点は慢性

Ⅱ．心的外傷およびストレス関連障害と解離性障害

表 2 ストレス関連障害の異同

	急性ストレス障害（ASD）	心的外傷後ストレス障害（PTSD）	適応障害（AD）
外傷的体験・ストレス因	A．実際にまたは危うく死ぬ，重傷を負う，性的暴力を受ける出来事への，以下のいずれか 1 つ（またはそれ以上）の形による曝露： (1) 心的外傷的出来事を直接体験する． (2) 他人に起こった出来事を直に目撃する． (3) 近親者または親しい友人に起こった出来事を耳にする． 注：家族または友人が実際に死んだ出来事または危うく死にそうになった出来事の場合，それは暴力的なものまたは偶発的なものでなくてはならない． (4) 心的外傷的出来事の強い不快感をいだく細部に，繰り返しまたは極端に曝露される体験をする（例：遺体を収集する緊急対応要員，児童虐待の詳細に繰り返し曝露される警官）． 注：仕事に関連するものでない限り，電子媒体，テレビ，映像，または写真による曝露には適用されない．	A．実際にまたは危うく死ぬ，重傷を負う，性的暴力を受ける出来事への，以下のいずれか 1 つ（またはそれ以上）の形による曝露： (1) 心的外傷的出来事を直接体験する． (2) 他人に起こった出来事を直に目撃する． (3) 近親者または親しい友人に起こった心的外傷的出来事を耳にする．家族または友人が実際に死んだ出来事または危うく死にそうになった出来事の場合，それは暴力的なものまたは偶発的なものでなくてはならない． (4) 心的外傷的出来事の強い不快感をいだく細部に，繰り返しまたは極端に曝露される体験をする（例：遺体を収集する緊急対応要員，児童虐待の詳細に繰り返し曝露される警官）． 注：基準 A4 は，仕事に関連するものでない限り，電子媒体，テレビ，映像，または写真による曝露には適用されない．	ストレス因となる出来事すべて
臨床症状	侵入症状，解離症状，回避症状，陰性気分，覚醒症状	侵入症状，陰性気分，解離症状，回避症状，覚醒症状	抑うつ気分，不安，素行の障害
経過	症状の持続は心的外傷への曝露後 3 日～1 か月	症状は心的外傷後の 3 か月以内に出現	症状はストレス因の始まりから 3 か月以内に出現し，ストレス因の終結から 6 か月以上続くことはない．
予後	一定の割合で 1 か月後も症状残存，悪化する群があり，PTSD 群の約半数は ASD を経験しているが，ASD の何％が PTSD となるかは不明である．	自殺念慮および自殺企図と関連しており，また，機能障害は社会，対人関係，発達，教育，身体健康および職業の全領域に現れる．	多くは 6 か月以内に改善するために，6 か月以上経過した場合には，その時点で別の診断名となる．

的な被虐待体験が除外されている点である．適応障害においては，心因が異なり，上記以外の事象となり，期間は 6 か月と限定されている．臨床像は外傷性障害の臨床症状を含め，さらに軽度から幅広いものである．たとえば，職場や学校における命にかかわらないいじめ，過重労働，失恋など日常生活のなかで遭遇する事象が適応障害のストレス因となる．抑うつや不安など多彩な反応性の臨床症状を含み，悪夢やフラッシュバック，過覚醒や過敏，鈍麻や解離症状は必須ではない．つまり，ASD，PTSD，適応障害は心的ストレス因，臨床症状，期間はそれぞれ異なるが，ストレス因によって臨床症状が引き起こされる点において，その機制を一にする障害である．

● 実際に臨床診断において留意すること

実際の外来臨床では，ストレス因が A 項目を満足せず，適応障害の範疇であるにもかかわらず，臨床症状はフラッシュバックや悪夢，過覚醒や過敏などいわば ASD や PTSD と同様な症状を示す症例にしばしば遭遇する．これらの病態が保健師などメディカルスタッフや産業医など他科の医師から PTSD として紹介されることが

時々あるが，この場合，初診でどのように患者に病名を伝えていくかは慎重にしたい．実際，前医が一刀両断に「PTSD ではないから」と伝え，気持ちをわかってもらえなかったと受診し，傍らの保健師が心配そうに「フラッシュバックやもの忘れに困っていらして，私は上司がパワハラをしたせいで PTSD になられたと思うのですが」などと口添えをする場合もある．臨床では診断上の正しさではなく，治療すなわち，患者の改善を目的とするために診療行動を組み立てる必要がある．一方ではこれらのストレス因による症状が訴訟や職場や役割上の利益と結びついていることもある．したがって，安易に ASD 診断や PTSD 診断に同意するわけにはいかない場合も多い．私自身は，診断名は異なるが ASD と同様の機制で起こってきたことであると図表（表2）を示して説明することが多い．治療は ASD とほとんど同様である旨も同時に伝える．「ASD とか PTSD とかは出来事が決まっているんですね．ずいぶん便宜的ですね．困っている症状は同じなのに」などと操作的診断学の核心を突くようなことを付き添いの人や患者から言われることもある．実臨床では，患者の「困り感」「苦悩」を軸に診療行動を組み立てていきたい．

3 治療上の工夫

● 経過

早期に治療的介入ができることが予後の改善には大事だが，治療的介入の一部である診断面接がデブリーフィング（侵襲的な聞き取り）の形となり，反治療的に作用し遷延化させることもあるので注意したい．診断面接においてリフレーミングなど外傷的体験を緩和させる技法を用いることを推奨したい．また，1か月を経た後に受診する場合も多く，すでに ASD の診断の適応外であり，「ASD だった」症例であることも多い．全体の何割が PTSD に移行するかは不明であるが[1]，ASD の診断が PTSD を予期させることになると感じている臨床家は多いだろう．

● 治療的かかわり

◆薬物療法

第1選択は精神療法であるが，不眠への対策は薬物療法が優る．早期に睡眠の改善を図り，日常生活リズムを回復したい．またさらに，反復思考（侵入思考，反芻），抑うつ的思考内容へ働きかける薬物療法が必要である[5]．

◆外来面接：精神療法（心理療法）

早期介入できた場合は何回も聞き取りをしないことが肝要である．予診で聞き取り，初診で聞き，心理治療担当者が同一のことをまた聞き取るのは，何度も外傷的体験を履歴することになり，場合によっては侵襲的である．1990 年代には，早期の聞き取り，デブリーフィングが有効であるとされたが[6]，その後，共感や支持など治療的介入なしにデブリーフィングした場合は予後が不良であることが示されている[7]．一般外来

の診療においても,外傷的体験を聞き取った場合には理解と共感を示すリフレーミング的介入(「辛い体験を乗り越えられたのですね」など)が大事であると考えている.具体的には面接の1/3において外傷的体験を聴き取り,残りの2/3はそれらをワークスルーするというKluftの原則[8]や分節化した除反応,つまり事象を全体ではなく部分で扱い,侵襲的でない[9]技法を用いて外来面接を行っていく.

① 社会リズム療法の技法を援用した日常生活のリズムの回復

外傷的体験に関連して外出など当たり前の日常生活が送りにくくなっていることも多い.日常生活分析を行い,可能な介入を見つけ出し,日常生活のリズムを回復していきたい.多くの場合は社会リズム療法的アプローチが有効と思われる.起床や入眠時間の設定などから取り組んでいく.薬物療法の助けを借りながら,まずできそうなところから成功体験を積んでいくのがよい.

② 認知療法あるいは認知再構成法[10]

トラウマに関連する非合理的な思考や信念を同定し,合理的な方法で非合理的な思考や信念,予期に異議を唱えることができるように支援する.トラウマに対して,あるいは出来事に対して自動的に起こってくる自動思考を検討し,事実を見直して別の解釈や別の説明ができないかということを治療場面と現実の生活のなかで検討していく.

③ 認知処理療法[11]

認知処理療法では5つのコア領域を想定し,その領域における認知再構成と筆記による曝露(トラウマ記憶を書きつけ,それを治療者の前で読む)を行う治療である.

④ 眼球運動による脱感作と再処理(eye movement desensitization and reprocessing:EMDR)[12]

EMDRはPTSDに対してエビデンスのある心理療法で,一定のトレーニングが必要とされている.わが国では約2年に及ぶトレーニングを必要とし,諸外国では2～3週の研修により資格を取得することが可能である.治療はトラウマ記憶を想定しながら素早い左右への眼球刺激を行うように治療者が誘導することによって行われる.場合によってはタッピングや刺激音を同時に導入することもある.EMDR導入にあたっては,トラウマ記憶の想起前に安全な場所や安全なイメージを治療者と十分共有する必要がある.

⑤ 長時間曝露療法(prolonged exposure therapy:PE)[13]

曝露療法は持続する病的不安に対する治療として評価されてきた治療法である.その1つであるこの治療も一定の訓練を要するとされ,現在わが国では3人の指導者が認定され,治療の指導が行われている.トラウマ被害者へのPEは,トラウマに関連した記憶や外的きっかけを回避することは,トラウマを引き起こした出来事からの回復を阻害するという概念に基づいた治療プログラムである.PEは想像曝露と現実曝露の2種類から構成され,想像曝露では治療セッションの間やセッションを録音した音声テープを家で繰り返し聞き,記憶と向き合うように指示される.現実曝露では,非現実的な不安を引き起こしているが,実際には安全か低リスクの外傷であるきっか

けと繰り返し向かい合っていく．PEのそれ以外の要素としては，トラウマを引き起こした出来事への一般的な反応についての心理教育と，呼吸再訓練が含まれる．

当院では，現在，在院する治療者のうち2人がEMDRを，3人がPEを施行できるが，いずれの技法も1回90分の時間を要する．自院では保険診療で行っているが（すなわち，通院精神療法料金のみ），今後は，認知療法以外にもエビデンスのある精神療法についてなんらかの配慮がされるように期待している．

4 文化的要因や性別要因[1]

ASDの症状については，解離症状，悪夢，回避，そして身体症状に関して文化間で異なる可能性がある．性別要因としては，ASDは男性よりも女性に多い．性別による危険性の差異の原因として，神経生物学的な違い（たとえばHPAxisの比較的脆弱性など），また女性はレイプや他の対人暴力などの外傷的出来事に曝露されやすいことが可能性として考えられる．

5 訴訟について

ASD患者が診療所に受診する場合は身体的外傷が重症ではなく心的外傷がある場合が多いと考えられる．したがって，診療所を受診する症例では，レイプなど性被害がA項目となり，訴訟対象となる事案のことがしばしばある．実際，昨年度1年間の当院の事例はすべて訴訟事例であった．ASDに治療的関与をする場合は，ストレス因に関連した訴訟が伴うことを考慮に入れ，診療録を整備したい．カルテ開示の可能性があるので，カルテ開示の手続きなども院内で決めておく必要がある．

6 おわりに

俗に言われるハラスメント法（雇用の分野における男女の均等な機会及び待遇の確保等に関する法律）においてハラスメントの定義が「事象を受けた側がそれをハラスメントと感じること」と定義された[14-16]経過から，職場のハラスメントは増大をやむなくされており，結果として，「患者が感じれば，ASDである，PTSDである」と職場や学校の保健師や臨床心理士などメディカルスタッフが判断する傾向は増加している印象である．私自身は，自らASDと自認して，受診した場合の対応こそが診療所の医師として技量を試されることになろうと考えている．われわれ臨床家には診断の是非ではなく，生活の質の改善が求められていると考えている．虚偽を伝える必要はないが，のっけから「そんなのASDではありませんよ」と伝えることの臨床上の意味を内省する必要はあろう．

文献

1) American Psychiatric Association. Diagnostic and Statistical Manual of Mental Disorders, fifth edition. American Psychiatric Publishing；2013. pp280-286／日本精神神経学会（監），髙橋三郎ほか（訳）. DSM-5 精神疾患の診断・統計マニュアル. 医学書院；2014. pp278-284.
2) Herman JL. Trauma and Recovery. Basic Books；1990／中井久夫（訳）. 心的外傷と回復. みすず書房；1999.
3) Putnam FW. Diagnosis and Treatment of Multiple Personality Disorder. Guilford Press；1989／安 克昌，中井久夫（訳）. 多重人格性障害—その診断と治療. 岩崎学術出版社；2000.
4) Ando H, Yamamoto K, Ichimura A, et al. Early crisis intervention to patients with acute stress disorder in general hospital. Tokai J Exp Clin Med 2003；28：27-33.
5) 日本トラウマティック・ストレス学会. PTSD の薬物療法ガイドライン：プライマリケア医のために. http：//www.jstss.org/wp/wp-content/uploads/2013/09/JSTSS-PTSD 薬物療法ガイドライン第 1 版.pdf　2013.
6) Mitchell JT, Everly GS. Critical Incident Stress Debriefing：An Operations Manual for CISD, Defusing and Other Group Crisis Intervention Service, Third Edition. Chevron；2001／髙橋祥友（訳）. 緊急事態ストレス・PTSD 対応マニュアル—危機介入技法としてのディブリーフィング. 金剛出版；2002.
7) 長江信和, 金　吉晴. 災害時を想定した外傷後ストレス障害の一次予防について. 精神保健研究 2005；18：81-90.
8) Kluft RP. Multiple personality disorder. In：Tasman A, et al (eds). American Psychiatric Press Review of Psychiatry, Vol.10. American Psychiatric Press；1991. pp161-188.
9) Kluft RP. On treating the older patient with multiple personality disorder. Am J Clin Hypn 1988；30：257-266.
10) Marks I, Lovell K, Noshirvani H, et al. Treatment of posttraumatic stress disorder by exposure and/or cognitive restructuring：A controlled study. Arch Gen Psychiatry 1998；55：317-325.
11) Resick PA, Schnicke MK. Cognitive processing therapy for sexual assault victims. J Consult Clin Psychol 1992；60：748-756.
12) Shapiro F. Eye Movement Desensitization and Reprocessing（EMDR）：Basic Principles, Protocols, and Procedures, 2nd edition. Guilford Press；2001.
13) Foa EB, Hembree EA, Rothbaum BO. Prolonged Exposure Therapy for PTSD：Emotional Processing of Traumatic Experiences, Therapist Guide. Oxford University Press；2007.
14) 雇用の分野における男女の均等な機会及び待遇の確保等に関する法律（昭和四十七年七月一日法律第百十三号）1972.
15) 労働基準法（昭和二十二年四月七日法律第四十九号）1947.
16) 厚生労働省. 精神障害の労災認定. http://www.mhlw.go.jp/bunya/roudoukijun/rousaihoken04/dl/120215-01.pdf　2011.

II 心的外傷およびストレス関連障害と解離性障害

4 適応障害に対する治療の工夫

白川美也子
こころとからだ・光の花クリニック

1 はじめに

　適応障害とは，人間がその生活のなかで出会う困難に対するさまざまな反応の現れである．そこには個人の脆弱性とレジリエンスおよび個人が属する対人システムにおける問題が反映し合い，さまざまな重症度をもつ多様な病態が入り込んでくる．本概念が，現在 ICD-10[1] や DSM-5[2] にあるような不安，抑うつ，素行や情動の障害を含むという形に定まってきたのは DSM-III 以降であり，それまでは世代ごとのストレス反応として，現在のものよりさらに広い症候が含まれていた．適応障害は DSM-IV-TR までは独立したカテゴリーであった．本診断が 2013 年の DSM-5 において心的外傷およびストレス因関連障害群の一部に含められたことで，ICD-10 とも統一が取れた．今後，より多様な領域の人の困難に焦点があたる可能性がある[3]．

　本項の目的は心的外傷およびストレス関連障害の専門医の視点で，本障害を描写し，治療法について，より有効であると思われる手順を提言すること，治療上の工夫を示すことである．なお，ICD-10 と DSM-5 の診断基準には発症時期に関する違い（ICD においてはストレス因後 1 か月以内，DSM が 3 か月以内）以外の隔たりは多くないため，本項の記述は DSM-5 をもとにする．

白川（西）美也子（しらかわ-にし・みやこ）　略歴

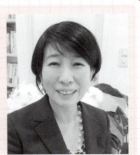

1989 年浜松医科大学卒後，2000 年国立療養所天竜病院小児神経科・精神科医長．2006 年より行政に転じ，浜松市精神保健福祉センター初代所長，2008 年国立精神・神経センター臨床研究基盤研究員，2010 年昭和大学特任助教授を経て，2011 年よりフリーランスとなり，岩手県教育委員会からの招聘により東日本大震災後の学校支援に携わる．2013 年よりこころとからだ・光の花クリニック院長．東京女子医科大学女性生涯健康センター非常勤講師．
トラウマフォーカスト認知行動療法（TF-CBT）の均てん化に取り組み，アメリカの NPO である IFCA とともに国際トレーナーを招いたトレーニングの開催を行っている．
共著書に，『心的トラウマの理解とケア（第 2 版）』（じほう社，2006）など，監訳書に『DV・虐待にさらされた子どもを癒す』（明石書店，2006），『子どものトラウマと悲嘆の治療』（金剛出版，2014），『トラウマフォーカスト認知行動療法』（岩崎学術出版，2015）などがある．

2 診断，除外診断，疫学

 診断，除外診断

　診断は治療という行為の重要な因子である．適応障害を診断する際に理解しておきたいことをここで明確にする．

　DSM-5の心的外傷およびストレス因関連障害群に集められた，①反応性アタッチメント障害，②脱抑制型対人交流障害，③心的外傷後ストレス障害（posttraumatic stress disorder：PTSD），④急性ストレス障害，⑤適応障害は，他のDSM診断体系の症候論的な診断基準ではなく，前提となる出来事があっての成因論的な診断である．

　たとえば①や②においては適切な養育の欠如という規定が，③，④には出来事の性質を規定する診断基準Aという前提基準があるが，⑤適応障害においては，明確な規定がない．

　適応障害の本質は「はっきりと確認できるストレス因」に引き続いて起きた「情動面，行動面の症状」である．その性質として「症状…（一部略）…に影響を与えうる外的文脈や文化的要因を考慮に入れても，そのストレス因子に不釣り合いな程度や強度をもつ著しい苦痛」と障害度が示される．すなわち，ある生活上の出来事が，その患者にとって「ストレッサー」となり，ストレッサーにより引き起こされた「ストレス反応」が正常な度合いを逸脱した異常な反応であり，その反応に「個人の脆弱性」が存在しており，さらには，個人の脆弱性と目の前のストレッサーの相互関係により正常な度合いを逸脱した異常なストレス反応を起こしているかが了解可能かという判断をしなければならない[4]．

　また，本障害における症状内容は，抑うつに関しても，不安に関しても閾値下のものが該当する「閾値下診断」である．ただたとえば，抑うつを伴う適応障害と特定不能のうつ病との鑑別診断は，症状の重度さは同じでも，後者のほうが適応障害よりアンヘドニアや体重増加，過眠，決断困難が多く，適応障害のほうが体重減少，不眠，食欲不振が多いといった違いなどはある[3]．

　このように診断が消去法的かつ時間限定的であること，不安，抑うつ，素行や情動の障害など他障害ではそれぞれが一つのカテゴリーに属する病態が単独であっても同時に存在してもこの障害と診断されること，いくつもの難しさをはらむことから統一的に診断できる質問紙が作れないことが適応障害の臨床研究を阻んでいる．

　ただ，この診断は便利なものでもある．あるストレス因に反応して生じる特定の症状が他障害に当てはまらないとき，適応障害と診断できる．よく筆者が経験するのは，DSM-5のPTSD診断基準Aを満たさないストレス因に対して，PTSD様の症状が出ている場合（暴力を伴わないいじめなど子ども期のストレス体験などに多い）にも，適応障害と診断することである．

疫学

　適応障害の疫学は，一般人口における有病率は1～8％，精神科外来を受診する人のなかでの有病率は5～20％，または10～30％と高い．また他科医師が最も多く接する精神疾患であり，病院での精神科コンサルテーションでは50％を認めるなどの報告があるが，疾患の性質から集団によって異なるのは当然であろう．疫学的視点は，今後，ある集団の特質を限定し，資源や支援と兼ね合わせた研究において有用になるかもしれない．

3 病因：ストレス因とは

　適応障害を理解するための精神力動的な軸は，①ストレス因の性質，②ストレス因の意識的・無意識的意味，③元来個人に備わっている脆弱性である[5]．この病因となるストレス因には，単一の出来事（例：離婚など）もあれば，複数のストレス因（例：仕事上と結婚上の困難の併発など）もある．家庭や職場などの集団で慢性反復するもの，自然災害のように家族のみならず共同体全体に影響を与える慢性複雑性といえるものなどさまざまである．

　産業医として接した職域の患者では，過労，仕事との不適合，職場の人間関係，パワーハラスメントやセクシュアルハラスメントなどをストレスとして指摘できることが多いが，多くは家庭環境におけるストレスと同期していることや，仕事問題と家庭問題の影響が悪循環を起こしているケース，配偶問題も含めて気質や生育歴も含めた個々人の個性や脆弱性が関係するケースなどさまざまである．女性患者が多い筆者の経験では，子ども期の虐待やDVの目撃を基礎に，配偶者とのさまざまな関係困難（DV，モラルハラスメント，性格の不一致，発達障害など），子どもの問題行動や障害などが生じて病態が顕在化していることも多いが，Caseyは，適応障害で多いのは結婚問題であり，対人関係や家族問題はうつ病に多いと述べている[3]．子育ては続き，パートナーとは離別しない限りストレス因は続くため，離職が可能な職域メンタルヘルスの患者より家庭問題を抱える患者は慢性化しやすい．また，DSM-5のPTSD診断基準Aは満たさない性にまつわる心の傷つき（セクシュアルハラスメント，配偶者の不倫，痴漢や盗撮など）に関しては，PTSD様の症状が出現し，長く残ることがある．

　いずれにせよ契機となったストレス因を，その患者にとっての意味を含めて明確にする努力は，ストレス因のみを病因として追求する態度ではなく，患者の生活全体を複合的にとらえる視点につながり，最終的に患者の回復を促す．

　死別の悲嘆に関しては，基本的には正常とされるが，長引いたり重症である場合，複雑性悲嘆や持続性複雑死別障害という診断概念を参照されたい．

4 心的外傷およびストレス関連障害としての適応障害

では、適応障害は単純に「明確なストレス因がある人に起きた異常反応」なのだろうか。たとえばPTSDは、DSM-III-Rの頃に診断名として日本に入ってきた当初「異常な出来事（トラウマ的なストレス因）にあった人の起こす正常反応」といわれていた。しかし、その後の研究の進展によって、発達期に何らかの準備性があるということが次第に明らかになっている。発達精神病理学的に表現すれば、ストレス因となった出来事以前の、① 個人のもつ生物学的な特性（気質、発達特性）、② 生育歴上のアタッチメント課題、③ 生育歴上のストレスやトラウマによる準備性とストレス因の関係、が症状を生じさせる。適応障害としか診断できない疾患群においても臨床的には同様である。DSM-5において、ICD-10と同様に本障害が心的外傷およびストレス因関連障害群に含まれたのは、このようなディメンション的な視点が背景にある。

すなわち「適応障害」にもPTSDと同様に、生育歴や児童期逆境体験（adverse childhood experiences：ACE）が関連している可能性がある。さらにいえば、他所で適応障害の診断を受けた人に、生育歴上のトラウマを聞き、エビデンスに基づいた臨床診断尺度（PTSD臨床診断面接尺度〈clinician-administered PTSD scale：CAPS〉など）を用いてすべての症状群の存在を仔細に明らかにすることによってPTSD診断がつくという体験（例：児童期性的虐待の既往がある人が職場のセクシュアルハラスメントで障害化し、フラッシュバックの内容は性的虐待を受けたときの体験が含まれるなど）を筆者は多くしており、うつ病や不安症と並んでPTSDの除外は重要である。ただ治療面において、PTSDの治療と適応障害の治療には非常に共通項が多いと筆者は感じている。

5 治療

基本方針の紹介（ガイドライン）

先に述べた事情により適応障害の臨床研究は少なく、エビデンスに基づく治療ガイドラインはいまだ存在していない。職域の適応障害における職場復帰のための介入のコクランレビューにおいては、無治療と比較して認知行動療法に若干の効果が、問題解決療法を行ったものが中等度の効果があるという結果であった[6]。

わが国における最近のエキスパートガイドラインは、稲垣によるもの[4]、平島によるもの[7]、津田[8]および市橋によるもの[9]がある。

エキスパートレベルでの治療アルゴリズムとしては、アメリカ軍のナースによる軍人を対象にして考案されたものがあり、ストレスマネジメントの方略としては理にかなったものである[10]。そのストレスマネジメントのアルゴリズムに精神科治療および心理療法の情報を加味したアルゴリズムを仮に作成した（図1）。

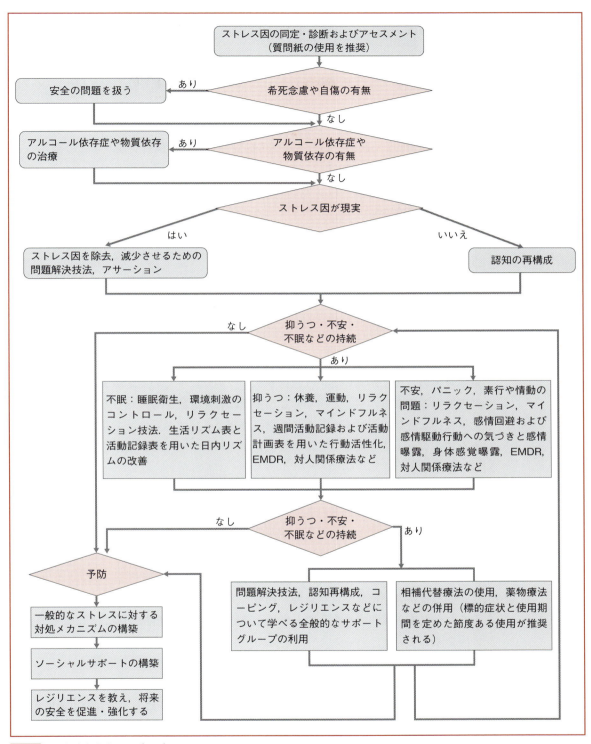

図 1 適応障害治療アルゴリズム

適応障害の治療の段階：10 の TIPS

以下に心的外傷およびストレス関連障害の治療の ① 安全，② 再想起，③ 再結合の三段階[11]と，治療アルゴリズム（図1）に沿いながら，治療上の工夫（TIPS：秘訣）を段階的に示していく．

◆安全：さまざまなレベルでの安全を確保する

TIPS 1：診療態度：適応という言葉への感受性をもち，長所や強みを認める

適応障害という診断を告げるときには，「適応」という言葉のもたらす力（パワー）との関係について感受性をもたなければならない．患者は「私は___を乗り越えられない」「私は___に適応できない」という悩みをもって診療に訪れる．この下線部には学校，会社や組織，結婚，育児などが入るかもしれない．しかしそれには当人にとってはもっともな理由があるだろう．そのもっともな理由を聞き，「つらかった，苦しかったこと」をより明確なストレス因として同定する．単に「適応できなかった」という見方を判を押すように繰り返せば，かかわりそのものが微量の加害性を帯び，治療そのものが再演的な性質をもつことに意識的であるべきであろう．これは関係性の安全の問題である．

TIPS 2：希死念慮，物質依存への配慮，現実的な問題の解決による安全確保

適応障害の自殺率が高いという報告がある．実際に多くの適応障害の患者は，ストレス因となる出来事が生じた当初および極期に希死念慮をもったことを報告する．たとえ短期的な危機状態であれ，希死念慮の確認は必須であることを肝に銘じたい．

またアルコール依存症をはじめ物質依存があれば，そちらの治療を優先，あるいは同時に並行していく．

TIPS 3：環境調整と問題解決と危機的状況の回避

患者の悩みや訴えには現実のもの，想像上のものなどが入り交じるものであるが，現実であるものと想像上のものをしっかりと見極め，必要であり可能である場合は，ストレス因の解消のために問題解決を行っていく．休職措置，保育所の利用などにおける診断書，DV やいじめなどの問題における加害者の隔離や警察の介入，法的な解決などの示唆および紹介や情報提供，代理人への協力など，医師が職能として提供できることを可能な範囲で，少しでも環境を調整し，問題を解決することによってストレス因を減じていく．

TIPS 4：心理教育によって自己や状況理解を促す

あるストレス因に対して症状が出たことには，その人の個性や生育歴上や環境にもっともな理由があることを見出すことは正常化である．背景にある生育歴上の問題や，今ここにおける課題（多くは悪循環）もひもときながら，気持ちを承認（ヴァリデーション）し，不本意ながらの選択に生き延びるための意味があったことを認め，そこに患者の長所や強みを見出していく作業を協同的に行うことが治療同盟の基盤となる．患者は現状に圧倒され，混乱していることが多く，些末な詳細に話が集中する場合「何がどのように苦しいのか」「苦しいのはどのような感情や考えと結びついているのか」に焦点をあて

て整理していく．それらを傾聴するうえで，症状がどのように生じてきたかという見立てを臨床家と患者がともに行い心理教育の一貫とすることが重要な治療ステップでもある．ここまでの手続きで，ストレス因に対して過剰な反応をしていなかった患者においては，短期焦点化した心理療法での治癒を目指す．

◆再想起：ストレス因に向き合い，自ら解決に取り組む/難治例への対処

TIPS 5：定式化された認知行動療法およびその他心理療法の使用

　実は，上記の手続きやアルゴリズムは，精神科医が通常行う一般的な手順にトラウマインフォームドケアの要素を加えたものである．さらに，うつ病に対する認知行動療法[12]やわが国における定式化された均てん化マニュアル[13]を念頭において記述している．適応障害とは，ストレス因となった出来事に生育歴や外傷歴と関連して形成されたネガティブなスキーマが活性化し，不適応的な自動思考とそれに伴う感情を基盤にした問題が出ている状態と考えることもできる．定式化された認知行動療法や，問題解決技法，解決志向精神療法などの施行は，患者自身が自ら問題を解決する力を幾重にも増すため，有効であろう．

TIPS 6：不安やパニック，フラッシュバック様症状，問題行動などへの対処

　「不安とうつの統一プロトコル」(unified protocol：UP）は，同じくわが国でも均てん化を目的にした研修が行われているが，さまざまな疾患の根底にあると想定される感情調節不全や神経症傾向（ネガティブな感情への過敏性）の問題を標的としている[14]．

　PTSDのトラウマ記憶に対して，曝露(持続エクスポージャー)，適応的情報処理(eye movement desensitization and reprocessing：EMDR）でアプローチするように，患者が抱える特定の感情状態を標的に曝露やEMDRなどを行うことは有効である．すなわち，感情というのはその瞬間の身体の状態であり，トラウマ記憶のような疎隔化はなくてもある種の自我状態として扱うことが可能だからである．

　筆者は，実は図1とは異なり，成人に対しては主たるストレス因（出来事）をEMDRで扱ってから認知行動療法に導入することが多いが，たとえば子どものトラウマに関する高いエビデンス性で知られるトラウマフォーカスト認知行動療法[15]などでは，認知行動療法アプローチの導入はエクスポージャーに先立って行う．子どもは認知という概念をまだわがものにしていないからであるが，では，大人であれば，どのような順番がよいのか，臨床レベルで感触を確かめている状況である．

TIPS 7：気質とその特徴に注目する

　難治である場合，その背景に，自閉症スペクトラム障害，社交不安障害，各種パーソナリティ障害などの症状の一部やスペクトラム的特性が存在することがある．たとえば自閉症スペクトラムひとつをとっても10人に1人といわれており，その数の多さは知っておき，それぞれの特性に準じた心理教育や対応をするとよい．このような難治例に対して，筆者は，EMDRや自我状態療法などを集中的に行うことで対処することが多いが，UPも当然使えるのではないかと考えている．

TIPS 8：トリガーの詳細な同定と必要な処理を行う

適応障害の診断基準には，ストレス因の消失から6か月以内に消失するという規定がある．これより症状が長引くときにはTIPS 7に記したように障害が残りやすい気質や特性を考えることに加え，症状を維持するトリガーに関するより詳細な同定を行うことでさらなるアプローチが可能になることがある．トリガーには文字通り外部から来る刺激である外的なトリガーと，内的トリガーがある．たとえばDVの加害者との別居や，パワーハラスメントの加害者のいる職場の休職のみでストレス因が消失したと考えないことが重要になる．司法手続きなどでの間接的接触や休職関連手続き，さまざまなその後の不首尾などが外的なストレス因，すなわちトリガーとなり症状維持の要因となる．そして，そのときに引き起こされる感情や身体感覚そのものが内的トリガーとなって，さらなる症状を出現させうる．苦痛となった過去の体験の情報処理と現在における認知行動療法アプローチの双方が必要となるゆえんである．

TIPS 9：投薬は？

投薬については，基本的には使わず，症状が悪循環の成因になっていたりするときにそれを打破するためなどの目的を明確に最小用量を使うというのが望ましいであろう．アメリカでは重症例の場合抗うつ薬が処方される傾向にあり，抗不安薬は（対症療法にすぎないということもあり）あまり推奨されていない．平島[7]はあくまでも補助的治療として，症状を和らげ自分自身の状態を理解できるようになることを目的として使うべきだと明確化している．また，適応障害は，いわゆるハーブ療法のプラセボ対照試験が行われているまれな疾患でもある[3]．筆者はTIPS 7における気質や特性的なものに合うと思われる漢方や（たとえば自閉症スペクトラムにおけるいわゆる神田橋処方など），適当であると思われるフラワーエッセンスを示唆して使用していただくことを行っており，一定の成果をみている．

◆再結合：新たなつながりの形成

TIPS 10：グループの活用

問題解決技法，アサーション，行動活性化，認知再構成などが自ら適切に使えるようになると，安全が確保されてさえいれば，もとの対人ユニット（夫婦，家族，親戚，友人関係など）や，組織（学校，会社など）に戻り再び関係を深めていくことができる．これを社会的再結合という．それが難しいときに，同じ課題をもった仲間，できればストレス因が類似しているグループを活用するのは役に立つだろう．復職支援グループ，DVを受けた人のグループ，特別支援学級のいじめを受けた子どものグループ，などである．これらグループによる支援で最も望ましいことは，孤立感や恥辱感を減らし，新たなつながりを安全に作ることの練習ができることである．また，行動活性化の練習としても，かつてやっていた，また新たに習得する趣味のグループに入るなどは望ましい．このように患者たちは少しずつ共世界に戻っていく．

6 おわりに

　DSM診断体系のなかの迷い子であった適応障害は心的外傷およびストレス因関連障害群に含まれて，ようやく居場所を見出したばかりである．これから旧来のようなリエゾンや身体病領域などに加えて，職域メンタルヘルスや学校メンタルヘルス，育児支援領域の進展によって，よりよいアプローチが求められてくるだろう．これらのフィールドと定式化された治療法の開発と臨床研究にも端緒がつき始めるかもしれない．気質とストレス因との関連，症状などを詳細にみれば，脆弱性やレジリエンスとの関係性も興味深く，適応障害を切り口として精神疾患全体の子ども期からの成り立ちを考えることもできるように思う．臨床は多様で，現実的な問題解決技法やさまざまな心理療法が有効であり，まさに開業精神療法家冥利につきる疾患であるといえよう．

文献

本書の性質および紙幅の関係で，日本語文献に引用されている英文文献は省いた．

1) WHO. The ICD-10 Classification of Mental and Behavioural Disorders : Clinical description and diagnostic guidelines. WHO；1992／融　道男ほか（訳）．ICD-10 精神および行動の障害―臨床記述と診断ガイドライン．医学書院；1993．
2) American Psychiatric Association. Diagnostic and Statistical Manual of Mental Disorders, 5th ed(DSM-5). American Psychiatric Publishing；2013／日本精神神経学会（監），髙橋三郎，大野　裕（監訳）．適応障害．DSM-5 精神疾患の診断・統計マニュアル．医学書院；2014．pp284-287．
3) Casey P. Adjustment disorder : New developments. Curr Psychiatry Rep 2014；16（6）：451．
4) 稲垣正俊．適応障害．今日の精神科治療ガイドライン．精神科治療学 2010；25（増刊号）：170-171．
5) Sadock BJ, Sadock VA. 適応障害．カプラン臨床精神医学テキスト：DSM-IV-TR 診断基準の臨床への展開，第2版．メディカルサイエンスインターナショナル；2004．pp857-861．
6) Arends I, Bruinvels DJ, Rebergen DS,et al. Interventions to facilitate return to work in adults with adjustment disorders. Cochrane Database Syst Rev 2012；Dec12；12．
7) 平島奈津子．適応障害．神経症性障害の治療ガイドライン．精神科治療学 2011；26（増刊号）：129-133．
8) 津田　均．適応障害（抑うつ）．今日の精神疾患治療指針．医学書院；2012．pp254-256．
9) 市橋秀夫．適応障害（行為および情緒）．今日の精神疾患治療指針．医学書院；2012．pp257-260．
10) Fielden JS. Management of adjustment disorder in the deployed setting. Mil Med 2012；177（9）：1022-1027．
11) ハーマン・J．心的外傷と回復．みすず書房；1999．
12) ベック・A．うつ病の認知療法．岩崎学術出版；2007．
13) 大野　裕．認知療法・認知行動療法．治療者用マニュアルガイド．星和書店；2010．
14) 伊藤正哉，堀越　勝，バーロウ・D・H．不安とうつの統一プロトコル，バーロウ教授によるクリニカルデモンストレーション．診断と治療社；2014．
15) コーエン・J，マナリノ・P，デブリンジャー・E．子どものトラウマと悲嘆の治療．金剛出版；2014．

II 心的外傷およびストレス関連障害と解離性障害

5 解離性同一性障害の治療

北村直人
あおば心療内科国分寺南クリニック

1 はじめに

メンタルクリニックの毎日はあわただしい．治療法は，外来ですぐ使えるか，応用範囲は十分に広いか，という基準で選択されるだろう．解離性同一性障害（DSM-5：Dissociative Identity Disorder：DID）の治療法は実践的に役立つだろうか．

DID の特徴は極端に強い対人緊張である．その治療技法は適応障害やうつ状態の治療の参考にもなり，私たちの視野を広げてくれる．実際の治療にできるだけ近いイメージをお伝えできればと思う．

2 解離性障害の基本形

DID と，その特徴的な多重人格状態を診断上どのように位置づけるか．さまざまな考え方があるが，解離性障害の一つだと考えるのが一般的だろう*．

解離性障害全般の特徴をつかんでおこう．

＊：解離性障害と DID の参考文献
DID について，2015 年時点で手に入れやすく，信頼できる情報源をあげておく．
岡野の総説[1]は，12 ページですっきりと整理されており頭に入りやすい．成書としては『専門医のための精神科臨床リュミエール 20 解離性障害』がある．同書所収「解離性障害の精神療法」[2]で，松井は解離性障害がどのように扱われてきたかをきれいにまとめていて読みやすい．薬物療法については同書所収の田中の「解離性障害と生物学的療法」[3]がよいだろう．診断から薬物選択の戦略までバランスよく，ていねいに考察されている．

北村直人（きたむら・なおと） 略歴

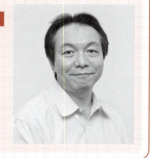

1963 年東京都生まれ．
1987 年東北大学医学部卒．1991 年東北大学大学院医学研究科博士課程修了．医学博士．
1997 年から 2009 年まで，東海大学教養学部非常勤講師，都立病院，都内精神科病院に勤務．
2009 年立川駅前オアシスメンタルクリニック院長．
2013 年 7 月あおば心療内科国分寺南クリニックを開設．

初診のクライアントから，次のような話を聞くことはないだろうか．

「いつも人に気を遣っている．本音が言えないときもあるし，困ったときも人に相談できない．（どうしても言っておく必要があることも言えないために），話があいまいだとか，態度をはっきりしてほしいとか，まだるっこしくて話が通じないと非難されがちである．感情をうまく表に出せない．そうかと思うと，時々自分でびっくりするほど強くモノを言う．なぜそこまで言ってしまったんだろうと後から後悔するけれど，その場では止められない」

話し手は，たとえば，身ぎれいにおしゃれした女性である．表情にあまり動きがないので真面目そうにも，上品そうにも，少し冷淡そうにも見える．特徴のあるのは目である．瞳は大きく見開かれ，あまり動かない．手が震えていることもある．実は緊張しているのだとわかるが，本人は緊張を自覚していないことも多い．

あるいは，真面目で地味だが温厚そうな男性ということもある．ていねいな話し方，穏やかに聞こえるが少しかすれた声．おどおどした印象であったりする．

どうやら，当たり障りなく振る舞い，無難な感じに見えることに非常な努力を注いで暮らしている人たちであるらしい．要するに人が怖いのだろう．

初診外来でも，何を治療したいのか，どこをどうしてほしいのかをはっきり話せないこともある．困っていることの核心に近づくほど記憶もあいまいになり，人に伝える以前にクライアント自身も十分に把握できなくなっていることがわかってくる．

こんな風に質問してみるとよい．

「時々なんでもないような小さなことが思い出せないということはありませんか？」
「人から何かを教わってもなぜか覚えられないということはありませんか？」

どのような答えが返ってくるのか興味深い．記憶・想起がうまくいかないのかどうかだけではなく，そのために生活のなかで具体的にどのように困っているかがわかる．次のような話が聞けるかもしれない．

「ちょっとしたことが思い出せなくて困ることがある．うまくその場を切り抜けようとするのだが，なかなかうまくいかない．表面を取り繕ったようになってしまうのだが，ウソをついてしまったのではないかと後から自分でいやになる．仕事の覚えが悪くて上司に叱られる．会社に行くのがつらくなってきている」

このケースの診断は「特定不能の解離性障害」（DSM-5：Unspecified Dissociative Disorder）である．DSM-IV-TR と DSM-III-R では Dissociative Disorder Not Otherwise Specified（DDNOS）と記載されていたので文献では DDNOS と扱われていることが多い．これが解離性障害の基本形だとおおざっぱに考えてよいだろう．以下で単に「解離性障害」と述べる場合はこの基本形を指している．

特徴をまとめておく．

- 当たり障りのないことしか口に出せない．ごく親しい相手にしか本音を言わないが，いったん本音を言い始めると人が変わったように攻撃的になり，家族や交際相手を当惑させる人も多い．制御が利かず，攻撃的になったときの記憶があいまいになっていることもある．

- 怖いと感じたときや緊張する状態で覚えたことを正確に思い出すことができない．
  たとえば，職場の厳しい先輩に何回教わっても仕事を覚えられない，などで困っている．

無難に振る舞うことに努力を注げば注ぐほどトラブルが増え，うまくいかなくなっていく．つらいだろう．空回りする指示待ち，空気読み．どこにでもいそうな人たち．

3 鑑別診断：適応障害やうつ病と確定診断する前に，記憶と想起のチェック

鑑別診断で気をつけておきたいのは，適応障害と非定型的なうつ状態である．

ここに例示したような解離性障害の人が，診察前のアンケートで「会社に行こうとすると緊張し，どうしても動けなくなる」などと書いていることも多い．これだけだと適応障害と診断されそうである．

初診時，もの忘れや記憶について質問する機会を増やすように意識するとよいだろう．実際にやってみると，解離性障害の頻度の高さが実感される．

これは，うつ状態の鑑別診断にも役立つ．解離性障害ではうつ状態の併発は非常に多く，ストレスの変化に反応して急速に状態が変化するのが特徴である．たとえば，起き上がることもできないと言っていたのに急に元気になった，とか，以前にも同じような抑うつ気分を経験したが会社を辞めたらすぐ治った，などという場合には特に注意し，記憶の小さな欠損や離人症状，転換性症状などのエピソードを見落とさないようにしたい．

うつ病の診断基準に当てはまる症例のなかでも，解離性障害の特徴が並存し，環境の変化とストレスに鋭敏に反応するグループは，それ以外のうつ病とは経過も治療方針もかなり違うと考えたほうがよいのではないか．

薬物療法を例に述べよう．解離性障害，あるいはそれに近い特徴をもつケースの薬物療法では緊張と恐怖感の緩和が優先される．前述の通り，解離を伴う抑うつでは気分はあっという間に変化するので，抑うつや運動抑制の程度だけを評価しても治療効果の正確な評価にはつながりにくい．対人緊張の程度と生活環境への適応度にそのつど注意を払っておかないと治療が迷走する．再発予防を意図して選択的セロトニン再取り込み阻害薬（selective serotonin reuptake inhibitor：SSRI）を長期投与しても効果は上がらないだろう．長期的な生活の質を改善するためには，主治医が対人緊張に対する適切な生活指導を行い，認知行動療法（cognitive-behavioral therapy：CBT）など心理療法についての基礎的な知識をもって対応することが重要であり，薬物療法ではこうした治療を支える臨機応変，柔軟な対応が求められるからである．

このように，解離を念頭におき，対人緊張にフォーカスした治療という選択肢を意識すると精神科外来治療全体のイメージが少しだけ変わる．解離性障害の治療には対人緊張状態を解決するためのヒントが数多く，それはDIDの治療のなかで，わかりやすく明瞭な形で現れる．

4 解離性同一性障害（DID）とは

DID では，次のような状態がよく起こる．

「人と接すると緊張する．怖い感じがする相手がいるかもしれないところは避けるし，人との付き合いもなるべく少なくしているので，逆にどういうのが怖いということなのかわからなくなっている気もするが，変な感じは消えない．気を遣う相手とどうしても話さなくてはならないときは，礼儀正しくしている．みんな，自分を人付き合いがよいと思っているかもしれない．ほどほどに本音を言うとかはできない．完全に本音を言える関係の人がごく少数と，それ以外の大多数．

どうしても伝えたい相談ごとがあった．多少不快な気持ちも伝えないとわかってもらえない話だが，苦情めいたことは言えない．そう思っていたら，その相手からメールが来た．自分が言えずにいた内容をなぜか相手は知っている．驚いた．調べてみると，自分から相手にメールを出した記録が残っている．メールは出していない．その記憶がない．出したらしいメールの内容を見てみると，かなり強い調子の非難の言葉が並んでいる．こんな強い言い方を自分がしたとはとても思えず，ただ困惑．

家族に，この話をしてみた．家族はあまり驚かずに聞いている．逆に，あなたは人が変わったように早口できつい言い方をすることがあるけれど，自分ではどう思っているの？と聞かれてしまった．そんなこともあるような気はするが，ではどうしたらいいのか．

たしかに，自分のしたことを後で思い出せないことはある．職場で，仕事相手へ依頼した（はずの）内容をまるごと忘れてしまい困ったこともある．仕方なく同僚に聞いて内容はわかった．同僚は，**別人みたいな話し方**で驚いたらしい．自分では覚えていないことなので，困惑してしまう」

DID では，前述した一般的な解離性障害の特徴一つひとつが極端に強調されていることがわかるだろう．解離性障害でみられた「人への遠慮」は「対人緊張・恐怖と人付き合いの回避・対人接触の回避」に，同じく「忘れてしまう」は「自分のしたことではない・別人が存在する」にエスカレートしている．

多重人格ともいわれる，DID で最も特徴的にみられる現象は太字で示した「別人」のような状態が人にわかるくらい明瞭に現れる状態のことである．自分のようだが自分らしくない，した記憶がないがやったらしい行動，これが繰り返し現れる．

クライアント本人にとって「それは自分とは別人だ」と考えたほうが納得しやすいのであれば，治療上も戦略的に別人格として扱ってよい．ただし，「実際には同じ体と場所を共有している存在」なのであり，他人から見れば完全に一人の人の行動に見えているという客観的な視点も必要に応じて伝えることを忘れずに．

5 DIDは対人恐怖である

　DIDには4つの側面がある．対人恐怖・回避．回避とひきこもりがもたらす生活機能の障害．人格の統合機能の低下（多重人格状態）．情緒の混乱と衝動制御の障害．

　多重人格状態が注目されがちだが，それがDIDのすべてではない．むしろ，DIDは極度の対人恐怖と極端な回避行動の結果として起こる奇妙なアンバランスの状態であり，対人恐怖と回避が引き金になって，他の3つの障害がお互いに関連し合いながら起こってくると考えたほうがわかりやすい．

　治療は対人恐怖にフォーカスすることになる．

　DIDに限らず解離性障害を疑うケースでは，過去から現在にわたる生活を主治医がきちんと聞こうとすることが大切である．対人緊張と恐怖感の起源は，幼い頃に繰り返し受けた脅しや暴力の記憶ではないかと思える場合も多い．あるいは，親から十分に愛情を注がれなかったと感じる，愛着の問題がクローズアップされることもある．

　「過去に，何度も繰り返していやな思いをしたことはないですか？」
　「ご両親はどんな人？（育った環境のスクリーニング）」

などと質問し，無関心ではないことを示しておくのがよい．その場で何も出てこなくても，無理に追求することはない．クライアントが，自分にとっていやな記憶，いやな感情，恥ずかしい行動の話をしても非難せずに聞いてくれる主治医だと思ってくれれば十分である．結果として，初診時にある程度の外傷経験の話がわかることは多い．私たちがそのような話題を避けず，ちょっと関心をもっておけばよいのである．

6 なぜ多重人格に見えるのか：回避モデルと治療方針

　極度の対人恐怖と多重人格的な振る舞いとはどのような関係があるのか．うつ病や統合失調症の場合と同様，DIDのメカニズムを明快に説明できる定説はなさそうだ．おそらく単一の機序で起こるものでもないが，治療のモデルを立てることは可能である．認知行動療法（CBT）から，「回避行動の成り立ちと症状の増大」「回避をやめ不安にチャレンジして症状を減らす」発想を借りて説明することにしよう．

● 回避モデル

　人は怖いものを避ける．この「回避行動」に注目しよう．恐怖を感じたとき，怖さを引き起こしたものを避けようとすると一時的に不安は減る．対人恐怖なら外出せず人を避ければラクだろう，というのが回避行動である．それでしばらくは不安が減る．しかし，どうしても外出しなければならないとき，不慣れな外出に，以前にもまして大きな恐怖を感じることになる．そして，外出しない生活のなかでも怖い経験をしたら，本当に追い込まれてしまう．外出と電話を避け，ネットで買い物をすませていたが，避けていた相手からメールが来たら，LINEにつながるよう強く求められたらどうしよう．これを避けるためにさらに完全にひきこもり…長い目でみると回避行動は

損である．恐怖感は少しも減らず，できないことばかりが増えていく．

　これが生活面での障害のモデルであり，DID のクライアントの生活で実際に起きていることでもある．

　多重人格状態はどう位置づけられるか．DID での対人恐怖の対象は人すべてであると思われる．そして，ここが特徴なのだが，他人だけではなく自分自身，過去の記憶と感情，行動も恐怖の対象となる．怖いと思える記憶や感情は徹底的に回避され「自分のものではない」という形で排出され，別人格のような形を取らざるをえなくなる．

　これが多重人格状態のモデルである．

　どこまでを CBT に含めてよいか，議論はあるだろう．心的外傷後ストレス障害（posttraumatic stress disorder：PTSD）と違って解離性障害では恐怖の対象が曖昧であり，行動の文脈と機能分析が曖昧な曝露と消去を CBT と言えるのかと尋ねられると特に答えにくいが，あまりにも実証性にこだわると解離性障害の臨床はうまくいかない．行動主義と症状形成理論については文献 4) を参照いただけるとよいだろう．

　外来で CBT のエッセンスを使う立場では，ここに述べたモデルで十分かと思う．

● 治療方針：不安にチャレンジして生活をラクにする

治療方針は次の通りである．

① 生活面での障害にアプローチする．怖いものを避けて一時しのぎで不安を減らすのをやめていく．怖いから今はやれないが，これができたら生活がラクになるということがきっとある．これを行動目標として，今まで避けていたことにチャレンジしていく．

　たとえば…あの人に会いたくないから行かずにいた近くのスーパーマーケットに行ってみることにする．慎重に少しずつ，最初はその人のいるはずがない時間に，スーパーの入り口近くを通り過ぎる練習などから始め，ほんの少しずつ，しかし確実に範囲を広げる．無理をせず，家に帰ったときに小さな自信が残るように．そのうちに，買い物できる嬉しさなど，ご褒美もついてくるようになり，達成感を伴うことも出てくる．怖いもの，できないことが減っていくと生活が安定する．結果として，不安は減る．一時しのぎではなく，不安だと予想する気持ちが消えていく．ごくゆっくりと．

② 生活が安定し安全感が増すと，自分の一部を排除し回避する力が減るので，人格が統合的に機能することが増えて思考も安定に向かう．

　身近で目に見えて改善する症状へのアプローチを優先し，効果が実感できる治療をしたいものである．

　解離性障害に限らず，この考え方の応用範囲は広い．上の例で「スーパーマーケット」を「会社」に，「会いたくないあの人」を「上司」に置き換えれば，会社に行けない適応障害ケースにすぐにでも使えることがわかるだろう．

　怖いものにチャレンジしてもらうことに対して，抵抗感のある向きもあるだろう．しかし，目の前の不自由，目の前の恐怖をできるだけきちんと見て乗り越えよう，と

いう CBT のやり方は，今，怖いことに直面して困っている人にこそ響く．異常な状況のなかにあっても，CBT は常識的な生活への指針を示すことができるからである．

7 さまざまな治療理論

ここまで読んでこられて，DID とその治療については，もっといろいろな議論があるはずだと言いたくなった方もおられるかもしれない．トラウマの取り扱いはどうなっているのか．小説の主人公たちやスリリングな治療術はどこへいったのか，などなど．

前項のモデルでは DID の発症と幼少時のトラウマ，外傷記憶がどのように関連するかの説明がなく，外傷記憶を積極的に狙って治療するという視点を重視していないので，疑問をもたれるのも当然かもしれない．

外傷記憶と症状形成についての理論も，外傷を扱う治療技法も当然ある．構造的解離理論[4]，EMDR（eye movement desensitization and reprocessing）[5]，精神分析的心理療法[6]について参考文献を示しておく．

私自身は外来で積極的にトラウマ・外傷だけに焦点を絞って扱うことがない．私の知っている DID の人たちのなかには，多重人格の状態のままで大学に通っている人も，仕事をしている人もいる．まずはそれでよい，それを支えていこうと思っている．

8 治療の実際：1 回 10 分でこんなことをする

外来は 1 回 10 分前後である．方向性がシンプルに見えているほうがよい．目指すのは，クライアントの行動範囲の拡大と安全，豊かさである．

以下，治療上注意すべきことをあげてみる．

① 話せる関係を維持すること

初診時の注意として，自分にとっていやな記憶，いやな感情，恥ずかしい行動の話をしても非難せずに聞いてくれる医者だと思ってもらえれば，と述べた．それを毎回ずっと続けることである．人格が変わる，だけではなく奇妙な話は時々出てくるが，主治医がアレルギー反応を起こさなければそれでよい．

② クライアントと親しい人たちの関係に注意を向け続けること

女性のクライアントに夫や恋人が付き添ってくることはよくある．関係がよさそうなら，一緒に診察室に入ってもらえばよいと思う．その人たちと仲よくなれば，さらによい．本人のいる前で，いつもの生活がどういう風に見えているのか，話してもらうのが役に立つ場合もある．クライアント自身も思い出せないことがいろいろあるだろうから，主治医と一緒に聞いてもらって，ここしばらくの自分の生活を振り返ってみるのもよいかと思われる．

これは家族療法のアレンジのようにもみえるかもしれないが，はっきり意識しているのは恐怖症パートナーと呼ばれる考え方である．クライアントは長年にわたって回

避行動を続け，まわりは気を遣う相手ばかり，怖いものだらけになっている．恋愛や強い友情や夫婦の絆にすがって安心したくなったとしてもおかしくない．だとしたら，恐怖感をやわらげてくれるパートナーとの関係がより健全でバランスがよい状態に保たれるように注意しておくのは役に立つ．

たとえば，DIDの女性と結婚してうまくいっている男性は，妻になにかと尽くすのが生活の一部になっているようにみえる．といっても時々奉仕疲れをしているようにみえるので，共感しやすい．「男はつらいよ」という感じで苦労話も聞いておけばよいのである．

③ 毎日の生活を知ること

クライアントの毎日の行動を知っておく．電話に出ることはできるのか．苦手な人が住んでいる駅に降りることができるのか，降りることはできなくても通過ならできるのか．電話と，苦手な駅の通過とどちらが怖いか．やれたらメリットがあるのはどちらか．

子どもの運動会でのママ友付き合いをどう乗り切るか…，ダメージが少なく，より多くの社会的成果があがるように援助していくのは大切である．

まず手の届くところ，身近な生活のなかで小さな変化を起こし，その効果を実感してもらい，自信をつけてもらい，また新たなチャレンジにつなげていくのがよいCBTである．だからこそ「常識の言葉で話せる」CBTのよさも生きてくる．

④ クライアントの変貌（人格変化）を許す

多重人格とはいっても，10分しかない外来で，わざわざ私がいろいろな人格を呼び出すことはない．クライアントが勝手にいろいろしてくれるので，お相手するだけである．最近も，もう4年以上担当しているクライアントの変貌ぶりに驚いたことがあった．

変貌，つまり人格変化には必ず何か意味がある．DIDの人は，平静を保ち人格の統一性を保ったまま本音が言えない人たちなのだということを思い出しておこう．何か主治医に言いたいことがあるから別人のように変貌した状態で伝えようとしているのかもしれない．それは，ふだん言わないクライアントのもう一つの本音を聞く大切な機会なのだと私たちが気づくか，気づかないか，そこが大切だろう．

この治療で狙っているのは，クライアントが本音を言える安全地帯をできるだけたくさん，いろいろな場所でつくり，社会関係を広げていくことである．外来の診察室も一つの安全地帯になっておきたい．たとえば，土曜日のあの時間はあそこの部屋にいて私は安全だ，というイメージがあるだけで支えられるほど，クライアントは追い詰められた気分で生活していることを主治医がわかっているだけでも，クライアントの安心につながる．

別人格のように扱って話したほうが本音を聞きやすい気がする．「びっくりした，こんな感じは見たことがないですね．どうしたの？」と伝えて話を促せるし，「5分しかないので，でもせっかくだから，話をしていってくださいね．5分たったらふだんのように戻ってください」などと時間の管理もできる．

⑤ 外来はクライアントの記憶と感情の銀行

　クライアントが安心してくれて，必要なときには人格変化が外来でも見られるようになったら，クライアントが何を話していたか，カルテにでも，簡単なメモを取っておくとよい．別の機会に，以前はどういう話をしていたか，クライアントに伝えられるようにしておくのである．最初のうちは，前回はこういう話をしてましたよと毎回クライアントに伝える方法もある．

　外来は，クライアントの記憶と感情を預かる銀行のようなものだ．クライアント自身のなかに記憶の統一性がないときでも，外来の記録のなかにはいろいろな記憶が残っていて参考にできるというのも大切である．家族がクライアントに批判的でなければ，家族にもこれに参加してもらうとさらによい．クライアントの行動を近くで記録している人がいるわけなので，「記憶がない」「私は何をしたのか？」という恐怖感を緩和できるし，クライアントの行動を家族がそれなりには受け入れているという保証にもなる．

　クライアント本人にも，これに参加してもらうともっとよい．自分宛のメモを残す習慣をつけてくださいとか，大事なことは自分宛にメールしてくださいと伝えておく．これらのことを通して，自分自身の行動全体を眺める習慣をつくっていく．

⑥ 自分のなかのいろいろな考えに耳を傾け，バランスよい判断をしよう

　判断に迷うと，DIDの人の多くは行き詰まり，極端な決断に走りがちである．そして，すぐに後悔する．一つの人格が目指したがる方向に一気に突っ走り，後からほかの人格たちの反発にあって揺り戻しがくるので，全体として行動の収拾がつかなくなるのである．私は，自分のなかで会議をする習慣をつけましょうと，次のように伝えている．

　大切なことを決めるときは，自分のなかにあるいろいろな考えを，メモ，メールなども使って慎重に集めましょう．自分のなかに議会をもっているようなつもりで．出てきた意見は，少数派の変な考えも決して無視せず，ていねいに議論し，結論が出るまで待ちましょう．急に極端な行動に走らないように．

　前項⑤では，自分のなかのさまざまな感情に注意を向ける習慣をもとうという働きかけをしているが，ここでは一歩進んで，さまざまな感情を否定せず，じっくり見てみよう，できれば認めようというチャレンジを勧めている．これができれば，生活の安定感は非常に増してくるだろう．

　以上，生活の安定を中心にしているが，②④⑤⑥など，その場の記憶のなかにない自分の姿を知ってもらう作業が含まれている．わざわざ別人格の形をとって隔離し，避けているさまざまな自分の姿を見るわけで，クライアントにとってはチャレンジなのだが，それを安全にやりとげていけるという繰り返しのなかで，人格統合への素地はつくられている．人格統合は，起こすものではなく，クライアントの成長を促すなかで自然に起こるものである．

9 薬物療法と緊急時対応について

　薬物療法についてふれておこう．DIDの不安・抑うつに対してはSSRIを選択したい．PTSDでの薬物選択なども参考に，エスシタロプラムが選ばれることも多い．抑うつ気分だけを力ずくで治そうとしないことが大切である．生活状況のコントロールがよくなり対人緊張の不安感が軽減すれば症状全体がよくなる．

　幻聴や思考のまとまりのなさなど，統合失調症を思わせる症状が現れることがある．このようなケースに対しては統合失調症に対する薬物療法に準じて対応することが望ましい．興奮，混乱などがみられる場合も同様である．

　薬物選択だけではなく，たとえば入院が必要かどうかの判断基準も，同様に考えて一般的には問題ない．ここでも，解離の特徴を伴うケースは症状の変化が早いことに注意しよう．治療側が柔軟であること，たとえば，入院したら必ず2か月，などとこだわりすぎないことが治療的にプラスに働く場合もあることを頭においておくと役に立つだろう．

　薬物療法の詳細については田中[3]が参考になるだろう．

10 おわりに：クライアントと家族の顔をよく見て話そう

　DIDとその治療について，ここまで述べてきたことをまとめよう．

　治療のなかではまず生活の安定を重視する．外傷記憶を処理することに必ずしもこだわらない．本人が困っていることを聞き，家族の理解と協力を求め，症状があるなりにも自律的に生活できるように援助する．単純に傾聴ではなく，一定の方針に基づいて，主治医がクライアントの生活に注意深く働きかける．

　多重人格的振る舞い，自己同一性の混乱と対人恐怖という特徴を共有する症例の裾野は幅広い．だからこそ，治療では，外来精神医学の基本を踏まえつつも柔軟性をもっていることが大切である．まずはクライアントと家族の顔をよく見ながら話すことを常に意識したい．

文献

1) 岡野憲一郎．解離性障害をいかに臨床的に扱うか．精神経誌 2015；117（6）：399-412.
2) 松井浩子．解離性障害の精神療法．岡野憲一郎（編）．専門医のための精神科臨床リュミエール 20 解離性障害．中山書店；2009．pp190-200.
3) 田中克昌．解離性障害と生物学的療法．岡野憲一郎（編）．専門医のための精神科臨床リュミエール 20 解離性障害．中山書店；2009．pp201-210.
4) 野間俊一．構造的解離理論．岡野憲一郎（編）．専門医のための精神科臨床リュミエール 20 解離性障害．中山書店；2009．pp71-81.
5) 市井雅哉．解離性同一性障害への治療（EMDR）．岡野憲一郎（編）．専門医のための精神科臨床リュミエール 20 解離性障害．中山書店；2009．pp176-189.
6) 細澤　仁．実践入門　解離の心理療法－初回面接からフォローアップまで．岩崎学術出版社；2012.

| II | 心的外傷およびストレス関連障害と解離性障害 |

6 解離性健忘と離人症性障害の治療

原田誠一
原田メンタルクリニック・東京認知行動療法研究所

1 はじめに

　解離性健忘と離人症性障害の治療は，そう容易には進まないことが多い．不安障害〜神経症の治療において各種エビデンスを示してきた薬物療法や認知行動療法（cognitive behavioral therapy：CBT）も，解離性健忘や離人症性障害では確固とした治療方針〜成績を示すに至っていないようである．たとえば，薬物療法や CBT の代表的な教科書をのぞいてみても，この両者に関する明確な記載はみられない．本項では，筆者が解離性健忘と離人症性障害の治療において留意している点について述べ，自験例を供覧させていただく．

2 解離性健忘と離人症性障害の治療と留意点*

　解離性健忘と離人症性障害と接する際のコツは，① 症状で困り苦しんでいる患者への受容〜共感を丁寧に行うことを基盤にして（ポイント 1），② 症状が役に立っている面があることを，患者・家族との共通認識にし（ポイント 2），③ 治療では「逃げ場作り」が大切である旨を伝えて，「逃げ場作り」の試行錯誤を行い（ポイント 3），④「逃げ場」を作るためにも「気持ちのよいこと/楽しめること/くつろげること探し」を試みながら（ポイント 4），⑤ 治療の進展を急がないことにある（ポイント 5），と考えている．

　初めの「ポイント 1：受容〜共感」はあまりにも当然至極であるが，次の「ポイント 2：症状が役に立っている面がある」に関しては若干の説明が必要かもしれない．一般的に，解離や離人といった人格全体を巻き込む原初的な防衛機制が発動する際は，「逃げ場がない」[1] という危機状況にあることが多い．「逃げ場がない」際に解離や離人などの防衛機制が発動しないと，自傷他害などの激しい行動化の出現や精神病状態への移行など，より好ましくない事態が生じる危険があるだろう．解離や離人症状に

＊：本項で述べる内容は，第 III 章「コラム　転換性障害の治療と留意点」（p.191）の記載内容と重なっている．この重複については，かつて解離と転換がヒステリーという病名のなかで統一的に理解されていたこと，そして現在の ICD-10 においても転換性障害が解離性障害のなかに位置づけられている事実を思い返せば，ご理解いただけるところであろう．

は，「逃げ場がない状況での，とりあえずの仮の逃げ場作り」という重要な役割があるわけである．

そのため解離や離人の治療では，① より悪い結果を抑えるために症状が役に立っていることを，本人・家族と共通認識にしたうえで，② 解離や離人以外の「逃げ場作り」を模索することになる（ポイント3）．そして「逃げ場作り」のためにも，「気持のよいこと／楽しめること／くつろげること探し」がたいへん重要である（ポイント4）．

その場合，転換や離人以外の「逃げ場作り」ができていないのに症状だけ改善してしまうと，再び「逃げ場がない」現実と向き合わざるをえなくなり危険が高まる．このことから，「ポイント5：治療の進展を急がない」という基本方針が生まれる．

次では，自験例を通して診療の実際を紹介する．

3 解離性健忘の治療の実際

● 症例1：20歳代，女性，獣医学部学生[1]

現病歴　X年7月，獣医学部の実習で犬の解剖があり，本人は表面的には率先して参加した．しかしその後，「解剖を行う大義名分があるのはわかるが，生きている犬を殺すカリキュラムに自分が参加したことの気持ちの整理ができない」状態が続いた．X年8月，「手首を切る」「高いところから飛び降りようとする」など解離状態での危険な行動化がみられるようになった．

何か所かの精神科医療機関でCT，MRI，脳波などの諸検査を受けたが異常はなく，解離性健忘の診断がついた．薬物療法で改善しないため，X+1年4月に筆者の外来を紹介受診した．

治療経過　初回面接で，本人から「生きている犬を殺す実習に参加した自分を許せない」事情が語られ，本症例における「逃げ場のなさ」の実態が判明した．そこで，解離性健忘に関する病態・治療モデルを提示した．

2回目の面接で解離症状の一過性消褪が報告されたが，3回目の面接までに再燃．「やはり自分を激しく責めている．自分を許せない」というように，「自分で自分の逃げ場を塞いでいる状況」は変わらなかった．

そこで，「何か，こんなふうにしたら少しでも楽になれそうなことは，ないだろうか」と尋ねたところ，「実はまた犬を飼いたいんです．高校のときから我慢してきてるんです」という返事が返ってきた．この患者は高校生時代に犬を飼っていたが，癌で病死してしまった．そのことに関して，「病気を早く見つけてあげられなかった．何もしてあげられなかった」と自分を責めており，まだ整理がついていない由であった．このやり取りを通して，解剖実習参加の体験がそれ自体大きな外傷体験になったのみならず，過去の未整理の葛藤も改めて引き出してしまい発症に至った経緯が判明した．

「少しでも楽になれそうなこと」について本人は，「犬を飼う」こと以外に「家で息

が詰まるので，何とかしてほしい」と述べた．当時，解離状態に陥った本人が危険な行動化を頻発するため，家族が交代で24時間体制を組んで見張っていた．ここで本人が体験しているもう一つの「逃げ場のなさ」，家族の監視による「逃げ場のなさ」も存在することが理解された．そこで「逃げ場作り」として，①犬を飼う，②家族の監視体制を少しずつ緩めてみる，ことを試す方針とした．

4回目の面接に来院した際に，本人は黙りこくったまま面接室の椅子に座り，身じろぎ一つしなかった．付き添ってきた母親は，「昨日までは落ち着いていたのですが，昨夜家族とぶつかってから，こういう状態が続いています．また解離が起きたようです」と述べた．

そのとき，たまたま母親の携帯に電話がかかって席を外したところ，即座に表情を緩めて本人は話し始めた．「解離ではなく，昨日からのことは全部覚えている」「監視が少し緩まったが，まだまだ息が詰まる」「どうしても犬を飼いたい」．しばらくして母親が面接室に戻ってから，本人がこれらの内容を改めて母親に話すことができた．

そこで筆者は，次のように母親に伝えた．「今回，解離ではなく緘黙という状態でしのげたことは，とてもよい変化で大きな進歩．より健康的な防衛で乗り切れたことを，評価してあげてください」「犬を飼うことで気持ちの安らぎが得られるのならば，それはとても大切なことなので，話を進めてみましょう」「家族の監視を，さらにもう少し緩めてみてはどうでしょう」．

6回目以降，解離症状は一切見られなくなった．薬物療法を中止して，全8回で治療終結となった．

● コメント

解剖実習に参加した後，解離性健忘が出現した症例である．発症に関与した「逃げ場のなさ」について，①「今回，解剖実習に参加した自分を許せない」「愛犬の癌を見つけてあげられなかった，かつての自分を許せない」という「自分で自分の逃げ場を二重に塞いでいる」状況と，②本人の危険な行動化のために，家族が交代で24時間体制を組んで見張っていたことによる，もう一つの「逃げ場のなさ」が認められた．そこで「逃げ場作り」として，①犬を飼う，②家族の監視体制を少しずつ緩める方策を試して，その方針が奏功した．なお4回目の面接で認められた興味深い状態を，筆者は「解離-緘黙移行現象」[1]と名づけてみた．

● 症例2：20歳代，女性

現病歴 元来，強迫傾向があり確認癖がみられた．X年秋，大学の卒論を書く際になかなか筆が進まず，軽うつ状態となった．A精神科クリニックを受診して，適応障害の診断で薬物療法を開始．服薬してある程度落ち着き，無事卒論を提出して卒業することができた．

X+1年春，販売の仕事を始めた．X+1年7月から時々もうろう状態となり，後でよく覚えていないという体験がみられるようになった．解離性健忘が疑われて治療が行われたが改善しないため，X+1年9月に紹介受診となった．

> **治療経過**　初診時に「逃げ場のなさ」について聞いたところ，患者は職場のストレスをあげた．職場の上司がたいへん厳しい人で，何かミスをすると些細なことでも厳しく叱責してくる．時には，他のスタッフの前で激しい人格攻撃をやられるので参っている，とのことであった．

　このストレスへの対策を話し合ったところ，本人は「せっかく希望して入った会社だが，いったん病休を取って休みたい」と述べた．そこで，診断書を書いて病休に入った．休み始めてからは，解離症状は出現しなくなった．

　結局，本人の意思で復職することなくX+1年暮に退職．X+2年4月，別の会社に就職．新しい会社に馴染んだことを確認して，X+2年8月に治療終結となった．

● コメント

　職場のパワハラ的な厳しい上司との関係で「逃げ場」がなくなり，解離症状が出現した症例である．「病休〜退職〜別の会社への就職」というプロセスを通して，解離症状がみられなくなった．

● 症例3：40歳代，女性

> **現病歴**　X年5月，パニック発作と解離性健忘を起こしてB精神科病院を受診．パニック障害と解離性障害の診断で薬物療法が始まったが，両症状は改善しなかった．そのため，X年10月に紹介受診となった．

> **治療経過**　初診時に「逃げ場のなさ」について尋ねた．当初，本人はしばらく沈黙していた．やがて「治療のためには，話すことが必要なんですね」と聞いてきたため，「伺えると助かります．無理せず話せる範囲でよいので，概略でもお話しいただけると，治療を進めるうえで参考になります」と返答した．

　すると，1年前から職場の上司からセクハラを受けている事実が述べられた．相手は組織の管理部門に属している人物で，本人が一人でいるところを見計らって体を触るなどのセクハラをしてくる．そのたびに何とか逃げているが，怖くて仕方ない．恐ろしいし恥ずかしいので，セクハラのことは他言していない，との由であった．

　これで，セクハラが「逃げ場のなさ」を生み出している事情が判明した．そこで治療を進めるためには，病休を取ってひとまず安全な状況を作ったうえで，セクハラ対策を考えていく必要があることを共通認識にした．

　3回目の面接までに本人が立てた方針は，「まずは家族〜友人に話してみて，そのうえで会社と相談する」という内容だった．結局，友人同伴で会社との相談を実行して，セクハラ相手に厳重注意と異動の処分が下った．

　X+1年10月に復職．その後も安定しており，パニック症状と解離症状は消褪している．現在（X+2年），処方を漸減しているところである．

● コメント

　職場でセクハラを受け，そのことを周囲に相談できないまま「逃げ場」を失い，パニック発作と解離性健忘が生じた症例である．「逃げ場作り」としては，① とりあえず病休を取って安全な状況を作り，② セクハラについて家族〜友人，会社と相談し，

4 離人症性障害の治療の実際

症例4：20歳代，女性

現病歴 X年（10歳代後半），事故で両親が死去した．本人は一人っ子であり，天涯孤独になった．その後，頭痛や腹痛などの身体症状とともに，「自分の感情や外界の現実感がなくてつらい」症状が出現した．

いくつかの精神科医療機関を受診して，薬物療法で身体症状は若干改善したが，離人症状に変化はなかった．そのためX+2年，筆者の外来を紹介受診した．

治療経過 初診時に「逃げ場のなさ」について尋ねると，次の返答が返ってきた．

「両親が死んで自分が生き残っていることに，罪悪感がある．普通に過ごしたり，何か楽しむということを，やってはいけないと感じる自分がいる．生き残っている自分を，自分で許せない．

加えて，両親が亡くなった後の周囲の人の言動に傷ついて人間不信になった．周りとどう接したらいいのかわからず，途方に暮れている感じ．」

そこで，「どうしたら生き残った罪悪感を，少しでも和らげられるか」「どんなことなら，わずかでも楽しめそうか」「周囲との関係は，どのようにすればよいか」を一緒に考えていく方針とした．

10回の面接までに，患者は次の作戦を立てて実行するようになった．

① 生き残った罪悪感対策：考え続けるのをいったんストップして，なるべく考えないようにする．そのことを，亡くなった両親も許してくれると思う．そう決めてしまうと，怖いくらい両親のことをきれいさっぱり忘れられるようになった．

② わずかでも楽しめそうなこと：元来絵を描いたり写真を撮ること，アニメや漫画を見ることが好きなので，「漫画を描く」「大人用の塗り絵を楽しむ」「散歩をして，風景〜植物〜動物の写真を撮る」「テレビの漫画やアニメを見る」「好きな漫画のファンクラブに入り，イベントに参加する」などから始めることにした．

③ 周囲の人との関係：今のところ，人間関係を積極的にもちたい気持ちはないので，当面あまり人間関係を増やさないようにする．また，親しい関係を作るのは危険なので慎重にして，表面的なかかわりにとどめるようにする．

その結果，現在（X+3年）までに離人感は大幅に薄らいでおり，苦痛のないレベルになっている．

● コメント

「逃げ場のなさ」に関して，本症例では，①「生き残った自分を許せない」と，自ら自分の「逃げ場」を塞いでおり，② さらに「深刻な人間不信があり，周囲の人とどう接したらいいかわからない」困惑も，他者とのかかわり方における「逃げ場のなさ」につながっているように見受けられた．加えて，「自分で行動を起こすこと，特

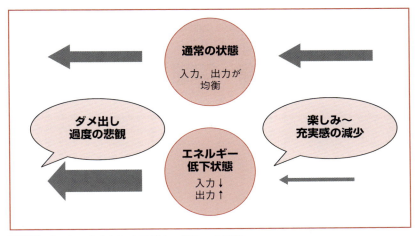

図 1 「入力，出力」による離人〜抑うつの説明
ダメ出し：出力増，楽しみを我慢：入力減→離人・抑うつ．

（原田誠一．精神療法 2014[2] より）

に楽しい行動をとることにブレーキをかけている」ことから，生きるエネルギーが枯渇して離人感〜抑うつが強まっている事情がうかがわれた（図1[2]）．

こうした状況を変えるための話し合いを行い，① 両親のことを考えるのを，いったんストップする，② 元来好きだったことを中心に，比較的安全に楽しめる活動を再開して増やしていく，③ 当面の間，周囲との関係を少なくして表面的なかかわりにとどめる方針をとった．その後の経過は安定しており，この方策が奏功したと判断している．ちなみに，「周囲との関係を少なくして表面的なかかわりにとどめる方針」には，神田橋らの自閉療法[3]との共通点があると考えている．

なお症例によっては，「逃げ場のなさ」の内容が十分判然としない場合もある．そうした場合には，主に「生きるエネルギーが枯渇して離人感〜抑うつが強まっている」というモデル（図1[2]）に沿って治療を進めると，介入が奏功することが多い．

5 おわりに

本項では，筆者が解離性健忘と離人症性障害の治療で留意している点について述べ，症例を通して具体的な治療の流れを供覧した．治療に困難を伴いがちなこの2つの病態と接する際に，ご参考になる点があれば幸いである．

文献

1) 神田橋條治，原田誠一，渡邊衡一郎ほか．うつ病治療―現場の工夫より．メディカルレビュー社；2010．
2) 原田誠一．精神療法の現状に「活」を入れる―西園先生の「一喝」を機に，自他の精神療法に気弱に「活」を入れてみた．精神療法 2014；40：11-20．
3) 神田橋條治，荒木富士夫．「自閉」の利用―精神分裂病者への助力の試み．精神神経誌 1976；78：43-57．

II 心的外傷およびストレス関連障害と解離性障害

7 外傷体験と自傷・解離

川谷大治
川谷医院

1 はじめに

　自傷と解離は互いに互いを成立させる関係にある．臨床的にはペアで現れることが多く，自傷の痛みは解離によって無感覚になり，苦痛な解離症状は自傷行為によって軽減される．この痛みの感覚麻痺が解離現象である．傷つける瞬間に意識の変容が起きるといわれ，現実生活における自己愛的傷つきを想起したときの不快な感情や苦痛をかき消す行為が自傷行為になる．そして，自傷・解離と深くかかわっているのが先行する外傷体験である．

　「心的外傷と自傷・解離」に関連する著作は多く，自傷行為に関する数多くの論文を渉猟すると，Simpson[1]とGunderson[2]の要約が臨床的である（詳細は川谷[3]を参照）．Gundersonは自傷行為の動機について，①心理的苦痛に打ち克つために身体的苦痛を与える，②「悪い」自分を罰する，③感情をコントロールする，④他者を支配する，⑤怒りを表す，⑥無感覚に打ち克つ，という6項目をあげている．その詳細を論じるスペースもないので解説は原著[2]に譲り，本項では心的外傷と自傷・解離の関係に新しい視点を紹介し，自傷行為に対する精神科治療（薬物治療も含む）について私見を述べようと思う．

川谷大治（かわたに・だいじ）　略歴

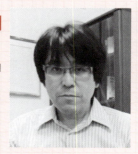

1952年長崎県五島市生まれ．
1980年長崎大学医学部卒．長崎大学病院，五島中央病院，福岡大学病院を経て，1997年福岡市にて川谷医院を開設．
著書に『思春期と家庭内暴力―治療と援助の指針』(2001)，『自傷とパーソナリティ障害』(2009)〈以上，金剛出版〉など．

2 心的外傷と反復強迫について

　筆者[4]はかつて当院を受診する自傷患者130例の調査から以下のような自傷行為の特徴を述べた．「自傷行為は女性患者に多く見られ，彼らは幼少の頃から緊張に満ちた家庭環境の中で育ち，成長とともに『私は悪い子』空想を膨らませ，思春期に入って不登校，自傷行為，種々の精神症状や問題行動を起こし，自分に誇りを持てずに傷つきやすい心理状況に置かれている」と．幼い頃の環境が劣悪だと，子どもたちは自分を悪く思うことで家庭環境に適応しようとする．

　このような家庭環境の劣悪さは，養育者による虐待，両親の不仲，そして両親の離婚による対象喪失といった幅広い外傷スペクトラムがあり，幼少期の子どもたちにとってはいずれも外傷体験になりうる．そしてこのような環境を生き延びるために子どもたちは解離という防衛手段を用いて，外傷体験を意識される領域とは別のところにしまっておこうとする．その結果，パーソナリティが一つのまとまりとして発達することが難しくなり，複数の意識に沿って別の意識の部分は別のパーソナリティとして発達することになる．このように意識を複数持ち合わせて生活していると，後に解離性パーソナリティへと発展する危険性が高くなる．

　一方 Freud[5] は，外傷性神経症（今日の心的外傷後ストレス障害）に苦しむ患者はなぜ過去の不快な出来事をフラッシュバックや悪夢として繰り返し体験するのだろうか，と疑問をもった．彼は神経症の原因に性的外傷を唱えた後に，外傷は現実のなかで起きたものではなく患者の空想のなかで起こったにすぎないという「欲動論」へと転換したが，全面的に外傷論を棄却することはなかった．そして，外傷性神経症者の不快な体験の繰り返しは反復強迫によるものだと考えた．

　Freud は，『快感原則の彼岸』のなかで1歳半になる孫が，糸巻きを放っては「いない（fort）」と叫び，手繰り寄せては「いた（da）」，と遊んでいるのを観察して，母親の「消滅」と「再現」とを現す「遊び」だと考えた．このとき，なぜ不快な第一の消滅の行為のみ倦むことなく繰り返されるのか，と疑問を抱いた Freud は，母親不在という受身的体験を能動的に演じることで不安・抑うつを解消しているのだ，と解釈した．

　Freud はこの反復強迫から人間に「死の本能」を想定したが，分子生物学の隆盛を知る筆者には賛成しがたい．むしろ，反復強迫は外傷体験に由来し，「なんら快感の見込みのない過去の体験，すなわち，その当時にも満足ではありえなかったし，ひきつづき抑圧された衝動興奮でさえありえなかった過去の体験を再現するということである」と述べたことや，「精神生活には，実際に快感原則の埒外にある反復強迫が存在する」という見解を支持したい．Freud は「反復強迫は快感原則をしのいで，より以上に根源的，一次的，かつ衝動的であるように思われる」と結論づけた．つまり，死の本能の是非はともかく，この反復強迫は人間に備わっている本性の一つだと言っているのである．自傷患者が不快な感情体験や心理的苦痛を体験するたびに自傷行為という暴力的解決に訴えるのも反復強迫によるものである．

以上を端的に述べると，自傷行為は過去の外傷体験が反復強迫という乗り物を借りて繰り返されるということである．

3 繰り返される自傷行為

繰り返される自傷行為によって腕がぼろ雑巾状態になっても患者は止めようとはしない．それは，過食-嘔吐やギャンブル依存と同じように，「わかっちゃいるけど止められない」状態でツボに嵌った状態といえる．Freudはこのような反復構造を同じようにもつものとして，上記の外傷性神経症の悪夢やフラッシュバック，子どもの遊び，そして幼い頃の重要な対象との関係を再現する転移現象の3つをあげた．

反復強迫という視点

ここで子どもが繰り返し喜んでする「遊び」を思い描いてみよう．乳幼児は突然の母親不在を，ショックを受けない程度に体験できると，そこに「いないいないばあ」の原型を見出し，それを繰り返して遊ぶようになる．いや，子どもの驚き・泣き叫びに反応した母親が「ほらママはここにいるよ」と抱きかかえる瞬間に，子どもは遊びを発見するのかもしれない．その後，子どもと母親は互いに反応し合って，「いないいないばあ」を遊ぶようになる．そしてよちよち歩きの1歳半になると，子どもたちは玩具を対象に「いない」と「いた」で遊ぶようになり，その後に，子どもたちは子どもたち同士で「かくれんぼ」をするようになる．

乳幼児が母親の不在に気づくのは，赤ん坊が乳首を吸う，噛む，喃語を喋る，物を摑む，物を放る，つかまり立ちから歩きだす，といった一連の発達行動の一過程であって，これらの乳幼児の行動（繰り返しという練習）に母親がうまく反応することで遊びになる．それとは逆に，母親の対応が拙いと，子どもは遊びを知らない子どもに成長するかもしれない．それはiPhonとiWatchの関係に似ている．この2つの機械が互いにペアリングしないと作動しないように，母親が乳幼児の行動にペアリングしないと遊びへと発展せず，後の病的な行動の基礎になるのである．

このペアリングのよい例としてAbram[6]は，Winnicottの攻撃性に関する理論について，「外部環境は幼児が自らの生まれつきの攻撃性を扱う方法に影響を与える．よい環境において，攻撃性は作業や遊びに関連する役に立つエネルギーとして個々のパーソナリティのうちに統合されるが，一方で剥奪された環境においては暴力や破壊を生み出すことになる」と述べている．

以上のことから私たち臨床家は，子どもと母親のペアリングの失敗によって自傷行為のひな型（「私は悪い子」空想）が形成され，患者と主治医のペアリングによって自傷行為という破壊的行動をより洗練された行動，たとえば反抗や自己主張へと変化させるアイデアを得る．Fereczi[7]は，「外傷の原因となった耐え難い過去と現在とを正反対にするものは」，患者の主治医に対する信頼にあると主張し，主治医が「（患者に）批判することを許し，自らの失敗を認め改めるならば，患者の信頼を勝ち取る」

と述べた．筆者もかつて自傷患者の治療的工夫の一つとして主治医の謝罪という環境側の失敗に関する論文発表をしたことがあり，このことはとても重要なことだと実感している．

● 自傷行為の強迫的視点

ここで自傷行為を反復強迫とは違った別の角度からみてみる．繰り返される自傷行為は，「切りたい衝動にかられる」「理由もなく切りたくなる」と患者がこぼすように衝動コントロールの失敗という側面がある．さらに患者の話を詳しく聞くと，多くの患者が身体を傷つけて「すっきりする」と説明する．「切るとスーッとして楽になる」「痛みが気持ちいい」と述べて，何が心の負担になっているかは語ることはできない．なぜ，スッキリすると言うのだろうか．それは自傷行為が，確認強迫の際の安堵感と同じように，強迫行為だからである．

自傷患者は何を確認しているのだろうか．ある女性患者 A は，「無性に切りたくなって，血が見たい，腕に傷がないと落ち着かない，そんなことばかり考えてしまいます．…こうなったのはすべて私のせいだってわかっています．小学校のとき，いじめなんかに負けてしまうほどの弱い心だったことがすべての原因だと思っています．…助けを求めずに手首を切るという汚い手段でしか自分を表現できなかったこと，すごく悔しいです」と語った．

血が流れるのを見るとホッとするのは，そこに過去の外傷体験を確認するからである．Freud の孫のように，過去の受身的な外傷体験を能動的に演じるのである．自傷行為は，自分が駄目な人間である，と烙印を押す確認行為というのである．すなわち，過去にそう心に刻みつけられた事実があって，それを後に確認するというのだろうか．

過去とはいつのことなのか．彼らの「声にならない声」に耳を傾けていると，治療の進展とともに，幼少期からの外傷体験の再現であることが次第にわかってくる．それも，1 歳半から 3，4 歳の間の養育者との外傷体験の再現である[8]．Freud はそれを「過去の一片として追想する代わりに，現在の体験として反復するように余儀なくされる」と説明した．4 歳以前では幼児健忘のために記憶がないからである．今日の脳科学によると長期記憶は大脳皮質連合野に蓄えられるが 4 歳以前の子どもはこの連合野の発達と海馬が未熟なために長期記憶される内容はきわめて少ない．よって，虐待が物語として記憶されるのはエディプス期以降の体験と考えてよい．Kolk ら[9]によると，4 歳以降のことになるが，外傷スペクトラムの時期が早期であればあるほど自己に攻撃を向けやすい，という．

4 繰り返される自傷行為の精神科治療

繰り返される自傷行為は，「私は悪い子」という空想の確認強迫である，という結論に至った．その空想とは 3，4 歳以前の声にならない環境側のペアリング失敗による外傷体験によって刻印された自己イメージである．それが現実の自己愛の傷つきを

防衛する確認強迫として反復されるのである．よって，治療では主治医と患者との間で「ペアリングのし直し（生き直し）」の治療過程を必要とする，と言い換えることができよう．

薬物治療

薬物治療の手がかりは，自傷行為が外傷体験の確認強迫で，それは現実生活の自己愛の傷つき（怒り）によって反復される，という事実にある．よって，怒りを鎮静する抗精神病薬（たとえば，少量のハロペリドールが有効）や気分調整薬を用いる．あるいは強迫行為を標的に選択的セロトニン再取り込み阻害薬（SSRI）を処方する．非定型抗精神病薬は体重増加の副作用のために患者から敬遠されることが多い．

性格的に強迫傾向が強い場合，患者は薬物の効果をめぐって主治医を支配し不毛な綱引きに誘い込もうとするので，誘いに乗りながら熱くならないような治療姿勢が問われる．それは，先に述べたペアリングの失敗の「生き直し」の劇化と考えて，楽しむくらいの遊び心があるとよい．

一人二役という視点：心的外傷と対象関係

最後に，精神療法的アプローチについて述べよう．自傷行為は確認強迫の一種であり，幼少期のトラウマの痕跡である「声にならない声」の再現，すなわち自傷行為は切る人と切られる人が同一人物という「一人二役」のなかで再演される．この一人二役は，切る人と切られる人の「融合を断ち，その両者を分け隔てて触れ合わないようにしておく心的操作」であるスプリッティング機制が動員されているので，まずこのスプリッティングに風穴を開ける必要がある（詳細は，筆者の論文[10]に譲る）．

臨床的には自傷を行うときに，残酷で冷たい「切る」自分，現実生活で思い通りにできない駄目な「切られる」自分，そして二人の葛藤状況に「切ってしまえ」と「そそのかす」自分の三人がいることを押さえておく．精神療法は，この「一人二役」が患者と主治医間に転移されて，それを扱うことによって，否定的で敵意に満ちた自己否定する自分に代わって，「そそのかす」自分を追いやり，傷つきを癒やしてくれる温かく見守る自分を育てることになる．以下に具体的な扱い方について述べよう．

患者から自傷行為の事実を報告されたときに「どのように困っているのですか？」と訊ねることから理解と援助は始まる．彼らの現実生活の困難さを理解しようという姿勢が基本的になる．ところが，自傷行為が何度も繰り返されると，傷つけられているのは患者の身体であるはずなのに，あたかも主治医自身が責められているかのような気分にさせられ，主治医の心のなかに「なぜ切ったの」と患者を批判する気持ちが起きてくる．

ここに「切る人」は主治医で「切られる人」は患者という構図が完成される．一人二役が治療関係に転移された瞬間である．そのときに「つらいことでもあったの」と転移逆転移のマトリックスを外すように，叱る主治医から理解・共感する主治医へと変化すると患者には驚きの体験になる．と同時に，患者は身体を傷つけたことで主治

医から叱られると思っていたことが語られる．患者は現実生活のなかで傷つくことは「自分が悪い」「自分の心が弱いせい」と思っているので，一人のときは「一人二役」で自身の身体に弱い自分を投影し傷つけ，誰かと一緒のときは「叱る・叱られる」関係を発展させる．

といっても，そう簡単にことがうまく運ばないのが臨床である．腕に「自傷」の跡を見たときの主治医の失望感と敗北感は耐えがたい．これに耐え，一人二役の片割れを担うことなく，患者と最初に会ったときの情報ゼロの状態に戻り，独りよがりから脱出する機会を設けなければならない．

すると，患者は自傷行為に至った心理状況を言葉にできるようになる．そのとき，たまたま母親と衝突して反応的に切ったと知って，主治医は自分の治療の失敗でなかったと胸をなで下ろし，失望感と敗北感は軽減するかもしれない．その局面で診察を終えたい気持ちは十分すぎるほどわかるけれど，もう一歩先に進んで，「自傷行為は主治医である私のいないところでの行為であるが，間接的に自分に向けられたものかもしれない」と思い直してみる．このように，主観と客観を往ったり来たりの治療過程で現実生活と転移現象の重なる部分に類似性を発見できると，治療はぐっと進展し，「一人二役」の劇化を解釈することが可能になるのである．

先に症例として取り上げた A の場合，随分と時間がたった後のことになるが，母親とのいざこざへと話題が移っていった．「お母さんと喧嘩して，『お母さんがいなくなったらいいのでしょう．死んだら（切るの）止めるんでしょう』と言われて，家を飛び出た．吐き気がする」と語った．彼女が幼少の頃からずっと母親に心配かけずに生きてきたのは，母親が彼女の不安を抱えきれない弱い人だったということがわかった．そこで，家でも外でもよい自分であろうとするあまり，小学校時代につらかったことを母親に相談することは迷惑をかけることだと思っていたこと，そのために自分を支えられなくなったこと，などの再構成を行った．「よい自分とは人とぶつからないように細い道を歩いていく人生．だから心の弱さにつながったのではないか」と解釈することが可能になったのである．

5 おわりに

自傷行為が止められないのは，それが反復強迫であり，過去の外傷体験の痕跡を「一人二役」のなかで再現し確認する強迫行為であるからである．幼少期から続く外傷体験を生き延びるために子どもたちは，「私は悪い子」空想のなかで生き続け，思春期に突入すると，現実生活で傷つくたびに自傷行為を繰り返すようになる．精神科治療は，幼少期の母親とのペアリングの失敗という外傷体験があり，「切る人」と「切られる人」が同じという「一人二役」が主治医との間で展開するときに，ペアリングが可能となり，自傷行為に終止符を打つことが可能になる，というアイデアを紹介した．

文献

1) Simpson MA. The phenomenology self-mutilation in a general hospital setting. Can Psychiatr Assoc J 1975；20（6）：429-434.
2) Gunderson GJ. Borderline Personality Disorder A Clinical Guide. American Psychiatric Publishing, Inc.；2001／黒田章史（訳）. 境界性パーソナリティ障害 クリニカル・ガイド. 金剛出版；2006.
3) 川谷大治. 自傷・外傷・解離. 臨床心理学 2008；8（4）：489-496.
4) 川谷大治. 自傷とパーソナリティ障害. 金剛出版；2009.
5) Freud S. Beyond pleasure principle. se 18／小此木啓吾（訳）. 快感原則の彼岸. フロイト著作集6. 人文書院；1970.
6) Abram J. The Language of Winnicott：A Dictionary of Winnicott's Use of Words. Karnac Books；1996／館 直彦（監訳）. ウィニコット用語辞典. 誠信書房；2006.
7) Fereczi S. Final Contribution to the Problems and Methods of Psycho-Analysis. Hogarth Press；1955／森 茂起, 大塚紳一郎, 長野真奈（訳）. 精神分析への最後の貢献－フェレンツィ後期著作集. 岩崎学術出版社；2007.
8) 川谷大治. 精神療法的な精神科クリニック. 精神療法 2015；増刊第2号：120-127.
9) van der Kolk BA, McFarlane AC, Weisaeth L. Traumatic Stress. The Guilford Press；1996／西澤 哲（訳）. トラウマティック・ストレス. 誠信書房；2001.
10) 川谷大治. 精神分析の日本化－いいとこ取りと取り捨て. 北山 修（監）, 妙木 浩, 池田政俊（編）. 北山理論の発見 錯覚と脱錯覚を生きる. 創元社；2015.

参考文献

- ハーマン JL. 中井久夫（訳）. 心的外傷と回復. みすず書房；1996.
- 川谷大治. 解離と自傷. 精神療法 2009；35（2）：168-174.
- 松木邦裕. 精神分析の一語 第7回 反復強迫. 精神療法 2015；41（4）：585-592.

コラム COLUMN

一般医がいかにEMDRを臨床場面で用いるか
──学習の手順と実施のこつ

本多正道
本多クリニック

1. はじめに

　EMDR（eye movement desensitization and reprocessing：眼球運動による脱感作と再処理法）が日本に初めて紹介されてから約20年がたとうとしており，昔に比べるとEMDRに対する認知度も増してきた感がある．左右の眼球運動を用いながら，過去のトラウマ記憶を処理する技術として認知されつつあるが，まだまだ知らない人や，懐疑的な目で見ている人も多いかもしれない．単回性のトラウマである心的外傷後ストレス障害（posttraumatic stress disorder：PTSD）に対する効果はもちろんのこと，児童虐待や幼少時の性被害など慢性的なトラウマや過去に秘められたトラウマなどに対しても一定の効果がみられている．

　かつてアルコール医療がそうであったように，学術的な研究から始まった活動ではなく地道に断酒会などの臨床的な取り組みが先行してきた歴史があるように，EMDRもトラウマ治療に情熱のある精神科医や心理職による臨床的な取り組みとして先行し，学術的な研究は一歩遅れてついてきている感がある．学術的な研究によるエビデンスが不十分だからEMDRは評価できないとする人もいる．

2. EMDRを学ぶ

　EMDRを学ぶためには，国際的なトレーニング基準に合致したEMDRトレーニングを受けることを強く推奨したい．日本では，日本EMDR学会（https://www.emdr.jp）が開催するEMDRトレーニングが年に3回ほど開かれている．

本多正道（ほんだ・まさみち）　　　　　　　　　　　　　　　　　　　　　　略歴

1961年兵庫県生まれ．
1986年岡山大学医学部卒．精神科医として，岡山大学病院，公立上下湯ヶ岡病院，三船病院，下司病院，高岡病院を経て，1994年本多クリニックを開設して現在に至る．
日本EMDR学会理事を務める．

トレーニングは2部に分かれていて，Weekend 1，Weekend 2と呼ばれている．それぞれ3日間のトレーニングで，実習と講義から成り立っている．合計6日間のトレーニングの受講に加えて，10時間のグループコンサルテーションを受ける必要がある．これらをすべて受講してはじめてトレーニング修了となる．

　多くの臨床家が，患者のもつ深刻なトラウマの歴史を聞く際には，話すことによりかえって傷の痛みを深めるのではないかと慎重になるように，EMDRは人間の心の傷をダイレクトに扱っていく治療技術であるがゆえに，一歩間違えると患者に苦痛を与えてしまうという危険性がある．ゆえにトラウマに熟練し，EMDR治療技術に熟練した人からの指導を受けることが，こうしたリスクを下げ，治療的にかかわることができるための早道である．たとえば，外科の手術を習得するのに，本を読むだけで手術を実践しようとするのは，患者に与える侵襲や危険が高すぎて薦められないのと同じ理屈である．熟練した指導医からの密な指導を受けることがとても重要であるように，EMDRを用いてトラウマ治療を行う際にはEMDRトレーニングを受講するという形で，指導を受けてほしい．

3．上達への近道

　EMDRトレーニングを修了したからといって，すぐに熟練のトラウマ治療者になったわけではない．基本を教わっただけである．さらに腕をあげていくには，上級者からの指導を受けるのが最も上達への近道である．自分の扱っているケースのEMDRセッションに関して，コンサルテーションと呼ばれる指導を受けるわけである．日本EMDR学会では，資格制度が制定してあり，コンサルタント資格をもった人からの個人コンサルテーションまたはグループコンサルテーションを受けるとよい．自分の行ったEMDRのケースを逐語記録をもとに詳細な指導を受ける形である．後は，数多くのケースを経験していくことが上達につながる．患者から学ぶこと，トラウマ治療のなかから学ぶこともとても多い．よい指導を受けること，数多くの臨床を重ねていくことが上達への最も近道である．スポーツを学ぶのと同じことで，本を読むとか，ビデオを見るとかだけではスポーツの習得には不十分であり，自分がプレーしているところを見てもらって指導を受けることと，実践の経験を積むことが重要であるのと同じである．

4．実施にあたって

　精神科医の臨床のなかでEMDRを用いてトラウマ治療を行おうとすると，時間とコストという問題が立ちはだかる．

　EMDRは通常1時間半の時間をかけて実施するのだが，精神科医の多くは「忙しくて，とてもそんな時間はとれない」という．しかし，考えてみると脳外科医は難しい手術の場合一日がかりで手術にのぞむ．外科の手術でも長いものから短いものまでいろいろだろうが，1時間半の手術時間を「長すぎてできない」という外科医はいないだろう．この違いは，医師としてのアイデンティティの問題だと思われる．外科医は「手術して

患者を治す」ことに外科医としての強いアイデンティティをもっているので，時間がかかることは当然のこととして受容できる．トラウマ治療に熱心な精神科医は，患者のトラウマの苦痛を取り除くことに強いアイデンティティをもてるので，時間の問題を克服するし，まだそれほどアイデンティティがもてない者は時間を理由に「できない」と感じるのだと思う．

　もう一つの壁はコストである．精神科医が1時間半をかけて行ったトラウマ治療に対して，今の診療報酬体系のなかではそれに見合う報酬が得られない．短時間で数をこなす精神科医療しか想定されていない．トラウマ治療に強い志をもった精神科医はそれでもEMDRを実践しようとするが，勤務医の場合，採算のとれない治療を行うにあたっては職場の理解が得られないと難しいかもしれないし，開業医の場合だと，自費診療扱いにして高額を請求するか，保険診療の範囲内で赤字覚悟でやるかの選択になるが，コストの問題も大きな問題である．隣の韓国ではEMDRが保険診療として認められたという話を聞く．こうした動きは，政治力により左右される問題かもしれない．

　EMDRの実施は精神科医だけではなく，心理職が行ってもよいわけだが，先進国のなかで日本だけが心理職の国家資格がないという異常な状況が続いていた．ようやく公認心理師として国家資格が制定される流れとなり，今後は保険診療の枠に組み込まれることで，EMDRなどの心理療法が採算のとれる形で医療現場で行われるようになることを願っている．

5. おわりに

　実際のトラウマ治療にあたっては，EMDRの技術が役立つのはもちろんであるが，トラウマ，すなわち心の傷についての理解がとても大切である．EMDRトレーニングのなかでもある程度のトラウマに関する話は出てくるし，トラウマに関する本を読むこともトラウマの理解にはつながるけれども，一番よく勉強になるのは患者の話をよく聞き，心の痛みをありありと共感し感じるという臨床経験の積み重ねであろう．そして，十分に時間をかけて，もうこれ以上知らないことはないくらいに患者のトラウマの歴史や痛みをありありと手に取るほどに深く理解したうえでEMDRを行うととてもよい治療効果がみられるし，よい治療経験となる．

　EMDRがこの世に登場する20年ほど前のトラウマ臨床ではただただ話を聞いて共感すること，話してもらいながら除反応を進めていくことが治療法だと考えられていた時代があった．実際にはいくらトラウマを語り，いくら除反応を進めてもEMDRで達成するほどの治療効果はみられなかったと今振り返って感じるが，トラウマを深く理解するためのとてもよい臨床経験になったとも感じられる．

コラム COLUMN

外傷体験・フラッシュバックの薬物療法（向精神薬，漢方薬）

波多腰正隆
波多腰心療クリニック

1. フラッシュバックとは

　フラッシュバックとは，過去の思い出したくない記憶や不快な気分が唐突に噴き出してくる現象をいう．自分ではコントロールできなかった過去の外傷体験に起因し，心的外傷後ストレス障害（posttraumatic stress disorder：PTSD）や複雑性PTSD（危うく殺されそうになるとか重傷を負うなどの甚大な外傷体験でなくても，繰り返し嫌な刺激を刷り込まれた結果としてPTSDと同様の症状をきたす一群の疾患）でよくみられる症状である．過去の記憶は視覚像の形や聴覚性のものとして蘇ってくるとは限らず，情動が揺さぶられる嫌な雰囲気として再体験されることが多い．

　そればかりでなく，発達障害による適応障害とか双極性障害，それに境界性パーソナリティ障害などからの快復をフラッシュバックは妨害している．種々の精神疾患でフラッシュバックが起きていても，こちらがそれに気づかなければ治療はできない．だから，まずフラッシュバックを疑うことから始めたい．たとえば，どんな夢を毎晩見ているのか問うてみるのである．フラッシュバックをもつ人はナルコレプシーではないのに，悪夢を見るので寝入るのが恐いという人が多い．同じ悪夢を繰り返し見ている場合は，夢が加工されていても，それ自体が強いフラッシュバックと考えてよい．それぞれ違う悪夢であっても雰囲気が同じなら中程度のフラッシュバックと考えてよかろう．

　そのほか，物音に過敏だったり，不意打ちに驚愕して狼狽しやすかったりする傾向があれば，これもフラッシュバックの存在を示唆するサインである．また，度重なる引っ越しや職業選択における頻回の方向転換，または結婚生活などに連続性が絶たれて生活

波多腰正隆（はたこし・まさたか）　略歴

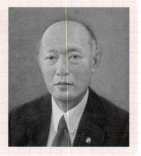

1954年横浜市に生まれる．
1983年大阪医科大学卒，同年神戸大学精神神経科研修医．1984年明石土山病院勤務．2007年波多腰心療クリニック開業（神戸三宮）．現在に至る．医学博士．
代表論文は「マインドフルネス認知療法から見た本居宣長．日本病跡学会誌 2015；89：12-20」．
なお，波多腰心療クリニックのホームページで『神田橋語録』を配信中．

歴に乱れがあればフラッシュバックの存在を疑うべきである．また，意味がわからず自然と涙が出て気がついたら自傷行為をしていた（解離反応）とか，訳なく腹が立って壁を叩いたなどの行動の乱れが問診上あればこれも同様である．インタビューの最中に前後の脈絡なく陳述や連想の乱れが生じれば，こちらの態度や言葉遣いがきっかけで，現在ただ今フラッシュバックが起きているとみることが可能なときがしばしばある．

　過去の出来事をあまりのことゆえ過去時制の言葉・文法で編集することに失敗すると，忌まわしい情動は未来時制を与えられて侵入してくる．すなわち，「そんなことをしても，また嫌な思いをすると初めから自分はわかりきっているから…」とか，「たとえ苦労してやってみても，どうせダメになるとしか思えないから…」との言い回しを使って目前の事態を回避する行動に出て，前向きに生きる勇気が打ち砕かれる．

2. 神田橋処方

　PTSDに対する治療効果を求めて，神田橋條治が創意工夫をこらして編み出した，いわゆる神田橋処方（四物湯合桂枝加芍薬湯：TJ-71とTJ-60との合方）はフラッシュバックの緩和作用に優れて有効な処方である．しかし，効果と有名な割には実際に使っている精神科クリニックがいまだ少ないようである．「漢方はわからない」と敬遠する諸兄姉のために，神田橋処方を10年近く続けてきた経験から，以下の通り提灯持ちをして手引きとする．

● 四物湯

　まず，四物湯（TJ-71）のラインから説明すると，これは添付文書の効能・効果として，「冷え症」や「シモヤケ」に保険適応のある漢方薬である．フラッシュバックを起こしている人は手足の冷えを自覚しているのに，冷えは精神的な病気ではないからと考えて訴えないことが多い．神田橋処方を推奨している漢方医の千福貞博は，「心が寒いときには身体の冷えを探す」と言っている．正大至当である．こちらから進んで冷えのありかを質問して探し出すべきである．フラッシュバックを起こしている場合，大抵は下半身や手足の末端が冷えると表現する．患者の手の甲を触ってみると実際には火照っている場合でも冷えると自覚している人が多い．

　典型的なPTSDを患う方の身体症状は冷えだけではなく，顔色が客観的に見て土気色で肌の色艶も悪い人が経験上多い．漢方のなかでも，四物湯（TJ-71）は味が悪くて飲みづらい部類だが，美肌効果があることを説明すると不味くても飲んでもらえる女性が多い．

　胃腸の弱い人には，四物湯（TJ-71）の構成成分（地黄，芍薬，川芎，当帰の4つ）に黄耆，桂皮，朮，人参，茯苓，甘草の6つを加えたものとして十全大補湯（TJ-48）がある．口当たりもマシなので，これを四物湯（TJ-71）に代えて用いることがある．効能・効果は「手足の冷え」「疲労倦怠」などである．使いやすいが効力の点では残念ながら少し落ちる．

●桂枝加芍薬湯

次は、合方のもう一つのラインとして、まず桂枝加芍薬湯（TJ-60）の説明である。これは芍薬、桂皮、大棗、甘草、生姜の5成分から構成されていて、整腸作用があり下痢にも便秘にも有効である。効能・効果として「しぶり腹（裏急後重／テネスムス：下痢あるいは便秘して便が出しぶる状態をいう）」が筆頭にあげられていて、過敏性腸症候群の症状に等しい。フラッシュバックを経験している人は実際に下痢あるいは軟便傾向の人が多い。もしも一時的に便秘している場合には、下剤である大黄を構成成分として加えた桂枝加芍薬大黄湯（TJ-134）をその間だけ用いるのもよい。

桂枝加芍薬湯（TJ-60）の味はさほど悪くないが、それでも苦くて飲めない児童の場合は小建中湯（TJ-99）がある。これは同一の構成成分に甘い飴を加えてある。倍の4包から6包を一日量として用いるのが基準である。構成成分は一緒だが、「慢性胃腸炎」以外にも、「神経質」や「疲労倦怠」が効能・効果としてあげられていて保険請求上も処方しやすい。

桂枝加芍薬湯（TJ-60）の構成成分に竜骨と牡蠣の2つを加えたものが桂枝加竜骨牡蠣湯（TJ-26）である。漢文原典に言う「煩驚」とか「驚惕」とは、どのような症状か詳細不明であるが、この際フラッシュバックの症状そのものと推測しておく。効能・効果として「神経衰弱」が認められていて、証には「神経過敏」と「精神不安」があげられているので変法として用いやすい環境にある。

●保険の適応

したがって、四物湯合桂枝加芍薬湯である神田橋処方がPTSDやフラッシュバックそのものへの保険適応がいまだ承認されていないからと言って、レセプトのためだけの病名（いわゆるレセプト病名）をあえて工夫する必要はない。冷え症とか過敏性腸症候群とか、事実その通りの証になっていることに気づいて確認しさえすれば、少なくとも次回（2016年春）の診療報酬改定までは、今のままの保険適応の病名で足りる。逆に、冷えが身体のどこにもなく、便秘と下痢を交代する傾向もなければ、神田橋処方は治療面で不向きかもしれないのである。

●処方

用量として、大人の場合は四物湯（TJ-71）を2包に桂枝加芍薬湯（TJ-60）2包を合方して合計4包を一日量として飲んでもらえれば、処方後約1週間足らずで睡眠の質が改善されて夢の内容がよくなることを確認できる。日常生活の改善はその後に続き、遅くても1か月以内には何らかの効果を確認できるケースが多い。しかしまれには合計6包が必要になる場合もある。もし、それでも効果不十分の場合は、不安時の頓服として甘麦大棗湯（TJ-72）を追加処方する場合がある。また、外傷体験後の月日が浅く、神経の昂ぶりや精神的興奮が冷めていない場合は、まず抑肝散（TJ-54）ないしは抑肝散加陳皮半夏（TJ-83）をしばらく飲んでもらって地ならしをしてから、後に神田橋処方に移すとうまくいく場合がある。

● 副作用

　構成成分である甘草の副作用として低カリウム血症があるのでカリウム値を定期的にチェックしておきたい．十全大補湯（TJ-48）と桂枝加竜骨牡蠣湯（TJ-26）とを合方した場合などは甘草がダブってやや多めの量になるからである．また，一般に地黄が入っている漢方は肝機能障害をきたすことがまれにある．十全大補湯（TJ-48）の構成成分にも地黄があるので，服薬開始後の約1か月前後で肝機能をチェックしておくのが望ましい．

3. おわりに

　西洋薬で，フラッシュバックそのものに保険適応のある薬剤は現時点では存在しない．候補としてあげられるものには，アリピプラゾール，ピモジド，ラメルテオン，ガンマオリザノールなどがある．しかし，切れ味と即効性の点で，フラッシュバックの症状そのものに対しては，今のところ神田橋処方の独壇場である．小論がフラッシュバックに苦しむ人々の福音になることを願う．

参考文献

- 神田橋條治．PTSDの治療．臨床精神医学 2007；36：417-433．
- 千福貞博．不定愁訴に役立つ漢方—四物湯，畏るべし！．漢方と診療 2012；3（1）：34-41．
- 山田宗良．相見処方に導かれて—フラッシュバックから発達障害へ．福岡医師漢方研究会会報 2014；35（4）：1-4．
- 山村淳一，野村和代，杉山登志郎．子どもの虐待に伴うPTSD薬物療法における漢方薬の有効性に関する研究—桂枝加芍薬湯・四物湯に関する二重盲検プラセボ対照クロスオーバー試験．明治安田こころの健康財団研究助成論文集 2011；通巻第47号：75-81．

トピックス

外傷体験・フラッシュバックのトリヘキシフェニジル（アーテン®）を用いた薬物療法

十河勝正
そごう心療内科クリニック

1. 大きなヒントを与えてくれた患者

　日常診療のなかで，偶然に大きなヒントを与えてくれた患者に出会った．約9年間心的外傷後ストレス障害（posttraumatic stress disorder：PTSD）のフラッシュバック（flashback：FB）に悩まされた患者が腹痛を訴えて病院に行き，細菌性下痢症と診断され，抗生物質と末梢性抗コリン薬であるブチルスコポラミン（SB，ブスコパン®）の入った点滴を受けた．約20分後，今まで悩まされてきたフラッシュバックが完全に消失した．この臨床事例をプラセボ効果と考えず，事実ととらえて考えてみた．

　この事例から二つの重要な疑問が生じる．まず，一つ目は，本来，SBは末梢性抗コリン薬であるので，血液脳関門（blood brain barrier：BBB）を透過しないはずである．ラットを用いた実験[1]では，0.11％の透過率であるので，常識的には，SBは脳内に入らない．BBBを透過しないSBがなぜBBBを透過したのか．二つ目はBBBを透過したSBはどのような機序でこの患者のフラッシュバックの軽減に効果を発揮したのか．この二つの疑問に答えるために，PTSD患者のフラッシュバック成因について次の仮説を立てた．

2. PTSD患者のフラッシュバック成因仮説（ACh仮説）について

　本来，BBBを透過しない末梢性抗コリン薬SBがBBBを透過するためには，SBがBBBを透過することができるようにBBBが変容をきたすことが絶対必要条件である．本当に脳の異常な興奮が脳のBBBの変容をきたすことができるのか，その可能性

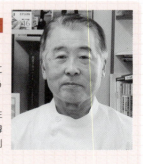

十河勝正（そごう・かつまさ） 略歴

1938年愛知県鳴海で生まれ，広島県呉市で育つ．
1963年東京医科歯科大学医学部卒，同大学精神神経科に入局．初代教授 島崎敏樹先生にMitsein（共にある心）の大切さを学ぶ．関連病院副院長を経て，1989年医療法人社団そごう会 そごう心療内科クリニックを設立，現在に至る．
広島県精神科診療所協会副会長，社会福祉法人はぐくみの里副理事長などを務め，2003年厚生労働大臣賞，広島市市政功労賞などを受賞．1981年全日本医師剣道大会個人優勝，1988年韓国で開催された世界剣道選手権大会の親善試合に日本剣道連盟から推薦されて出場．広島医療剣道クラブ名誉会長．剣道七段教士．

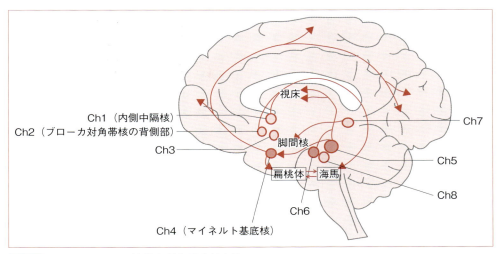

図1 アセチルコリン（ACh）神経脳内基底核

についていろいろと調べてみた．

　有田の脳内物質のシステム神経生理学の本[2)]に「マイネルト基底核のアセチルコリン神経が刺激される状況で，皮質の血流調整と血液脳関門の特性を変える」(p167) と記載されている．この記載が PTSD 患者のフラッシュバック成因仮説を構築するのに大変大きな参考となった．また，ラットを用いた実験で，西島ら[3)]は脳に異常な刺激を与えると刺激が与えられた脳の BBB の透過性が変容すると報告している．

　以上の二つの報告から，脳の異常な興奮状態では脳の BBB が変容すると考えられる．そして，有田が述べているように，BBB の透過性の変容はアセチルコリン（ACh）神経系のマイネルト基底核*の異常興奮，すなわち ACh 分泌の異常増加によって起こり，PTSD のフラッシュバックの成因と深くかかわっている可能性を示唆している．このことから，PTSD のフラッシュバック成因仮説を考えた．

　図1〜3 を使って説明したい．脳内の ACh 基底核は全部で 8 個あるといわれているが，その様子を示したのが図1である．8 個の ACh 基底核のなかで，Ch1 核（内側中隔核），Ch2 核（ブローカ対角帯核の背側部）は海馬に伝達し，Ch4 核（マイネルト基底核）は扁桃体に伝達している．これらの Ch1, Ch2, Ch4 の ACh 基底核と海馬・扁桃体で構成されると考えられる神経回路を ACh 記憶関連回路（図2）と名づけてみた．この ACh 記憶関連回路の異常興奮，すなわち ACh 基底核の異常な ACh 分泌増加が PTSD のフラッシュバックを発生させるものと考えられる．

　上記の臨床事例から，Ch1 核，Ch2 核もフラッシュバック成因に関係していると思われるが，特に Ch4 核であるマイネルト基底核と扁桃体が重要な役割をしていると考えられる．利根川らはアメリカの科学雑誌 "Science"（2015 年 5 月号）で，海馬

＊：アセチルコリン（acetylcholine：ACh）神経脳内基底核の一つ．

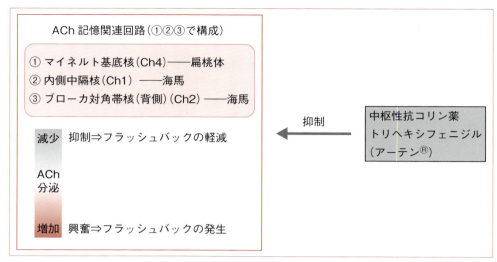

図2 アセチルコリン（ACh）記憶関連回路

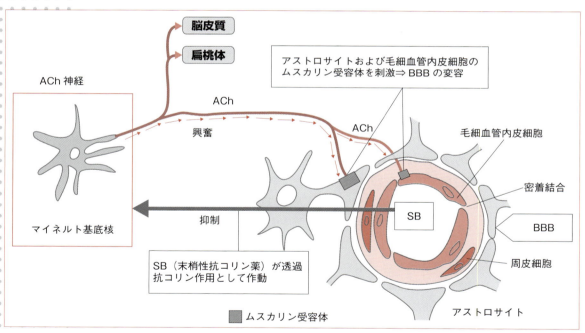

図3 脳内の異常興奮によるBBBの変容機序と抗コリン薬のフラッシュバックの軽減効果機序
ACh：アセチルコリン，BBB：血液脳関門，SB：ブチルスコポラミン．

歯状回と扁桃体の記憶痕跡について，海馬の記憶痕跡は書き換えが可能であるが，扁桃体の記憶痕跡は書き換えが不可能である．恐怖記憶は記憶痕跡細胞群同士のシナプス増強がなくても，海馬から扁桃体に伝わる回路の活動に依存していると報告している．フラッシュバック発生成因に海馬も重要な役割を担っているが，マイネルト基底核と神経伝達している扁桃体がさらに重要な役割を担っていると考える．

　図 3 のようにマイネルト基底核が異常な興奮状態になると，その異常な刺激が ACh 神経を介して，BBB と形態的にも，機能的にも深くかかわっているアストロサイトおよび毛細血管内皮細胞のムスカリン受容体[4]を刺激し BBB の変容をきたすと考えられる．このような BBB の変容により，血管内の末梢性抗コリン薬 SB が BBB を透過して，脳内に入り，抗コリン作用として作動し，前述した ACh 記憶関連回路の異常興奮（ACh 分泌の異常増加）を抑制し，この PTSD 患者のフラッシュバックを軽減したものと考えた．以上，脳内の異常興奮による BBB の変容機序と抗コリン薬のフラッシュバックの軽減効果機序について述べた．

3. PTSD のフラッシュバック成因仮説（ACh 仮説）に基づいたトリヘキシフェニジル薬物療法

　以上の成因仮説に基づいて，末梢性抗コリン薬 SB から BBB を容易に透過する中枢性抗コリン薬であるトリヘキシフェニジル（アーテン®）に替えて，PTSD のフラッシュバックに悩む 7 人の患者に投与した．その治療効果を表 1 に示した．診断は DSM-5 に従って行い，IES-R（改訂出来事インパクト尺度）と CAPS（PTSD 臨床診断面接尺度）[5]を使用して治療効果を判定した．

　表 1 に示したように，IES-R で投与前の 7 人の平均値が 67.43 から投与後 24.43（カットオフ 24～25）と改善された．CAPS については，B-1（苦痛な記憶），B-2（悪夢），B-3（フラッシュバック）の 3 項目についてのみ調査した．F（frequency：頻度）で 0＝なし，1＝月に 1 回か 2 回，2＝週に 1 回か 2 回，3＝週に数回，4＝ほとんど毎日，I（intensity：強度）で 0＝なし，1＝軽度，2＝中等度，3＝重度，4＝極度，の評価点数を数値として利用した．フラッシュバックの項目である B-3F について説明すると，投与前の平均値 3.86 から投与後 0.86 に，B-3I は投与前 3.43 から投与後 0.86 に改善され，PTSD のフラッシュバックの軽減に有効であることを示している．B-1，B-2 の F，I の項目においても，表 1 に示したようにそれぞれ同様に改善された．フラッシュバックの軽減に伴って PTSD の随伴症例も軽減されることを示している．P3，P6，P7 の患者は臨床的評価では，フラッシュバックは完全に消失し完全寛解の状態であった．その他の患者についても程度の差はあるがフラッシュバックの軽減が認められた．Complete Remission と Partial Remission を合わせると 100％ の有効率を示している．

　投与方法は主としてアーテン® 2 mg 1 錠を頓服使用したが，症状に応じて，1 日 2～6 錠を使用した．服用後，約 1 時間から 1 時間半ぐらいで効果が出てくる．効果は

表1 IES-R（改訂出来事インパクト尺度）とCAPS（PTSD臨床診断面接尺度）によるフラッシュバックの治療効果判定

患者番号			P1	P2	P3	P4	P5	P6	P7	平均
IES-R										
服用前			81	62	58	52	68	86	64	67.43
服用後			37	40	26	21	29	0	18	24.43
CAPS										
B-1	F	服用前	4	3	4	4	4	4	4	3.86
		服用後	1	2	0	1	1	0	0	0.71
	I	服用前	4	3	4	4	3	4	3	3.57
		服用後	1	1	0	1	1	0	0	0.57
B-2	F	服用前	3	3	4	0	3	3	0	2.29
		服用後	0	2	0	0	1	0	0	0.43
	I	服用前	3	2	3	4	0	3	3	2.29
		服用後	0	1	0	0	1	0	0	0.29
B-3	F	服用前	4	4	4	3	4	4	4	3.86
		服用後	1	2	0	1	2	0	0	0.86
	I	服用前	4	3	4	2	4	4	3	3.43
		服用後	1	2	0	1	2	0	0	0.86

B-1：苦痛な記憶，B-2：悪夢，B-3：フラッシュバック，F：頻度，I：強度．
F（頻度）：0（なし），1（月に1回か2回），2（週に1回か2回），3（週に数回），4（ほとんど毎日）．
I（強度）：0（なし），1（軽度），2（中等度），3（重度），4（極度）．
赤色の患者番号は完全寛解を示す．

約5時間から6時間ぐらい継続する．フラッシュバックは患者によりいろいろな形で現れる．ひどい場合はフラッシュバックが連続して，走馬灯のごとく現れる．重症の場合は使用量が多くなるので副作用に注意が必要であるが，今のところ，特に副作用は認められていない．この薬物は速効性であるので，症状が落ち着いたら，頓服使用に戻すようにして使用している．

ACh成因仮説に基づいて説明すると，ストレス要因が加わると，ストレスが青斑核を刺激しノルアドレナリンの分泌増加がACh神経系を刺激してACh分泌増加が起こることにより，フラッシュバックが悪化すると考える．選択的セロトニン再取り込み阻害薬（SSRI）がPTSDに効果があるという報告があるが，SSRIは抗コリン作用を有しているので，脳内のACh分泌増加を抑制して効果が出現するものと考える．βブロッカーも同様にノルアドレナリン系神経の抑制を介してACh神経の抑制につながって効果が出現するのかもしれない．

4. 新しいトリヘキシフェニジル（アーテン®）薬物療法の整合性について

今まで，記憶システムに影響する新しい治療法・予防法として，βブロッカー，コルチゾール，オピオイド，D-サイクロセリンなどがいわれてきたが，本当に有効な薬物は見出されていない．2011年の107回日本精神神経学会で中枢性抗コリン薬の新

しい治療法とその効果機序について発表した以降に，2013年から2014年にかけて，筆者の新しい薬物療法と効果機序について，整合性を支持するラットを用いた論文が発表された．

　2013年にZelikowskyら[6]は低用量の抗コリン薬スコポラミンをラットの脳内に注入した実験から，消却困難な学習消却に有効な薬物として考えられると述べている．しかし，高用量のスコポラミンでは，逆に学習消却に混乱を生じると述べている．大きなヒントを与えてくれた患者は経口投与で末梢性抗コリン薬SBを使用したので，幸運にもBBBへの透過性が悪く低用量で脳内に入ったために効果を示したと考えられる．Lettfussら[7]は，同じくラットを用いた実験でムスカリン性ACh受容体を抑制する薬物を与えると，MDMA（俗名エクスタシー）を与えても，この薬によって引き起こされる行動増感の発展が改善されると報告している．さらに，高橋ら[8]は2011年に，同じくラットを用いた実験で恐怖記憶が形成される際にグルタミン酸受容体の一つであるAMPA受容体が海馬のCA3領域からCA1領域にかけて形成されるシナプスに移行し，これが恐怖記憶形成に必要であると報告し，2013年に，前述したAMPA受容体のシナプス移行がACh分泌増加により仲介されると発表した．

　以上，3本のラット実験の論文は，PTSDがACh分泌増加異常と深くかかわっていることを証明していると考えられる．また，McLayら[9]は2007年に，ヒトの報告であるが，PTSDに罹患したベトナム帰還兵が齢をとって脳梗塞を患い認知症となったので，この患者に認知症を改善するためにコリンエステラーゼ抑制薬ドネペジル（アリセプト®）を使用したところ，PTSD様の症状を呈したと報告した．ドネペジルがACh分泌の増加をきたしてPTSD様の症状を示したと考えられる．

　以上の文献は筆者のPTSD患者におけるフラッシュバック成因仮説と中枢性抗コリン薬（アーテン®）の効果機序の整合性を証明するものと考えられる．何よりも，二重盲検（randomized controlled trial：RCT）でなくオープンラベル法で，実際の臨床の場で7人のPTSDの患者に有効であったことが一番の整合性の証明かと思っている．その後，7人以外に10人の患者に投与したが同様な効果を示した．

5．今後の期待

　来年傘寿を迎える高齢の一精神科医が実践医療の場で，大きなヒントを得てPTSDの解明のために約5年間頑張ってきました．今まで実践精神科医療と剣道に明け暮れてきた筆者にとっては大変でした．しかし，母校（東京医科歯科大学医学部）の精神科教授　西川　徹先生，赤坂クリニック理事長　貝谷久宣先生の協力・助言をいただき，さらに東京大学医学部名誉教授　久保木富房先生よりいただいた高い評価に力を得て，何とか慣れない学問の生活を継続することができました．2015年6月にアテネで開催された第12回世界生物学的精神神経学会のGuided poster tourの部でポスター発表をさせていただきました．持参した印刷物の売れ行きから，かなりの関心をもっていただいたと感じております．この研究を通じて，フラッシュバック回路，それを刺激す

るトリガー，フラッシュバックの強弱・内容（ひどくなると走馬灯のように出現），統合失調症の幻覚とPTSDの幻覚様状態の鑑別・両者の合併疾患，PTSDの患者からフラッシュバックを聞き出すことの大切さ等々，またAChは認知症だけではなく，線条体のACh分泌抑制が行動の切り替えを促すというラットの実験報告[10]，難治性の抑うつ患者の抗コリン薬による柔軟性の向上等々，さらに調べていくことの大切さを感じております．しかし，当クリニックは規模が小さいため，さらなる研究はRCTができる医療機関で進めていただけることを願っております．筆者の論文[11]は"Trihexyphenidyl-PTSD"でコンピュータ検索していただくと，エコノミークラスのオープンアクセスジャーナルですが，SciTechnol社のJournal of Traumatic Stress Disoder & Treatmentに掲載されています．治験については，すべての患者さんに十分に説明し同意・医療法人和楽会倫理委員会の承諾を得ています．当薬物が保険外適応と認識しており，開示すべきCOIはありません．

文献

1) Wahl D. Pharmacokinetics of the substance in the rat. Documents from Boehringer Ingelheim Co., Ltd；1984.
2) Arita H. System neurophysiology of substances in the brain：Neuroscience of mentality and vigor. Chugai-Igakusha；2006.
3) Nishijima T, Piriz J, Duflot S, et al. Neuronal activity drives localized blood-brain-barrier transport of serum insulin-like growth factor-I into the CNS. Neuron 2010；67：834-846.
4) Johns Hopkins University. Blood-Brain Barrier 2013.
5) Blake DD, Weathers FW, Nagy LM, et al. The development of a Clinician-Administered PTSD Scale. J Trauma Stress 1995；8：75-90.
6) Zelikowsky M, Hast TA, Bennett RZ, et al. Cholinergic blockade frees fear extinction from its contextual dependency. Biol Psychiatry 2013；73：345-352.
7) Lettfuss NY, Seeger-Armbruster S, von Ameln-Mayerhofer A. Is behavioral sensitization to 3, 4-methylenedioxymethamphetamine (MDMA) mediated in part by cholinergic receptors? Behav Brain Res 2013；244：116-119.
8) Mitsushima D, Sano A, Takahashi T. A cholinergic trigger drives learning-induced plasticity at hippocampal synapses. Nat Commun 2013；4：2760.
9) McLay RN, Ho J. Posttraumatic stress disorder-like symptoms after treatment with acetylcholinesterase inhibitors. J Neuropsychiatry Clin Neurosci 2007；19：92-93.
10) Okada K, Nishizawa K, et al. Enhanced flexibility of place discrimination learning by targeting striatal cholinergic interneuron. 6 Feb 2014. Nature Communications.
11) Sogo K. Trihexyphenidyl reduces flashbacks in patients with posttraumatic stress disorder (PTSD). J Trauma Stress Disor Treat 2015；4：1-4.

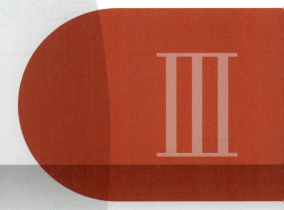

III

身体表現性障害と摂食障害

III 身体表現性障害と摂食障害

1 心身症と心身医学の現在

内村英幸
福岡心身クリニック

1 はじめに

　心身（psychosomatic）という用語は，心理社会的因子の関与していない疾患はないので，ICD-10とDSM-IIIの国際分類から用いられなくなった．狭義の心身症は，身体表現性障害とは別のカテゴリーに含まれていた．今回改訂されたDSM-5[1]では，身体表現性障害をもつ人が，精神医療より身体医療の場を受診するため，精神科領域以外の医療者に理解しやすいよう整理すること，さらに，医学的に説明不能な症状をもつ重要性を過度に強調して心身二元論を強化することを避けることが強調された．DSM-IVの身体表現性障害は，「意味のある苦痛と機能障害に関連する身体症状の顕在化」という共通の特徴を有する新たなカテゴリー「身体症状症および関連症群」に再構成され，大幅に変更された．

　主病名の身体症状症は，身体化障害，心気症，疼痛性障害，鑑別不能型身体表現性障害を含めた300.82（F45.1）コードにまとめられた．狭義の心身症の「他の医学的疾患に影響する心理的要因」（316，F54）コードもこのカテゴリーに含まれることになった．身体症状症は，わが国の従来のヒポコンドリー（心気症）の概念に近くなったように思う[2]．主観的で苦痛な症状のみでなく症状に対する思考，感情，行動の異常を基準にしていることや心身一元論的視点は，心身の相互作用と調和に重点をおき，生命倫理も含めた全人的医療の核として強調されてきた心身医学の概念に沿っている．現在では，心身症は広くとらえられ，うつ病や摂食障害は別として，このカテゴリーの病態はほとんど含まれている．変換症／転換性障害も機能性神経症状症の名称

内村英幸（うちむら・ひでゆき）　　　略歴

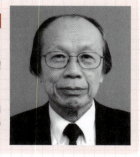

1936年福岡県生まれ．
1962年九州大学医学部卒．1972～74年アメリカ　コネチカット大学生物行動科学部門精神薬理研究室留学．1982～2002年国立肥前療養所（現国立病院機構　肥前精神医療センター）所長．2003年福岡心身クリニック院長．2007年福岡心身クリニック名誉院長．
主な著書に，『情動と脳—精神疾患の物質的基礎』（1981），『慢性分裂病の臨床』（1983），『森田療法を超えて—神経質から境界例へ』（1992），『精神科保護室の看護とチーム医療—困難事例への援助と対応』（2002）〈以上，金剛出版〉がある．

のように，身体医療の場で利用しやすくなったし，心療内科でも治療されており，心身症に含めてもよいと思われる．しかし，DSM-5では精神病理的背景は考慮されず，現象のみで分類されていることは，治療戦略上ICD-10分類より問題である．

ヒステリー的性格傾向をもつ多訴型の身体症状症（身体化障害：ブリケ症候群）[3]は別として，身体症状症と病気不安症は，否定的感情（神経症的特質）の性格特性と関連しており，森田の分類の普通神経質に該当し，森田療法が得意とする分野である．

2 身体の両義性と病理

精神は身体機構に焦点を定めて眺めたとき見失われる．精神と身体との感知には，2種類の感知—定焦点的感知と補足的感知—が存在する．身体の単離した要素・部分を注視する定焦点的感知のとき身体は物的・生理的身体になり，部分を超え全体を包括的にとらえる補足的感知のとき身体は心としての身体になる（Poranyi『知と存在』1969）．他方，森田（1921）は，精神と身体とは同一のものであり，これを静的に観るとき身体であって，これを動的変化の過程として観るとき即精神であるとPoranyiと同じことを述べている．身体の両義性がここにある[4]．心身の相互作用とは，心的身体・秩序と物的・生理的身体・秩序の弁証法的交替ないし置換である（Merleau-Ponty『行動の構造』1942）[4]．この心身のさまざまな機能の統合が失われた病が身体症状症と関連症群カテゴリーの病である．

身体症状症のとらわれは，森田理論の注意と感覚の悪循環（精神交互作用）と「かくあるべし」という過度の健康欲求・完全欲によって増強される．身体症状症も病気不安症も，心と身体は二分化されるとき矛盾が生じる．これらの対象化された物的・生理的身体から心としての主体的身体を回復するには，心身が新たに統合され絶え間ない流動的な可変性を回復させることである．この技法が，「今，ここ」に注意を集中し，そのものになりきり，定焦点的感知を破壊し，補足的感知に変換することである．このとき，「観察される対象化された身体」と「観察する主体的身体」は一体化され自己観察を忘れる．この瞬間「あるがままの身体・自己」を受け入れた状態が生じる．これが森田療法とマインドフルネス・注意集中型瞑想法の中核の技法であり，心身一如（心身は一でもあり二でもあり一のごとし）の世界を取り戻すことである[4]．

他方，身体化障害[2]と変換症は，未熟なヒステリー的，自己愛的性格傾向をもち，前者は多彩な愁訴と症状変動が前景にみられる過敏な身体（感情の露骨な表明，象徴性・物語性は不明確）に対し後者は機能麻痺で苦痛は欠如している（不安，葛藤を身体症状に隠蔽，象徴性・物語性がある）[5]．柴山は，「解離」の空間的変容として，対人過敏，人気配過敏という生々しく周囲を警戒し緊張した「過敏」と離人症，現実喪失感など実感を失くした「離隔」の二重性を指摘している[6]．「変換」の身体変容にも身体機能過敏と身体機能麻痺という二重性がみられるようである．「今，ここ」の注意集中型瞑想法ではなく，心の動きを観察，描写，叙述し身体症状の背景にある不安や葛藤への「気づき」を促し言語化していく「気づき」目的の瞑想法や行動連鎖分析

3 マインドフルネス瞑想法と脳画像解析：脳に関する心理教育

　ヴィパッサナー長期訓練瞑想者では，痛み（不快感，予期恐怖）の軽減は，第二次体性感覚野（SII）に広がる島と前部帯状回（ACC）の活性化と右外側部前頭前野（rLPFC）活性低下と相関していた．対照者では，逆に，痛みとSII，島とrLPFCの活性化は正の相関を示していた．訓練によって，前頭前野（PFC）の認知操作を活性化せず，情動調整をしていることを示唆している．禅の熟達者は，安静状態でも，痛み関連領域（背前部帯状回〈dACC〉，視床，島）の反応は低下し，不快感，予期不安に関連するPFCの著明な活性低下がみられた．対照者では右背外側前頭前野（rDLPFC）と左島の活性化が痛みの強度と関連していた[7]．ヨガの達人では，瞑想中痛みを感じず，視床，SII，島，帯状回の活動はみられず，前頭葉，頭頂葉，中脳の下行性痛覚抑制系が強く活性化されていた．痛み認知が，瞑想による情動調整によって軽減，消失することを示している[8]．「今，ここ」の注意集中型瞑想法は，痛み-認知の神経回路を変換し痛みを軽減していることが脳画像解析からも示されている．

　痛み以外でも，「とらわれ」に対する感情-思考-行動の負の連鎖から脱却するのに，不安，怒りなど最初の一次感情（純な心）に気づき，言語化し，「今，ここ」に集中する瞑想法は有効である．短期訓練（初心者）では，PFCを活性化して不安，怒りなどの情動を生み出す辺縁系（特に扁桃体）の活性を抑制するtop-downの統制機構が働いている．他方，長期訓練（熟練者）では，自己参照・関連づけの自己反芻過程に関連する皮質正中内側部構造（CMS：PFC，ACC，後部帯状回，楔前部）の活性を低下させ，痛みの場合と同様，PFCの活性化なくして辺縁系の活性を低下させるbottom-upの情動統制にシフトしていることが示されている[8]．

　これらの実証資料をもとに，「今，ここ」に注意を集中する森田療法と瞑想法の技法が，神経ネットワークの変換と柔軟性をもたらし，「とらわれ」を解放することを対象者に説明する心理教育に用いているが，動機づけにも有効である．

4 森田療法をベースにした「癌の生き甲斐療法」と慢性疼痛の「クロパンの会」

　森田は，「生の欲望と死の恐怖」は相対的な言葉であって同一の事柄の表裏両面観であり，死の恐怖にのみ全力を傾注していたものを，生の欲望に対する精神発動を強盛にするようにすることだと述べている．この生と死をめぐる森田思想を心理ベースとして，不安，恐怖はそのままにして，今日1日の生きる目標に打ち込むことによって，癌・難病疾患の人々の心理社会的対応能力を高めようとする試みを伊丹は1986年に発足させ，現在では国際的に実践している[9]．

　芦沢は，慢性疼痛に対して外来で森田療法的アプローチを試み，クロパン（chronic pain）の会を発足させ実践し実績をあげている[10]．

① 疼痛のある部分にその原因を求め，その原因を取り除こうとする努力（とらわれ）が，逆に疼痛の慢性化を強化している可能性がある．
② むしろ疼痛を「あるがまま」に自分の一部として受容するほうが疼痛を排除するより疼痛は気にならなくなる．
③ 疼痛にとらわれ振り回される生活から，疼痛にかかわらず生活を楽しむことのできる目的本位の生活習慣を身につけることを治療目的とする．
④ 疼痛の強い日は悪い日，疼痛の軽い日はよい日といった価値基準を変え，疼痛の有無にかかわらず，目的をもって生活した日はよい日，目的なく無為に過ごした日は悪い日と自己評価する．
⑤ 特に目的をもって生活できた日は自分をほめる．

5 事例提示

● 事例 1

- A 氏，25 歳，女性．病気不安症：300.7, F45.21（ICD-10：心気障害）．

　出産後，夫がエイズに感染していないか不安になり検査したが異常はなかったといった．これがきっかけで，自分と子どもがエイズに感染していないか気になりエイズ相談センターに相談した．夫が陰性なら心配ないといわれ安心した．しかし，インターネットで調べていると，再検査したら陽性だったと書いてあり，不安になり検査してもらった．自分も陰性だったが，皮膚に赤い斑点があり，もし感染していたらと不安になりエイズ相談センターに相談した．陰性なら感染はないといわれた．しかし，不安で皮膚科も受診したが，検査は陰性で赤い斑点は湿疹であり心配ないといわれた．夫への不信感とエイズ検査は毎年検査しないと後で後悔するのではないかとインターネットで調べたり，子どもが感染していたらどうしようと子どもの皮膚の隅々まで調べたり，生まれてこなかったほうがよかったのではないかなど，次々に不安なことを考え頭から離れなくなった．復職したが仕事も自信がなくなり当院を受診する．性格は神経質で完全欲が強い．安定薬は副作用を懸念し希望せず，マインドフルネス・注意集中型瞑想法と森田療法で対応した．この際，脳に関する心理教育も行った．

　① エイズに関するインターネットやエイズ相談センターの利用禁止，② 不安になると次々に不安が膨らみ悪循環に陥るのを切るため，「今，ここ」に注意を集中して切り替えていくこと：マインドフルネス・注意集中型瞑想法（食，香り，音，呼吸など）と森田療法の目的本位の生活実践，③ このためにも仕事は続けること，④ 日誌指導：感情の法則（ⅰ 不安は相手にすると増幅する，ⅱ 不安は放置しておくと消えていく，ⅲ 同じ刺激は繰り返し受けると不感になる）を体得することを実践していった．

　治療 6 か月目：子育てに夫も協力してくれている．育児，家事，仕事と忙しく忘れていることが多くなった．首が凝ったとき呼吸法と野口ぶら下げ体操で上半身を弛め

るのは効果がある．マインドフルネスで心豊かにしようと，味，香りの注意集中型瞑想法がよい，気分がすっきりするという．「今，ここ」に注意集中していくことを実践していきますとすっかり安定した．

🔴 事例 2

- B氏，22歳，男性．変換症（機能性神経症状症）急性エピソード：300.11，F44.4（ICD-10：解離性運動障害）．

専門学校卒業後，A鉄道会社入社，厳しい指導教官の下で運転練習を繰り返していた．全般的に小さいミスを指摘され，同じミスを繰り返すことがあった．怒られないようにミスしまいと緊張すると，基本的なミスをして頭が真っ白になり，今までできていたこともミスして怒られることが続いた．3か月後，両手指が突っ張る感じとしびれる感じで動かしにくくなった．頭から胸にかけてしびれる感じになった．乗車前に体調を申告するようになっているが，この申告で運転練習中止になっていた．頻回に起こるため4か月後産業医の面接があり，3か月間の乗務停止，内勤となる．神経内科を受診するも異常なく，当院を受診する．

初診時，内勤になり緊張はあるが仕事に支障はないという．別の教官に交代してもらっても同じ症状が出て運転練習ができなかった．ただ1回だけ，信頼していた上司のときは問題なく1時間運転できたことがあった．厳しい指導教官は，高校時代サッカー部で経験しているしストレスと思っていない．両手が動かない原因はわからないという．性格は陽気な反面神経質，完璧主義という．

毎日10分程度夕食後，瞑想し心に浮かぶことを観察し，描写し，記述してくるようにした．症状の出る日を思い出していたら厳しい指導教官から怒られる場面が出てきたという．これをきっかけに，面接場面で行動連鎖分析を行いそのときの状況を再現することを試みた．朝目が醒めると今日も怒られるかと映像が出てくる，まだ手足の動きや感覚に異常はない．職場に着いて制服に着替え準備が終わると…両手がしびれる感じになり一気にグーと硬くなってくる，ここで両手指が突っ張り，握力がない感じになり，手が動かないと申告する．運転練習停止になる．休息し夕方には回復していたが次第に回復しなくなっていった．瞑想と行動連鎖分析を数回繰り返すうちに，怒られる恐怖が問題だと気づいたという．緊張を弛めるのに，筋弛緩法，丹田呼吸法で上半身の力を抜く練習も続けた．その後，厳しい指導教官から怒られる場面をイメージして，職場にある運転操作シミュレーション室で運転を試みてもらう．最初緊張はあるがそれほど問題なく次第になれまったく問題なくなった．

3か月後，運転手希望が強いため，安心できる教官の下で不安に徐々に曝露する方法を取ってもらい，適性を判断してもらうことにした．本人も納得して職場に戻った．

🔴 事例 3

- C氏，28歳，男性．変換症（機能性神経症状症）持続性：300.11，F44.4．

舞踏病様の不随運動を示したC氏も，薬物療法では改善せず当院に紹介され受診

した．その誘因をわからないと言っていたが，症状が悪化したときの状況の気づきの瞑想法と行動連鎖分析の共同作業をしていった．3か月後「出向で体調を崩し仕事ができなくなった．このとき，社会の歯車から外れたという不安が強く，これからだと思う．身体をくねらせ徘徊していた．その後，早く治らないと妻に見捨てられると妻の言動で自分を責めて身体の動きが増悪し，ますます自信がなくなった」と内的体験を言語化できるようになった．自信をつけるリハビリプログラムを実践し，1年後，完全に寛解し社会復帰した．

事例についてはプライバシーに配慮して記載した．

6 おわりに

臨床の場では，広義の心身症は，このカテゴリーの共通特徴である「意味ある苦痛と機能障害に関連する身体症状の顕在化」という身体的表現と精神的表現の交替ないし置換する心身相互作用の病的現象であり，この病的現象の意味と表現を問題にしている全人的医療であると定義できる[11]．DSM-5の身体症状症と関連症群のほとんどの疾患を含むとみてよいと思う．主病名の身体症状症は多様な病態を含んでおり，治療戦略的にはICD-10に近い従来のわが国のヒポコンドリー（心気症）亜型分類が参考になる[2]．クリニックでは，力動的な見方も背景にもちながら，森田療法と認知行動療法にマインドフルネス瞑想法を併用して治療している．さらに，マインドフルネス瞑想法の脳画像解析の進展は，脳に関する心理教育も可能にしてきたことを示した．今後，ICD-10の改訂で，狭義の心身症，身体表現性障害や解離性運動障害がどのように見直されるか興味深い．

文献

1) 日本精神神経学会（監），高橋三郎ほか（訳）．DSM-5 精神疾患の診断・統計マニュアル．医学書院；2014．
2) 笠原敏彦，傳田健三，田中 哲．心気症の分類と臨床特徴．精神経誌 1989；91：133-151．
3) 中西俊夫．身体化障害（somatic disorder：Briquet症候群）について．高橋 徹（編）．ヒポコンドリー（心気症）．ライフサイエンス；1998．pp23-29．
4) 内村英幸．弁証法としての森田療法．精神療法 2013；39：93-100．
5) 森山成栬．森田療法と心身症．西日本森田療法研究会（編）．森田療法—あるがままと自己実現．2011．pp108-124．
6) 柴山雅俊．解離の構造—私の変容と「むすび」の治療論．岩崎学術出版社；2010．pp120-122．
7) Chiesa A, Serreti A, Jakobsen IC. Mindfulness：Top-down or bottom-up emotion regulation strategy? Clin Psychol Rev 2013；33：82-96．
8) 柿本隆介．fMRIによる痛みの画像，痛みのマネジメント update．日本医師会雑誌 2014；143（特別1号）：S13-16，S104-105．
9) 伊丹仁郎．生きがい療法とその近況．森田療法学会誌 1996；7：39-41．
10) 芦沢 健．慢性疼痛に対する森田療法的アプローチ（その2）．森田療法学会誌 1998；9：165-170．
11) Tölle R. Psychiatrie, 7 Auflage. Splinger-Verlag；1985／飯田 真ほか（監訳）．テレ精神医学，第7版．西村書店；1991．p3．

III 身体表現性障害と摂食障害

2 慢性疼痛（疼痛性障害，身体症状症・疼痛型，線維筋痛症）に対する治療の工夫

原田誠一
原田メンタルクリニック・東京認知行動療法研究所

1 はじめに

　身体医学的に十分説明することができない慢性疼痛で生活に支障をきたす病態（疼痛性障害，身体症状症・疼痛型，線維筋痛症）の治療では，薬物療法の効果がある程度期待できる．実際のところ，セロトニン・ノルアドレナリン再取り込み阻害薬（serotonin-noradrenaline reuptake inhibitor：SNRI）に属する抗うつ薬デュロキセチンが「糖尿病性神経障害〜線維筋痛症に伴う疼痛」で保険適応を得ているし，ほかにもいくつかの薬剤が処方されるようになっている（たとえば，Caチャネル$\alpha_2\delta$リガンドであるプレガバリン）．しかるに臨床現場で出会う慢性疼痛患者が，こうした薬物療法と通常の精神療法的対応（＝痛みで苦しみさまざまな支障をきたしている患者への，受容〜共感的なかかわり）だけでは十分改善しない場合が少なくないことは，多くの臨床家が実感しているところだろう．

　本項では，慢性疼痛に対する筆者の病態理解と治療方針について述べる．論の進め方は，①初めに病態理解と治療方針の概略を述べ，②次いで2自験例における具体的な治療経過を供覧する．

2 慢性疼痛の病態理解〜治療：「認知要因」「行動〜動作〜生活要因」「慢性的なストレス状況〜生活の狭さ」の把握と対策*

● 病態理解

　慢性疼痛の病態では，症例ごとに次の3要因の実態を明らかにすることが重要と考えている．

＊：本項で述べる3要因は，本章「3．身体表現性障害（身体化障害，身体症状症，心気症，病気不安症）に対する治療の工夫」（p.177）の内容と重なっている．ICD-10では疼痛性障害が身体表現性障害の一亜型であり，DSM-5では身体症状症の一亜型（「疼痛が主症状のもの」）である事実をふまえれば，内容に一致がみられることをご理解いただけるであろう．

① **本人の痛みの受け止め方（認知要因）**
・この激しい痛みを和らげるのは，私には到底無理であり不可能だ．
・何をやっていても，強い痛みはまったく変わらない．
・痛みのない生活が，本来あるべき当たり前の生活だ．
・これから，痛みはもっと強くなるだろう．
・医療も，私の痛みには無力だ．
・下手に体を動かすと痛みが悪化するので，極力安静を保って養生したほうがよい．
・いろいろな活動を始める/再開するのは，痛みが完治してからにしよう．
・こんな痛みがあっては何もできず，まともな生活は送れないので絶望的．
・痛みがさらに強まって，仕事や家事ができなくなるのではないか．
・自分でできることが減り，自信を失ってより悲観的になる．
・痛みに随伴している症状（例：しびれ，ふらつき，かゆみ）も，ひどくつらいし心配だ．
・これほど痛いからには，何か重い病気があるのではないか．
・年をとるにつれ，もっと痛みが強まって動けなくなるのではないか．
・もとの病気が見つかれば，痛みが完治する方策がわかるのではないか．
・病気が判明すれば，痛みが一気になくなるだろう．地道なリハビリは無意味，など．

② **本人の行動/動作パターンや生活の過ごし方，そしてその行動/動作パターンや生活様式から生み出される悪循環（行動〜動作〜生活要因）**
・痛みがつらいので，一日中ずっと痛みのことを考えてしまう．
・痛みのために過度に慎重になり，日頃の行動〜動作〜生活を大幅に制限する．
・痛みのために仕事〜交友〜趣味に支障が出ていて，そのことによるストレスを感じている．
・「これをやっていると少しは痛みが楽」という（改善のために必要な）経験が乏しい．
・痛みが和らぎ，少しでも痛みと離れられるように感じる時間が減り，痛みへの注目が増している．
・体を動かさないことで，局所のこり〜はり〜硬さや廃用性の変化などが生じて，痛み〜違和感が悪化する，など．

③ **痛みの背景にある（痛み以外による）慢性的なストレス状況〜生活の狭さの把握**

　筆者の臨床経験によれば，慢性疼痛患者の多くで「痛み」の背景に（痛み以外の原因に基づく）慢性的なストレス状況〜生活の狭さが認められる．そして，その慢性的なストレス状況〜生活の狭さが，前述の認知要因や行動〜動作〜生活要因をより悪化させて，痛みの維持〜増悪に寄与している場合が少なくない．そのため，慢性的なストレス状況〜生活の狭さへのアプローチも，治療を進める重要な因子となる．

　「慢性的なストレス状況」の具体例としては，「職場〜学校，家庭〜地域における葛藤が遷延している状態」「何らかの理由で自己評価が低く，何事に対しても悲観的になりがちな傾向」の存在がある．一方「生活の狭さ」の表現型の代表例には，「元来，楽しみや充実感を感じることのできる機会〜場面が少ない」「以前から，気分転換の

方法をほとんどもちあわせていない」「質のよい対人交流が乏しい」などがある．

● 治療方針

慢性疼痛の診療では，治療者が以上の3要因の内容を把握して，病態との関連を含めて患者にわかりやすく説明し共通認識にすることが治療のスタートとなる（心理教育）．そして，これらの因子をどのように変えていける可能性があるかを話し合い，試行錯誤するなかで治療が進展する．

こうした方針に基づいて治療を行った2症例の経過を，次に供覧する．

3 慢性疼痛が改善した2症例

● 症例1：40歳代，女性

現病歴　主婦業をこなすかたわら，自分がもっている資格を生かしてあるパート職に就いていた．X年に職場の上司が変わってたいへん厳しい人物になり，幾度か理不尽で激しい叱責を受ける体験をした．この頃，洗髪の際にかなり頭髪が抜けた．その後，「これからどんどん毛が薄くなるのではないか」と気にするようになった．皮膚科を受診して，「休止期脱毛（＝毛周期～ヘアサイクルの休止期に生じる，び漫性の脱毛）で心配ない．気になるようならば，育毛剤を使うとよい」という説明を受けたが，懸念は軽減しなかった．しばらくして脱毛は収まったが，洗髪時や育毛剤を用いる際に毛髪や頭皮に注意を向けることが続いた．

X+1年春，洗髪の際に頭皮に強い違和感～痛みを感じた．それ以降，「頭の皮膚，特に頭頂部がヒリヒリ～チクチクして痛い．毎日痛むので，苦しくつらい」状態に陥った．そして，痛みのために仕事の継続が難しくなり退職した．

複数の皮膚科を受診して，いずれも「皮膚科的には，大きな異状はない」という診断を受けた．何種類かの外用薬が投与されたが，痛みは改善しなかった．皮膚科から精神科が紹介され，そこで薬物療法が試されたが（各種の抗うつ薬と抗不安薬），やはり症状に変化はみられなかった．そのためX+2年，筆者の外来を紹介受診した．

治療経過
●病態の理解
　初診時に前記の3要因について尋ねたところ，次のような実情が判明した．
① 本人の痛みの受け止め方（認知要因）
　「洗髪中に頭皮に痛みを感じて以降，頭の皮膚の痛みにずっと悩まされている．一日中，痛み～頭皮に注意が向いている状態．この痛みは，何をやっていても和らがない．いくつかの皮膚科に行って"異状ない"と言われているので，重い皮膚の病気があるとは思っていない．いつになったら，この苦しさから離れられるのか見当がつかない．この後ますます悪くなってしまうと思うと，絶望的になる．」
② 本人の行動/動作パターンや生活の過ごし方，そしてその行動/動作パターンや生

活様式から生み出される悪循環（行動〜動作〜生活要因）
「一日中，痛み〜頭皮に注意が向いて生活している状態．痛みが悪くならないように，頭の皮膚に負担〜刺激が加わらないよう気をつけている．洗髪やブラッシング，育毛剤をつける際には，極力慎重にやっている．この痛みのために，仕事をやめてひきこもりがちの生活を送っており，いっそう痛みを気にしている感じ．"これをやっていると，痛みが少しは楽になる" という経験には，心当たりがない．仕事をやめて収入がなくなった負い目があるので，お金のかかる楽しみごとは極力避けていて，いっそう煮詰まりがち．」

③ 痛みの背景にある（痛み以外による）慢性的なストレス状況〜生活の狭さの把握
「洗髪のときにかなり頭髪が抜けてから，毛が薄くなることがずっと心配の種になっている．以前あった上司のパワハラのストレスは退職してなくなったけれど，痛みで仕事をやめたこともストレス．家にいることが多くなり，外に出るのが大幅に減ってしまった．元来活動的で外で働くことが好きなのに，家に閉じこもっている時間が長い今の生活は不本意．子どもの教育費などがかさむなか，生活費をすべて夫に頼らざるをえないこともストレス．」

● 治療の方針と経過

以上の，①認知要因，②行動〜動作〜生活要因，③痛みの背景にある（痛み以外による）慢性的なストレス状況〜生活の狭さを把握して，対応を考える作業を始めた．すなわち，(1) 疼痛〜脱毛に過度に着目し，悲観的になっている認知を修正し，(2) 少しずつ生活を広げていき，楽しみや充実感を体験できる機会を増し，(3) ストレス因を減らす作業に着手した．

初めの「認知要因」は，「何かを集中してやっているときは，痛みが結構和らぐことに気づいた」「子どもから，"しょっちゅう頭の皮膚や毛を触ったりしていたら，誰でも気になるよ" と言われてハッとした．痛いことを，あまり気にかけないように努めている」「脱毛は休止期脱毛であり，その後薄くなってきている事実もないから，過度に心配するのをやめよう」といった変化がみられた．

次の「行動〜動作〜生活要因」については，痛みを忘れられる時間を作る必要性と有効性を認識して，(1) 前から興味のあった太極拳を習い始め，(2) X+4年に仕事を再開した．そして，これらの活動に従事している際には痛みも軽くなることが実感できた．こうした変化を通して，「痛みの背景にある（痛み以外による）慢性的なストレス状況〜生活の狭さ要因」も自然に解消していった．

経過は順調で痛みは大幅に改善し，現在（X+5年）日常生活に支障がないレベルになっている（「前の痛みを100とすると，今は10以下」）．最近は，2か月に1回のフォローアップを続けている．

なお本症例の薬物療法は，当初前医の処方内容を引き継ぎ（フルボキサミン150 mg，アリピプラゾール3 mg，ロフラゼプ酸エチル1 mg/日），現在はフルボキサミン75 mg，アリピプラゾール1.5 mg/日となっている．

●コメント

　頭皮の慢性疼痛で苦しみ，支障をきたしていた症例である．治療では，① 認知要因の変化（例：何かを集中してやっているときは，痛みが結構和らぐことに気づいた），② 行動〜動作〜生活要因の変化（例：太極拳を習い始めて，仕事も再開），③ 痛みの背景にある（痛み以外による）慢性的なストレス状況〜生活の狭さ要因へのアプローチを行った．現在までのところ，こうした介入が奏功している．

症例2：40歳代，女性

現病歴　X年暮（30歳代後半），生理の出血が2週間以上止まらなくなり，出血量もいつもより多いエピソードがあった．X+1年1月に婦人科を受診．「婦人科的には異状なし」と診断されたが，その頃から持続的な痛みが出現した．

　「初め出たのは，外陰部の痛み．いつも痛くて，下着をつけるだけで卸し金で擦られるような激痛が走る．その後，痛みが足全体に広がっていった．」

　その後も，いくつかの婦人科や皮膚科を受診．いずれも「異状なし」という診断であった．ある皮膚科で紹介を受け，精神科を受診．薬物療法を受けたが，痛みに変化はみられなかった．X+3年に再び皮膚科を受診し，そこから紹介を受け筆者のクリニックに来院した．

治療経過

●病態の理解

　初診時に前記の3要因について尋ねたところ，次のような実情が判明した．

① 本人の痛みの受け止め方（認知要因）

　「外陰部〜足に激痛が生じてから，ずっと痛みで苦しんできた．何をやっていても，痛みは弱まらない．自分で痛みをコントロールすることなど，とてもできないと思う．」

② 本人の行動/動作パターンや生活の過ごし方，そしてその行動/動作パターンや生活様式から生み出される悪循環（行動〜動作〜生活要因）

　「仕事は何とか続けているけれど，痛みがひどいのでいろいろなことを楽しめなくなっている．友人と会ったり趣味をやることを，ずっと控えている．一日中，痛みが意識から離れることがない．びくびく慎重になってしまっていて，たとえば椅子に座る際にも，なるべく体重をかけないで，そっと腰かけるよう気をつけている．着替えのときも，恐る恐るゆっくりやっている．」

③ 痛みの背景にある（痛み以外による）慢性的なストレス状況〜生活の狭さの把握

　「生理の出血が止まらなくなって以来，婦人科的な病気があるのではないかという心配が頭の片隅にある．加えて，家庭のストレスが大きい．夫とうまくいっていない．夫は持病があって，病弱で仕事を休みがち．そんな夫を物心両面でサポートしているが，感謝の言葉をもらったことがない．むしろ自分を非難したり，八つ当たりしてくることが多い．このところ夫婦の会話もほとんどない．」

●治療の進展

　以下，面接の進展を示す．

#2（2回目の診療．以下，同じ）：前回「体が痛い」ということを初めて認めてもらえて，少し気分が楽になった．痛みを認めてくれ，いたわってくれる先生は，今までいなかった．

#5：少しだけ，体調がよくなった．痛いと感じない時間が出てきた．特に，体を動かしているときは，痛みを忘れていることがある．痛みが少し軽くなった分，婦人科的な心配はあまりしなくなった．

#6：自分には，昔から自分を肯定する感じがない．「どうせ，私なんか」「自分は幸せになれない．幸せになる資格がない」と思ってきた．ずっと，自分のことは後回しにしてきた．痛みで生活が制限されるようになってから，この感じが強まっていると思う．

#9：最近，今の自分でいいんだ，と思えるようになってきた．いろいろな歴史があっての，今のこういう状況なんだ，と改めて感じている．これから，なるようになるのを見ていく，どうなっていくのかを見るのが，ちょっと面白い．興味津々という感じ．

#10：調子に波はあるが，まったく痛みがなくて「治った？」と感じるときもある．痛みがぶり返すこともあるが，痛みの強さはひどかったときの半分くらい．前より随分よい．趣味の手芸を再開した．

#11：仕事は忙しくてたいへんだが，帰り道に「頑張ったね」と思えるようになってきた．自分なりに，誰かの役に立つことをやっていきたいと思う．そうしていることが，自分の幸せなんだ，と思える．夫のことも，自分はやれるだけやってきたと感じている．

#12：仕事を早く終えた日は，早めに入浴している．ゆっくり入浴して，マッサージもしている．少し自分の体を，いたわれている感じ．ここ（＝診察室）の椅子もちゃんと座れるし，電車でも平気で腰かけられるようになった．

#14：職場でも自宅でも，自分への肯定感が育ってきた．まわりの目ばかり意識していた以前とは，随分違う．今でもまわりの目を意識しすぎていると，少し痛みが強くなるときがある．先日久しぶりに友人とランチを一緒に食べて，すごく楽しめた．そのときは，痛みをほとんど意識しないですんだ．

こうして徐々に疼痛が軽減し，生活に支障がないレベルになってきている．現在（X+5年），「痛みはとても減った．前を100とすると5以下．ちょっと痛んで心配することはあるけれど，あわてなくなった．夫の様子はまったく変わらないが，"どうぞご自由に"という感じで距離を取って見守っている」．なお本症例の全経過で，筆者は処方は行っていない．

● コメント

外陰部〜下肢の慢性疼痛で苦しみ，支障をきたしていた症例である．治療では，①認知要因の変化（例：何かをやっているときは，痛みが弱まることに気づいた），②行動〜動作〜生活要因の変化（例：友人との交友や趣味の再開，さっと椅子に座る），③痛みの背景にある（痛み以外による）慢性的なストレス状況〜生活の狭さ要因（例：

婦人科疾患の心配，夫との慢性的な葛藤）へのアプローチを行った．

ちなみに本人は，#2で「前回『体が痛い』ということを初めて認めてもらえて，少し気分が楽になった．痛みを認めてくれ，いたわってくれる先生は，今までいなかった」と述懐しており，初回面接が治療関係作りに役立った経緯がうかがわれた．当然のことであるが，痛みを体験している患者への受容〜共感の姿勢が，慢性疼痛の臨床においても必須の基盤となることを示しているといえるだろう．

4 おわりに

本項では，筆者の慢性疼痛に関する病態理解と治療方針について述べ，2自験例の治療経過を供覧した．読者諸賢が慢性疼痛の診療を工夫する際に，ご参考になる点が含まれていれば幸いである．

III 身体表現性障害と摂食障害

3 身体表現性障害（身体化障害，身体症状症，心気症，病気不安症）に対する治療の工夫

原田誠一
原田メンタルクリニック・東京認知行動療法研究所

1 はじめに

　　身体表現性障害（身体化障害，身体症状症，心気症，病気不安症）は，① 精神科臨床においてまれならず遭遇する病態の一つであるうえに，② 心気症状自体は，他の精神障害（たとえば，うつ病，他の不安障害，各種パーソナリティ障害）でもしばしばみられ，③ その治療はそう容易ではなく，薬物療法を中心とする標準的な対応が奏功しない場合が少なくない，という特徴がみられる．かつてブロイラー[1]が「大抵の（治らぬ）心気症者は分裂病者である」と記したのも，身体表現性障害の治療が困難な場合が多いことを反映している面があるのではなかろうか．

　　しかるにブロイラーがこの記載を行ってから，すでに1世紀以上の歳月を経ている．今日の精神科医が，ブロイラーと同じような認識〜対応にとどまっていてよいというわけにはいかないだろう．すべての精神科医にとって，身体表現性障害への対応のコツを身につけることが，臨床力を身につけるために必要な事項の一つである．

　　本項では身体表現性障害に対する，筆者の病態理解〜治療的アプローチの概略を述べる．初めに，① 身体表現性障害の心理教育の内容について記し，② 次いで治療によって改善した2症例を供覧する．

2 身体表現性障害の病態理解〜治療戦略*

 病態理解

　　身体医学的な診療を通して否定的な見解が示されているにもかかわらず，自分が重篤な疾患にかかっているという過剰な心配にとらわれて，生活に支障をきたしている

＊：本項で述べる3要因は，本章「2．慢性疼痛（疼痛性障害，身体症状症・疼痛型，線維筋痛症）に対する治療の工夫」（p.170）の内容とかなり重なっている．ICD-10では疼痛性障害が身体表現性障害の一亜型であり，DSM-5では身体症状症の一亜型「疼痛が主症状のもの」である事実をふまえれば，内容に一致がみられることをご理解いただけるであろう．

　加えて，3要因のなかの「認知要因」「行動〜動作〜生活要因」は，森田療法の「ヒポコンドリー性基調」「精神交互作用」概念とかなり重なっている．心気症状に関する現代の精神医学や認知行動療法の病態理解〜治療的介入の内容が，森田療法の見解と合致している事実は，時代を先取りした森田療法の先見性と優れた実践性を雄弁に物語っているといえるだろう．

身体表現性障害の病態を理解するにあたっては，症状の背景にある「発症〜悪化〜遷延化につながっている因子」の解明が必要である．その具体的な内容としては，次の3要因が重要と考えている．

① 本人の身体症状の受け止め方（認知要因）
- この身体症状はひどく厄介なもので，心配で仕方ない．
- 症状があるからには，何か重篤な病気があるに違いない．
- これから病気がどんどん重くなって，最悪の結果になってしまうのではないか．
- こんな症状がまったくない健康な生活が，本来あるべき当たり前の生活であり望ましい．
- 身体科の診察や検査で異常が見つかっていないが，重大な病気を見落としている可能性がある．
- 下手に体を動かすと症状が悪化するので，なるべく安静を保って養生したほうがよい．
- 自分でできることが減り，自信を失ってより悲観的になっている．
- 年をとるにつれ，もっと症状が強まるのではないか．
- 潜んでいる病気が見つかれば，身体症状が完全に出なくなる方策がわかるのではないか，など．

② 本人の行動/動作パターンや生活の過ごし方，そしてその行動/動作パターンや生活様式から生み出される悪循環（行動〜動作〜生活要因）
- 病気〜健康のことが心配で，長時間考え込みがちな毎日．
- 困った症状が出て来ないか気がかりなため，体調〜体の感覚に過度に注意を払っている．
- いつも体に注意を向けすぎているため，ちょっとした身体感覚を過敏に拾って過度に心配してしまう．
- 重篤な身体症状が出現するとあわててパニックになってしまい，すぐに医療機関に駆けつけて診察〜検査を受ける．
- 診察の結果が「異状なし」「心配ない」と出ても十分納得できず，病気のことを心配し続ける．
- 軽い症状が見られる場合でも心配が募って，自分一人では不安の解消が難しく，家族に「大丈夫」と保証してもらう．
- 病気の心配のために過剰に慎重になり，日頃の行動〜動作〜生活を必要以上に制限しがち．
- 「あわてずに経過をみていると，症状が自然に消褪する」とか「これをやっていると，早めに症状が楽になる」という（改善のために必要な）経験が乏しい．
- 心配している病気をネットや書籍で詳しく調べて，こだわりが増してしまう．
- 各種の健康法に興味を寄せて，いろいろ試している，など．

③ 心気症状の背景にある，家族歴〜生活歴〜現在のストレス状況の把握

　身体表現性障害の多くの症例において，心気症状の出現に寄与したと推定される家

族歴〜生活歴〜ストレス状況が認められるので，その把握を行う．

治療戦略

　身体表現性障害の診療では，治療者が以上の3要因の内容を理解して，病態との関連を含め患者にわかりやすく説明し，共通認識にすることが治療のスタートとなる（心理教育）．そして，この3要因をどのように変える可能性があるかを話し合い，試行錯誤するなかで治療が進展する．

　こうした方針に基づいて治療を行った2症例の経過を，次で供覧する．

3　身体表現性障害が改善した2症例

症例1：50歳代，女性，主婦

現病歴　元来，体調や病気のことを心配しやすかった．父親が神経質で，同様の傾向があったという．X年，元気だった母親が心筋梗塞で急逝してから，体調や病気のことをいっそう気に病むようになった．何らかの体調不調が出現すると，すぐに医療機関を受診する行動パターンをとりがちになった．内科医からA病院精神科を紹介されて薬物療法を受けたが，心気傾向は改善しなかった．

　X+1年，耳鳴が出現．「キーン」「ジージー」と両側で聞こえ，終日鳴りやまずうっとうしい．何か所かの耳鼻科を受診したが，「耳鼻科的には異状なし」「耳鳴を治す治療法はない」という説明を受けた．本人は，「ショックを受けて絶望し，眠れなくなった」．A病院精神科で睡眠導入薬の投与を受けて不眠は治ったが，ひきこもりがちとなり心気傾向が増した．

　X+2年，ある耳鼻科を受診して紹介を受け，筆者のクリニックに来院した．

治療経過

●病態理解

　病歴を聴取して，「元来，父親譲りの心気傾向があったが，母親が心筋梗塞で急逝してから心気傾向が強まり，生活に支障をきたすようになった．その後生じた耳鳴に関しても，精神交互作用が働いて症状が強まった．こうした経緯から日常生活が狭くなって活動性が下がり，こだわりが増して現在に至っている」という病態理解を行った．

●CBTの導入

　この内容を患者と共通認識にしたうえで，認知行動療法（cognitive behavioral therapy：CBT）に導入した．以下，本人が書いた4つの思考記録（対話型・思考記録[2]：図1，表1）を紹介する．

【思考記録①】

・事実：絶えず耳鳴がして神経にさわってイライラするし，体調も崩した．

・「Aさん」の受け止め方（自動思考＝今までの悲観的な考え方）：「耳鳴が，もっと

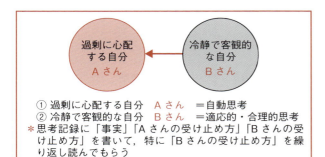

図1 対話型・思考記録の"Aさん,Bさん"—「Bさん」が「Aさん」に語りかける模式図

表1 「Bさん」を育てる対話型・思考記録

「Bさん」を育てる作業で,「対話型・思考記録」(別名:「Aさん〜Bさん」欲張り・思考記録)が有効な場合がある

● 気持ちの整理が難しい際,患者に3項目を記してもらう

① 出来事
②「Aさん」の受け止め方
③「Bさん」の受け止め方
　1. 共感,ねぎらい
　2. 別の受け止め方(=従来の「適応的・合理的思考」)
　3. 悪循環の指摘(=「Aさんも損ですよ」)
　4. 提案(=当面とる方針の提案)

ひどくなるのでは?」という恐怖感があるし,耳鼻科で「治らない」と宣告された絶望感がある.

・「Bさん」の受け止め方(適応的・合理的思考=これから根づかせ,育てて行きたい考え方):
　① 共感,ねぎらい:耳鳴でイライラしてつらいのは,当然のこと.悲観的になるのもよくわかる.たいへんなのに,よく頑張ってきたね.
　② 別の受け止め方:いくつかの耳鼻科で「大きな病気はない」と言われているし,これ以上悪くならない可能性が高い.更年期症状が落ち着けば,他の体調と一緒に耳鳴もよくなるかもしれない.だいたい,この歳になれば誰でも持病は出てくるもの.命にかかわる病気でない分,恵まれているかも.
　③ 悪循環の指摘:いつも耳鳴のことを気にして怯えていると,悪循環にはまって耳鳴が強くなって体調もいっそう悪くなり,Aさんも損をする.
　④ 提案:なるべく気にかけず,「友人とのおしゃべり」「運動」などの気分転換をしながら,耳鳴と付き合っていったほうがよいと思う.

【思考記録②】

・事実:眼圧が高いので,定期的に通院中.近く,また眼科を受診する.
・「Aさん」の受け止め方:眼圧が上がって,緑内障になるのが心配.目が見えなくなったらどうしよう,という恐怖感がある.
・「Bさん」の受け止め方:
　① 共感,ねぎらい:誰でも目は大事なものだし,眼圧が気になるのは普通のこと.くよくよ考える気持ちは,よくわかる.
　② 別の受け止め方:定期的に眼科に通っており,最近眼圧はコントロールできている.まだ緑内障になっていないうちに,眼圧の治療ができていることは幸運だ.もし眼圧が上がったら,それに合った治療を受ければよい.
　③ 悪循環の指摘:眼医者で検査するたびに数値を気にしすぎて,自分を追いつめるのは損.かえって,ストレスで眼圧が上がってしまうかもしれない.
　④ 提案:これからもずっと付き合っていくことになるので,のんびり構えてうま

く折り合いをつけていこう．

【思考記録③】
・事実：乳癌検診の日が近づいてきた．
・「Aさん」の受け止め方：当日が近づいてくると，検診のことが頭から離れなくなりつらい．「もし結果が悪かったら…」と，不安で一杯になる．
・「Bさん」の受け止め方：
  ① 共感，ねぎらい：誰でも，癌検診は気になるもの．心配なのに検診を受けて事実を知ろうとするのだから，勇気がある．
  ② 別の受け止め方：検診を受ける前から心配するのは，無駄だし損だ．毎年受けているのだから，大丈夫な可能性が高い．もし癌が見つかっても，早期で発見できるから治療できる可能性が高い．
  ③ 悪循環の指摘：他の病気と一緒で，検診のことを気にかけすぎてくよくよしていると，どんどん心配が大きくなってしまって損をする．
  ④ 提案：検診を受ける人は，私だけでなく誰でも心配になるもの．気持ちを楽にもって，検診を受けることにしよう．

【思考記録④】
・事実：引っ越すことになったが，新居の近くに新幹線が通っていて高圧線もある．
・「Aさん」の受け止め方：新幹線や高圧線による騒音や電磁波で，耳鳴が悪くなり，体調を崩すのではないかと心配だ．
・「Bさん」の受け止め方：
  ① 共感，ねぎらい：耳鳴はつらくイライラさせられるし，いろんなことに結びつけて心配する気持ちはよくわかる．新しい環境に移る際に気になるのは，仕方ないよね．
  ② 別の受け止め方：新幹線が近くを通っているといっても200 m以上離れているのだから，騒音はそう気にならないだろう．電磁波と耳鳴の関係は，誰に聞いても「そんなこと，聞いたことない」と答える．耳鳴の原因はわかっておらず，電磁波との関連も証明されていないのだから気にしないほうがよい．
  ③ 悪循環の指摘：くだらないこと，ありえないことをくよくよ心配して，自分を追い込むのは損．ストレスがたまって，そこから耳鳴が悪くなって体調を崩す可能性がある．
  ④ 提案：今回の心配はありえそうもないので，気持ちを切り替えよう．くだらないことを考えすぎずに，新居での生活を楽しむことにしよう．

● CBTの効果

こうした対話型・思考記録[2]は，当該の事柄に関する「Bさんの受け止め方（適応的・合理的思考）」が根づいて落ち着いて考えられるようになるまで，毎日繰り返し読んでもらった．この作業を繰り返すなか，受診後約半年で心気傾向が大幅に減り，日常生活に支障をきたさない状態になった．現在（X+4年）も，安定した状態を保っている．

● コメント

　元来心気症状があり，耳鳴が併発してとらわれが増して紹介受診した症例である．治療では，対話型・思考記録[2]を用いたCBTが効果をあげた．自分で思考記録を書いて繰り返し読み，特に「Bさんの受け止め方」を根づかせ育てる作業が奏功した．

　ちなみに本症例では「生活上のストレス状況」のなかに，交友関係における葛藤の存在があった．その内実を聴取するなかで，友人と接した後に「自分のかかわり方に問題はなかったか？」「相手の気分を害さなかったか？」と心配して，会った際の記憶を繰り返し反すうして確認するコミュニケーション強迫が存在することが判明した．そこでコミュニケーション強迫の心理教育・CBTを行い，対人葛藤の処理が上手になってストレスが減じた．コミュニケーション強迫に関しては，第I章「トピックス　強迫性障害と社交不安障害のあまり知られていない3亜型—コミュニケーション強迫，接触強迫，醜心恐怖について」（p.84）をご参照されたい．

　なお処方内容は，前医の内容を当初そのまま引き継ぎ（セルトラリン 50 mg，スルピリド 50 mg，クロチアゼパム 15 mg，ゾルピデム 5 mg/日），現在はスルピリドとゾルピデムのみの投与となっている．

● 症例2：20歳代，女性，主婦

現病歴　小さい頃から体のことを心配しがちで確認癖もあったが，支障をきたすほどではなかった．母親も心配性で，パニック障害の既往がある．

　X年，人間ドックで不整脈（心室性期外収縮）と高眼圧の指摘を受けて心気傾向が悪化．何かしらの体の変調が生じると，過度に心配して混乱し医療機関受診を繰り返したり，家族に「大丈夫」という保証を求めるようになった．

　X+1年，精神科を受診して薬物療法を開始．その後も，何か所かの精神科・心療内科に通ったが改善しないため，X+3年に筆者の外来を紹介受診した．

治療経過

● CBTの導入

　初診時に身体表現性障害の心理教育を行い，思考記録の書き方を教示してCBTに導入した．以下，本人が書いた5つの思考記録を紹介する．なお本ケースの思考記録は，本人の希望に沿って「① 事実，② Aさんの受け止め方，③ Bさんの受け止め方」の3項目を書く方法をとった．

【思考記録①】
- 事実：少し前から，ツバを飲み込みにくい感じ，違和感がある．のどに癌ができたのではないかと心配．
- Aさんの受け止め方（自動思考）：飲み込みにくい症状から，癌が見つかる場合があると聞いたことがある．心配で煮詰まってしまう．
- Bさんの受け止め方（適応的・合理的思考）：本当に癌ができていたら，ツバだけでなく食べ物や飲み物も飲み込みにくいはず．でも，今のところツバ以外は平気．だいたい，少し前に耳鼻科と胃腸科で調べてもらったばかりだから，そう心配ない

かもしれない．

【思考記録②】
・事実：便をしているときに，陣痛のような強い痛みがあった．便の色も黒かった気がする．ここ3か月で体重が2キロ減った．
・Aさんの受け止め方：排便のときに息ができないほど痛いことがあるし，体重が減っているので胃腸の病気が心配．
・Bさんの受け止め方：痛みは強かったが出血はないし，食べた物の影響で便が黒く見えることもあるだろう．体重が減ったのは，ダイエットの効果もあるだろう．先月の検便で「血はまじっていない」という結果が出たばかりだし，心配しすぎないでいいかも．

【思考記録③】
・事実：スーパーのレジのパートをしていて，バーコードが読み取られないときに，指でバーコードをこすると読み取れることがある．この動作をするときに，バーコードとリーダーの間に自分の指が入る．
・Aさんの受け止め方：光やレーザーが指に当たっているので，指に何か害が出ないか心配．
・Bさんの受け止め方：バーコードリーダーで健康被害が出るなんて聞いたことない．体に害がある器械を売ったら，作ったメーカーが訴えられてしまう．

【思考記録④】
・事実：今朝，めまいがした．
・Aさんの受け止め方：脳卒中じゃないかと心配で怖い．
・Bさんの受け止め方：めまいがあったけど，しばらくして治ったしその後異常はない．まだ若いし，脳卒中の可能性は低いだろう．

【思考記録⑤】
・事実：お風呂のお湯に，カルキを除去するビタミンCを入れている．そのせいか，入浴中にあそこがしみることがあるのが心配．
・Aさんの受け止め方：しみるということは刺激になっているわけで，あそこが癌にならないか心配．
・Bさんの受け止め方：「しみたところが癌になる」「ビタミンCが癌を起こす」なんて話，聞いたことない．だいたい，癌になりやすくするものなど販売しないだろう．

●CBTの効果

こうして，さまざまな不安惹起状況で思考記録にみられるような落ち着いた対応（心気不安の適切な処理）ができるようになり，徐々に心気傾向が消褪していった．

加えて当初「生活上のストレス」として，① 職場（スーパー）の同僚との葛藤，② 夫との軋轢（経済的な心配や挙児の件での対立）が存在した．これらの問題にも相談に乗るなか，ストレスは少しずつ解消していった．その結果，受診後約2年で治療終結となった．

なお処方内容は，前医の内容を当初そのまま引き継ぎ（フルボキサミン 200 mg，ロフラゼプ酸エチル 1 mg/日），精神状態が安定した後に漸減・中止した．

● コメント

心気傾向に対して，思考記録を利用した CBT が有効だった症例である．

4　おわりに

本項では，身体表現性障害に対する筆者の病態理解〜治療的アプローチの概略を述べた．本項のなかに，身体表現性障害の治療を工夫する際のヒントが含まれていれば幸いである．

文献

1) ブロイラー・E（著），飯田　眞，下坂幸三，保崎秀夫ほか（訳）．早発性痴呆または精神分裂病群．医学書院；1974．
2) 原田誠一．精神療法の現状に「活」を入れる―西園先生の「一喝」を機に，自他の精神療法に気弱に「活」を入れてみた．精神療法 2014；40：11-20．

III 身体表現性障害と摂食障害

4 転換障害の治療

鈴木二郎
鈴泉クリニック

1 「転換障害」について

　この転換障害という呼称は，ICD-10分類[1]とDSM-5分類[2]でかなり含む内容が異なる．すなわち筆者が日常用いているICD-10分類では，F4「神経症性障害，ストレス関連障害および身体表現性障害」のなかに，F44「解離性（転換性）障害（Dissociative [Conversion] disorders）」とF45「身体表現性障害（Somatoform disorders）」その他が含まれている．一方，DSM-5によれば，9「身体症状症および関連症群」のなかに，「身体症状症（Somatic Symptom Disorder）」と「病気不安症（Illness Anxiety Disorder）」，「変換症/転換性障害（機能性神経症状症）（Conversion Disorder〈Functional Neurological Symptom Disorder〉）」が含まれている．さらに別項目として8「解離症群/解離性障害群」という大きい症状群を設けている．これらの分類の内容や妥当性，翻訳の奇妙さはさておき，ICD-10のF4「神経症性障害，ストレス関連障害および身体表現性障害」と，DSM-5の9「身体症状症および関連症群」とは，概略すれば，いずれも身体医学的な根拠が，希薄，あるいはまったく存在しない状況で，身体的，あるいは意識や人格そのものへの影響が症状として自他に認められるさまざまな障害であろう．

　このような前置きを述べたのは，本項の執筆にあたって，筆者が経験した失声症[3,4]の治療をもとに「転換障害」の治療について述べるようにという編集者の意図による

鈴木二郎（すずき・じろう）　　略歴

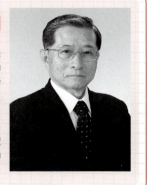

1961年東京大学医学部卒．1966年東京大学大学院精神医学修了．医学博士号授与．（財）神経研究所晴和病院，東京大学を経て，1969〜71年ニューヨーク コロンビア大学医学部神経学部神経生理研究室研究員．東京都立松沢病院，東京都精神医学総合研究所を経て，1987年東邦大学教授，2001年国際医療福祉大学臨床医学研究センター/医療福祉学部教授，山王分院（現山王メディカルプラザ）部長/同大学大学院教授．2004年より山王精神医学心理学研究所鈴泉クリニック所長，現在に至る．
著書に『医学のための行動科学』（金芳堂，1992），『治療としての面接』（金剛出版，2001），翻訳書に『愛と真実―現象学的精神療法への道』（法政大学出版局，1980）など，編著書に『臨床精神医学講座第9巻 てんかん』（中山書店，1998）など，多数．

からである．詳細は後述するが，「失声」は，ICD-10 と DSM-5 とでは，分類される項目は異なるが，症状の把握，理解，治療は異なることはない．しかし解離性障害，身体表現性障害，病気不安症，変換症/転換性障害とされる各種の病態とその治療には，当然ながらそれぞれ微妙に異なる状況がある．「失声」はその症状の独自性から，他の多くの病態すべてに通じる理解や方法を見出すのが当然ながら困難であるが，精神療法的な基本には何らかの参考になることもあろうかと書き記すことにする．

2 「心因性発声障害/失声」の治療経験

● 「失声」から「心因性発声障害/失声」へ，さらに「失声」への記載変更略記について

これまで「失声」と簡単に述べてきたが，実は症状などから，簡単に「失声」とまとめることは適当ではない．そこで自家論文[3]に「声帯に器質性の病変がなく，有響性の音声が出なくて，生活の全場面で動作のみで話をする状態を失声とし，加えて嗄声で話をする状態を含めて心因性発声障害」と定義し，全般的に「失声」と簡略化することをご了解いただきたい．

● 自験 38 例の治療経験

◆概要

実は，2014 年発表論文[3]では 36 例であったが，その後症例が増加し，38 例でまとめたので，後者[4]に基づいて概略を述べる．38 例中女性が 29 例，男性 9 例で，嗄声には，粗糙性，気息性，無力性，努力性とあり，まったく音声を発しない，いわば絶対的な失声が 3 例あった．突然発症が 15 例，徐々発症が 23 例で，女性は 30 歳代前半，男性は 50 歳代に多い．発症の契機ないし状況は，家族問題，職場問題，歌手，アナウンサー，金銭問題などがあるが，判然としない場合も多く，性的な問題が潜在している可能性もある．これらの根底には，疾病利得というより，恐怖感が潜在している．

◆治療

精神療法と薬物療法，加えてこの障害に特殊な方法として発声訓練がある．

最も重要なのは，初回の面接に始まる精神療法[5]である．精神障害の人は，当然のことであるが，ことに失声の人々は，ほとんどが打ちのめされ，絶望したうつ症状で来診し，さらに他の精神障害に併発している人もいる．耳鼻咽喉科から見放されたり，方々巡ってやっと到達してきていることを考慮する．当然温かい受容と，治癒可能性を告げる必要がある．独特な問題として，多くの患者さんは，メモ用の紙とペンを用意して状況を説明しようとする．それに対し，できれば初回から，あるいは 2 回目から筆記でなく微かでも発声することを求める．当然医師側は耳を近づけて傾聴する．患者さん側にも発声の努力を穏やかに求めるのである．

一般的な精神療法同様，病態を理解することに努めるが，特に発声が困難になった状況，さらに患者さんが置かれている境遇をゆっくり，少しずつ語ってもらう．ほと

んどの患者さんは，家庭内や社会的に弱い立場にある．むしろ，そうした弱い立場から具体的に，自分から脱却する方向を模索したり，周囲の状況を改善する人間関係の改善を図る工夫を共同作業として行う．いわば認知療法的方法を実践する．ここまでくるとかなり発声もできるようになり，本人も努力の成果としてより積極的対応を試みるようになる．

　失声では音声で，自分自身を自分の外に表明，表現できなくなっており，筆談では微妙な感情表現ができない．自分自身の性格や，考え方の変更というのは，当然必要としても，一般の精神療法以上に，問題がある．ほとんどの患者さんは，少し控えめで，まじめであり，こういう性格の人が，対人関係で他者にどのように向かい合い，関係をもっていくかは，どこまで行くのか，どこを終結にするのかということと合わせて，治療者がよく考えなければならない．

　精神療法と同時に薬物療法も実施する．この療法にも大きく考えて3通りの問題がある．一はそもそもほとんどの患者さんは，発声できない症状に対し，耳鼻咽喉科以外で処方される薬物が有効なのか，基本的な疑問を示す．この問いに対しては，ほとんどの患者さんがかなりの不安を抱いていることを改めて了解してもらう．そしてその不安を少しでも和らげるほうがよいことを理解してもらう．当然ベンゾジアゼピン系薬物を処方する．これは不安改善と同時に，二として喉頭の発声にかかわる筋肉の動きを和らげる必要があり，この両作用に関して，この系統の薬物のなかで筋活動を緩める作用の強いものとして，私はクロナゼパムを多く用いている．三として，さらに当然であるが，もともと精神疾患に罹患している方には，そのための薬物が必要であり，それらの薬物と抗不安薬との相互作用を考慮するのは当然である．

　いわば当然のことであるが，失声の治療では，わずかの改善も前進であることを告げながら根気よく努力，つまり言葉を音声で発しながら，ともに治していく気持ちが必要である．

3 転換障害全般に関して

転換障害と不安

　初めに，解離性障害，身体表現性障害，病気不安症，変換症/転換性障害とされる各種の病態を，いずれも身体医学的な根拠が，希薄あるいはまったく存在しない状況で，身体的，あるいは意識や人格そのものへの影響が症状として自他に認められるさまざまな障害と理解した．こうした障害に共通するのは，身体医学的な根拠が，希薄あるいはまったく存在しない状況ということだけである．そうであるのに表現されている身体症状はさまざまであり，さらにそこに至る患者さんにとっての契機，周囲の状況，それに反応する心的過程は，まったくさまざまである．さらに患者さんたちの求める治療，あるいは治療すら拒否する場合があるのは対面する治療者として困惑する場合が多いのは当然である．

いわゆる不安障害，強迫性障害では，患者さん側からの治療要求，ことに精神療法希望が出発点としてある．これは大ざっぱにいうと，患者さんたちが，精神的あるいは行動上の症状が精神的な問題に起因し，精神的に病的な過程で生じていると認識しているからである．これに対し転換障害と概括される障害の患者さんたちは，発想の出発から身体的問題であると認識している．ここに不安障害，強迫性障害の患者さんと転換障害の患者さんとの大きい差異がある．この発症の出発点の相違がなぜ生じるのか，筆者は直ちに回答することはできない．ただ発症している症状，状況にいずれも強い不安を抱いている点では共通しているといえよう．当然この不安の根本には，単純にいって，身体の脆弱性を求めるか，精神的葛藤を認めるかの大きい相違があると思われる．

本項の前半に述べた失声症は，転換障害に含められているが，実は，他者とのコミュニケーション手段である言語の発声が困難なので，患者さんは，単純に身体的脆弱性に理由を求めることはしていない．身体的異常は認められないが，他者との交流困難という不利益を被っている．この点で失声症は，他の転換障害とされる病態と異なる特異性があり，当然治療もおのずと異なる点がある．

● 疾病不安症で慢性疼痛の患者例

◆症例 1

76歳，女性．3年前から頭痛．高血圧で降圧薬服用．13歳年上の夫とは40年前に再婚で，多少身体不自由，要介護である．娘は医師で別居．妹は独身，邦楽師匠．

症状は，頭痛，めまい，耳鳴，一日中もやもや，嘔気，胃カメラでは異常なし．家事ができない．方々で薬物処方されていたが，当院受診で日常の状況聴取後，続けて来院．3か月で軽快し，方々への外出，家事が可能になった．ただし，バファリン®，ニトラゼパム，エチゾラムの3種類は，これまでの処方を集約して継続している．

◆症例 2

71歳，女性．16年前から両下肢母趾痛．20歳代で交通事故というが不明．30歳代子宮内膜症治療というが不明．36歳結婚，4～5年で離婚．兄の会社の監査役．長姉に20歳代で同じ痛みがみられたが早く治った．母，姉2人とも某宗教入信．

症状は「痛い，痛い，死にそうに痛い」とひどく訴え，不変，車椅子生活．長姉が献身的に介護，他に付き添い2人．方々で神経ブロックなど治療，ベッドへの移動が困難．来院後，処方は，アミトリプチリン，ミアンセリン，ブロナンセリン少量，プレガバリン，口渇がひどく，ピロカルピン塩酸塩．1年後訴えは少ないが，聞けば死にそうに痛いという．プレガバリンは効かないというが，処方はしてくれと要求し，実は飲んでいるという．しかも付き添いの言によると，室内で5, 6歩歩いても平気という場合もある．

● 転換障害と診断される患者さんの治療の出発点

まず症状の存在を治療者が認知することに始まる．たとえば両下肢の耐えがたい疼

痛を訴える老女性には，その痛む部位，広がり，痛みの性状をできるだけ詳細に問い，本人の表現を記載する．訴えが曖昧であったり，矛盾していたり，非常にオーバーであることも多く，詳細を聞くことは，一時的に症状をより重症化させるかのようにみえる場合もある．しかし本人は，医師が認識してくれ，苦痛を共有してもらえたと認識し，信頼をする．この症状聴取の際に重要なのは，治療者は，穏やか，冷静，かつ温かい反応を示しつつ対応することである．身体医学的な見地ではありえない症状も，精神症状であると考えれば（ただし当面はそういう風には告知しない），以後対応することができる．

さらにその症状を，患者さんと続けて共有することである．来院のたびに，症状の様子を問い，改善していれば，ともに少し喜び，理由を聞き，悪化していればその事情や原因を問う．精神療法の基本であるが，治療者は，二役を果たさなければならないことはこの場合も当然である．

症状や，その変化の様子を聞きながら，その症状の始まりや変化にかかわる周囲の状況を患者さんに語ってもらう．そして，その状況に対する患者さんの感じ方，具体的な対応も聞いていく．

状況が悪化していれば，当然いろいろ方策を考えるが，名案がなければ患者さん，治療者ともにつらいことであるが，しばらくは時間をかけて待つ．筆者[5]はこれを「時熟」と呼んでいるが，当然ながら人というのは，時間の経過とともに，周囲の状況とともに変化していくものである．この「待つ」ということは，転換障害の治療に関して比較的重要なことであるように思う．

状況が改善していく場合は，同じように改善の様子をともに待つ（やはり時熟）．さらに次の段階で，その症状の改善だけでよいのか，さらにそういう症状をきたした患者さんの性格，考え方，体質などにまで及んで，分析していくか，患者さんとともに考える．つまり治療の終結を探ることになる．そこで症状と障害の本質の告知をするか否かを治療者として考慮するが，必ずしもすべて告知する必要はないと思われる．

多くの患者さんは，症状の軽減である程度安心するようで，いいにくいことであるが，ある程度の症状の残存があるほうが，患者さんは，安堵できているように思える．ある意味で転換障害の患者さんには，一般的に「疾病安住性」とでもいうべき心性と状況があるのではないか．この点は，筆者の今後の検討課題である．

4 おわりに

本項は，失声症の研究から，それを中心に，転換障害（ICD，DSM 両分類を通じて）の治療について書くことを求められて，執筆したものである．筆者にしては珍しい経験であり，はたしてこれでよいのか，よくわからない．

失声症にせよ，転換障害にせよ，その発症因，疾病形成因，さらに症状も，ほとんど精神面の世界で展開されている．発症因，疾病形成因では，同様と考えられる解離性障害では，意識面の症状はともかく，多重人格などでは行動面の表現で異常が展開

される．この解離性障害では，古典的に疾病利得性がいわれており，状況によっては，肯定できる場合がある．

　こうしたきわめて心因性を基底にした病的状態は，第一線の臨床家にとって常に対面することが多く，したがって治療に苦心することも多い．この治療には，初めから終わりまで症状を共有し，その症状にともに対応することが当然ながら必須である．その苦痛を改善するために適切な向精神薬，睡眠薬を少量処方する必要はある．この場合，治療の終結に至ることも多くはない．基本的な精神療法の原則を守りつつ，「時熟」を待ちつつ改善を図っていくということであろうか．

文献

1) 融　道男，中根允文，小見山実ほか（監訳）．F44 解離性（転換性）障害．F45 身体表現性障害．ICD-10 精神および行動の障害　臨床記述と診断ガイドライン新訂版．医学書院；2005．pp162-170, 170-178.
2) 髙橋三郎，大野　裕（監訳）．解離症群/解離性障害群．身体症状群および関連症群．DSM-5 精神疾患の診断・統計マニュアル．医学書院；2014．pp289-304, 305-322.
3) 鈴木二郎．心因性発声障害の臨床精神医学的研究．外来精神医療 2014；14：45-55.
4) Suzuki J. Psychiatric study on psychogenic dysphonia and/or aphonia. Lancet(in submission), 2015.
5) 鈴木二郎．時熟．治療としての面接．金剛出版；2001．pp48-52.

コラム COLUMN

転換性障害の治療と留意点

原田誠一
原田メンタルクリニック・東京認知行動療法研究所

1. はじめに

　失立，失歩，失声といった古典的な症状に代表される転換性障害の治療は，そう容易には進まないことが少なくない．不安障害〜神経症の治療において各種エビデンスを示してきた薬物療法や認知行動療法（cognitive behavioral therapy：CBT）も，転換性障害では確固とした治療方針〜成績を示すに至っていないようである．たとえば，薬物療法や CBT の代表的な教科書をのぞいてみても，転換性障害に関する明確な記載はみられない．

　本項では，こうした転換性障害の治療と留意点に関して，若干の考察を加えさせていただく．

2. 転換性障害の治療と留意点*

　転換性障害と接する際のコツは，①症状で困り苦しんでいる患者への受容〜共感を丁寧に行うことを基盤にして（ポイント1），②症状が役に立っている面があることを，患者・家族との共通認識にし（ポイント2），③治療では「逃げ場作り」が大切である旨を伝えて，「逃げ場作り」の試行錯誤を行い（ポイント3），④「逃げ場」を作るためにも「気持ちのよいこと/楽しめること/くつろげること探し」を試みながら（ポイント4），⑤治療の進展を急がないことにある（ポイント5），と考えている．

　初めの「ポイント1：受容〜共感」はあまりにも当然至極であるが，次の「ポイント2：症状が役に立っている面がある」に関しては若干の説明が必要かもしれない．一般的に，転換や解離といった人格全体を巻き込む原初的な防衛機制が発動する際は，「逃げ場がない」[1]という危機状況にあることが多い．「逃げ場がない」際に転換などの防衛機制が発動しないと，自傷他害などの激しい行動化の出現や精神病状態への移行など，より好ましくない事態が生じる危険があるだろう．転換症状には，「逃げ場がない状況での，とりあえずの仮の逃げ場作り」という重要な役割があるわけである．

　そのため転換の治療では，①より悪い結果を抑えるために症状が役に立っているこ

＊：本項で述べる内容は，第Ⅱ章「6. 解離性健忘と離人症性障害の治療」（p.136）の記載内容と重なっている．この重複については，かつて転換と解離がヒステリーという病名のなかで統一的に理解されていたこと，そして現在の ICD-10 においても転換性障害が解離性障害のなかに位置づけられている事実を思い返せば，ご理解いただけるところであろう．

とを，本人・家族と共通認識にしたうえで，② 転換以外の「逃げ場作り」を模索することになる（ポイント3）．そして「逃げ場作り」のためにも，「気持のよいこと/楽しめること/くつろげること探し」がたいへん重要である（ポイント4）．

その場合，転換以外の「逃げ場作り」ができていないのに症状だけ改善してしまうと，再び「逃げ場がない」現実と向き合わざるをえなくなり危険が高まる．このことから，「ポイント5：治療の進展を急がない」という基本方針が生まれる．

3．ある映画にみる転換性障害の発症〜改善のプロセス

2014年に封切られたある邦画のなかで，代表的な転換性障害の症状である失声の発症と改善の経緯が見事に描かれていた．筆者は，その内容に精神医学〜精神療法的な関心を抱いて映画評を記したことがある[2]．以下，その内容を転載させていただく．

映画評：舞妓はレディ[2]
監督・脚本：周防正行
出演：上白石萌音，長谷川博己，富司純子，田畑智子，草刈民代，渡辺えり，竹中直人，高嶋政宏，濱田岳，小日向文世，岸部一徳

2014年秋，『舞妓はレディ』が封切られた．監督・脚本は，わが国の映画界を牽引する俊英の一人・周防正行．近作『それでもボクはやってない』『終の信託』も世評が高かったが，やはり周防監督の真骨頂はコメディーではないか．『ファンシーダンス』(1989年)，『シコふんじゃった』(92年)，そして『Shall we ダンス？』(96年)．この系列に属する作品として，実に18年ぶりに登場したのが『舞妓はレディ』．これが長年の渇きを癒してくれる素晴らしい出来栄えで，映画史に名を残す名品となった．そしてこの秀作には，精神医学〜心理療法の観点から眺めても興味深い点があるので，本稿で紹介させていただく．

『舞妓はレディ』はその名の通り，『マイ・フェア・レディ』をふまえたミュージカルシーンを含む作品だ．実際，この両者には共通点が数多く認められる．例えば，ストーリーの骨格．主人公の若い女性が訛り（コックニー）〜方言を修正しながら新しい世界に入っていくところ，発音の指南役である言語学者と相棒の二人組が相方となること，そして主人公が言語学者に抱く両価的心情が重要なテーマになる点が一致している．

加えて，銀幕の細部にも共通点が多々みられる．例えば，言語学者の部屋のらせん階段，発音を波形で表現〜評価する器械，静止状態からサッと動きが始まる場面（競馬場 vs 飛行場）．あの有名な歌詞「スペインの雨は　主に平地に降る」は，「京都の雨はたいがい盆地にふるんやろか」．津軽弁と鹿児島弁をミックスして話す主人公・春子（上白石萌音）は，初めこれを「京都の雨だば　たげだば盆地に降るんだべか」と歌うのである．

それでは『舞妓はレディ』が単なる翻案物かというと，そんなことはない．むしろ『マイ・フェア・レディ』との違いに『舞妓はレディ』の本領があり，そこから精神医学〜

心理療法の観点から見た興味も派生する．それでは，『舞妓はレディ』の独自な点はどこにあるのか．

『マイ・フェア・レディ』でイライザ（オードリー・ヘップバーン）が直面した主な苦労は，「訛り〜方言の修正」と「言語学者への両価的な心情」であった．一方『舞妓はレディ』の春子が体験した葛藤は，この他にも様々なものがある．それは例えば，「仕込みさん（見習い）の業務」「舞踊，長唄，三味線，鳴物の厳しい稽古」「芸妓だった亡き母親のことを秘密にせざるをえない事情」「舞妓〜芸妓という職業選択への懐疑」だ．

こうした複雑な事情を背景にして，その葛藤が頂点に達した際に春子はイライザにみられなかった「失声」を呈した．この失声が発症して改善に至るまでの過程が，精神医学〜心理療法の観点から見て興味深く感じられるのですね．

実は失声を呈する前にも，ちょっとした前兆がみられる．それは先輩芸妓から習った指遊び「親と別れ，子と別れ，兄弟別れても離れられないあなたと私」をしている際に，春子の薬指が離れなくなり自ら驚く場面．ここでは「意識的な自分（自己のこころ）」と「実際の指の動きに関わる無意識的な自分（動作のこころ）」のずれが観察され，様々な葛藤や期待を背景に，軽い催眠状態〜変性意識が生じやすくなっている事情がうかがえる．

それからしばらくして失声が生じるのだが，その前に次のエピソードがある．

① 言語学者のセンセ（長谷川博己）に内緒で，先輩芸妓とある名刹に出かける．そこで披露する春子の京ことばを録音してセンセに聞いてもらう趣旨も含む企画だが，馴染み客が不埒な振舞に及んだ際に，春子はつい「なんしちょっと！」と叫んでしまう．そしてこの録音を聞いたセンセは，春子の京ことばを全く評価せず，最後の叫び声に対して「何してはんの，やめておくれやす．そう言わなあかんなあ」とだけポツンと口にする．ここではほのかに想いを寄せるセンセが，春子の現在の努力（京ことばの習得）と元来の振舞（方言の使用）を二重に否定している．

② その後で，センセの弟子（濱田 岳）が春子に次のように語る．「センセは，君のためを思っているわけじゃない．君を舞妓にして，自分が花街で認められたいだけだ．」「舞妓も芸妓も，所詮はお酒の席で客の相手をして，お金を稼ぐ水商売だよ．」ある意味で核心をつく的確なこの発言が，春子の「センセへの疑念」や「舞妓という商業選択に関する迷い」を深めた事情は記すまでもないだろう．いわば春子は，① と ② を通して深刻なアイデンティティの危機に陥ったのである．

③ 駄目押しとなったのが，この直後にお茶屋で叱責されるエピソード．急に雨が降り始めたため，女将の千春（富司純子）から出先の先輩芸妓に傘を持っていくよう言われた春子は，ビニール傘を持参してしまう．このミスへの先輩芸妓の対応は厳しく，手痛いダメ出しを再度受けた．

そして，この直後に春子は失声状態に陥るのである．

失声は，どう話し言葉で表現してよいか見当がつかない強い混乱〜困惑状態で，「発声を意図する意識的な自分（自己のこころ）」と「実際に発声に関与する無意識的自分（動

作のこころ)」の間にズレ，連携の齟齬〜不調和が生じることに伴う症状と言ってよいだろう．上記①〜③で示した如く，複数の重要な人物から「これまで〜現在」の自分を否定され，さらには周囲の人物や自分の職業選択への深刻な疑念を覚えた逃げ場のない時点で失声を発症した経緯は，精神医学〜心理療法の立場から眺めても納得のいくところだ．

加えて，春子が失声から回復する過程も実によく描かれており，わたしたち業界人も共感できる内容になっている．先ずは，女将・千春の対応．

「無理せんときよし．小さいときから喋ってきた言葉使うたんびに，みんなに怒られて，ストレスが溜まったんや．ずっと気張ってきたさかい，疲れも溜まってんにゃ．しばらくは，喋らんときよし．」

この見事な語りかけの後，さらに千春は話しを続ける．その内容は，① 自分の初恋談義をして（＝花街でも，初々しい純粋な恋愛がありうることを具体的に教えて），② 女将が目指している「当人の自由意思を尊重する現代的な舞妓〜芸妓像」を説明し，③ 春子の亡き母親・一春が，春子と同じ部屋で暮らしていた事実を教え，④ 一春が春子の父親と駆け落ちした際に，千春が手引きした裏事情を伝えたのである．

このような百点満点の対応が，春子の手傷を癒して母親との繋がりを再構築し，舞妓という職業選択に関する迷いを払拭する契機となった（＝「舞妓はレディ」！）．さらには，センセが春子に詫びを入れたこともプラスに働いた．

こうして「意識的/無意識的に発語再開OK」のスタンバイ状態が醸し出されたところで，舞踊の稽古を再開．そこで，師匠から踊りのミスをきつくなじられた場面．

「…そのうちに声をあげて泣き出す．
春子：『あ，出た…』」

以上のように，春子の失声のプロセスが実に精緻に説得力ある形で描かれており，精神医学〜心理療法の観点からみても納得がいくと感じた次第である．

こうして試練を乗り越え成長した春子が，この後で見せる溌剌としてたくましい様子，その春子を盛り立てる花街の心意気と粋な科白が，これまた秀逸で実に素晴らしい．未見の諸兄姉がいらっしゃいましたら，是非DVDでお楽しみください．

最後に，蛇足を一つ．ここまでみてきたように，『舞妓はレディ』は『マイ・フェア・レディ』をふまえつつ独自の内容を取り入れ，更に我が国の俳優，作曲家（周防義和），振付師（パパイヤ鈴木）などのスタッフを集結して，その底力〜真骨頂を引き出した．その結果，世界に通用する普遍性を有する傑作が誕生したのである．わたしたちの業界にとって，『舞妓はレディ』はこの点においても良きお手本になると感じますが，如何でしょうか．

4. おわりに

本項では転換性障害の治療と留意点に関して，若干の私見を述べさせていただいた．映画評をお読みいただくと，本項で記した「治療のコツ」が登場人物によって見事に実

行されていることをご理解いただけるものと思うが，いかがであろうか．

文献

1) 神田橋條治, 原田誠一, 渡邊衡一郎ほか. うつ病治療―現場の工夫より. メディカルレビュー社；2010.
2) 原田誠一. 映画評「舞妓はレディ」. 精神療法 2015；41（1）：124-125.

ネオリベ社会と身体表現性障害

松﨑博光
ストレスクリニック

1. せちがらい世の中

　生きにくさを感じている人が増えているように思う．こういう商売だから，特にそういう人（患者）が集まるのだといわれるだろうが．人は世につれ，世は人につれで，時代時代で生きにくさは異なる．世相診断は欠かせない．

　経済的にもっと豊かな生活を求めた結果としての財政の膨張と国家債務の償還問題．年金，医療福祉の縮小圧力．民営化，規制緩和による合理化，競争の激化と不安定な雇用．この先，もっと豊かな生活になると思っている国民は少ない．

　自由な競争を旗印に国際金融資本と多国籍資本が安い労働力や税金，新しいマーケットを求めて，グローバルに世界を蹂躙しだした．それによって資本や労働は流動化し，TPP問題に象徴されるように国家の役割は軽視されつつある．

　このような国家の関与を縮小し，自由競争と市場原理を第一とする社会，経済体制をよしとするのが新自由主義（ネオリベラリズム），または市場原理主義という．このネオリベ社会にあっては，個人は一人ひとり自立を要請される．能力を開発し，労働力や人材とならねばならない[1]．

　常に社会からの排除に怯え，生活の不安定さ，格差社会での格落ちに抗する力を備えなければならない．さらに，情報化，IT化の進展と相まって，人間存在は記号化される．マイナンバーで管理される属性的存在，物的，記号対象となる．生身の存在，現実は奪われる．

松﨑博光（まつざき・ひろみつ） 略歴

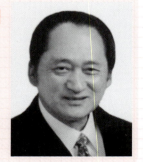

1950年福島県いわき市生まれ．
1973年東京大学工学部計数工学科卒，1979年東京医科歯科大学医学部卒．1981年よりいわき市立総合磐城共立病院心療内科，1993年よりストレスクリニック院長．
専門は外来精神医学，心身医学，精神分析学．

著書に『自律神経失調症』（新星出版，1991），『マジメすぎて，苦しい人たち』（WAVE出版，2005）などがある．

2. 生きにくさは必然か

　しかし一方，古い共同体のしがらみ，抑圧から解放されることを望む人たちにとって，市場原理による社会の流動化，記号化は可能性の拡大に思えるだろう．

　卑近な例でいうと，大学改革により，医局講座制は殿様を頂点とする幕藩体制であるとされて解体された．ヒエラルキー構造内での身分保障の放棄と引き換えに医局員は自由市場への参入が可能になったのである．

　伝統や共同性には，自己を他者に所有され他有化してしまうという自己抑圧的な面がある一方，発達，成長に必要な依存を許容する移行対象的な機能がある．対象恒常的な関係性や時間，空間は健康な退行を許し，創造性の創発を促す培地なのである．

　ネオリベ社会の要求に応え適応するには，市場の評価に耐えるよう常に自己を再帰的に調節し続けなければならない．一方，記号的労働力として疎外された自己を，恒常的な時間，空間の関係性のなかで取り戻さねばならない．

　あくまで二項対立的でなく，器用に往還運動をし続ける必要がある．ということは，不器用な人にとって，生きにくいということは現代社会における人間的宿命，必然なのだろうか．

3. 喜びを奪われた身体の叫び

　ネオリベ社会の労働の在り方を象徴するのがマクドナルド化（れっきとした社会学用語）である[1]．そこでは労働は経済的成果を最大化するため解析され，マニュアル化され，ルーチン化される．個々の事情や各人の個性を考慮することはコストアップ要因となり，世界市場展開の妨げになる．平板化した労働は形式的合理性の追求のために実質的合理性を失う．

　労働力や人材は能力開発され市場に投入されるべき対象なのであって，働くことの喜びなどというものは無視される．遊びがあってはならない．濡れた雑巾も搾れば余剰が見つかる．カイゼン，カイゼン．

　ラカンの用語を使えば，言語によりスラッシュされた主体 S は，欲望，対象 a を喪失する．欲望をしめ出された身体．肉を取った後のガラ．脱脂化．形骸．身体（カラダ）は空（カラ）だ．

　皮肉なことに，市場は失った対象 a を求めるよう設計される．美味しい生活．人類規模での詐欺．

　ネオリベ社会における身体の叫びにわれわれはどう対応したらよいのだろうか．

4. 身体は文化を内蔵する

　DSM-III，DSM-IV-TR においては，身体表現性障害という診断カテゴリーがあった[2]．DSM-5 においては，身体表現性障害という診断カテゴリーはなく，代わりに身体症状症および関連症群という新しい診断カテゴリーができている．

　身体症状症は，DSM-IV-TR 以前にはなかった診断概念である．DSM-5 によれば「医

学的に説明できない身体症状」（＝身体化症状）であるか否かに重点をおかないことにより DSM-IV-TR の身体表現性障害と比較して，より広範囲の疾患概念となるという．わかったようで，よくわからない．

ところで，本項は診断カテゴリーの議論は本意ではない．時代の文化が人間の身体を用いた症状表現様式を変化させ，また，それを評価するアメリカ精神医学界の医師集団にも影響を与えたのである．文化とは分節様式なのだといえば，それまでの話だが．

DSM-5 は作成にあたって，いくつかの野心的テーマを掲げた[3]．それは，生物学的指標の導入，予防概念の導入，そして精神疾患の数値化だという．幸か不幸か成功していない．

DSM 診断に大きな影響力を与えているアレン・フランセスはこう言っている．DSM は現代社会のなかで一時的に構築された体系でしかなく，それぞれの文化のなかで柔軟に用いられなくてはならない．日本ではアメリカと異なった（精神疾患の）現れ方をして，異なった分類が必要になる可能性があることを意識しておくといいだろう，と．

精神と身体の分離，あくなき合理性，細分化による真実，現実への強迫的渇望．はたして勝算ありや．

5．錯綜体としての身体

心身二分，心身二元論という西洋近代合理性に基づく人間理解に対し，日本人の伝統的了解の一つとして，心身一如，自他未分の共生性の観点から身体を文化的歴史的存在としてとらえる考え方がある．

市川 浩は「身体を精神との融合体として捉え，こころとからだの二項対立を超える〈身〉の概念を導入し，身と家と，家と社会と，社会と宇宙との入れ子構造を探り，錯綜する身体の構造に，中心を失った社会構造のアナロジーを見る」（市川 浩『〈身〉の構造』[4]より）．

〈身〉は自然的存在であると同時に精神的存在であり，自己存在であるとともに社会的存在であるわれわれの具体的なありようを的確に表現している．身体は，関係の網目，あるいは交通において生成し，諸交通を暗黙の地平として包みこんでいる．

難しいことを言っていると思って身構えないでください．本項はネオリベ社会にあって，病んだ身体をどう身分ける（身を自己として分節化すると同時に他なるものを他者として分節する仕方）かを，身をもって示すことを意図している．

生きるために能力を身につけなければならないし，世間の目という再帰的構造において冷たい目や風が身にしみる．身売りしたという自覚のないまま身を粉にして働いて身がもたなくなる．見えない力が身に迫ってくる．

6．町医者の出番

工業化社会の倒錯性については，チャップリンの「モダン・タイムス」が先見的であ

る．現代の医療化社会にあっては，物事の理(ことわり)（＝事割り）を追求するあまり生(なま、せい)の現実が失われつつある．若い世代では，情(なさけ)をかけると人のためにならない（情は人のためならず）という解釈が多数派だという．なさけない．

DSM-5では，身体症状症となりやすい気質として否定的感情（神経症的特質）があげられ，環境要因としては，低学歴，社会経済階層の低さ，最近のストレスの多いライフイベントなどが知られている．

また，女性，高齢者，失業者，性的虐待や小児虐待の既往のある者，慢性の身体疾患や精神疾患の罹患者，社会的ストレスの強い者，疾病利得などの社会的強化因子のある者に多いとされている．疼痛や体性感覚に対する感受性の高さといった認知的要因も発病に関連しているとされている[2]．

ネオリベラリズムのグローバル化で，これらの弱者といわれている人たちの声が奪われ，身体症状症者としてわれわれの前に現れることは減りはしないだろう．取りつく島，すがる藁として．

町に在り町の患者だけでなく町を診る医者としての町医者として，身すぎ世すぎのため病まざるをえない人の身になることが必要だろう．

あくまで，時代に飲み込まれず半身に構え，しらけつつのり，のりつつしらける二重性を戦略として．

文献

1) 樫村愛子．ネオリベラリズムの精神分析．光文社新書；2007．
2) 山田和男．身体症状症．神庭重信（総編集），三村　將（編）．DSM-5を読み解く4．中山書店；2014．pp218-224．
3) Allen Frances. Essentials of Psychiatric Diagnosis Responding to the Challenge of DSM-5. The Guilford Press；2013／大野　裕ほか（訳）．精神疾患診断のエッセンス DSM-5の上手な使い方．金剛出版；2014．
4) 市川　浩．〈身(み)〉の構造．青土社；1984．

めまいのリハビリテーション

新井基洋
横浜市立みなと赤十字病院耳鼻咽喉科

1. はじめに

　めまいの治療には大きく分けて薬物治療，薬物治療以外の治療法がある．薬物治療は，めまい専門医のみでなくプライマリ・ケアのレベルでも一般的に行われているが，それ以外の治療法はあまり普及しているとはいえない．薬物治療以外の治療法の代表がリハビリテーション（以下，リハビリ）で，良性発作性頭位めまい症に対する頭位治療やリハビリが有名である[1-3]．しかし，それ以外のめまい疾患に対するリハビリはあまり知られていない．海外ではわずかな医師[3-5]と理学療法士がめまいリハビリを実施しているが，盛んに行われているとはいえない．日本においては残念ながら，医師[6,7]や理学療法士の一部がやっと注目し始めた程度である．

　めまい治療において，薬物治療が重要であることはいうまでもない．しかし，治りにくいめまい疾患において，薬物治療に限界を感じているのは医師だけでなく，患者もまた同様である[8,9]．このような困難に直面している患者のめまいの治療にあたる医師は，治療法の選択肢としてのリハビリを取り入れていただきたい．医師はめまい患者のめまい発作が激しいときは，安静臥床を勧めるのが通常である（「めまい時は寝ている」）．その後，坐位が可能になると，患者に体を動かすことを推奨する．実はこれがめまいリハビリの始まりである[8,9]．ところが，実際にめまい患者がめまいリハビリを試みても，ふらつきによる不安や転倒の危険などのため，継続するのは難しい．よって，めまい改善効果は限定される[10,11]．医療現場では，体を動かそうとした患者も，ふらつきや転倒の危険を恐れて，安静を取り続けようと考えることが続いてきた．その結果，めまいは慢性化し，体を動かせない状態が常態化する．「めまいは寝てては治らない」のである．

新井基洋（あらい・もとひろ） 略歴

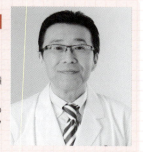

1964年神奈川県生まれ．
1989年北里大学医学部卒．北里大学病院耳鼻咽喉科，国立相模原病院耳鼻咽喉科を経て，1996年横浜赤十字病院耳鼻咽喉科，1999年同病院副部長，2004年同部長，2005年より横浜市立みなと赤十字病院耳鼻咽喉科部長，現在に至る．
著書として，『めまいは寝てては治らない』（第1〜3版，中外医学社，2010, 2011, 2012），『めまいふらつきは目，首，足の運動で治る』（日本文芸社，2013），『めまいは自宅で治せる』（ソフトバンククリエイティブ，2015）など多数．

このような状況から脱却するために，簡単に外来で指導できるめまいリハビリを提示する．

2. めまいリハビリのこつと実践

めまいのリハビリは平衡機能回復を目的とした訓練で，運動するときの体のズレを修正する機構を回復させるものである．医師は患者の病的眼振を診察するが，めまいのリハビリはこの眼振を軽減する．努力した練習の効果や，習得された機能は，小脳に学習記憶される[7,8]．めまいのリハビリは，目（視刺激），耳（頭部運動による前庭刺激），首（頸部の運動），足の裏（直立，歩行など深部感覚刺激）の反復刺激で構成されている[7,8]．

リハビリのパターンは23種類に及ぶものであるが，特に推奨したい5つのリハビリを具体的に紹介する．

● 坐位のレッスン

坐位でのレッスンから紹介する．これには，レッスン1と2がある[10]．

● レッスン1

横に目線を変えたときにふらつく患者に対して，3番「ゆっくり横」を指導する．

【活用】"ゆっくり左右に目線を変えたときにクラッとする"と患者からの訴えがあるとき，医師は図1のようなポーズを患者にとらせる．頭を動かさないように左手であごを押さえ，右腕を伸ばして立てた親指の爪を指標とし，右手を左右に動かして目で追うことを施行させる．

● レッスン2

頭を動かしたときにふらつく患者に対しては5番「振り返る」・6番「上下」を指導する．

【活用】"振り返るときにクラッとする"と患者からの訴えがあるとき，医師は図2のようなポーズを患者にとらせる．体の正面で親指を立て，親指の爪を指標とし両目で

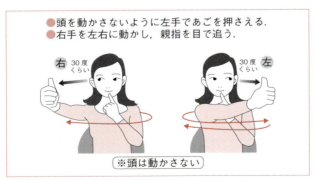

図1　リハビリ3番：ゆっくり左右に目線を動かすとめまいがあるときに推奨するリハビリ

（新井基洋．めまいは寝てては治らない．2012[10] より）

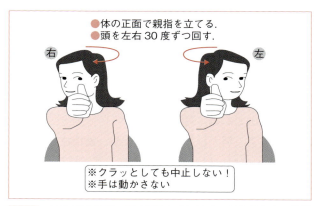

図2 リハビリ5番：振り返るときにめまいがあるときに推奨するリハビリ

（新井基洋．めまいは寝てては治らない．2012[10]）より）

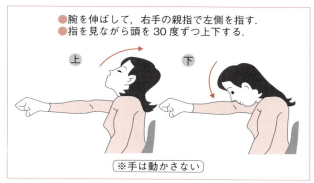

図3 リハビリ6番：頭を上下に動かしたときにめまいがあるときに推奨するリハビリ

（新井基洋．めまいは寝てては治らない．2012[10]）より）

注視させる．頭を左右30度ずつ回させる．

"頭を上下に動かすときにクラッとする"と患者からの訴えがあるとき，医師は図3のようなポーズを患者にとらせる．体の正面で親指を寝かせ，親指の爪を指標とし両目で注視させる．頭を30度ずつ上下させる．レッスン2（図2と図3）は指の爪を見ながら頭を動かすことを守らせながら施行させる．

● **立位でのレッスン**

立位でのレッスンを紹介する．これには，レッスン3（と4）がある[10]）．

このリハビリ施行の注意点は，① 安定した固くて平らなところで行う，② ペアで行って転倒を防止する，ことである．

● **レッスン3**

立ったときにふらつく患者に対しては11番「50歩足踏み」を指導する．

【活用】"歩いていると体が左右にとられる，まっすぐ歩けない"と患者からの訴えがあるときに行う．患者は肩の高さに両手を上げ50歩足踏みを行う．高齢者やふらつき

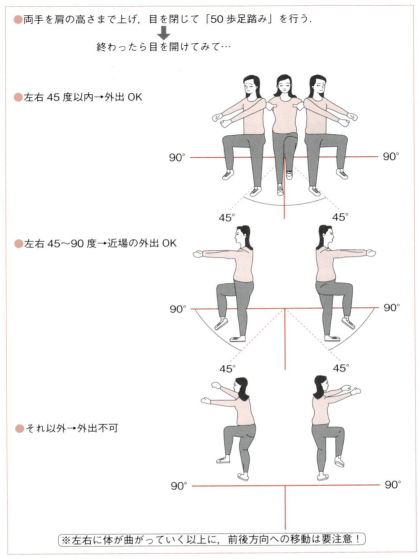

図 4 リハビリ 11 番：立位，歩行時のふらつきに推奨するリハビリ

（新井基洋．めまいは寝てては治らない．2012[10] より）

の強い方は転倒防止に注意を払いながら開眼で開始する．慣れたら閉眼で足踏みを行い，その偏倚角度が 45 度以内ならば医学的にも正常範囲であり，外出は可能と判断する．左右 45〜90 度以内は医学的には移行帯であり，患者向けにはめまい予備軍と説明し，近場の外出は許可する．左右 90 度以上偏倚を認めた場合には異常であり，外出や運転は望ましくないと説明する．前後方向への 1 m 以上の移動も要注意で，特に後方への移動は危険を伴うので外出や運転は望ましくない．以上のように 50 歩足踏み検査はリハビリでもあり，日常生活の外出や運転の見極めにも使える．

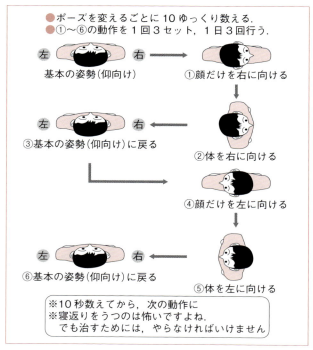

図5 リハビリ18番：寝起き，寝返りのめまいに推奨するリハビリ

(新井基洋．めまいは寝てては治らない．2012[10] より)

- **レッスン4**
  歩行時のふらつきを治すリハビリ（今回は提示しない）．
- **仰臥位でのレッスン**[10]
  このリハビリ施行の注意点は，① 安定した固くて平らなベッドなどで行う，② 不得意な左右方向があっても必ず施行する，ことである．
- **レッスン5**
  寝る，起きる，寝返りがうてない患者に対しては18番「寝返り」を指導する．
  【活用】"めまいで寝返りがうてず，左下でしか寝られない"との訴えがあるとき，図5のようなポーズを患者にとらせて，頭位，体位変化を時間を守らせて施行させる．

3．めまいリハビリ効果の根拠

　めまいのリハビリが効くことは，フィギュアスケート選手が激しい回転技を披露しても目を回さないことに相通じる．これを，医学的に説明したのが「バラニーの回転椅子」である．この椅子を用いた回転後眼振検査は，頭部・体幹を前屈した姿勢で目を開けたまま椅子に座り，椅子を回転させる．回転停止後に半規管の慣性による内リンパ流動が生じ，回転後眼振が出現する．しかし，何度も訓練を行い，回転した後の眼振をたびたび経験すると眼振が出にくくなる．これを"response decline（RD）現象"といい，

小脳片葉を介する前庭神経核抑制で起こる[6,10]．このことが，平衡障害におけるリハビリの基礎となっている．

4．まとめ：めまいリハビリの勧め

今回，外来で指導可能なめまいリハビリを紹介した．めまいの原因は多様であるが主な原因である前庭機能障害の回復には小脳の中枢代償[10]が重要な役割を果たしている．この代償はめまいリハビリによってもたらされる[6,7]．今回は当院で施行しているリハビリを医師が指導しやすいように提示した．リハビリの施行開始後は一過性にめまい感が悪化することがあるが，それを乗り越える必要がある．繰り返しになるが，「めまいは寝てては治らない」のである．諦めず継続するように指導していただきたい．明日からの診療に役立てていただければ幸いである．

謝辞：本文に掲載した図は，中外医学社発行の新井基洋著，『めまいは寝てては治らない．実践！めまいを治す23のリハビリ』の許可を経て掲載したものである．快くご協力してくださった中外医学社に深謝申し上げる．

文献

1) Lempert T, Gresty MA, Bronstein AM. Benign positional vertigo : Recognition and treatment. BMJ 1995 ; 311 : 489-491.
2) Epley JM. The canalith repositioning procedure : For treatment of benign paroxysmal positional vertigo. Otolarungol Head Neck Surg 1992 ; 107 : 399-404.
3) Brandt T, Daroff RB. Physical therapy for benign paroxysmal positional vertigo. Arch Otolaryngol 1980 ; 106 : 484-485.
4) Cawthorne T. Vestibular injuries. Proc Roy Soc Med 1946 ; 39 : 270-273.
5) Cooksey FS. Rehabilitation in vestibular injuries. Proc Roy Soc Med 1946 ; 39 : 273-278.
6) 徳増厚二．めまいのリハビリテーション．JOHNS 2001 ; 17 : 825-829.
7) 新井基洋．めまいのリハビリテーションの実施と継続のこつ．高橋正紘（編）．めまい診療のコツと落とし穴．中山書店；2005．pp184-185.
8) 新井基洋．めまいの集団リハビリテーションとストレスマネージメント．坪井康次（編）．日常診療に役立つストレスケア入門．永井書店；2001．pp65-73.
9) 新井基洋，伊藤敏孝，中山貴子ほか．めまい集団リハビリテーションによる患者のQOL改善と不安，抑うつの関係．Equilibrium Res 2009 ; 68 : 430-436.
10) 新井基洋．めまいは寝てては治らない．実践！めまいを治す23のリハビリ．中外医学社；2012．pp2-68.
11) 新井基洋，吉富　愛，伊藤敏孝ほか．めまい集団リハビリテーションの治療成績．Equilibrium Res 2010 ; 69 : 225-235.

心に残る症例

慢性疼痛（疼痛性障害）

菅原英世
すがはら天神クリニック

1. はじめに

　慢性疼痛は厄介で「臨床医の誰しもが困っている」と考える向きもあるかと思われる．私は，研修医時代に慢性疼痛の症例を経験し，その後も大学病院を中心に基礎研究の数年を含めて勤務医として20年間，そして開業医として10年間を過ごすなかで，この種の症例に接してきた．そして最近になって，実は「慢性疼痛にあまり困っていない」自分の姿に気づいた．否むしろ「困らないようにしている」と言ったほうが正確かもしれない．なぜなら，慢性疼痛は「困ってくれる人を捜し求めている」患者と「疼痛に敏感に反応する」医療の場があって，初めて成立する病気だと考えるようになったからである．これは開業して実践を続けるなかで気づいたことであった．本シリーズの企画が「開業医の執筆」を特徴とするのであれば，この慢性疼痛なる疾患は，たとえば私のように「大学病院」と「市中の開業医」という両極端に性質の異なる医療の場を経験して，初めてその特徴に気づきやすくなるのかもしれない．

2. 症例を担当した背景

　この症例に出会ったのは1980年代の後半に入った時期であった．それは，私が大学卒業後に心療内科に入局し，1年間の一般病院での内科研修を終えて大学病院の心療内科病棟で研修を始めてまもなくの頃だった．私が担当した病棟での症例は，1例目が軽症うつ病の検査入院で，この「慢性疼痛」は2例目で治療入院としては初めてであった．そのとき心療内科では「慢性疼痛」を消化器研究室で取り組む準備をしており，教室自体としてもその経験はなかった．当時わが国でもこの疾患はまだあまり一般的ではなく，あの時期が先駆けであったと思われる．そのような状況下で，同研究室の指導

菅原英世（すがはら・ひでよ） 略歴

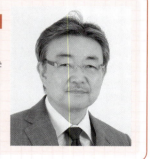

1959年東京都生まれ．
1986年北海道大学医学部卒．同年九州大学病院心療内科，1996年大分大学医学部臨床薬理学教室，1999年九州大学病院心療内科を経て，2005年すがはら天神クリニック院長，現在に至る．

医とともに入院してきた15歳の少年を担当した．必要に応じて指導医のアドバイスを受けていたものの，患者向けの主治医は私であった．病名は「潰瘍性大腸炎」，「頻回手術症と人工肛門」，「ペンタゾシン依存症」，「うつ病」，そして「慢性疼痛」であった．

3. 症例提示

● 症例：15歳，男性（中学3年）

主訴 腹痛．

病気の経過 漁師を父親にもつ家庭で3人兄弟の末子として出生した．生後数か月目より便秘がちとなり，3歳の頃には風邪や口内炎を頻発していた．小学校3年頃より，腹痛，下痢，便秘が始まり潰瘍性大腸炎と診断された．保存的治療にて改善が思わしくないため，小学校5年の4月に某病院にて全結腸切除および回腸瘻造設術を行った．痛みは一時的に消失していた．しかし，同年12月に人工肛門閉鎖術を受けた後，再び昼夜にわたる腹痛が出現した．翌年2回の癒着剥離術の後，腹痛はいったん治まって3月の末に退院した．しかし，すぐ4月中旬に肛門痛などのために再び入院．その後大学病院小児外科に転院した頃より全身倦怠感，肩の痛み，就寝前の腹痛などを訴えるようになった．12月に退院後しばらくは悪くはなかった．縫合不全，骨盤内膿瘍，癒着性イレウスなども繰り返していたために，小学生の間に合計11回の手術を受けた．小学校入学時までは人並以上であった体格も手術を重ねた6年生の頃にはクラスで最も小さかった．小学校5年時は1年間某病院の院内学級に通った．中学入学後も学校は休みがちで半分程度しか登校できず，成績も思わしくなかった．体育はすべて休んでいた．

中学校2年の8月より腹痛が再び悪化し，近医にてペンタゾシンを利用する機会が増えた．しかし，痛みは軽快せず10月に大学病院小児外科で再び回腸瘻（人工肛門）を造設し，将来，人工肛門閉鎖術を行うと説明されて退院となった．その後も地元ではしばしばペンタゾシンの投与を受けていた．翌年の中学校3年6月に人工肛門閉鎖術目的にて小児外科へ入院したが肺炎を発症して呼吸器科転科となり，肺炎治癒後にそのまま退院した．この間，疼痛のコントロールはブチルスコポラミン（ブスコパン®）などで行われており，プラセボも有効であった．退院後一時的にペンタゾシンを使用しなかったが，再び徐々に使用頻度が増え，翌年4月には近医で1日2回ペンタゾシン投与を受けるようになっていた．通学が困難であったため，中学校の担任と相談して治療のために1年間卒業を遅らせて翌年に進路を考えることにしていた．5月某日，人工肛門閉鎖術目的にて小児外科へ入院したものの手術が不可能と言われた後から就寝前の激痛が毎日続き，ペンタゾシンやジアゼパムの筋注でコントロールがつかず，その6週間後に心療内科へ転科となった．転科直後の毎晩の腹痛の訴えは，さながら「助けを求める叫び」のようにも聞こえた．

● 初期の治療方針

疼痛症状に何らかの外的要因が関与しているとの考えから，指導医の指示で患者の入

院後は外部からの刺激を断つことを重視し，「母親などの家族からの電話や面会」と「患者の外部への電話」は原則的に禁止として，それらの要因で症状が影響しないように配慮した．しかし，夜ごとに病棟で強烈な痛みを訴える患者の矢面に立った私は，「振り回されず対応する」ことを念頭に，また本人の人間的な部分（今考えれば，ある意味で実存的な部分）と対話ができるように，症状以外の交流に心がけた．一方，転科当初は主治医として患者の痛みの訴えに耐えるのが精一杯であったことも思い出される．疼痛時の処置は入院後早い時期から決めていて，自己申告で10段階の5以上のときに処置を行い，増悪するときには2回目を行った．そして，これは本人にも了解させていた．内容はヒドロキシジン（アタラックス-P®）などの筋注であった．

● 治療経過

小児外科からの転科時の本人の容貌，容姿は小学校5年生程度であった．転科した直後より腹痛の訴えが始まり，早速大部屋の同室者から「坊やが痛がっている」と看護師詰所に報告があった．当時の心療内科病棟で難治性うつ病の治療によく用いていたクロミプラミン（アナフラニール®）12.5 mg（1/2アンプル）を入れた維持液の点滴（200 mL）を入院日から就寝前に開始した．また，疼痛の訴えにはヒドロキシジンの筋注をした．入院日以外の数日間はこれでほぼ痛みが止まっていたものの，1週間を経過した頃から再び決まって就寝前の21時頃に激しい痛みを訴えるようになった．またその際に「痛みに効く例の注射」を要求するなど，以前からのペンタゾシンを期待するような様子もみられ，ペンタゾシン依存が再確認された．そこで，看護師らとのミニカンファレンスにて，① 痛みに対しては全面的に受容するも，② 情動的に過剰に反応しない，ことを申し合わせた．疼痛行動に対するいわゆる「中立的な態度」の実践である．

当直医や看護師からの情報で，「痛みを訴えているときに上目使いになっている」「痛みのために注射をした後に，比較的短時間で平気な様子で歩いて病室に戻る」「痛みに応じて看護師が長くかたわらに付き添うと痛みがますますひどくなる」など，転換機制を思わせる疼痛行動も少なくないことが次第に明らかとなった．点滴や内服での薬物治療に加えて，このような医療チームでの一貫した態度を続けることによって，普段からみられる術後疼痛（自己申告で3/10程度の強さ）はあるものの，就寝前の激しい腹痛の訴えは徐々に軽減していった．投薬としては，炎症性腸疾患に対するサラゾスルファピリジン（サラゾピリン®）やトラニラスト（リザベン®），鉄吸収障害による貧血に対して鉄剤，そしてアミトリプチリン（トリプタノール®）150 mg，クロミプラミン25 mgを基準として処方していた．

入院後3週間目頃からは，転科前の小児外科へ遊びに行ったり，昼間にグラウンドに遊びに行くなどもみられた．入院1か月後には入院日以来ぶりに母親が来院し，このときからクロミプラミンの点滴は中止して内服のみとした．この時点でうつ病は回復傾向にあると思われた．

このようにして結果的に疼痛の訴えは減り，その代わりに腹痛を訴えていた就寝前の時刻に詰所に来ては不安を訴えたり長く話し込むなど，身体化から内面化への変化がみ

られ，不眠がこの時間帯の主な症状となった．主治医である私とも少しずつ内容のある話ができるようになった．なるべく年齢に合わせたチャンネルで，年齢よりは少しだけ大人扱いするように心がけてできるだけ痛み以外の話題で本人に接するようにした．

入院2か月後には痛みのない日が10日間連続するなど，就寝前に繰り返された疼痛がほぼ消失し抑うつ症状も目立たなくなっていた．なお，この頃までには小児外科へ遊びに行くこともほとんどなくなっていた．

身体的には，小腸内視鏡で入院3か月後に確認できていた潰瘍を含む炎症所見も，入院半年後の退院前には潰瘍も小さく瘢痕化して炎症所見も消失していた．入院時に小学生の様であった風貌も，徐々に少年から青年に変貌していったように見えた．体格もひと回り以上大きくなり，6か月後の退院時には入院時と比較してそれぞれ身長で6.3cm，体重は3.7kgも増え，いずれも入院時には成長曲線における年齢の標準値から－2SD以下であったものが，退院時の身長は正常範囲に入るほどの成長を遂げた．抑うつ症状が回復した時点で行った知能テストでは動作性のIQは125であった．

また，良好な治療関係のなかで時には主治医や病棟の規則に挑む姿をみせる一方，病棟内で他の患者たちと円満な関係を築いては同年代の人たちと将来について語り合うなど，青年期らしい人間的な成長もみられた．かたくなに拒否していた高校進学についても，入院期間の後半には自ら「通信制でもよいから」と受験勉強を始めるほど前向きになっていた．全日制高校の受験前に，願書とともに提出した診断書に「体育での水泳など一部の活動を除いて学校生活に支障なし」と病名に書き添えた記憶は，私には昨日のことのように蘇る．

腹痛が増悪した契機は，「人工肛門が閉鎖できない」と宣告されたためと考えられたが，「永久に不可能」とすることは本人にとっても過酷であり，小児外科での担当医らとの相談のうえ，本人の自我の成長や社会適応能力の向上を待って，場合によってはそれを受け入れるように援助しなければならないという方針に決まった．小児外科との申し合わせとして，「手術（人工肛門閉鎖術）は2～3年は見合わせ，その後再検討する」こととし，「心療内科と小児外科での外来通院を両方ともに続けていく」ことになった．

母親も，転科当時は「心療内科に入院するくらいならそのまま連れて帰りたい」ともらしていたが，治療の途中からはわが子の目を見張る成長ぶりに治療にも協力的になっていった．

患者の退院後私はいったん大学から離れたが，10年以上たったあるとき，元気に心療内科の外来通院をしているという話を耳にした．

4．考察

本症例は，潰瘍性大腸炎（後にクローン病の診断）の頻回手術を伴った慢性疼痛の青年男子のケースで，痛みを含めて患者を深く受容し，かつ，うつ病治療とオペラント的な対応によって疼痛行動の消失に成功し，結果的に本人の心理的，身体的な成長を促すことができた．痛みを抱えて成長が停滞していた少年が，われわれの治療により心身の

成長を取り戻して青年として目覚めていった姿は今でも強く印象に残っている．ある指導医の「彼はあのままいけば廃人だった」との嘆息は，私には忘れがたい．しかし反対に考えれば，常に医療にかかわりながらこのように最悪の状態に陥っていた患者にとって，ヒポクラテス的な自然治癒力に信頼をおく思想をもつ治療者に見守られる限り，どのような手段によっても回復の道しか残っていなかったのかもしれない．つまり，いずれはよくなるしかなかったともいえよう．

　その後も幾度となく慢性疼痛の症例を経験するうちに，この疾患は，「痛みを訴える患者」と「取り込まれる医療」の両者のこじれた関係なくしては成立しないと私は考えるようになった．疼痛が単に慢性に続くだけではいわゆる「慢性疼痛（疼痛性障害）」ではないからである．そこには，患者・医師ら双方に繰り返される「情動反応と疼痛処置の悪循環」の構図がある．また，疼痛処置の適用の仕方を誤れば，本症例のように「鎮痛薬依存」や「頻回手術」を引き起こしてさらに病態を複雑にする．「痛み」は医療の場において緊急の処置や保護を繰り返して要求しうる最高の切り札であり，「疼痛行動」は医療上の措置の必要性をアピールして周囲を動かす．特に大勢の目にふれる規模の大きな病院においては手厚い保護を受けられるという「情緒的な利得」が学習されやすく，「疼痛」症状をあるいは無意識的に利用して，いわゆる「処置依存」を生じてこの病気がこじれていくのだと考えられる．

　慢性疼痛は，「患者にとっての情緒的な保護の喪失」や「医療に対する敵意の発露」を特徴としている．つまり，繰り返される「痛み」の表現は「希望に叶う治療を受けられない」ことや「納得のいく説明を受けていない」，すなわち「安心して病気を診てもらえるところがない」，さらに言えば「安んじて生活することができない」不安や怒りを含んでいる．患者としては，最終的には「医療に対する過度の依存」から抜け出して情緒的に自立するしか回復の道はないようである．「疼痛」の訴えは医師・看護師らにとって職業意識では対処しきれない負の情動反応を生じることは避けられず，慢性化している場合にはこの訴えを快く受け止めるのはさらに難しい．すなわち「困りものとされながら手厚い保護を求め続ける患者」こそが慢性疼痛の患者の生業であり，この姿は慢性疼痛患者の医療に対する依存と攻撃の両価性を示しているといえよう．患者のこのような状態を「不定愁訴」や底の抜けた「破局化」として捉えることは，慢性疼痛に対する医療の敗北を是認するものかもしれない．また，「痛みに対する保護や心配（慰め）」は彼らが求めている「間に合わせの治療」であるものの，それが満たされない場合にはこれを満足できる場所，すなわち「保護や心配」を受けられる新たなところへ彼らは目を向けると思われる．

　大学病院や地域の大病院など可能な限りの注目を浴びて医療化（medicalization）[1]を存分に活用できる場所にこの病気の患者は接近しやすい．もちろん，外科や内科などの身体科では早晩お手上げとなって精神科医や心療内科医の登場を待つのだが，ほとんどの場合に主治医は途方に暮れる．すでに疼痛に対して医学的な処置がなされている場合には，主治医は「治療関係」の前提となる患者にとって信頼できる「人間関係」を試行

錯誤で模索するほかない．出会った時点で敵意の矛先となっている医療の側に立つ主治医としてはたいていはマイナスの状態からの関係構築が必要で，主治医はこの「痛み」の訴えをまずは防具をつけることなく全身で受け止めるしか方法はないであろう．そして同時に，「疼痛行動」を消去する目的で「痛みに対する中立反応」[2]を医師・看護師らが一致させ，「痛み」に本人の報酬となる「意味」をもたせない対応が求められる．もともと内省が不得意なタイプであり，彼らは多くの場合「自分でどうにかする」より「どうにかして治してもらう」ことを一方的に期待している．主治医がこの厳しい状態からの「治療関係」の構築に成功して「医療不信」を訴えている患者から「医療の信頼」を勝ち得ることができれば，「間に合わせの治療」ではなく「疼痛処置の悪循環」から抜け出して回復の見込める本来の治療への第一歩へつながると思われる．そして，主治医の助けを借りた患者が「痛みの成り立ちや意味」を自分なりに受け止めて理解し，また破綻していた自らの「情緒的な保護環境」の修復やその必要性を減らせる「情緒的な自立」への足がかりを得ることに成功すれば，「慢性疼痛」はなおいっそうの快方へ向かうであろう．

一方，通院患者の場合には入院によって患者を取り巻く家族らとの関係性が変化し，自身の「情緒的な保護」を求める必要が軽減して疼痛そのものが軽くなるケースも少なくないようである．

5. おわりに

慢性疼痛（疼痛性障害）患者の「痛み」の訴えは医療への挑戦であり，絶望感や無力感の表明である．それに耐えうるのは，主治医による「個別の患者の疾病理解」と「患者と医療のこじれた関係を修復しようとする取り組み」しかない．

この症例によって私は患者との治療的な距離を強く意識するようになった．「患者に対する言動が不随意にならない」ように日頃から気をつけていたその後の日々を思い出す．研修医当時ロジャーズに傾倒していた私は，この症例の治療で条件づけされた「疼痛行動」を消去することを目標にするとともに，本人の内面に全幅の信頼をおく「来談者中心療法」を頭の片隅においていた．今思えば，この患者の人格が素直で偏りの少ないものであり，知能が平均以上であったことも治療がよい結果に導かれた理由かもしれない．

いわゆる慢性疼痛は「痛みの程度が器質的な所見を上回る」慢性の疼痛[3,4]であり，精神科的な取り組みの必要な疾患として従来から理解されてきた．しかし一方，最近になって麻酔科や整形外科領域らの影響を受けて，慢性疼痛を単に「慢性化した疼痛」とみなして精神科のかかわりを改めて論じる[5]傾向もみられる．今回紹介した慢性疼痛の症例は前者の理解がわが国で一般的になる以前のものであるが，今日では本文中の慢性疼痛には疼痛性障害があてはまる．

文献

1) Barsky AJ, Borus JF. Somatization and medicalization in the era of managed care. JAMA 1995；274 (24)：1931-1934.
2) 丸田俊彦．痛みの心理学．中公新書；1989.
3) 丸田俊彦．疼痛性障害．吉松和哉，上島国利（編）．臨床精神医学講座6 身体表現性障害・心身症．中山書店；1999. pp175-184.
4) 宮岡 等，鈴木志麻子．慢性疼痛はどう診断されてきたか．精神科治療学 2000；15：243-250.
5) 山田了士．慢性疼痛に関わる精神科．臨床精神医学 2013；42：709-714.

III 身体表現性障害と摂食障害

5 摂食障害に対する治療の工夫

高木洲一郎
自由が丘高木クリニック

1 はじめに

　摂食障害の治療は，標準的治療といえる技法が確立していない．そしてそれぞれの治療法にも，非特異的要因が大きく影響しているはずであるが，そのような要因は数値では測定しえない．治療者の技量や熱意は当然予後に大きく影響しよう．摂食障害は症候群であり，症状自体は共通していても背景はそれぞれの例で異なるため，すべての例に一律の治療技法を適応してもうまくいかない．症状が心身両面にわたるため，そのいずれかに偏るのでなく，両者のバランスのとれた治療が必要である．

　本来治療とは，患者側からの要請に基づき行われるが，摂食障害の患者は治ることにもアンビバレンツで，治療抵抗性がある．無理に治療を行えば，かえって事故にもつながりかねず，かといって本人の要求をすべて受け入れていれば，患者は命を落とす危険すらあり，そこに摂食障害の治療のジレンマがある．ベテランの治療者であっても困らない例などはない．治療者自身が摂食障害に対して極力ネガティブな感情をもたないことが大切である．工夫して，一生懸命に治療に取り組む熱意が求められる．

2 摂食障害の治療にあたって

　摂食障害の治療は，挫折した患者を，命だけは落とさないように気をつけ，本人の自立への道を家族と一緒に支えていく作業であると筆者は考えている．いったん発症すると，すんなりと治る例は例外的であり，長い期間，一般には年単位でかかること

高木洲一郎（たかぎ・しゅういちろう） 略歴

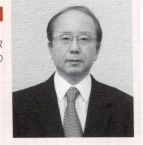

1970年慶應義塾大学医学部卒．横浜市立市民病院神経科，慶應義塾大学精神神経科，独立行政法人東京医療センターに31年間勤務後，2001年に自由が丘髙木クリニックを開設．開業までの15年間，厚生労働省の摂食障害研究班に所属．
摂食障害の患者の家族のための集団家族療法を26年間継続している．
摂食障害ほかの著書，論文多数．

を最初に説明しておくことは，ドクターショッピングを防ぐためにも有効である．

　経過が長いため，家族も治療者も焦らないことである．うつ病患者は，はたして治るだろうかと心配しており，必ず治るという保証を与えることが大切であるが，摂食障害の場合も同様で，必ず治るというメッセージを送り続けることが非常に重要である．ただし，生命の危険もある疾患であることも当然伝えておく．治った多くの患者の家族から，病気の渦中にあったときに先生から「必ず治りますよ」と言われたことが一番嬉しかったと感謝される．もちろん慢性例もあるが，患者や家族にはあくまで希望を与えていたい．ぶれない一貫した応援姿勢が大切である．2008年の第12回日本摂食障害学会（会長：鈴木裕也）の標語は，「熱意，忍耐，そして愛」であった．治療者の取り組む姿勢は当然予後に影響しよう．

　第13回日本摂食障害学会（2009年9月，会長：生野照子，大阪）は，画期的な試みとして「私はこう治療している」というテーマのもと，「日本のトップ治療者50数人が，治療法を公開」と銘打ち開催された．筆者は演者の方々の話を聞きながら，やはり熱意こそが摂食障害の治療に最も重要であることを改めて感じた．

　摂食障害は診断基準にあげられている症状以外にもうつ状態や，いらいら，親に対する依存や攻撃，姉妹葛藤，認知の歪み，万引きなどさまざまな症状がある．これらについてもよく理解しておく必要がある．またうつ病，不安障害，境界型パーソナリティ障害，発達障害など，他の精神障害が合併していることも少なくない．

3　患者への支援

　患者は二面性（反抗と服従など）が顕著であることをよく認識しておく必要がある[1]．「摂食障害の患者の頑固さは，健康なものの頑固さとは違って，根底は葦のように弱いものである」という下坂[2]の言葉は至言である．患者が反抗的だからといって，反応するのでは治療者として未熟である．

　医師は日頃，多くの外来患者をかかえているのが現状である．限られた時間での診療は，患者と治療者の双方にフラストレーションがある．一方で摂食障害は十分に手をかける必要があり，本来はチーム医療が望ましい．

　ドクターショッピングが多いのも摂食障害の特徴である．ただしそのなかには医療者側に問題がある場合も少なくない．患者は治療者の力量や熱意をすぐに見抜いてしまう．医原性の要因により，治療の機会を失していた例に遭遇することも少なくない．

　摂食障害には，白黒思考，極端な一般化（少しでも食べると際限なく太るのではないか）など特有な認知の歪みがあり，また他者配慮的で，自分がどう見られているかを過度に気にするなど対人関係に敏感であり，認知行動療法，対人関係療法などを取り入れるのは有効である．

　同じ治療期間であっても，治療密度によって当然効果は異なる．筆者の場合は，通常の診療のほか，臨床心理士による患者と家族それぞれに対する個人カウンセリング，集団家族療法，栄養士による栄養指導などを治療の柱としている．ありきたりの栄養

指導を患者は受け入れるはずはなく，患者が受け入れやすいような具体的な食事指導が有用である．

　可能ならば摂食障害を熟知した臨床心理士との連携が望ましい．摂食障害は緊急介入が必要になることもあり，また予約のキャンセル率も他の疾患に比べて多く，治療契約や治療構造などにこだわるのは，摂食障害の治療になじまない．表現型こそ食行動異常という形をとってはいるが，それは葛藤が体重や体型への関心に置き換えられているわけで，内面的な問題こそが本質である．治療は本人の自立を，家族とともにサポートする作業である．筆者らが行っている集団家族療法の標語の一つは「慌てず　焦らず　諦めず」である．治った患者は，毎日が充実していて，体型や体重にこだわっている暇なんてないと例外なく語ってくれる．

4 過食を止める方法はあるか

　これは過食症の患者や家族から日常的に受ける質問である．ベテランの治療者，あるいはさんざん過食で苦しみ，現在は軽快した患者本人や家族などの経験者ですら，それに対する名案はもちあわせていない．欧米の成書には過食を止めるための方法として，たとえば患者に吐物は自分で始末させたりする方法などが書かれてはいるが，実行は難しい．集団家族療法に初めて参加する家族にとっては，まず拒食の問題や，過食や嘔吐を止めるにはどうしたらよいかが最大の関心事であるが，治療に参加するとすぐに，これは決して食行動の問題ではなく，背景にある問題こそが本質であることに気づく．

5 入院治療か通院治療か

　摂食障害は時に入院が必要になる．病床をもたない場合は，適当な入院先を見つけることも，容易でない．現実には，患者数の増加に伴いほとんどの患者は外来で治療を受けている．また入院をする場合も，治療は入院のみで完結するわけではなく，その後の長い通院治療が必要となる．前述したように外来治療のシステムをしっかり作れば，意外と多くのことが外来治療で可能である．よいチーム医療を行うには，スタッフの共通認識や情報の共有が重要である．

6 薬物療法について

　臨床試験の結果は，日常の臨床には直結しない．臨床試験は単剤について行われるが，実際の臨床では単剤ではすまないことが多い．治験では，オープン試験では有効性が認められたものの，二重盲検試験では有効性は認められないという歴史の繰り返しであった．わが国ではフルボキサミンとセルトラリンの過食症に対する臨床試験が行われたが，残念ながらいずれも保険の適応を申請しうるまでの有効性は認められな

かった．

　過食症の場合は，薬物療法にしても，非特異的な要因が大きく，たとえば旅行中は薬を持って行くのを忘れてもその間は過食-嘔吐は一度もなく，家に帰ったら服薬していても再び過食-嘔吐がひどくなったなどのことはよく経験される．つまり non-pharmacological な要因が大きい．

　そもそも副作用を伴わずに過食衝動を抑えるほどの強力な薬物を期待することは至難のことである．ただし臨床場面では，過食症の患者は薬物の効果に非常に期待している．実際には抗うつ薬などを投与されることが多い．また前述したように，摂食障害の症状はさまざまなため，実際には症状に応じて工夫して処方がなされる．不穏な例には非定型抗精神病薬が必要なことがある．患者の薬物に対する耐性は個人差が大きいため，少量から始めるのが無難である．身体症状に対する処方にも配慮する．

7　身体的な問題で対応に困ったとき

　身体管理は内科医に依頼するのか，それとも一人の主治医が行うのかは個々の事情により異なる．筆者の場合は内科や救急外来の経験もそれなりにあるため，勤務医時代から，基本的にはほとんど依頼せずに一人で身体管理も行ってきた．摂食障害の経験が乏しい内科医に依頼すると，必要のない検査が組まれたり，もっと食べなくてはというような適当でない説明を患者にされたりしてかえってやりにくい思いをすることもある．面識のない他科の医師との連携は難しい場合がある．精神科医の下坂は，かつて筆者に「摂食障害の身体治療くらい自分でできるよ」と語ったことがある．摂食障害の身体症状について熟知していれば，多くのことは一人でできるのではないかと筆者も考えているが，摂食障害は命を落とす危険性のある疾患でもあり，基本的にはこの問題はそれぞれの医師の力量によろう．

　パージング（嘔吐や下剤の乱用により食べたものを出してしまう行為）を続けていると脱水や電解質異常を招き患者は倦怠感などを訴える．低ナトリウム血症の補正を急速に行うことは，まれではあるが橋中心髄鞘融解などをきたす危険がある．

　経口栄養薬品や経口栄養食品は高カロリーのため飲みたがらない患者が多いが，経口補水液 OS-1 は電解質を含んだ飲料水で，ほとんどカロリーを含まないので患者が受け入れやすく，過食-嘔吐を続けている患者の治療に重宝である．

　摂食障害患者にまれではあるがてんかん発作がみられることがある．もともとてんかんの合併がない場合は，MRI 検査や脳波検査，血清カルシウム値などに異常がなく，てんかんが否定されれば，摂食障害に伴う嘔吐や下剤乱用による電解質異常などが原因として考えられる．逆流性食道炎もよくみられる．無月経については，患者や家族が希望した場合は婦人科を紹介するが，それほど心配しないでよい．摂食障害では歯科衛生が問題になる例が多く，若い患者でも高率に歯頸部の齲蝕がみられ，本来は存在しないカンジダも少なくない[3]．歯科衛生の指導は重要である．

8 家族への対応

　摂食障害は，それを維持する因子も治癒する因子も家族に多くを負っており，変化に向かう患者の歩みを止めるのも進めるのも，患者の家族の積極的な治療参加にかかっている[4]．そして発症後は退行や親への依存・攻撃が顕著となるため，家族の理解や本人への対応法についての教育などは治療上，きわめて重要である．本人のみでなく家族のサポートもしっかり行う必要がある．下坂も「母親をよいしょする」ことの大切さを述べている．

　筆者も家族療法をことに重視しており，集団家族療法（毎月1回，4時間）を26年間継続している．その経験では，① 家族療法に参加する以前の家族は，子どもの症状に衝撃を受けて，とても受け入れられず否認していた（困惑期）．② 家族療法への参加初期（6か月以内）は，理解，受容の大切さを認識しながらも，大変な事実に直面し，苦悩の日々が続いていた（葛藤期）．③ 参加中期（1年半まで）になると，理解，受容の認識が強化され，子どもとよい関係が築けるようになった（認容期）．そして④ 参加長期になると，理解，受容の認識はさらに強化され，子どもとの強い信頼関係が生まれ，さらにはこの試練によって自分が成長したように思える（統合期）域まで到達する．

　同時に行った患者への調査では，集団家族療法に参加する前の保護者は指示的で，感情をそのまま出すことが多く，意志の疎通が難しかったと述べたが，家族が家族療法に参加した後は，全員が家族が変化したと感じた．具体的には，理解・受容してくれた，批判されなくなった，対話ができるようになったと答えた．そのことをどう思うかの問いに，楽になった，嬉しい，支えてくれると述べ，感謝および好意的に受け止めていた．

　このように親の変化とともに，本人も見事に変化していく様子が実証された．継続的に家族を支え，教育していくことは，患者の年齢には関係なく非常に有意義である．患者が治癒した母親たちが，「親が変われば子も変わる，自分が変わったら子どもが変わった」と次々に語り，参加者に感動を与えたことがあった．

　摂食障害では，経過中は姉妹葛藤が非常に強いため，一般には姉妹が治療へ協力しようとしてもうまくいかない．患者は親が自分だけに注目していないと納得しない．これも治癒後にはなくなるものである．

　また，これまではよい子で，親の言うことに素直に従ってきた子が，食費はもとより，非常にお金を遣わせるようになることが多い．筆者は，「お金を使わせることは治療費と思ってください」と説明している．現実的な話をしても患者は納得するものではない．

9 万引きの問題

摂食障害患者の万引きの頻度は，報告者により28〜67％と異なるが，いずれにしても頻度は高く，治療者を最も困らせる問題である．多くの場合，疾患と結びついており，対象のほとんどは食物である．食行動の異常のほか，抑うつ，感情不安定なども必発症状である．万引きの心理としては，神経性食欲不振症では，下坂[5]が指摘したように患者はけちで，ためこむ特徴があり，これは万引きと関連する心性である．また過食症では，過食のためお金がいくらあっても足りないので節約したい，どうせ食べても吐いてしまうのだからという理由をあげる者も多い．馬場ら[1]は万引きの心理機制として，① 欲求不満耐性の低さや独特の超自我（反抗期のないよい子．道徳心は強い場合が多い．ふだんは超自我に縛られた過剰適応がしばしばみられる．ところが万引きに対しては，奇妙なほど罪悪感がみられない．一種の満足感や安堵感を味わっていたりする．パーソナリティに分裂〈splitting〉がある），② 内的空虚感を埋めるため，③ 依存感と拒否感：両価的感情，④ 統制感の喪失あるいは放棄：衝動的，非主体的に行動する，⑤ 取り入れへの強い固着：あたかも幼児のように手近にあるものを，何でも手に入れたりして自分のものにする，などをあげている．

不適切行為だけを責めても問題は解決しない．摂食障害の万引きは，ほとんどの例で発症前にはみられず，また軽快後はなくなる．また摂食障害が治らない限り万引きは繰り返される可能性が高い．本来は治療が優先されるべきであるが，万引きは立派な窃盗罪である．摂食障害の万引きについては司法側にはまだよく理解されておらず，司法判断はきわめてまちまちである[6]．

筆者は日常の診療では，店から通報を受けた場合は，治療的観点からも通常の万引きの扱いと同じに扱って構わないと答えているが，警察から書類送検されて起訴されれば話は別である．司法に理解してもらうには治療中の犯行であることを理解してもらったり，患者が万引きを繰り返すことについての資料を用意するなどの努力が必要となる．医療刑務所では摂食障害患者が増加し対応に苦慮している．犯罪歴がつくことで，本人の人生にも悪影響があることを恐れる．

10 おわりに

摂食障害の治療のノウハウについて述べた．摂食障害は症候群であり，一律の治療技法だけではすべての例にはうまくいかず，個々の例での工夫が大切である．家族療法はことに重要である．治療には十分に手をかける必要がある．万引きの法的処遇についてはこれまでほとんど関心が向けられてはいなかったが，事例は決して少なくない．摂食障害の治療者はこの問題に関しても認識をもつべきである．

摂食障害の治療は困難を伴うことが多いが，治療に取り組む熱意こそが，最も重要であることを強調したい．

文献

1) 馬場謙一,穂積 登,前川あさ美.神経性摂食障害に見られる盗みの心理.厚生省特定疾患・神経性食思不振症調査研究班昭和62年度研究報告書.1982.pp167-169.
2) 下坂幸三.特殊な状態の治療—神経性無食欲症に対する心理的援助の基本方針.精神科MOOK.No.6.思春期の危機.金原出版社;1984.pp137-145.
3) 井上裕之,松坂利之,鈴木健二ほか.摂食障害患者のう歯罹患とその考察.医療 2003;57:100-107.
4) 中里道子,大竹正人(訳).モーズレイ摂食障害支援マニュアル.金剛出版;2014.
5) 下坂幸三.青春期やせ症(神経性無食欲症)の精神医学的研究.精神経誌 1961;63:1041-1082.
6) 高木洲一郎.摂食障害患者の万引きの法的処分をめぐって.臨床精神医学 2008;37:1421-1427.

III 身体表現性障害と摂食障害

6 摂食障害の家族療法
——必要性と実施のコツ

中村伸一
中村心理療法研究室

1 はじめに

　摂食障害に対する家族療法の効果は1993年のアメリカ精神医学会（American Psychiatric Association）のガイドライン[1]に盛り込まれるほど実証性のあるものになった．このガイドラインが推奨している家族療法の適用は，制限型の神経性無食欲症（anorexia nervosa：AN）に対しては年少もしくは青年の患者であること，神経性大食症（bulimia nervosa：BN）に対しては青年の患者はもちろんのこと，親との葛藤が継続している年長の患者にも適用があるとしている．

　概してANは小学校高学年くらいからみられる病態であり，それに対してBNは中学生から高校生にかけて発症することが多い．両病態ともダイエットなどによる体型や体重へのこだわりがきっかけとしてある．つまり，BNでは「気晴らし食い」が発症のエピソードの最初にみられたとする報告も多いが，詳しく聴取すると必ずといってよいくらいやせ願望が先行してあり，短期にしろダイエットを試みたものの失敗し，その結果，抑うつ感が襲い，そこから過食が始まることが多い．以上のようにANとBNとはオーバーラップする部分がかなりあり，それらの家族の容態も重複した特徴をもつ．

　以下ではRootら[2]の提示した過食症の家族の3タイプを要約して紹介し，合わせてそれぞれの家族への筆者の介入の原則を示したい．ANの患者のいる家族もRootらの3タイプの家族のどれかに属することが多いので，ここでは摂食障害の家族の3

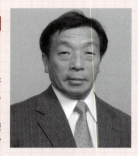

中村伸一（なかむら・しんいち） 略歴

1975年順天堂大学医学部卒．医学博士．
1989年中村心理療法研究室開設，現在に至る．
日本家族研究・家族療法学会会長（2007〜13），米国家族療法アカデミー正会員，アジア家族研究・家族療法協会理事，日本思春期青年期精神医学会運営委員・編集委員，包括システムによる日本ロールシャッハ学会元理事．
著訳書：『家族療法の視点』(1997)，『家族・夫婦臨床の実践』(2011)，『バーカー P（著）．家族療法の基礎』（監訳．1993），『カールソン Jほか（編）．まずい面接』（監訳．2009），『ミニューチン Sほか（著）．家族・夫婦面接のための4ステップ』（監訳．2010）〈以上，金剛出版〉，その他多数．

タイプとした．

2 摂食障害の家族の3タイプと家族への接し方

 Perfect Family（完璧を目指そうとする家族）

◆特徴

　文字通り失敗のない完璧な家族である．患者にとっては「失敗（挫折）の許されない完璧にふるまわなければならない家族」である．親子間の境界は明確で硬い．常に他者にどのようにみえるかに敏感で非現実的な完全無欠な自己イメージを追及し続ける結果，いつも前向きに果敢に物事に取り組むが自尊心は育たず，他者からの高い評価に比べて自己評価は低くギャップが激しい．患者に過食-嘔吐があることを知ると家族は「まさかうちの子に限って」と驚き，事実を否定しようとする．以下に述べるOverprotective FamilyやChaotic Familyに比べて，患者にはしばしば不食の時期が先行している．表面的には家族の混乱はなく，両親仲も悪くはない．完璧症は母親譲りであることが多く，一方，父親がアルコール依存症だったりする．末娘であることが多く，年齢が高ければ患者は自分から治療を求めてくることもある．

◆対応

　3つのタイプへの対応としてすべてに共通することであるが，家族に対する心理教育的な介入がまずもって必要とされる．「拒食」も「食べ吐き」も家族を不安に陥れる．初めは，いったい何が起こってしまったのだろうと狼狽してしまったり，やみくもに患者の異常な行動や考えを叱責したり，強制的に食べさせようとする親もまれではない．家族内での緊張と混乱は極度に達してしまっている．こうした家族環境を穏やかなものにするには，拒食症や過食症の知識を家族に供給することが，きわめて重要である．

　比較的年長のBNの場合には過食-嘔吐を家族に知られないように行い続け，困り果てて単独で治療者のもとを訪れることもある．この場合，親元を離れ自活している患者ではまれに個人療法だけで援助することも可能な場合があるが，家族（あるいは配偶者）と同居の場合は，患者が秘密を維持する負担自体が症状を固定化してしまっているという悪循環がよくみられるので，この事実を家族に伝え理解してもらったほうが，一時的には家族の不安は増大するが，結果的には患者の負担は軽減される．このことをよく患者に理解してもらい承諾を得て，家族に治療者から過食-嘔吐の存在を伝えるようにする．往々にして日頃から朝起きると冷蔵庫が空になったり，トイレに吐物がついていたり，トイレ詰まりがあるなどで怪訝に思っていた家族は驚きとともにこの事実を受け入れようと努力する．患者の予測に反して，「何となくわかっていたが本人から言い出すまで待っていた」という母親も数多くいる．

　治療者は一般的な心理教育的な情報提供ばかりではなく，過食-嘔吐の「効用」を強調し，家族に理解を求める必要がある．一時的にでも「うつ気分から逃れられる」

「体重と食事のことでいっぱいになった頭が何も考えないすっきりした状態になれる」「その日の嫌な事を忘れられる」といった患者がやっとのことで語る効用について，治療者がことばを添えて両親に理解を促す必要がある．同時に「必ずよくなる」こと，過食から逃れようとすると返って「過食が追いかけてくる（過食の外在化〈externalization〉）」こと，嘔吐後の身体ケアの仕方など事細かに説明指導する．最終的な目標は，時間をかけて過食-嘔吐と共存した穏やかな家庭生活を目指すことである．初め患者は両親の前で今までの「良い子」から「悪い子」や「変な子」になってしまった自分にいたたまれないが，両親の理解が進むにつれて「話せたこと」は必ずや過食-嘔吐の負担を軽くし，症状は軽減していく．

● Overprotective Family（過保護・過干渉がみられる家族）

◆特徴

多くは母親が最初に治療者に接触しようとし，「評価の高い治療者」を求めて母親が患者を連れ回した後だったりする．母親の話からは患者の年齢が実際の年齢よりもかなり低く感じられ，時に話の主語が母親なのか患者なのか聞いていてわからなくなる．患者はものごとを自己決定しなくてすみ，片や家族は患者の意向をできるだけかなえようと努力を惜しまない．「心配」や「不安」といった愛情に根ざした感情表出は許されても，「悲しみ」や「怒り」といった相手を傷つけたり落ち込ませたりする感情は表出することは許されないという暗黙のルールがある．また「家族以外の者を信じてはならない」といった排他的な家族の雰囲気があったり，家族（母親）が患者にとって最良の世話役であるといった信念がある．両親もしくは片親は，自身の原家族(生まれ育った家族/実家)との未解決な問題があり情緒的に距離がないことが多い．特に患者の母親は自分の原家族の問題の犠牲者であったという気持ちを引きずっていることが多い．過食や拒食は患者が思春期にさしかかり，心理的に親から離れようとする時期に始まる．別の見方をすれば，親から離れることがきわめて不安な患者が，症状を介してきわめて葛藤的な親子（母子）の太い絆を形成しているとみなされる．ここにはお互いの傷つきと愛着が目まぐるしく行き交うことで，やっとのこと親離れと子離れがなされるという長期的なプロセスが必要とされる．こうした家族においては両親（とりわけ母親）は，患者なしでの夫婦だけでの生活は想像することすらできない．末娘（最後に親元を離れる娘）が多い．

◆対応

こうした家族の典型例を数多く扱って治療効果をあげたのはMinuchinら[3]である．この家族には先に述べた心理教育ばかりではなく，彼らが行ったような家族関係を変えていくための直接的な家族への介入が必要となる．まずもって最重要なのは両親のそれぞれの不安と改善への努力を十分に聞き取ることを通じて，彼らとの協働的治療関係を形成し維持することである．

多くの父親は患者と母親の密着しかつ葛藤的な関係からは距離をとっており，長らく患者の拒食や過食-嘔吐行動には直接介入できないでいることが多い．母子を冷や

やかにみていたり，母親の育て方を非難することもある．治療者が求めることは両親が協力して患者に対応し，患者を自立に向けて援助することなのであるが，なかなか一筋縄ではいかないことも多い．筆者はこの葛藤の多い母子関係を，葛藤の少ない安心できる依存関係に変化させることを初期には重要視する．むやみに母子の分離を図ることは治療が混乱し，症状の悪化や自殺の危険さえ伴うことになるからである．安全で永続的な母親への依存関係が保証されると，行きつ戻りつだが，おのずと母子の間に健全な距離ができてくる．父親がこうしたプロセスを辛抱づよく支援してくれれば，患者は次第に回復に向かう．患者の症状の回復と母親の孤独感と抑うつ感は並行して起こることが多い．こうした母親を父親がサポートできるように援助することが最終的に必要となる．

Chaotic Family（秩序がなく混乱している家族）

◆特徴

　この家族の他と異なる特徴は，家族のルールや信念に一貫性がなく混乱していることである．このタイプは従来の摂食障害の家族の記述[3-5)]のなかには含まれてこなかったが，ANに始まり自己誘発性嘔吐を繰り返す者や頻繁な自傷行為などを伴うBNのいる家族にはしばしば存在する．家族内の境界（boundary）は極端に透過性が高い（enmeshed）かと思うと極端に低い（disengaged）ことがある．それぞれの家族員の自立性は障害されており，えせの自立性（pseudo-autonomy）を示す．家族を統率する力をもつ者がいないので無力感が漂う．押さえの利かない「怒り」や「憂うつ」が表現され，「愛情深さ」を示す感情は表現されない．つまり親からの受容され保護されているという環境（holding environment）は子どもには供給されない[6)]．家族史のなかに，しばしば隠蔽された癒されていない深い悲しみや対象喪失がある．このような家族のなかにあって，しばしば患者は親のような役割を取ったり（parentified child），また子どもに戻ったりと揺れ動き，結局のところ「親のようでもなく，子どもでもない」といったどちらのグループにも帰属しない感情に見舞われる．母親のアシスタントとしてそれまで機能し続けてきた長女が症状を出すことが多いようだ．

◆対応

　こうした家族にある患者には境界性パーソナリティ障害を併せもっているとみなせる患者も多くいる．こうした家族に接するとき，治療者も大いに混乱してしまうことが多い．その結果，無力感に陥ったり，逆に家族の混乱を治めようと，がむしゃらに指示を出し続けたりする．これらの指示はことごとく無効化されることとなり，治療者は治療が進まない責任を感じすぎてしまい，ますます治療が膠着する．家族は「私たちを楽にさせてください．しかし関係は変えないでください」というメッセージを治療者に送り続けているかのようである．

　こうした家族に介入するにはかなりの家族臨床の経験が必要となる．治療者自身のなかに沸き起こる陰性感情を自由に受け入れ，それらを治療的な介入のなかに活かしていく技術が必要とされる．そのためには，あくまで「家族は安定した親密さを求め

て，もがき続けているのだ」という認識を忘れてはならない．合同面接だけでなく両親それぞれとの個別面接，両親面接，患者との個別面接などを自在に取り入れて，治療者の負担ができるだけ軽くなるようにアレンジする必要がある．合同面接のなかでの陰性感情の表出の背後に親密さを求めてのあくなき欲求があることが，個別面接で理解されることがある．両親との個別面接では，結婚にまつわる期待と失望，患者への期待と失望が十分に聞き取れるようになれば，かなり治療は進んだと考えてよい．さらに自分の生まれ育った家族関係と現在の家族関係との関係を洞察したり，その理解を促したりすることで現在の混乱した家族関係に距離をもって見つめ直すことも可能になることもある．いずれにしろ時間をかけて，こうした個別面接などを活かすことで，家族員それぞれとある程度良好な関係が形成されてくると，合同面接のなかでの治療者の混乱は少なくなり，介入の方向もみえてくる．

3 まとめ

両親は治療者にとって最有力な協働治療者であると述べたのは，下坂幸三[7,8]である．下坂は長年にわたり膨大な数の摂食障害の患者とその家族にかかわり続け，最終的に到達した介入の原則の一つが，この両親の立場と心情を擁護しつつ時間をかけて家族を援助するという一貫した姿勢であった．これは欧米流の家族療法が，われわれ日本人にとってはとかく性急とも思える家族関係の変化を目論むのとは異なった順当で安定した治療経過を生み出す．こうして彼は多くの（重症の）摂食障害を治療してきたのである．われわれもこうしたゆるぎない援助姿勢を家族に示し続けることで摂食障害を改善することができる．

文献

1) APA. Practice Guideline for Eating Disorders. Am J Psychiatry 1993；150（2）：207-228.
2) Root PPM, Fallon P, Friedrich WN. Bulimia：A systemic approach to treatment. W.W.Norton & Company, Inc.；1986.
3) Minuchin S, Rosman BL, Baker L. Psycosomatic Families. Harvard Univesity Press；1978.
4) Bruch H. The Golden Cage：The enigma of anorexia nervosa. Harvard University Press；1978.
5) Schwartz R, Barrett MJ, Saga G. Family therapy for bulimia. In；Gardner D, Garfinkel P（eds）. Handbook of Psychotherapy for Anorexia and Bulimia. Guilford；1984.
6) Kegan R. The Evolving Self. Harvard University Press；1982.
7) 下坂幸三．アノレクシア・ネルヴォーザ論考．金剛出版；1988.
8) 下坂幸三．心理療法のひろがり．金剛出版；2007.

心に残る症例

摂食障害

切池信夫
浜寺病院
浪速生野病院心身医療科

1. はじめに

筆者が神経性無食欲症（anorexia nervosa：AN）や神経性過食症（bulimia nervosa：BN）などの摂食障害患者を診るようになって約35年になる．その間約4,000人の患者と出会った．1回きりの診察の場合もあれば，20年近く診た患者もいる．治癒して子どもを出産した人や，力及ばず亡くなった人もいる．心に残る症例は多いが，ここでは『クリニックで診る摂食障害』[1-4]で紹介した症例のなかから4症例を紹介し，心に残った点について述べる．

2. 症例提示

● 治療への強い抵抗とさまざまな問題行動，自殺企図を呈したが，結婚，出産に至ったAN女性例[1]

生育歴と現病歴　満期安産で出生し，同胞3人の第2子，姉と妹がいる．小・中学校時代，学業成績もよく，友達も多かった．高校3年生の受験期にダイエットにより減量．希望大学に進学できず地方の大学に進学して下宿生活を始めた．その後拒食，過食と嘔吐で下宿近くの精神科病院に通院するが，自殺企図にて入院となった．退院後も拒食，過食と嘔吐を繰り返して体重は28kg（身長150cm）まで減少した．19歳時に自宅で飛び降り自殺を企て，精神科病院に入院した．その後大学病院への転入院となり，筆者が主治医となった．

入院後には点滴の抜去，中心静脈栄養（IVH）の操作など治療に対してことごとく抵抗したり，盗癖，骨折，病棟内での自殺企図などを呈し，看護師たちから徹底的に嫌われ，それが主治医の私にも及んだ．しかし半年間の行動療法を中心とした入院治療で体

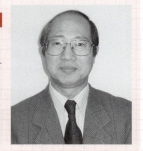

略歴

切池信夫（きりいけ・のぶお）

1946年大阪生まれ．
1971年大阪市立大学医学部卒．1979年米国ネブラスカ州立大学医学部薬理学教室研究員，その後大阪市立大学助手，講師，助教授を経て，1999年に大阪市立大学（神経精神医学）教授．2012年定年退職後，大阪市立大学名誉教授．
2008年から2014年まで日本摂食障害学会理事長を務める．
著書として，『摂食障害―食べない，食べられない，食べたら止まらない』（第2版，医学書院，2009），『クリニックで診る摂食障害』（医学書院，2015）など，その他多数がある．

重も39 kgまで増加して外泊を重ねるようになった．その後，外泊中に自殺企図があり，また振り出しに戻るという状態であった．「もう生きているのが嫌になった」が口癖であった．家族は完治を求めての入院継続を希望したが説得して，患者の家に帰りたいという希望をくみ，35 kgで退院を約束して外来通院治療に切り替えた．

退院後も体重は，「少し増えては減る」を繰り返し，23歳時に低体重のため3か月間の入院治療を行った．その後は1週間から2週間に1回の外来で支持的精神療法を中心に治療を行っていた．

27歳時に診療報酬請求事務能力認定試験に合格した．その後クリニックでアルバイトを始めるようになり，体重も40 kgまで増加したが，過食と嘔吐は毎日1回の頻度で続いていた．28歳時に役所のバイトを非常勤で始め，休むことなく続いて男友達もできるようになった．

29歳の7月に体重42 kgで月経が再来した．過食と嘔吐は続いているものの量は少なく，10月より月経も規則正しくなった．30歳時に付き合っている男性と結婚を考えるようになり，33歳時に結婚した．34歳で男児を出産した．その後3回くらい，医局に私宛の年賀状が届いていた．

● 心に残った点

本症例は，筆者が摂食障害患者を診るようになって3年目の1983年に出会った患者である．ANの治療においてただ体重を増やすこと，症状をなくすことばかり考えていた．しかし彼女の強固な治療抵抗，さまざまな問題行動，病棟内外での自殺企図などで大変苦しめられた．その後外来通院で支持的精神療法を中心に，息長く診ていると約15年後には結婚，出産に至った．筆者はこの患者に大変鍛えられた．彼女も成長したが，私も大きく成長させていただいたように思う．

● 1型糖尿病と膠原病に，摂食障害を併発して「死にたい」が口癖の若い女性例[2]

生育歴　満期安産で出生し，一人っ子．6歳時に倦怠感，口渇，やせを主訴として小児科を受診して1型糖尿病と診断され，インスリン療法が開始された．8歳時には直径1 cmの丘疹が右腕から顔面に生じて全身性エリテマトーデス（systemic lupus erythematosus：SLE）と診断された．そして副腎皮質ホルモンによる治療が始まった．10歳から11歳頃にはステロイドによる肥満に対して嫌悪感を生じ，ステロイドやインスリンを故意に省略や減量するようになった．母親に対しては依存的であるが操作するようになっていった．

現病歴　19歳頃から急速に網膜症が悪化して視力が低下した．この頃より拒食と過食を繰り返し，体重はインスリン減量にて調節するようになった．そして糖尿病性ケトアシドーシスでたびたび小児科や内科に入退院を繰り返すようになった．

24歳時に拒食と過食，食事や体重への強いこだわり，肥満恐怖，インスリンの減量による体重調節などが主治医に気づかれ摂食障害の疑いで，小児科の主治医から精神科に紹介されてきた．紹介状には，体重へのこだわりを改善しないと血糖のコントロール，

種々の身体合併症の進展を阻止できない，このたびの説得でやっと摂食障害へも取り組む意志がみられたと記載されていた．

初診日には身長145 cm，体重37.5 kg（BMI 17.8）で，やせ願望と肥満恐怖があり，過食，インスリン省略や減量など認め，非定型のANと診断された．初回の面接では表面的で投げやりな態度であった．面接を重ねているうちに「先生，なんで生きてんの」「生きててもしょうがない，死にたい」など，将来に対して悲観的なことと死への願望ばかり述べるようになった．「大変な病気をもっていても，あなたは大変頑張っている．生きているだけでもたいしたものだ」と支持的精神療法を中心に治療を行った．そして「死ぬ理由があるかどうか」一緒に考えようと，自殺しないような精神療法を繰り返した．受診は不規則であったが，外来通院は続き自殺企図は認めなかった．しかし30 kgの体重になりたい願望は持続していた．

その後27歳時に心肺停止状態に陥り，それから回復後に生きることに前向きになっていった．過食の時間を決めて行い，その量を少しずつ減らすことに同意するようになった．インスリンを省略することも減っていった．28歳時から精神科を受診しなくなった．しかし小児科の主治医への通院は規則的で，精神的にも安定してきたとのことであった．そしてその後結婚したとの話を聞いた．

● 心に残った点

本症例は，子どもの頃から糖尿病と膠原病に罹患して厳密な医学管理，糖尿病管理のための食事制限と人生の大部分を闘病に費やし，将来への希望を見出せない状態で心肺停止状態に陥った．しかし一命を取り留めた後は，生きたいという希望を生じ，改善していった．筆者は治療的には無力さを感じながら，ただ支持的精神療法のみで接していただけであった．

● 治療抵抗性で慢性に経過して36歳で死亡したAN女性例[3]

生育歴 満期安産で出生し，同胞3人の第2子．幼少児期の発育に問題はない．小学校では活発な児童でドッジボールなどよくできた．中学校ではテニス部に所属して，部活が中心の生活で学業成績は中くらいであった．志望した高校には進学できなかったものの私立高校に進み，高校からの推薦により短期大学に入学して幼稚園の先生を目指した．しかし卒業後就職活動がうまくいかず，1か月遅れで保母として働きだした．

21歳時に2歳年下の妹が急性心不全で亡くなった．そのショックが大きく，職場の人たちが気遣ってくれたが，それが徐々に負担になっていった．職場での昼食で，自分では普通に食べているつもりだったが，みんなからもっと多く食べるように勧められる日々が続いた．

現病歴 25歳時（164 cm，58 kg）に，職場を変えるために新しい幼稚園に就職した．みんなの期待に応えるために一生懸命頑張った．この頃から昼食でご飯を食べず，おかずだけを食べるようになっていた．さらに園児の昼食介助が大変で，みんなに食べさせることに夢中になり，自分の昼食を抜くことも増えていった．出勤は早く，夜は遅

くまで働いてみんなから賞賛されることが嬉しかった．この頃から過食して嘔吐することを覚え，28歳時には体重が42kgまで減少していた．仕事がしんどくなり，考えた末退職を園長に申し出たが慰留された．しかし，この頃介護福祉士の資格を取得したいと考え，専門学校に進学することで幼稚園を退職することとなった．

専門学校に通学するようになってから過食と嘔吐の頻度が増加して，体重もさらに減少していった．そのため学校のカウンセリング相談を受け，病院受診を勧められた．そして病院で摂食障害と診断された．体重は35kg（BMI 13.0）で全身倦怠感が強く入院を希望して，入院しながら通学するという生活が約3か月間続いた．退院後も，過食と嘔吐が続き体重もさらに減少して，短期間の入退院を繰り返すようになった．

そして29歳時に当科外来に紹介された．受診時には体重は31.5kg（BMI 11.7）で，AN過食/排出型と診断され，外来通院治療を開始した．病気についての教育，治療に対する動機づけを強化する精神療法，認知行動療法的アプローチなどを施行したが，約4か月後には通院しなくなった．その後も体重が減少して，内科系の病院への緊急入院を繰り返していたという．

31歳時に再度他病院から紹介され，当科外来に再受診したときの体重は26kg（BMI 9.7）で，歩行もおぼつかなく車椅子での受診であった．そのとき独歩で通院可能なら外来通院治療を行うと約束した．そして歩けるようになるまで短期間の内科系の病院に入院することを勧めた．しかし2週間後，入院することなく独歩で外来に受診した．とりあえず今の体重より5kg増やそう，そのためには炭水化物を中心に今まで食べていた食事量を100%として120%に増やそうと行動療法的アプローチで食事指導した．しかし約束はするものの体重は，26kgから30kgの間を行ったり来たりで30kgを超えそうになると体重は減少した．

その後も低血糖による意識障害や，体力が低下して歩行も困難になったときには，短期間の内科系病院での入院治療を繰り返した．患者には体力低下により救急病院に入院することを避けるために，最低限の食事を摂ることは患者の責任であることを繰り返し説明しているが，体重は25kg前後で推移した．そして過食の量は少ないものの嘔吐は毎日続いた．患者は病気を治して元気に働きたいと主張するが，具体的に何をしたいのかは明らかでない．少しだけでも体力を回復するための短期間の入院を勧めるが，これに対しては強い抵抗を示した．

36歳になっても状態が変わらず，体重は23kgから25kgで推移し，2週間に1回の外来は規則的に受診しており，治療抵抗性の慢性例の治療方針により，治療を継続していた．38歳時に身体状態が悪化して，大学病院への短期間の入院を説得して入院した．しかし約3週間後に多臓器不全で亡くなった．

● **心に残った点**

本症例は治療に対する動機づけが低く，積極的な治療を拒んだが死にたいとも考えていなかった．しかし，死に瀕して「本当に生きたい」と思ったときには，長期の低栄養状態，多臓器不全にて死に至るという皮肉な結果になった．

● **摂食障害の改善に伴って薬物療法なしで強迫症を改善したAN摂食制限型の男性例**[4]

生育歴と現病歴 同胞2人の第2子として出生．両親ともに神経質で几帳面．幼少時は活発で友人も多く，学業成績もよかった．中学・高校生時代は卓球部に所属しキャプテンとして頑張っていた．この間素早く動けるようになるために減量を指示され，約1〜2か月間で65kgから55kgへ減量した．高校を卒業後一浪して大学に進学した．卒業後自分の希望していた大企業に就職し，親元を離れて寮生活を始めた．約2年間働いたが，自分で独立して事業をやってみたいと思い退社した．しかしうまくいかず，その後再就職したが長く続かなかった．

25歳頃より摂食量が減少し，米飯よりパンを好むようになり肉，魚類はほとんど食べなくなった．そして体重は急激に減少し始めた頃から，少し触れただけでも汚いと服を洗濯させたり，物を触ったりするのにもティシュペーパーでしか触れない，何度も手を洗うなど不潔恐怖，洗浄強迫を生じた．

26歳時にやせと手洗いを主訴として当科外来を受診した．身長171cm，37kg（BMI 12.7）でやせ願望や肥満恐怖については否定した．「体重は今のままでいいと思う」「カロリーの高い食べ物は嫌だ」と述べ，自分の著しいやせに対する認識はなかった．患者に病気について説明して理解を促し，体重増加の必要性を説き，食事につき炭水化物類を中心に増加させるように指導した．そして精神療法的には支持的に接した．治療者に対しては一見従順であったが表面的で，家族，特に母親に対しては攻撃的で操作的な側面と依存的で甘えるような退行的行動がみられた．母親に対して，患者の操作的行動に対して受容的に接しながらも振り回されないように指導した．外来通院は1〜2週間に1回であったが，治療意欲に欠け，「目的がない．病気が治っても何があるのかなあ？」と語り，将来に対する不安を訴えた．そして不潔恐怖，洗浄強迫は持続していた．その後，さらに摂食量が低下して体重も35kgとなり，両側下肢の浮腫著明にて歩行困難となり，27歳時に当科へしぶしぶ入院となった．

入院後，摂食行動の正常化，体重の回復を目的として食事量を1,200kcalから開始し，強迫症に対しては経過観察とした．不潔恐怖，洗浄強迫は持続し，診察時も体に触られることを嫌がり，部屋の掃除に際して落ちつかなかった．また洗浄強迫のため洗面所の石鹸を1日で使い果たしてしまい，他患から苦情が出ることもたびたび生じた．1日1,500kcalをほぼ全量摂取するようになったが，入院2週間後掃除する人が患者のベッド上で掃除しているのを見てパニック状態となり「もうこの部屋ではやっていけない」と言い，退院を強固に主張した．入院継続の必要性を再三説いたが納得せず，これを拒否したのでやむをえず外来通院治療に切り替えた．

退院後も摂食量は徐々に増え，体重も増加していった．それに伴って不潔恐怖，洗浄強迫も少しずつ緩和していった．治療者は患者の気持ちを受容するように努め，将来のことは，今考えずまず体力を回復させることを優先するように指導した．体重が回復するにつれて，「事業を始めようと会社をやめたが，実際やろうとしてもまったくうまくいかず，現実と理想のギャップを感じた．とりあえず再就職したがこれもうまくいかず，

社会のなかで自分一人が孤立しているようで不安になった」と語った．28歳頃より不潔恐怖についても「汚くてもそれでもよいのではないかと思う」と柔軟な姿勢をみせるようになり，「とりあえずアルバイトから始めてみようかと思っている」と積極的な姿勢をみせるようになった．そして会計事務所でアルバイトを始めるようになり，体重も50 kgにまで回復した．さらに食行動や，不潔恐怖や強迫行為も現実生活のなかで対応可能な状態となったため治療終了とした．

● 心に残った点

本症例は将来に対する不安，自立の問題を契機として，食物に対するこだわりを生じ，ANの状態に陥った．そして強迫症を発症するが摂食障害の改善，体重増加により，自分の状態に対する洞察が得られて回復した．そして強い強迫症も薬物療法なしで改善した．

文献

1) 切池信夫．さまざまなケースの治療法／コラム　忘れがたい症例．クリニックで診る摂食障害．医学書院；2015．p163．
2) 切池信夫．さまざまなケースの治療法／糖尿病の併存例―症例．クリニックで診る摂食障害．医学書院；2015．pp160-161．
3) 切池信夫．さまざまなケースの治療法／治療抵抗性の慢性例―症例．クリニックで診る摂食障害．医学書院；2015．pp156-157．
4) 切池信夫．さまざまなケースの治療法／強迫症の併存例―症例．クリニックで診る摂食障害．医学書院；2015．pp144-145．

IV

嗜癖症と依存症

IV 嗜癖症と依存症

1 アルコール嗜癖（アルコール依存症や多量飲酒など）に対する治療の工夫

猪野亜朗
かすみがうらクリニック

1 はじめに

「治療の工夫」について述べる前に，患者や家族への心理教育治療に役立つようにアルコールやアルコール依存症についてのエビデンスを紹介する．

また，アルコール嗜癖とは「飲酒習慣への嗜癖・耽溺」であるが，その患者をここではアルコール依存症だけでなく，広く多量飲酒や危険な飲酒を含めた「アルコール患者」として述べる．

2 多くのアルコール患者は「医師の救援」を待っている

多量飲酒者（1日平均純アルコール量60g以上摂取：日本酒換算3合）は980万人もいる[1]．

7つの東京都立総合病院の外来調査[2]では，アルコール依存症の疑い群（CAGE〈Cut down, Annoyed by criticism, Guilty feeling, Eye-opener〉が2項目以上：後出表2〈p. 238〉参照）が男性で2割を超えている（表1）．

CAGE 2項目以上は，すべてがアルコール依存症ではないが，相当のアルコール問題を有する患者には間違いなく，アルコール患者は実に多いのである．

猪野亜朗（いの・あろう） 略歴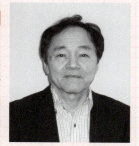

1942年愛媛県生まれ．
1967年京都府立医科大学卒．1970年三重県立高茶屋病院（現 三重県立こころの医療センター），同診療部長を経て，2005年西山クリニック副院長，2009年かすみがうらクリニック副院長，現在に至る．
2010年三重県アルコール関連疾患研究会代表として保健文化賞を受賞，2012年アルコール健康障害対策基本法推進ネット副代表，2012年日本アルコール関連問題学会にて河野裕明記念賞受賞，2014年内閣府主催のアルコール健康障害対策関係者会議委員に就任し国の基本計画作りに関与．
著書に，『アルコール依存症 家族読本』（アスクヒューマンケア，1992〈改題新装版 2008〉），『アルコール性臓器障害と依存症の治療マニュアル』（星和書店，1996），『アルコール依存症—治療・回復の手引き』（小学館，2002）など多数．

| 表1 | 一般病院外来患者のCAGE 2項目以上（アルコール依存症の疑い）の頻度（2011） |

	総計	内科	外科	精神科	眼科	産婦人科	泌尿器科	皮膚科	耳鼻咽喉科	麻酔科	他の部門
男性	21.60%	21.30%	24.90%	21.30%	21.30%		16.30%	29.20%	24.60%	19.00%	22.60%
女性	10.10%	8.70%	8.90%	10.20%	2.40%	14.10%	0.00%	5.80%	3.20%	8.70%	9.60%

（Akazawa M, et al. 日本アルコール薬物医学会雑誌 2013[2]より）

3 基本法の成立で，アルコール患者への対応が新しい時代を迎える

さらに，日本では年間4兆円を超す社会的損失[3]と，年間約3万5千人の死亡[1]がアルコール関連で生じていると報告されている．

このような現実を変えるために，アルコール健康障害対策基本法が2013年12月，国会で成立した．

医師の責務として，「**アルコール健康障害の発生，進行及び再発の防止**の寄与に努め，**良質かつ適切な医療を提供すること．**自殺，暴言・暴力，飲酒運転などのアルコール関連問題に関する施策との**有機的な連携を図ること**」（太字は筆者）が掲げられた．

このような新たな時代に，新たな取り組みを医師に期待したい．

4 新しい知見

● 飲酒の脳への影響：基礎的研究[4,5]

エタノールは中枢神経システムの抑制剤であり，神経毒であり，その代謝物質，アセトアルデヒドは決定的に有毒である．

マウスへの3週間のエタノールの投与で，脳のDNA障害は増加し，DNA修復は抑制され，神経細胞死がみられた．短期間（4日）のエタノール投与では一炭素代謝（one-carbon metabolism：OCM）の障害はなくDNA修復機能への影響はみられなかった．

● 飲酒の脳への影響：アメリカのコホート研究[6]

飲めば飲むほど，MRI上の頭蓋腔に占める脳実質の％（TCBV）はリニアに少なくなる（図1）．

● 飲酒の脳への影響：日本の研究[7]

研究対象はアルコール依存症者ではなく，健康的な対象者のなかの習慣的飲酒者と機会的飲酒者を比較している．両者には灰白質と白質の形態測定の変化における違いがあり，飲酒と有意にネガティブな相関を示した．

● 飲酒の脳への影響：ドイツの研究[8]

アルコール依存症者の両側海馬の部分体の容積収縮が，2週間の断酒によって相当

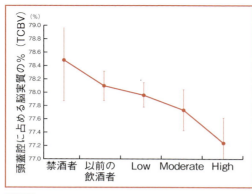

図1 飲酒と頭蓋腔に占める脳実質の関係

Low：1〜7ドリンク（1〜5合）/週, Moderate：8〜14ドリンク（5.5〜10合）/週, High：14ドリンク以上（10合以上）/週. 1ドリンク：純エタノール14 g, 合：日本酒に換算した合数.

（Paul CA, et al. Arch Neurol 2008[6]）より）

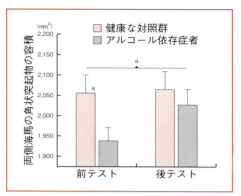

図2 両側海馬の角状突起物（cornu ammonis 2＋3）の容積（ボクセルの数）の変化

有意なポストホックを比較（2週間後）.

（Kühn S, et al. JAMA Psychiatry 2014[8]）より）

程度に回復する．この正常化は，飲酒中止後の海馬の神経新生の強力な増加を示した（図2）．

アルコール飲料の発癌性[9]

　WHOは，1987年アルコール飲料は口腔，咽頭，喉頭，食道，肝臓の癌の原因であり，ヒトへの発癌性の十分な証拠がある（グループ1の発癌物質）とした．2007年，アルコール飲料中のエタノールもグループ1の発癌物質に分類され，多くの疫学的証拠に基づいて女性の乳癌と結腸直腸癌はアルコール飲料が原因で発生する癌に新たに加わった．

アルコールと心臓の健康：アメリカ心臓協会（AHA）の見解[10]

- 飲み始めると，誰がアルコール依存症になるかを今の医学は予測できない．だから，まだ飲んでいなければ，飲み始めないように警告する．
- アルコールでHDLコレステロールの小さな増加があるが，HDLコレステロールを引き上げるのは，運動習慣あるいはナイアシンの服薬で十分！決して飲む理由にしないこと！
- アルコールやワインが心血管のリスクにどのように影響するか，さらなる研究に値するが，今すぐにアメリカ心臓協会はこれらの潜在的な利益を得るために，ワインなどのアルコール飲料を飲むことを推奨しない．
- 妊娠女性は飲むべきではない．先天異常を含めて，深刻な有害さを生じる可能性がある．

下記の疾患にJカーブはない：厚生労働省のHP[11]

　「高血圧・脂質異常症・脳出血・乳癌など」と「肝硬変」の疾患リスクと飲酒量の

間には J カーブ（次で詳述）はない．

虚血性心疾患・脳梗塞・2 型糖尿病などと総死亡率は J カーブがあるとされているが，その説明のなかで「J カーブは健康面における飲酒の利点を示しているが，多くの制限を伴うこと，自殺や DV などのアルコール関連問題を考慮すること」と述べられている．

● J カーブ，「適度な飲酒」が揺らぐ[12]

飲酒と総死亡率の関係は，「少量の飲酒」は「まったく飲まない」よりも死亡率が低いことを理由に J カーブといわれ，「適度な飲酒」の根拠とされ，健康日本 21 では「節度ある適度な飲酒は 1 合まで」と推奨されてきた．

しかし，50 歳以上を対象にしたイギリスの研究では，「まったく飲まない人」に含まれていた「かつて飲んでいたがさまざまな理由で飲まなくなった人」の交絡因子を除外すると，男性の 65 歳以上，女性の 50〜64 歳では「飲酒歴がまったくない人」がどの飲酒群より死亡リスクが低かった．

その他の有意な死亡リスクの低減がみられた一部の飲酒群についても，「飲酒の保護的効果は，層別化群のなかの選択バイアスの影響として説明される可能性は残る」とされた．

すなわち，「適度な飲酒」は人口の一部でしか認めず，他の人口も交絡因子を除外すると「適度な飲酒」の存在が消滅する可能性があるとされた．

● 飲酒にはリスクがある：NIAAA の HP[13]

すでにアメリカの国立アルコール乱用・依存症研究所（NIAAA）は，飲酒にはリスクがあるとして，飲む場合は，low risk drinking を推奨し，また，"Low risk is not no risk" と警告する．

● アルコール依存症は脳の疾患：総説[14]

アルコールを含めた薬物嗜癖について，「脳の疾患であり，関連する異常な行動は脳組織の機能不全の結果であり，これは心不全が心臓の疾患であり異常な血液循環は心筋組織の機能不全の結果であるということと同じことである」．

「それゆえ最初の薬物の体験や遊びの薬物使用は自発的なものかもしれないが，嗜癖が進行した後には，抑制は顕著に崩壊している」と述べ，その結果，「反復的な薬物の使用は，自発意思によるコントロールを浸食するような，長期にわたる脳の変化を引き起こす」のである．

依存に陥った脳は，アルコールや薬物への「渇望」「離脱症状」によって翻弄される．

● 飲酒行動はスペクトラム[15]

飲酒行動は，危険の少ない飲酒⇒危険な飲酒⇒有害な飲酒⇒依存へと移行していく．誰が，いつ，どこまで進行するかは誰も予測できない．進行させないことも重要な

5 アルコール患者の治療のコツ

● SBIRT（呼称：エスパート）という新しい考え方[16,17]をふまえる

- Screening（スクリーニング）：現症やツールなどで，患者の「飲酒」を「ふるい分ける」.
- Brief Intervention（ブリーフ・インターベンション）：「簡易介入」によって"危険な飲酒"患者には節酒を勧め，"乱用"や"依存症"患者には断酒を勧める.
- Referral to Treatment：専門治療の必要な患者には「紹介」を行う．ICD-10で診断をして強い動機をもって紹介する.

アルコール患者への対応は，SBIRTに沿って進めていけばよい.

● 具体的なSBIRTの進め方

◆ S：スクリーニング

① 現症の把握によるスクリーニング

下記はアルコール依存症に生じやすい現象で，これらのうちどれかがあれば，アルコール患者として必ずSBIRTを行う.

- 酒臭・赤ら顔：医師の五感で，飲酒を把握できない場合も結構ある.
- 顔の傷痕：酩酊による転倒や転落，喧嘩，交通事故などによって顔に傷が残っている.
- 食欲不振：離脱症状に食欲不振，嘔気，嘔吐がある.
- 軟便：離脱時に軟便となり，頻回の排便で苦痛を感じる．高齢者では便失禁する.
- 手の湿潤感：手を触ると湿っぽい．これはかなり明瞭で，患者によって発汗の部位は違う．前胸部，額，下肢の背面など「汗をかきやすい場所」を尋ねる．離脱症状である.
- 寝汗：断酒で寝汗は消失するので，飲酒との関係を自覚しやすい.
- 手の振戦：「緊張しているから」と離脱症状であることを否認する場合もある．被検者の上肢と手を伸展させ，指に検者の指を下から添えると振戦がわかりやすい.
- 不眠：離脱症状の一つ．睡眠を得ようと寝酒をするうちに，逆に離脱症状として不眠が強まる．アルコールは入眠効果があるだけで，中途覚醒や睡眠の質を悪化させる.
- イライラ感：離脱時にイライラ，焦燥感が生じる.
- 島状記憶欠損：ブラックアウトと呼ばれ，アルコールによる記憶中枢の機能低下のため酩酊時の記憶がまったくないか部分的に欠落する.

② 検査によるスクリーニング

下記があれば，アルコール依存症や多量飲酒を疑う.

- 高血圧[18]：アルコール摂取量が増えると血圧値は高くなる．日本の男性高血圧の35％程度はアルコールによる高血圧であり，アルコールによって高くなった血圧値は節酒により1～2週間程度で低下する．
- γGTP，ALT，ASTの異常：γGTPが上昇しないγGTP不耐症の患者も結構多いので，総合判断が重要．
- 尿酸値，血糖値，アミラーゼ，CPK，アルブミン値，カリウム値，MCV，血小板数の異常：これらの項目で異常があれば，アルコール患者を疑い，SBIRTを行う．
- 血中アルコール濃度（Blood Alcohol Content：BAC）の陽性：外注でなく院内で検査できると，飲酒の有無を早く把握できる．アルコール呼気チェッカーもアルコール患者のチェックだけでなく，帰院時の飲酒運転を防げる．

③ ツールによるスクリーニング
- 短時間なら，CAGE（表2）[17]，AUDIT-C（表3）[17]，余裕があればAUDIT[17]，ICD-10（表4）[17]を使用する．

④ 家族の訴えによるスクリーニング
- アルコール患者はアルコールによる記憶機能の低下で，飲酒問題を客観的に把握していない．
- アルコール患者を疑ったら，飲酒頻度，飲酒量，飲酒状態，家族への暴力・暴言・不快行動，うつ病などの併存，飲酒運転について家族の情報を得るように努める．

◆BI：ブリーフ・インターベンション（簡易介入）

① スクリーニングをもとに，患者に向き合う
- スクリーニングをせずに，「飲みすぎないように」「酒はほどほどに」「休肝日を作ろう」という介入はやめる．
- あくまでもFRAMES（表5）をふまえてアプローチする．
- アルコール依存症の診断方法は操作的診断法なので，グレーゾーンがある．それゆえ，アルコール依存症と診断したら断酒が基本であるが，まれに節酒ができる場合もある．
- ツールによるスクリーニングの結果，アルコール依存症には断酒，危険な飲酒には節酒を勧め，指導する．表6に該当すれば，アルコール依存症でなくても断酒を勧めるのがよい．
- 具体的な断酒や節酒方法は，文献[17]を参照されたい．

② 動機づける姿勢が不可欠
- 飲酒への対応は患者が決めることであり，医師は情報提供とアドバイスを行う．
- 医師は飲酒の「悪い点」を強調し，断酒の「よい点」を強調したくなるが，飲酒の「よい点」の指摘からスタートするほうが患者の抵抗が減る．
- 患者が生きてきた価値観・信条と，飲酒がもたらしている現実の溝に気づかせる．酩酊や認知機能の低下により，患者はこの溝に気づきにくい．多くの患者は「家族のために生きているつもり」だが，現実は「家族を傷つけている」．

③ 節酒の勧め方

表2 CAGE

過去に次の経験がありましたか？
- □ 1. あなたは，自分の酒量を減らさねばならないと感じたことはありますか（Cut down）
- □ 2. 他の人に自分の飲酒について批判され，うるさいなと感じたことがありますか（Annoyed by criticism）
- □ 3. 自分の飲酒について，よくないと感じたり，罪悪感をもったことがありますか（Guilty feeling）
- □ 4. 神経を落ち着かせるため，または二日酔いを治すために，朝まっさきに飲酒したことがありますか（Eye-opener）

【判定】
1項目：危険な飲酒
2項目以上：アルコール依存症の疑い

(猪野亜朗ほか．いまどきの依存とアディクション．2015[17] より)

表3 AUDIT-C（AUDIT-CはAUDITの最初の3項目による判定）

		0点	1点	2点	3点	4点
1	あなたはアルコール含有飲料をどのくらいの頻度で飲みますか	飲まない	月に1度以下	月に2～4度	週に2～3度	週に4度以上
2	飲酒するとき，通常どのくらいの量を飲みますか（以下ドリンクの目安） 「日本酒」　　　1合＝2ドリンク 「ビール」　　　中ビン500 ml＝2ドリンク 「ウイスキー」　水割りダブル1杯＝2ドリンク 「焼酎（25°）」　0.5合＝2ドリンク 「ワイン」　　　グラス1杯＝1.5ドリンク	1～2ドリンク以下	3～4ドリンク	5～6ドリンク	7～9ドリンク	10ドリンク以上
3	一度に6ドリンク以上飲酒することがどのくらいの頻度でありますか	ない	月に1度未満	月に1度	週に1度	ほぼ毎日

合計得点（　　点）
男性5点，女性4点以上は「危険な飲酒」か「アルコール依存症」
男性4点以下，女性3点以下は「危険の少ない飲酒」

(猪野亜朗ほか．いまどきの依存とアディクション．2015[17] より)

表4 WHOの診断基準ICD-10

過去1年間に次のことがありましたか？
- □ 1. 飲酒したいという強い欲望，または強迫感がある
  - ちょっとした刺激で飲酒欲求が非常に強くなる．
  - TPOの障害：飲んではいけない時，場所，機会に飲んでしまう．
  - 医師から，節酒，断酒を指示されて守ろうと頑張るが，守れない．
  - ダメとわかっていて，飲酒運転を繰り返してしまう．
  - 隠れてでも飲みたくなる．
  - 仕事が終われば，待ちきれないように飲む．
- □ 2. 飲酒開始，飲酒終了，飲酒量のどれかのコントロールが困難である
  - 開始時間：朝から，仕事中でも，飲み始めてしまうなど，予定していたより早く飲んでしまう．
  - 終了時間：予定していたよりも遅くまで飲んでしまう．
  - 飲酒量：量をコントロールしようとするが，予定していたより多く飲んでしまう．
- □ 3. 飲酒を中止または減量したときの生理学的離脱状態がある
  - 手のふるえ，寝汗，発汗，手の湿潤感，不眠，嘔吐，吐き気，動悸，頻脈（100/分以上），高血圧，食欲不振，こむら返り，イライラ感，易怒，不安，抑うつ気分などの不快な気分のどれかがある．
  - 重症では痙攣大発作，視覚性，触覚性，聴覚性の幻覚または錯覚がある．
  これらの症状が，飲酒をやめると出現するが，飲むと軽減する．
- □ 4. 耐性の証拠がある（耐性：当初飲んでいた量より多く飲まないと酔えなくなる）
  - 飲み始めの頃の1.5倍以上飲まないと，酔えない．
- □ 5. 飲酒のために他の楽しみや趣味を次第に無視するようになり，飲んでいる時間が多くなったり，酔いから醒めるのに時間を要するようになる
  - 飲酒中心の生活で，多様な暮らし方ができない．
- □ 6. 明らかに有害な結果が起きているのに，飲酒する
  - 飲酒による臓器障害，抑うつ気分状態，認知機能の障害があることがわかっていても，飲酒する．

【診断】
- 3項目以上該当：アルコール依存症であり，専門治療が必要
- 1～2項目該当：節酒指導が必要

(猪野亜朗ほか．いまどきの依存とアディクション．2015[17] より)

表 5　FRAMES

Feedback（フィードバック）：情報をきちんと返す
- 医師は検査結果や診断結果を患者に説明し，節酒・断酒や治療形態の判断材料を患者に提供する．

Responsibility（責任）：自己責任・自己決定の尊重
- 節酒・断酒や入院・通院は患者が自己責任で決定し，治療者はそれを受け入れる．

Advise（アドバイス）：指示・命令ではなく，アドバイスをする
- 支援者から断酒のほうがよい，入院治療のほうがよいと思うなどの意見は述べるが，対等な関係で自己決定を尊重する．ただし，緊急時には臨機応変に対応する．

Menu（メニュー）：複数の選択肢の提示
- 選択肢を2つ以上提案し，患者が飲酒行動や治療形態を選択できるようにする．

Empathy（共感）：苦労を傾聴し，共感
- アルコール患者はアルコール問題だけでなく，病気や生活に不安を感じていることが多い．
- アルコールを摂取する背景に目を向け苦しみや不安に共感する．

Self-Efficacy（自己効能感）：主体的に治療に取り組めるようエンパワメントする
- アルコール患者は自信喪失していることが多い．
- 今までの人生を振り返りながら実績を評価し，行動変化を強化する．

（猪野亜朗ほか．いまどきの依存とアディクション．2015[17]より）

表 6　断酒を強く忠告する項目（NIAAA）

- 節酒を試みたが，自分が置く限度内にとどめることができない．
- アルコール使用障害（アルコール依存症や乱用）がある．
- 飲酒によって生じたり，悪化する心身の疾患がある．
- アルコールと相互作用する処方薬を服用している．
- 妊娠しているか，妊娠している可能性がある．

- 節酒はスクリーニングに基づきアルコール依存症が否定された危険な飲酒に指導される．
- 節酒の目標（休肝日や飲酒量）を自らが決め，その実現のための行動を自ら決める．飲酒日記は効果的である．
- 酔うまでの量が増加する耐性が生じている場合，酔えない量で満足させるのは難しく，飲酒量を減らすよりも，休肝日を設けるほうが容易である．
- 休肝日で耐性の低下が起こってくれば，少ない量で酔える可能性があり，飲酒量が減る．

④ 断酒の勧め方

- 断酒が決断しにくいときには，「試しに酒をやめてみたら」と「お試し行動」を推奨する．新たな行動で，「よい」と体感できるとその行動が強化され，継続する．
- お試しの断酒で検査データが改善したり，頭がクリアになる，寝起きがよい，体が楽になるなどの自覚症状が改善したり，家族の笑顔が増えるので，それを指摘し，動機づけを強化する．
- アルコール依存症や乱用の患者には断酒がよいが，患者が断酒を選択しない場合もある．このような場合，節酒でフォローアップしていく．
- 断酒指導が難しい場合，専門治療受診を動機づけていく．

⑤ 断酒の勧め方：NIAAAの「Rethinking Drinking」[13]の場合

　CAGE，AUDIT-C，ICD-10に基づき，アルコール依存症を明確にして介入するのは当然である．さらに，NIAAAは表6の場合にも断酒指導をしている．

　表6の項目がなければ，アルコール問題の家族歴の有無，年齢，飲酒関連の外傷の既往，睡眠障害の有無，性的機能不全の症状の有無をチェックして，節酒か断酒につ

いてアルコール患者と話し合う．

◆ RT：専門治療への紹介

FRAMES[17]に沿って，患者を気遣う医師としての思いを伝え，紹介先の専門医を信頼している気持ちを伝える（表5）．

- 専門治療機関の名称，所在地，電話番号，医師の名前，アクセスのための交通機関，HPなどの情報を知っておく必要がある．
- 専門治療機関との顔の見える連携ができているとよい．
- 「一度，専門医に受診してみたら」とお試し行動を勧める．

6 おわりに

アルコール健康障害対策基本法のもとに，国の基本計画，都道府県の推進計画がこれから策定される．そのなかで，地域の連携の強化が進められていくので，1人でも多くのアルコール患者とその家族を関係機関の連携で救っていただくことを期待したい．

文献

1) 尾崎米厚．我が国の成人の飲酒行動に関する全国調査2013年—2003年，2008年全国調査との比較．厚生労働科学研究（樋口進班）．2014．
2) Akazawa M, et al. Prevalence of problematic drinking among outpatients attending general hospitals in Tokyo. 日本アルコール薬物医学会雑誌 2013；48（5）：300-313．
3) 尾崎米厚．アルコール関連問題の社会的損失の推計．平成23年度厚生労働科学研究報告書（研究代表者樋口進）．2012．
4) Song K, Kim S, Na JY, et al. Rutin attenuates ethanol-induced neurotoxicity in hippocampal neuronal cells by increasing aldehyde dehydrogenase 2. Food Chem Toxicol 2014；72C：228-233．
5) Fowler AK, Hewetson A, Agrawal RG, et al. Alcohol-induced one-carbon metabolism impairment promotes dysfunction of DNA base ecision repair in adult brain. J Biol Chem 2012；287（32）：43533-43542．
6) Paul CA, Rhoda MS, Fredman L. Association of alcohol consumption with brain volume in the Framingham Study. Arch Neurol 2008；65（10）：1363-1367．
7) Taki Y, Kinomura S, Sato K. Both global gray matter volume and regional gray matter volume negatively correlate with lifetime alcohol intake in non-alcohol-dependent Japanese men：A volumetic analysis and a voxel-based morphometry. Alcohol Clin Exp Res 2006；30（6）：1045-1050．
8) Kühn S, Charlet K, Schubert F. Plasticity of hippocampal subfield volume cornu ammonis 2+3 over the course of withdrawal in patients with alcohol dependence. JAMA Psychiatry 2014；71（7）：806-811．
9) 横山　彰．飲酒と発がん．医学のあゆみ　2007；222（9）：643-648．
10) American Heart Association. Alcohol and Heart Health.
http://www.heart.org/HEARTORG/GettingHealthy/NutritionCenter/HealthyEating/Alcohol-and-Heart-Health_UCM_305173_Article.jsp?appName=MobileApp　2015.6.15
11) 厚生労働省．飲酒とJカーブ．e-ヘルスネット．
http://www.e-healthnet.mhlw.go.jp/information/alcohol/a-03-001.html

12) Knott CS, Coombs N, Stamatakis E, et al. All cause mortality and the case for age specific alcohol consumption guidelines : Pooled analyses of up to 10 population based cohorts.
http : //www.bmj.com/content/350/bmj.h384
13) NIAAA. Rethinking drinking.
http://rethinkingdrinking.niaaa.nih.gov/
14) Volkow ND, Li TK. Drug addiction : The neurobiology of behavior gone awry. In : Ries RK, et al(eds). Principles of Addiction Medicine, 4th editions. American Society of Addiction Medicine Inc ; 2009. pp3-12.
15) Willenberg ML. Treatment of heavy drinking and alcohol use disorders. In : Ries RK, et al (eds). Principles of Addiction Medicine, 4th editions. American Society of Addiction Medicine Inc ; 2009. pp335-347.
16) SAMHSA. SBIRT
http://www.integration.samhsa.gov/clinical-practice/SBIRT
17) 猪野亜朗, 片岡千都子, 高瀬幸次郎. 一般医・救急医・産業医・関連スタッフのためのSBIRTの進め方. 松本俊彦, 宮崎 仁（編）. いまどきの依存とアディクション. 南山堂；2015. pp221-231.
18) 上島弘嗣. 飲酒によって生じる高血圧の予防と治療. 医学のあゆみ 2015；254（10）：919-923.

IV 嗜癖症と依存症

2 薬物依存症の治療の工夫

大石雅之
大石クリニック

はじめに

　違法薬物の使用による逮捕者は後を絶たず，多少の推移はあるものの問題となる薬物使用を繰り返す者が常に一定数存在している．薬物使用の問題を主訴として来院する者の多くは，裁判に向けた資料作成，あるいは家族に促されて来院するケースが大半である．「再び逮捕されないために…」「通院しないと家族に怒られるから…」などの理由によってやむをえずに治療を継続する者が多く，自発的に治療に臨む者は少ない傾向にある．このような状況は，依存症治療において決して珍しいことではなく，一連の経過をたどるなかで，医療従事者が通院の定着と適切な治療の提供を試みることが課題となる．

　通院の定着は，動機づけ面接法や随伴性マネジメントが代表的な方法として用いられており，広義の認知行動療法に基づく対応が基本となる．このような対応を実施するなかでは，「断薬」のみにこだわるのではなく，本人の社会適応を念頭においた「適応行動」の形成と維持を意図したかかわりを行うことが肝要である．たとえば，従来の依存症治療では，就労活動は後回しにして依存症の治療に専念することが標準的な手続きとされてきた．しかしながら，近年では，社会適応を促進することの重要性が強調されるとともに，「～をしない」という回避的な目標ではなく「～をする」という接近的な目標を立てることの治療的有用性が示唆されている[1]．そのため，治療的枠組みのなかで就労活動を積極的に検討することも治療における重要な観点となる．本項では，このような薬物依存症の治療の工夫について紹介する．

大石雅之（おおいし・まさゆき）　略歴

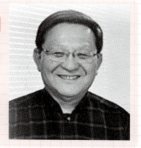

1979年東京慈恵会医科大学卒．同大学麻酔科にて研修．同大学麻酔科，精神科，および栃木県立岡本台病院を経て，1991年大石クリニック開院，現在に至る．

論文として「アルコール依存症と就労（当院における過去の反省とデイケアから就労支援へのシフト）．日本アルコール関連問題学会雑誌 2014；16：21-28」，「窃盗，買い物依存，性的問題に関する嗜癖行動に対する治療の現状と課題．公衆衛生 2014；78：467-471」などがある．

2 継続的な通院治療の促進

　先にも述べた通り，薬物使用の問題を主訴として来院する者のなかには，裁判に向けた資料作成を目的として来院する者が少なくない．この場合に，本人の関心事項は判決内容であることは確かであるものの，医療従事者はこの段階で継続的な治療を意図したかかわりを行うことが重要になる．当事者に対する家族の治療的なかかわりを促進する community reinforcement and family training（CRAFT）[2] にも記されている通り，患者自身が問題行動によって失敗したと感じているタイミングが変化を促すタイミングであり，たとえ裁判に向けた資料作成のみを目的とした来院であっても薬物使用の問題が顕在化している以上，継続的な治療へとつなげる絶好の機会である．

　裁判に向けた資料の作成において患者の主な訴えは医師意見書の作成となるが，この段において「今後の治療計画」について本人の意向を汲み取りながら協同的に作成していくことが継続的な治療へと発展させるポイントとなる．その際に，動機づけ面接法[3]を活用することが望ましい．動機づけ面接法は，本人の主体性を重んじながらも，本人に自身の問題性に気づかせ，変化について検討させることを目的とした面接技法である．具体的には，患者自身の変化に対する発言に対して肯定的にかかわるなかで，本音としての「薬物をやめたくない気持ち」と「薬物をやめたい気持ち」の両方を引き出し，治療計画に反映することが肝要である．

　なお，治療計画の内容については，随伴性マネジメントの視点をもつことが重要であり，治療に取り組むなどの適応行動における長期的なメリットのみを強調して治療計画を立てるのではなく，適応行動に対する即時的な報酬を設定した内容にすることが定着しうる治療計画の立て方となる．

3 問題行動と適応行動へのアプローチ

　薬物依存の治療は，問題行動の消去と適応行動の形成が課題となる．

● 問題行動の消去

　Dennis らの研究報告[4]によると，物質依存の問題を有する者の多くは治療に取り組み始めてから 8 年の期間に平均 3〜4 回程度の再使用に至ることを明らかにしている．しかしながら，薬物使用行動の直接的な観察は難しく，また，一般に依存の問題をもつ者は，長年の薬物使用経験を通して近親者など周囲の者との衝突を繰り返し，その結果，薬物使用に伴う弊害を最小化するために薬物使用を隠す傾向にあることが多い．すなわち，薬物依存の治療においては，再使用を前提とした治療的かかわりを行うことが重要であるものの，再使用を治療対象とすることが難しい構造にあるのが一般的である．そのため，医療従事者と患者が協同的に作成する治療計画に，問題行動を顕在化する指標としての尿検査を導入することが肝要である．そのうえで，再使用が確認された場合には，再使用のエピソードを積極的に題材として扱う面接を実施

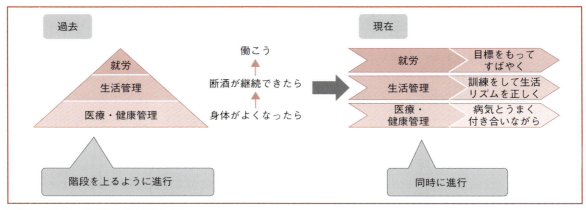

図1 治療における就労の位置づけ

（大石雅之. 日アルコール関連問題会誌 2014[5] より）

し，再発防止計画の作成を協同的に実施することが問題行動の消去を意図した治療的アプローチとなる．なお，この際にも動機づけ面接法に基づくかかわりを行うことが重要となる．

適応行動の形成

適応行動の形成については，もちろん患者自身の望む生活が前提となるものの，就労を通じた社会適応も念頭においた治療を行うことが肝要である．従来の依存症治療では薬物の再使用を防ぐことに重点がおかれすぎるあまりに，就労といったストレッサーが物質の再使用を引き起こしてしまうのではという懸念が先に立ち，就労を依存症治療の最終段階に位置づけることが多くみられた．しかしながら，就労が必ずしも再使用に結びつくとは限らず，むしろ本人の望む生活に近づくための重要な行動となり，生活における意欲の増加や生活の質の向上へと結びつく場合も少なくない．たとえば，当クリニックでも，就労移行支援施設を併設するなどの取り組みを通じて依存症を問題とする者の就労支援を行っているが，再使用の増加が確認されることはなく，むしろ通院継続率の増加が確認される結果となっている[5,6]．したがって，適応行動の形成を促進する目的において，就労を治療的枠組みに積極的に取り入れていくことのメリットはきわめて大きいと考えられる（図1）．

随伴性マネジメントの活用

なお，問題行動の消去と適応行動の形成を試みる過程においては，先に述べた随伴性マネジメントを活用することが望ましい．随伴性マネジメントとは，ターゲットとなる行動に対して快刺激あるいは不快刺激の提示を行うことによって行動の制御を試みる手法である．

具体的には，就労移行支援施設における就労活動などといった「望ましい行動」が生起した場合には快刺激としての工賃が支給され，一方で，薬物の再使用や欠勤などの「望ましくない行動」が生起した場合には，工賃の減額や就労停止などの措置をと

ることによって，問題行動の消去と適応行動の形成を試みる．

ただし，随伴性マネジメントを実施する場合には，「褒める」あるいは「賞賛する」などの社会的報酬を工賃などの快刺激と対呈示するといった工夫を凝らし，治療的枠組み以外の環境下で社会的報酬による行動の維持，般化がなされることを想定した取り組みにすることが重要である．

4 治療上の留意点

●「条件づけ」の原理

以上に述べた取り組みは，行動療法に基づく理解を前提とする「条件づけ」の考え方に基づいている．「条件づけ」は，心理学における「学習理論」を基盤とした行動の形成，維持，および般化にかかわる心理学的メカニズムである[7]．繰り返される行動は，「刺激（きっかけとなる状況，物事，あるいは気持ちなど）→行動（ふるまい，考えなど）→結果（行動によって生じた外的，内的な変化）」の枠組みによって整理するオペラント条件づけの原理に従う．この原理によると，「本人にとっての望ましい結果」が「行動」を「強化」し，その後，「強化」された「行動」が繰り返されるようになるのである．動機づけ面接法，および随伴性マネジメントもまたこの原理に基づく取り組みであり，「条件づけ」の原理の適切な理解によってさまざまな工夫が可能となる．

●「望ましい結果」「望ましくない結果」

たとえば，薬物依存の問題において治療上の留意すべき点として，薬物使用行動は，「本人にとっての望ましい結果」によって維持されており，薬物使用行動を消去した際に，本人の生活全体から「本人にとっての望ましい結果」が失われることとなる．この点については，使用薬物の種類による効用と個人の求める「結果」によって，「本人にとっての望ましい結果」は異なるため注意が必要となる．

また，適応行動が常に「本人にとっての望ましい結果」のみが随伴するとは限らず「本人にとっての望ましくない結果」も同時に生じていることが少なくない．これは，「薬物を使用していたらあんなにいいことがあったのに，薬物を使わない生活は大変なことも多いなぁ」という生活が続き，結果的に，薬物への再使用へと発展する代表的な状態である．つまり，薬物使用行動の「望ましくない結果」と適応行動の「望ましい結果」を強調するばかりでは再使用へと発展する可能性が高く，薬物使用行動の「望ましい結果」と適応行動の「望ましくない結果」をふまえた治療を進めることが肝要である．

具体的には，「薬物使用行動の『望ましい結果』を他の行動で達成する方法を検討する」，あるいは「なぜその『望ましい結果』を必要としていたのかを十分に検討する」といったことを行うと同時に，「適応行動に伴う『望ましくない結果』を減らす，あ

るいは対処する工夫を検討する」といったことが治療上の留意点となる．

　なお，逮捕などの「望ましくない結果」を体験するにもかかわらず同様の行動を繰り返すといった場合に，「望ましい結果ではないのに同じことを繰り返すことが理解できない」との疑問を抱く人がいる．この点については，「望ましい結果」と「望ましくない結果」は，個人内の相対的な評価であり，本人にとってどのような体験であったか，そして同様の行動を再び繰り返した状況においてそれらを本人がどのように感じているのかによって行動の生起，維持に及ぼす影響が異なることが関係している．

5 おわりに

　以上に述べたように，薬物依存の治療を行うためには，行動療法の視点をもちながら本人の生活全体を見渡す視点が必要となる．ただし，野村ら[8]が累犯刑務所における薬物依存離脱指導の取り組みを検討した結果，集団認知行動療法プログラムを実施した者は，自助グループ型のグループワークを実施した者と比較して「薬害・犯罪性の否定」に関する薬物再使用リスクを有意に低減したことを明らかにするとともに，年齢が比較的低く，刑務所入所回数が比較的少ない者に対してその効果が高いことを明らかにしている．このような知見をふまえると，特定の方法がすべての者に対して一様の効果を生み出すとは限らず，状態像に応じた取り組みをすることが薬物依存の治療においては特に重要であるといえる．したがって，本項で述べた治療上の工夫の観点をもとに，対象者に応じて個々の治療を仕立てていくことが望ましい．そのためには，ある特定の「方法」，あるいは特定の「技法」に固執するのではなく，基本となる行動療法の原理に基づく「見立て」を行いながら柔軟な姿勢で治療に臨むことが重要となる．

文献

1) 大石雅之．窃盗，買い物依存，性的問題に関する嗜癖行動に対する治療の現状と課題．公衆衛生 2014；78(7)：467-471．
2) 境泉洋，野中俊介．CRAFT ひきこもりの家族支援ワークブック 若者がやる気になるために家族ができること．金剛出版；2013．
3) 原井宏明．方法としての動機づけ面接―面接によって人と関わるすべての人のために．岩崎学術出版社；2012．
4) Dennis M, Scott CK, Funk R. An experimental evaluation of recovery management checkups (RMC) for people with chronic substance use disorders. Eval Program Plann 2003；26 (3)：339-352.
5) 大石雅之．アルコール依存症と就労（当院における過去の反省とデイケアから就労支援へのシフト）．日アルコール関連問題会誌 2014；16 (1)：21-28．
6) 町田好美，野村和孝，田代恭子ほか．就労支援施設における随伴性マネジメントの実施が依存症を呈する者の就労活動と断酒に及ぼす影響―アルコール呼気検査を用いた試み．第34回日本アルコール関連問題学会抄録集．2012：112．
7) 嶋田洋徳，野村和孝．行動療法の進歩．心療内科 2008；12 (6)：476-485．
8) 野村和孝，安部尚子，嶋田洋徳．累犯刑務所における薬物依存離脱指導が覚せい剤使用者の再使用リスクに及ぼす影響―集団認知行動療法，self-helpミーティング，およびwaiting listの比較を通して．犯罪心理研 2014；52；1-15．

Ⅳ 嗜癖症と依存症

3 ギャンブル障害に対する治療の工夫

佐藤 拓
成瀬メンタルクリニック

1 はじめに

　筆者がギャンブル障害の問題にかかわることとなったのは，北里大学における研究が始められたことがきっかけである．そのとき筆者は，横浜市こころの健康相談センター（精神保健福祉センター）という行政機関に勤務をしていた．横浜市は，ギャンブルの問題から回復を目指す当事者やご家族らの取り組みが盛んな地域だったこともあり，多くの方々から話をうかがうことができた．その後，全国の各地域において，この問題に尽力されているさまざまな職種のみなさまからの話を聞く機会にも恵まれた．

　多くの話をうかがえたなかで感じることは，「ギャンブル障害への対応は，特殊な技能などを必要とするものではない」ということである．求められるのは幅広い職種領域における連携であり，これは本来，精神保健福祉が目指すべき方向性と一致する．最低限の知識を共有し，それぞれの職種ごとに自らが支援すべきことを行い，必要に応じて他の職種への紹介を行う．この問題への対応協力が，より多くの人たちによってなされることを希望する．

2 不安へのかかわり

　ギャンブル障害の問題をもつ人に限らず，われわれは，何らかの不安に囲まれながら生活を送っている．ギャンブルの問題に対する丁寧な対応とは，この不安に寄り添

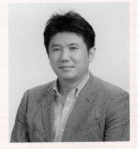

佐藤　拓（さとう・たく） 　略歴

1972年福島県生まれ．
1999年川崎医科大学卒．北里大学精神神経科に入局後，同大学院医療系研究科を修了．2006年厚生労働省社会・援護局障害保健福祉部精神・障害保健課，2007年横浜市こころの健康相談センターに勤務．2013年より成瀬メンタルクリニック院長として，ギャンブル障害のほか，一般精神科診療に従事している．
著書に，『DSM-5を読み解く2　統合失調症スペクトラム障害および他の精神病性障害群，物質関連障害および嗜癖性障害群』（分担執筆．中山書店，2014）ほか多数がある．

う形で行われるべきだと筆者は考える．ギャンブルの問題を解消するには，「ギャンブルを止めなければならないことをわかってもらう」というのが，これまでの一般的な介入技法であるが，諸外国においてはハームリダクションという，ギャンブルを止めるのではなく，弊害を減らす手法も取り入れられている．

　不安に囲まれた自らの生活を考えたときに，自らにとって唯一の癒しとなっている「ギャンブルを止める」ことに抵抗を感じることは，自然なことである[1,2]．自ら援助を求める場所に来ていたとしても，援助者の揚げ足をとり，自分がギャンブルを止めなくてよい理由をひたすら考えるといった状態となることはしばしば起こりうる．"止める止めない"が議論の主となってしまうと，このような不毛なやり取りが現場で展開することになり，援助職も疲弊する．援助職とのかかわりが，自らの不安を軽減してくれるものであると実感してもらうことは，止めるか止めないかの決断を突きつけることよりも，初期介入においては重要である．

3 何に違和感をもっているか

　ギャンブル障害の問題をもつ人は，不安と同時に自らのギャンブル行為に対して，何らかの違和感をもっていることが多い．たとえば，「今日は1万円で止めておこうと思っていたのに，なぜこんなにお金を使ってしまったのだろう」といったことである．このような謎をともに考えることは，援助職と病的ギャンブラーの関係性を構築するうえで効果的である．河本[3,4]は，ギャンブルが個々を惹きつける"複数の魅力"を有していることへの気づきを促す面接導入を行う．自らのギャンブルの問題を解決するための臨床場面において，ギャンブルの魅力について語る状況があるとは想像もしていないギャンブラーが多い．彼らは援助職への警戒を忘れ，その多くの魅力を語りだす．自ら語った言葉をまとめていく過程で，複数の魅力にとらわれていた自分への気づきが生じる．魅力は，"自らが求めるもの"と置き換えてみるとわかりやすい．金銭欲，勝利欲・征服欲，音・光による演出，適度な対人距離，リフレッシュ，論理的思考欲求，イライラ・もやもや感の解消，自らの居場所，その他があり，これらを同時に複数求めようとした結果，Out of Control の状態が生じたのではないかと説明すると納得される方が多い．河本は，自分にとっての魅力ごとに代替行動（趣味や気分転換など）を考えてみることを提案する[3,4]．あくまでもギャンブルの各魅力に関連した代替案であり，かけ離れたものでは代わりにはならない．援助職も一緒になっての必死なアイデア出しが行われるなかで，治療を提供する側，受ける側間の不協和は生じにくい．仮に，代替案を立ててギャンブル行為の軽減につながらなかったとしても，次の案をみんなで考え，チャレンジを繰り返していけばよい．

4 ギャンブル障害の臨床的経過の特徴

　ギャンブル障害における臨床的経過の特徴はいくつかあるが，筆者は"挿話性"という現象に着目している．この現象は，アルコールや薬物などの物質嗜癖の問題でもみられることが知られている．一般的に依存症や嗜癖問題では，慢性進行性の経過をたどる印象がもたれている．この"慢性進行性"という持続的に問題が続く経過と対照的に，"挿話性"という経過では，一時的に深刻化したギャンブルの問題が，その後，何らかのきっかけで，少なくとも数か月間以上まったく問題のない状態が生じる．今現在，ギャンブルの問題がまったく生じていない人に対して，過去に本人が起こした問題（借金，家族への迷惑など）を突きつけても，自らが抱える病理への気づきを促すことは難しい．本人が生活上で抱えている困難や，ギャンブル行為に感じている違和感に寄り添いつつ，再度問題が深刻化したタイミングで，状態に応じた提案を行っていく．

5 背景にある能力のばらつき

　アルコールや薬物などの物質嗜癖の問題が深刻化した際にみられる精神病症状（幻覚妄想状態など）への対応は，医療における重要な役割である．しかしながら，ギャンブル障害においては，このような症状はみられない．ギャンブル障害では，"みえにくい問題"が背後に隠れていることが多く，この"みえにくい問題"への対応が，治療上重要となる．併存した精神障害や身体的な問題がみられる際には，それらの障害に対する治療や福祉的対応自体が，ギャンブル行為への抑止力となる[5]．筆者は，それらの見立てのほかにも，嗜癖問題を抱える人の困難の背景を，もう少し詳しく見つめる必要があると考えている．

　2011年に『旦那（アキラ）さんはアスペルガー』[6]という本が出版されている．これは，漫画家の野波ツナさんが，夫をモデルにして描いた作品であり，その後，シリーズ化されている．筆者は，自らの臨床のなかで，夫婦間の葛藤を抱える相談者（主に女性）があった際などに，この作品の一読を勧めている．この作品は，特定のモデルについて描かれたものであるが，不思議なことにこの作品を読むと，まったく異なるタイプの配偶者（主に夫）への理解が深まったと述べられる方が多い．そればかりか，筆者からみてまったくそのような傾向がなさそうにみえる相談者にも，自らのなかにある発達障害的傾向について深く考えさせられたと仰る方が少なからずいたことに驚かされた．発達障害の過剰診断による弊害については，多くの指摘がなされており，筆者もそれに同意する者である．しかしながら筆者は，この作品に触れたことがきっかけで，発達障害の診断には至らないまでも，トラブルを抱える人がいることを認識することができた[7]．

　発達障害の診断には至らずとも，われわれは軽微な能力のばらつきを有していることが多い．この軽微なばらつきが，長期的に日常生活での強い負担感や不安を生み出

す背景となっていることがしばしばある．筆者は，この誰にも相談しにくい負担感や不安に対する心の叫びが，ギャンブル障害の問題となって現れているのではないかと推測する．

　ウェクスラー成人知能検査（Wechsler Adult Intelligence Scale-III：WAIS-III）は，ギャンブルの問題に限らず，16歳以上の成人用に標準化された知能（IQ）を測るための一般的な検査である．この検査では，全体的なIQだけでなく，言語理解，知覚統合，作動記憶，処理速度といった4つの群指数に分けた評価が可能である．言語理解が低ければ，言葉によるコミュニケーションを苦手と感じることとなる．知覚統合が低ければ，物事の優先順位を頭のなかで整理して，適切に対応することが困難となる．問題が生じた際の病的ギャンブラーの理解しにくい行動などは，この知覚統合の低さに起因することも多い印象がある．作動記憶が低ければ，短期の記憶力の低さから同時に複数の物事をこなしていくことは難しい．処理速度が低ければ，実務的な業務で負担を感じやすくなる．逆に言語理解が高く，処理速度とのアンバランスがあることで，周囲に「口先ばかり達者な人」という誤解を与えている可能性も出てくる．

　群指数の値の低さだけを評価するのではなく，"ばらつき"に着目すると，その人のこれまでに生じた問題の背景がかなりの程度で明らかになってくる．群指数のある項目のいびつな高さが，問題の背景となっていることも少なくない．群指数のばらつきが明らかにならないケースでも，さらに細分化された各下位検査項目の数値のばらつきで，問題（算数がとりわけ苦手など）が明らかとなることもある．この結果が出た後の"説明"に，筆者は力を入れている．ギャンブルの問題により生じたトラブルと検査結果を結びつけ，周囲に説明することが難しかった自らが抱える困難さを，数値化された客観的な形で表せたことの意義，これまでの自身の苦悩や周囲との軋轢へのねぎらい，これからの具体的な対応・プランなどについて説明する．自らの問題に対する考えを掘り下げることができる方は，ここで得られたヒントをもとに，自らの力でギャンブルの問題への対応が可能となることもしばしばある．謎解きそのものが，支援となるタイプの方である．そこまでの効果は得られなくとも，起こしてきたトラブルが，自らの悪意によるものでなく能力的な欠落にあったと周囲に説明できるようになったことで安堵される方は多い．能力的な問題などにより，検査結果にまったく関心を示せない方もいる．しかしながら本人の同意を得たうえで，これらの結果を家族や援助者と共有できれば，ご家族の怒りや納得のできなかった思いの解消，今後の援助の方針固めにも有用となる．生活の安定化や就労支援にもぜひ活用していただきたい．

6　金銭管理

　診断基準にも"お金"のことに関する記載が複数に盛り込まれていることをみればわかるように，ギャンブル障害への対応で，金銭管理をどのように行うかは重要なポイント[8]である．金銭管理に問題が生じないような環境を整える調整のみで，ギャン

ブルの問題が安定化する人も認められる．前述のWAIS-IIIなどで金銭管理がそもそも困難な能力的背景をもち，金銭トラブルを生じることで周囲との軋轢が生じ，日常生活が不安なものとなっていた方々である．具体的には，給与や小遣いの受け取りを短期間ごとに設定（月に一度から週に一度など）し直すなどである．このような簡便な設定変更を行うことだけで，「本当に楽に感じられるようになった」と述べられる方もおられる．社会的に責任ある業務を行っている人たちのなかにも部分的な能力の欠落がみられる方がいて，しばしば診療のなかで見過ごされることもあるため注意を要する．

とはいえ元来，金銭管理は本人が行うべきことである．本人が感じている不安の原因が，金銭管理についての能力的な問題にないとすれば，安易に金銭管理を受けることで生じる不自由さが，さらなる問題（触法行為）を引き起こしてしまうこともある．あくまでもこれまでに述べてきたような不安への寄り添いを心がけるなかで，不安軽減の一つとして"金銭管理"が効果的に機能するかどうかについて検討すべきと思われる．

7 筆者が主に取り入れている精神療法

精神療法にはさまざま技法があるが，ギャンブル障害の問題に対応するため何か特別な技法を身につけなければならないと考える必要はない．むしろ「自らの診療のなかで，（失敗も含めて）どのような現象が起きているのか」と振り返った際に，それぞれの精神療法の観点から診療内容をぼんやりと眺めてみると，気づきが多くなるように感じている．筆者は，自らの診療技術が未熟であることを自覚しており，それぞれの精神療法の奥深さについて語れる立場にはないが，今回は，筆者自身が自らの診療に取り入れることで，効果的と感じたいくつかの技法について述べさせていただく．

認知行動療法

国際的には，認知行動療法の効果が評価を得ている[9,10]．エビデンスという観点からは最も信頼のある治療手法と考えられ，押さえておく必要がある．しかしながら，ギャンブル障害の問題をもつ方々の"認知の歪み"は，実にさまざまであると筆者は感じている．必ずしも「本来儲かるはずのないギャンブルで，儲けようと思っていること」という歪みであるとは限らない．相談者の物事の考え方に寄り添うなかで，その歪みをより自然な形で変化させていくことが重要であるとするならば，数多くの精神療法のメソッドのなかにも，そのエッセンスは含まれているのではなかろうか．

動機づけ面接

自らの医療面接において，してしまいがちな失敗は多々あり，動機づけ面接[11]から学ぶところは多い．クライアントの本来の動機に気づき，それを阻害せず，いかに自然な形で引き出せるか，継続したトレーニングを続けていきたい．動機づけ面接トレ

ーナーネットワーク（Motivational Interviewing Network of Trainers：MINT）による海外資格の取得をされている方もおられる．

ブリーフインターベンション

これまでに述べた河本の手法以外に，筆者が取り入れている手法として，中島の催眠療法[12]がある．援助者の言葉がどのようなときに，治療を受ける側に残りやすいかは，催眠療法におけるトランス状態に関する知識をもっておくと理解しやすい．筆者は，発達障害の問題をもつ方々への治療介入にも効果的と感じている．

ソリューションフォーカストアプローチ（解決思考アプローチ）

原因の追究をせず，未来の解決像を構築していく心理療法[13]．筆者は，生活上で生じた出来事などから，相談者の本来もっている力を認め，解決の手がかりを自ら探せるよう促していく手法として取り入れている．

行動療法

ギャンブラーや家族のどのような行動が，ギャンブル行為の抑止力となるか，臨床の現場でも話し合われることは多いと思われる．行動療法[14]の知識をもつことで，これらについてさらに丁寧な考察が可能になる．

内観療法

家族間における複雑な思いに悩まされているギャンブラーや家族は多い．恨みと愛情が混在する状況で身動きが取れなくなっている方に，内観療法は有効だと思われる．内観療法は，5日〜1週間の集中内観のイメージが強いが，普段の診療のなかに"内観療法的要素"を盛り込むといった手法[15]も用いることが可能である．

再決断療法

自らの性格は幼少期から積み上げられてきた"決断"によって構成されているといった考えから，チェアーワークという技法などを用いて過去の決断に立ち返り，心の負荷を軽減して，現在の問題解決に結びつけるという治療．筆者は，適応があると考えられる相談者に対して，必要に応じて紹介を行っている[16]．

集団療法

さまざまな形での回復像を知ることができるという意味では，相互援助（自助）グループや集団療法[17-19]に勝るところはない．治療者や援助者の提案する話に納得ができなかった場合でも，同じギャンブルの問題を抱える当事者の話が抵抗なく受け入れられることは，しばしばある．生じていた問題の原因が，自らの内部にあることを認めることには不安が伴う．他者から非難されることのない仲間に囲まれた安心できる空間のなかで，それが少しずつ可能となる．

● その他

この他にも多くの効果的と考えられる治療法がある．近隣の地域連携なども考慮し，総合的支援のあり方を模索していただきたい．初期介入などにおいては，ギャンブルを提供する側の方々にも，ぜひアイデアを出していただきたい．

8 おわりに

1996年に，谷岡により『ギャンブルフィーヴァー』[20]が書かれて以降，ギャンブルのリスクについての啓発[21,22]は，国内において少しずつ浸透してきた．その一方で，治療や支援に対する"信頼感，安心感"が，一般の方々にしっかりと伝わってきたとは言いがたい．筆者はここまで，ギャンブル障害の問題をもつ方々の不安に寄り添う支援の必要性について述べてきたが，まず初めに不安を払拭すべきなのは，治療者・援助者である．これまでに国内で積み上げられた知見の数々は，十分信頼に値するものである．地域社会資源のなかにおいてこれらの情報を共有化し，ぜひ自信をもって治療，援助にかかわっていただきたい．

謝辞：本項を作成するにあたり，心理士の鹿内裕恵先生から多くのご示唆をいただきました．ここに深く感謝申し上げます．

文献

1) 松本俊彦．依存という心理―人はなぜ依存症になるのか．こころの科学 2015；182：12-16．
2) 廣中直行，遠藤智樹．「ヤミツキ」の力．光文社；2012．
3) 河本泰信．「ギャンブル依存症」からの脱出．薬なしで8割治る"欲望充足メソッド"．SBクリエイティブ；2015．
4) 河本泰信．病的ギャンブリングに対する治療目標は「断ギャンブル」しかないのか？―「嗜癖モデル」から「欲動モデル」へ．精神医学 2014；56（7）：625-635．
5) 宮岡 等．病的ギャンブリング（いわゆるギャンブル依存）の概念の検討と各関連機関の適切な連携に関する研究．厚生労働科学研究研究費補助金（障害者対策総合研究事業）平成22〜24年度総合分担研究報告書．2013．
6) 野波ツナ．旦那さんはアスペルガー．コスミック出版；2011．
7) 井上勝夫．支援に活かす自閉症スペクトラム障害の多次元的な特性評価・診断．第32回日本精神科診断学会．沖縄．2012．
8) NPO法人ワンデーポート．ギャンブル依存との向き合い方――人ひとりにあわせた支援で平穏な暮らしを取り戻す．明石書店；2012．
9) 横光健吾．メタアナリシスによる病的ギャンブリングに対する認知行動療法の効果の検討．行動療法研究 2014；40（2）：95-104．
10) ラムラタ・レイルー．ギャンブル依存のための認知行動療法ワークブック．金剛出版；2015．
11) ウィリアム・R・ミラー．動機づけ面接法 基礎，実践編．星和書店；2007．
12) 中島 央．嗜癖する社会 ギャンブル依存症への催眠療法の可能性．アディクションと家族 2007；24：24-28．
13) インスー・キムバーグ．飲酒問題とその解決 ソリューション・フォーカスト・アプローチ．金剛出版；1995．

14) 蒲生裕司. ギャンブル障害. こころの科学 2015；182：41-44.
15) Komoto Y. Brief intervention based on Naikan therapy for a severe pathological gambler with a family history of addiction：Emphasis on guilt and forgiveness. Y Komoto Asian Journal of Gambling issues and Public Health；2015.
16) 丹野ゆき. どうしてもギャンブルがやめられなくなったら読む本. すばる舎；2010.
17) 田辺　等. ギャンブル依存症. 日本放送出版協会；2002.
18) 古賀禎也, 堀川百合子, 堀川公平. 病的ギャンブリングのグループプロセスに表現された, 病的ギャンブラーの生きづらさ. 集団精神療法 2012；28：243-248.
19) 星島一太, 斉藤章佳, 田中隆博ほか. 精神科外来におけるギャンブル依存症グループの取り組み　第2報. アディクションと家族 2005；22：45-52.
20) 谷岡一郎. ギャンブルフィーヴァー. 中公公論社；1996.
21) 帚木蓬生. ギャンブル依存とたたかう. 新潮社；2014.
22) 大崎大地. ギャンブル人生末路と希望. 文芸社；2006.

IV 嗜癖症と依存症

4 窃盗癖の治療

竹村道夫
赤城高原ホスピタル

1 はじめに

　精神障害としての常習窃盗，クレプトマニア（kleptomania）は，古くからある概念である．「病的窃盗」「窃盗癖」とも呼ばれてきたが，DSM-5 では，日本精神神経学会によって新しい邦訳病名，「窃盗症」が採用された．DSM の改訂に際して，窃盗症の有病率の認識には大きな変化があった．具体的には，一般人口中の窃盗症有病率に関しては，DSM-IV には記載がないが，DSM-5 では 0.3〜0.6％であるとされており，これはギャンブル障害（gambling disorder）の生涯有病率 0.4〜1.0％に匹敵するほどの高い有病率である．女性は男性より多く，3 対 1 とされている．

　ICD-10 と DSM-5 のクレプトマニア診断基準には，うつ病を合併疾患とする（DSM-5）か，除外診断とする（ICD-10）かなど，重要な点で食い違いがある．また，DSM-5 による診断基準を狭義に解釈すると，基準に合致する症例はほぼ皆無となり，臨床的応用が困難である．筆者らは，上記の有病率から考えて，診断基準を広義に解釈すべきであると主張している．

　一方，近年，一般成人社会人による常習万引の増加が社会問題になっている．そのなかには，窃盗以外の反社会的行為がなく，自らの窃盗衝動を制御できず，悩んでいる一群の人々がいる．リスクに見合わない少額の万引行為を繰り返しているのが特徴である．これらの常習窃盗は，犯罪行為であるとともに精神障害でもあると考えられる．

　筆者が勤務する精神科病院，赤城高原ホスピタルとその関連施設である精神科外来

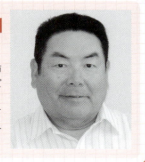

竹村道夫（たけむら・みちお） 略歴

1945 年高知県生まれ．
1972 年大阪大学医学部卒後，帝京大学医学部精神科に入局．1990 年 12 月に，群馬県渋川市赤城町（旧勢多郡赤城村）にアルコール症専門治療施設，特定医療法人群馬会 赤城高原ホスピタルを開院．
院長として，アルコール依存症，薬物乱用，摂食障害，窃盗癖など嗜癖問題患者の治療を行っている．また毎週金曜日には，東京都中央区の精神科クリニック，京橋メンタルクリニックにて外来診療を行っている．

診療所で 2008 年からの 8 年間に診療にかかわった常習窃盗患者は 1,360 例に達した．この分野の治療者は少ないので，世界的にも稀有な臨床体験である．窃盗症の診断基準の問題点や筆者らの治療の発展と展開に関しては，他の文献[1-4]で検討し紹介した．

筆者らの窃盗癖治療は，純粋に臨床的な必要性から始まり，展開してきたので，上記「窃盗症」の診断基準にはかかわらず，本項では，メンタルクリニックの診療で遭遇する常習窃盗患者への治療的対応について論じる．

2 常習窃盗患者の合併精神障害と特徴

筆者らは，摂食障害患者の万引問題にかかわることから，治療に取り組むことになり，その後対象を常習窃盗全般に広げつつ現在に至っている．摂食障害以外の合併精神障害としては，物質関連障害および嗜癖性障害群，気分障害，不安障害（とくに強迫性障害），パーソナリティ障害，ためこみ症，自閉スペクトラム症，注意欠如・多動症などが多かった[4]．

常習窃盗行為は犯罪と精神症状としての両方の特徴をもっているが，そのうち比較的病的特徴が強い常習窃盗者の一部のみが精神科医療施設を受診する．たとえば，筆者らが治療中の患者群には，反社会的集団所属者や職業的犯罪者，青少年非行グループは含まれていない（司法的対応が優先される）．知的障害者や認知症患者も少ない（診療圏が異なる）．また，ほぼ全員が単独犯である．医療機関を受診するのは，9 割以上が万引常習犯であり，しかも 1 回の被害額が数千円以内の例が多い．

3 常習窃盗への対応と治療

● アディクション・アプローチ

常習窃盗への対応にあたって，筆者らは，アディクション・アプローチを基本方針とし，治療としては，個人精神療法のほか，教育的治療，自助グループ，家族療法，認知行動療法，対人関係療法，SST（ソーシャル・スキルズ・トレーニング）などの原理を応用している．このほか，後述するように，E メール報告，返金作戦，プライベート・メッセージ，窃盗事犯の公判傍聴，留置場の患者へのメッセージなど，試行錯誤を重ねつつ現在に至っている．

● 基本的方針

筆者らは，原則的には，窃盗症患者の心神耗弱を認めず，責任能力を認める立場である．治療的には，窃盗症を精神障害として扱う一方で，病気を犯罪行為の免罪符とはさせない．患者の犯罪歴を責めず，問題から目を背けず回復しようとする努力を評価する．患者の自助努力と自浄作用を最大限に利用する．仲間，とくに回復（途上）者との健康な人間関係を大量に埋め込み，患者の適切な自己評価を導く．個別には患

者に合った認知行動療法を心がける．治療資源を見つけ出し，使えるものは何でも使う．

常習窃盗を見つけ出し，治療対象と規定する

筆者らの治療施設では，窃盗行為自体を主訴として受診する患者が多いが，これは特殊事情である．一般の精神科医療施設では，治療者が積極的に聞き出す意識をもたないと常習窃盗を見逃すことになる．筆者らがかかわった常習窃盗患者のうち，以前に精神科医療施設での治療歴がある例では，約半数が治療者に窃盗行為について話していなかった．患者や家族が治療者に話したが，ほとんど無視されたという例も多かった．

次に，常習窃盗を道徳的問題や治療中のトラブルなどとみなすのではなく，治療によって回復すべき症状であると規定し，その認識を，患者と家族，そして担当医自身を含む治療チームで共有すべきである[5]．

家族へのアプローチ

常習窃盗は，家族にさえ隠されていることが多い．家族との情報共有を心がけ，家族を治療に引き入れるべきである．可能であれば，常習窃盗患者本人の治療と並行して，あるいは，本人の治療に先立って家族の相談を開始する．

窃盗行為に自己責任を取らせる

治療中，特に治療初期においては，窃盗再犯はまれではなく，再犯時に治療から脱落する可能性が高い．筆者らは，最初から治療中の再犯がありうることを想定し，その対処を治療契約としている[3-6]．具体的には，治療開始後の窃盗（万引）に関しては，主治医に対する正直な報告をし，返金と迷惑料の支払いをすることを治療継続の条件としている．この約束を文書による契約とし，「治療契約書」と呼ぶ．これを病院の封筒に入れ，外出時には常時携帯させ，毎回の面接で確認する．

この返金作戦は，窃盗再犯時の治療からの脱落を予防するだけではなく，被害者，被害店への説明，謝罪，警察対応の際にも有効である．さらに，契約書には患者に病識をもたせる効果もあると考えている．

自助グループとプライベート・メッセージとEメール報告

筆者らは，自助グループ活動と，回復（途上）者によるメッセージを，治療の中心に置いている．自助グループに関しては，KA（クレプトマニアクス・アノニマス）という自助グループが，日本各地，約20か所の地域で設立されている．このほか，自分の状況を正直に話せるようになった常習窃盗患者が，初診患者や治療開始直後の患者や家族に対し，匿名のまま，自分の犯罪歴を含め，治療体験などを話す，プライベート・メッセージ（PM）と呼ばれる治療プログラムがある．治療開始直後の患者には，多数のPMを受けることを奨励している．

Eメール使用が可能な患者は，筆者宛てに，種々の報告をすることを奨励している．大部分の患者は，自助グループ参加時や，PMの聴き手，話し手となった体験をメールで報告してくる．

● 処方薬依存症を治療する

専門治療開始前に精神科医療を受けている場合には，向精神薬の乱用がしばしばみられる．ベンゾジアゼピン系薬物が多いが，選択的セロトニン再取り込み阻害薬（selective serotonin reuptake inhibitor：SSRI）など抗うつ薬もある．SSRIによるアクティベーションシンドローム（賦活症候群）に関連した症状の一つとして常習窃盗が出現することがある[2-4]．

● 司法との協力，窃盗事件公判傍聴，留置場へのメッセージ

起訴前捜査中，あるいは起訴後の略式命令待ち，裁判進行中など，司法判断待ちの期間は，最適の治療チャンスである．この機を逃さず，治療につなぐべきである．これには，常習窃盗の治療に理解がある弁護士との協力が必要である[1,4]．

窃盗事件公判は貴重な医療資源ともなりうる．主治医の指導の下に，あるいは自主的に，地方裁判所，高等裁判所における窃盗事犯公判の集団，個別の傍聴がなされている．また，主治医の仲介で，留置場の患者へのメッセージを行っている．家族と本人の希望により，回復（途上）者から体験談と希望のメッセージを伝える．留置場の実際の面会時間はガラス越しの10分余りでも，準備段階から主治医への報告まで，メッセージの伝え手と聴き手の双方に治療効果は大きい．公判傍聴や留置場へのメッセージをする患者は，治療に積極的なので，多くの場合，筆者宛てに詳しくその報告をしてくる．

4 おわりに

常習窃盗に対する治療は有効で，回復は可能である．治療指示に従う患者の回復率は，アルコール依存症，薬物依存症，ギャンブル障害などのそれと同等であるという印象をもっている．

文献

1) 竹村道夫．窃盗癖の治療最前線と刑事弁護．季刊刑事弁護 2010；64：48-52．
2) 竹村道夫．摂食障害と窃盗癖，私の対処法．アディクションと家族 2010；26（4）：304-310．
3) 竹村道夫．窃盗癖の臨床と弁護について，嗜癖治療の現場から．現代法律実務の諸問題．平成23年度研修版．2012．pp923-953．
4) 河村重実（著），竹村道夫（監）．彼女たちはなぜ万引がやめられないのか？ 窃盗癖という病．飛鳥新社；2013．
5) 竹村道夫．摂食障害と窃盗癖．臨床精神医学 2013；42（5）：567-572．
6) 竹村道夫．窃盗癖―嗜癖治療モデルによる対応．精神神経学雑誌 2012；114（第107回学術総会特別号）：SS217-223．

IV 嗜癖症と依存症

5 買い物依存症の治療

渡辺　登
赤坂診療所

1 依存症への道

　依存とは人間が生まれつきもっている，こころの安心や肉体の満足を求める行為である[1]．私たちは，底知れぬさびしさに耐えられなくなったとき，もっぱら人にしがみつく．家族や友人から安心を受けとれず安心感の乏しい人に，しがみつく依存は認められやすい．対人関係依存である．

　もたれかかる依存は相手の立場を考えない．自分の安心を得るために，相手をどのように利用するかを密かに計算している．しかし他人とのかけ引きが苦手な人も多い．そこで身近な行為に頼って，自分の不快な感情を処理しようと試みる．ギャンブルやスマホ，インターネット，オンラインゲーム，買い物，恋愛など行為の過程に依存すれば快感を得られ，さらに不快な感情を招く現実から目をそらせる．行為（プロセスとも呼ぶ）依存である．

　人とのかけ引きや行為を続けるのが億劫な人が，アルコールやドラッグ，ニコチンなどを体内にとりこめば，快感をたちまち手にすることができる．安心の乏しい人は，それらを体内にとり入れたときの快感が忘れられなくなり，手軽な手段に頼りきってしまう．物質依存である[2,3]．

　さびしさを癒す適切な手段をとれば，ほっとした気持ちになるだろう．ところが他人を操作して安心を手にしようとしたり，ドラッグや行為で不快を除いたりする自分

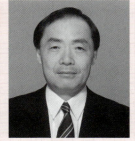

渡辺　登（わたなべ・のぼる）　略歴

1976年日本大学医学部卒，1980年同大学院修了（精神医学），東京都精神医学総合研究所，国立精神衛生研究所，厚生省保健医療局精神保健課を経て，1987年国立精神・神経センター研究室長，1989年日本大学医学部精神医学系講師，2001年同助教授，2007年同教授，2015年赤坂診療所所長，現在に至る．
主な著書に，『こころの病気がわかる事典』（日本実業出版社，1999），『よい依存，悪い依存』（朝日新聞社，2002），『パニック障害』（講談社，2003），『専門医が解決！心の悩み』（ナツメ社，2006），『依存症のすべてがわかる本』（講談社，2007），『職場不適応症』（講談社，2009），『心がスッと軽くなる150の方法』（PHP研究所，2009），『うつのすべて』（成美堂出版，2010），『くよくよしない100のコツ』（マキノ出版，2010）など多数がある．

本位のしがみつきでは，本当の安心は得られない．つかの間の快感を覚えるだけだ．望ましくない行為とわかっていても，やめられない．安易な生き方が身について手放せなくなり，生活に支障をきたせば依存症と診断される．

2 買い物依存症

買い物をする行為への依存である．不必要，あるいはすでに同様の物を所持しているにもかかわらず多数の物品を購入してしまう．似た行為にはギャンブルやインターネット，性的逸脱行動（痴漢・のぞき），盗みなどがある．買い物をすれば，嫌な気分を解放できた．ほっと安心するが行為が招いた結果に後悔や虚無感を覚える．

いったんは深く反省して，「もう，絶対にやらないぞ」と耐え続ける．やがて緊張が高まっていく．ついに買い物を再びして不快感を解放するが，起こした結末に罪悪感を覚える．しばらくは謹慎しているものの，緊張が少しずつ高まって，とうとう爆発する．こうして，このサイクルはとまらなくなっていく．

3 買い物依存症からの回復

買い物依存症で困っている人，もしくはその傾向にある人は，依存症や依存から回復する道があるのだろうか．残念ながら，精神医学ではアルコール依存症のようにシステム化された治療法はいまだ十分に確立されていない．では，患者の苦しみが少しでも癒される方法はないだろうか．

「クレジットカードを解約してください」「お金は1日1000円しか持たないでください」「他に楽しみを見つけてください」との助言で回復する患者もいる．しかし，かえって重荷になって買い物を増す患者も少なくない．根本的な対策はないだろうか．

彼らの多くは，幼児期に母親との呼吸合わせがうまくいかず，自分を温かく見守ってくれる母親のイメージを造り損なっていた．さびしさを癒す母親のイメージがない．だから安心を抱けず，むなしさやさびしさに耐え切れなくなると，他人からの庇護を執拗に求めたり，逆にひとり遊びに熱中したりして，空虚感をとりあえず満たそうと試みていた．

底知れぬさびしさが起こるたびに，行為を始めてしまう．行為をしているあいだこそさびしさは消えているものの，やめればぶり返す．そこで，繰り返さざるをえなくなる．やがて自分の意思に反していても，やめられなくなる．

さびしさを埋める適切な方法があれば，安心を得られる．ほっとした温かい気持ちで心身は包まれるだろう．ところが買い物やギャンブルのような夢中になる行為をしても，その過程でつかの間の快感を覚えるだけである．さびしさから一時的にも自分を守りたいために買い物依存症となってしまっていた．

安心が得られ，さびしさを癒す手段の一つとして，自助グループへの参加がある．自助グループとしては，ギャンブルやむちゃ喰い依存症のための自助グループが開か

れている．しかしながら，それ以外，行為依存症での自助グループは一般的ではない．自助グループに代わる組織はないだろうか．

● 機能体と共同体

組織は，その目的の違いから，機能体（ゲゼルシャフト）と共同体（ゲマインシャフト）の2つに大別される．機能体は組織を作った目的を達成するための組織であり，他方の共同体は構成員の安心を確保することを目的とした組織である．

機能体としては企業や官庁，軍隊などがあり，利潤の追求や行政を円滑に進めること，防衛が目的となる．目的を達成するために職員や隊員が募集され，組織は結成される．組織は地位や役割，権限が明確化され，指示を徹底することで，最大の効率を求める．職員や隊員は功績によって評価され，地位や報酬を手にしていく．

一方，共同体は組織を構成するあらゆる人びとの安心追求を目的とした組織である．最も基本的な共同体は家庭であろう．家庭のなかで家族は結束し，互いが安心を与え合うことで幸せを感じる．家庭はほっとできる場所である．

ただし，あるタイプの母親は，自分の安心を求めて子どもを思うままに支配することがある．すると子どもは母親から温かく見守られたという実感をもてないまま，母親から気に入られようとして主体性を見失ってしまう．子どもは安心の乏しさのためにひきこもったり，空虚感を癒そうとして依存を身につけたりしていくだろう．こうした家庭では，構成員のすべてが安心を感じられないことから，共同体とは呼べない．

● 共同体への参加

アルコール依存症から回復しようと試みるための自助グループとよく似た共同体は，社会のなかにある．他人に頼りすぎてしまう，あるいは仕事や買い物などの行為をやめられずに悩んでいる人にとって，その組織に参加しようと行動を始めることは，自立するための糸口となる．

自立することは，孤立することではない．困ったときには，助けられながら生きていく．支えられることは，恥ずかしいことでもない．周囲の人びとに支えられながらも，自分の行動を何者によってもコントロールされず，主体的に決められることが自立である．逆に自立しているから，人を支え助けることもできる．

精神医学の立場からいえば，「依存」の反意語は「自立」ではない．自立は，支え支えられる成熟した依存のなかで展開する．私たちは集団や他人との関係に依存しなくては，生き延びることは不可能だからだ．「依存」の反意語は「競争」だろう．対立した姿勢を保つ者は，支え合うことを拒む．他人の援助を求めることなど，敗北だと思うからだ．どんなに困っても，他人の手を借りようとしない．この姿勢を，自立だと勘違いしたりもする．

共同体は学校や職場，地域社会でみられる．クラブ活動や同好会，サークル活動，親睦会，社交クラブ，スポーツクラブなどがある．井戸端会議も含まれるだろう．上下関係の少ない組織では，包まれる体験や支え合うやりとりが展開する．社会のなか

での回復を勧めたい．

　参加する人びとが安心感で包まれ，楽しいときを送ることが目的である．同じ趣味や関心をもった人びとや気心が知れた仲間が集まって，組織は自然発生的に生まれる．身近な共同体に参加して，包まれる体験を繰り返し得る．1対1の関係では，頼りすぎたり，裏切られたりして傷つく心配がある．しかし共同体であれば，周囲の人びとから護送船団のように守られるだろう．親密で，変わることのない，愛情のこもったこころの結びつきによって支えられ，安心を得る．コントロールされず，包みこまれる安心からは，主体的な行動が生まれてくる．自分の持ち味や個性，能力をのびのびと発揮していく．

　そればかりではない．支援された体験を学び，今度は周囲の人びとを支える．前青春期で体験できなかった協力関係が活発になる．共同体の仲間とのあいだで共感や受容，承認，賞賛，激励をし合いながら，高い目標に向かってともに歩む姿勢を続ける．もはや孤独ではないと実感でき，底知れぬさびしさから卒業できるだろう．

　他人の行動や自分の感情を変えようとコントロールしても，安心は得られない．安心を手にするのは，変えることができる自分の行動パターンを新たにしようと試みることから始まる．

文献

1) 渡辺　登．よい依存，悪い依存．朝日新聞社；2002．
2) 渡辺　登．薬物依存―ドラッグを求める心と脳．朝倉喬司ほか（著）．こころの中の深い森．日本実業出版社；1997．pp121-165．
3) 渡辺　登．「依存」する心理．日本実業出版社；1997．

Ⅳ 嗜癖症と依存症

6 性依存症

榎本 稔
榎本クリニック

1 はじめに

　性依存症は「性嗜好障害」(ICD-10)，あるいは「パラフィリア」(DSM-IV-TR) と分類・規定されている「現代病」であり「心の病気」である．

　終戦後，1950年代後半頃から次第に「見合い結婚」から「恋愛結婚」が増え，今ではほとんどの男女が恋愛結婚である．日本社会は「東京オリンピック」(1964年) 以降，高度経済成長を遂げ，バブル経済となり，豊かな社会におけるさまざまな社会病理現象が噴出した．バブル崩壊とともにデプレッション（経済的には不景気，心理社会的にはうつ病）の時代に陥り，自信を喪失し，方向舵を失い，先行き不透明な霧のなかに日本社会は迷い込んでしまったのである．1968年以降，大学紛争が全国に広がり，第2期フェミニズム運動が世界的規模で台頭し，展開した．女性たちは高学歴化とともにますます社会進出し，結婚後も働く女性が増えてきた．男女関係にも変化があり，「草食系の男子，肉食系の女子」といわれるようになった．女性の意のままに動く草食系男子の出現は，もしかすると女性がそれを求めた結果なのかもしれない．シングル化，非婚化，同棲化，晩婚化，少子・高齢化が進み，家族神話は崩壊し，「家族」ではなく「孤族」となった．現在は平和で男女交際が自由になっているにもかかわらず，結婚したくてもできない男女が500万人に増えている．

　女性たちの社会進出により男女平等となり，国策としての「男女共同参画社会」となって「女性の社会」をつくり，ますますセックスアピールするようになった．現代

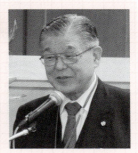

榎本　稔（えのもと・みのる） 略歴

1935年東京都生まれ．
東京大学教養学部理科Ⅱ類修了，1961年東京医科歯科大学医学部卒，山梨大学保健管理センター助教授，東京工業大学保健管理センター教授．1992年医療法人社団榎会榎本クリニック開院，1997年より理事長，現在に至る．拓殖大学客員教授，医学博士．
日本「祈りと救いとこころ」学会理事長，日本「性とこころ」関連問題学会理事長，日本外来精神医療学会名誉理事長，日本精神衛生学会理事，日本デイケア学会理事など．
著書に『性依存症の治療―暴走する性・彷徨う愛』(2014)，『性依存症のリアル』(2015)〈以上，金剛出版〉ほか．

は男女の交際も自由になり，それぞれの生き方も自由選択，自己判断，自己責任である．

そして近年，性犯罪（性依存症）が増加してきている．最近の日本の動向は，男女雇用機会均等法，男女共同参画社会基本法が成立し，女性たちがますます社会進出をするようになった．大都会では女性たちは毎日満員電車に乗り，出勤し，帰宅するようになった．そのなかで痴漢被害が急増し女性専用車両が導入された．そして東京都迷惑防止条例が改正され，罰則が強化されたにもかかわらず性犯罪（性依存症）は増え続けた．

事例提示

● 事例 1：A 氏，30 歳代

診断名 性嗜好障害/窃触症（痴漢）（F65.8），反（非）社会性パーソナリティ障害（F60.2）．

生育歴 東京都で生育，2 歳上の兄がいる．小・中学校時代，いじめにあった．大学卒業後，某会社で IT 関係の仕事をした．29 歳で結婚．男の子が生まれた．

病歴 高校 1 年時，通学途中の満員電車の中で，女子高生のお尻に手が触れたとき，性的興奮を感じた．その後，ポルノマンガを見るようになり，マスターベーションもするようになった．通学時，満員電車の中で初めは恐る恐る痴漢行為をしていたが，大学 1 年時，逮捕され罰金刑 20 万円で釈放された．大学にも知らされず退学にもならなかった．しばらく痴漢行為は止めていたが，半年後再び始めるようになり，大学 4 年時，2 度目の逮捕．罰金刑 40 万円で釈放された．3 か月後からまた痴漢行為を繰り返すようになり，26 歳時，3 度目の逮捕．裁判となり執行猶予 3 年で釈放された．その後 2 年間は自制していたが，再び始まり逮捕され実刑となり 6 か月の服役．痴漢行為のことは隠したまま結婚した．妻とのセックスもあり，痴漢行為はせず，3 年ほど過ごしたが，出産後にセックスレスになり，また痴漢行為を繰り返すようになり 4 度目の逮捕．裁判途中で当クリニックを受診．性依存症の治療グループ（通称 SAG：sexual addiction therapeutic group meeting）に参加し，妻も SFG（sexual addiction family group-meeting）に参加している．

● 事例 2：B 君，10 歳代後半

診断名 性嗜好障害/露出症（F65.2），アスペルガー症候群（F84.5）．

生育歴 一人っ子．普通出産だった．2 歳頃，「アー」「ウー」としか発語しなかった．幼児期から自動車と数字に興味をもち，一日中電車を見ていて，型式やタイプを覚えていった．小学校の成績はよく，いつも上位にいた．中・高校の成績は中の上だった．

性格 内向的，まじめ，非社交的，友人は少なく孤立的．特に女の子と話すこ

とはなかった．

病歴 小学校5年時，プールサイドで腰に巻いたタオルを男子生徒がいたずらをして取ってしまった．全身が裸になって男性器が見えてしまったとき，女子生徒が「わー」「きゃー」といって騒いだ．そのことが快感だった．その後時々露出したら，また女子生徒が「わー」と騒いだ．先生に注意されたが，補導はされず，高校2年時電車の中で露出し，高校に通報され退学になった．すぐに予備校に入る．X年4月12日，母親と来所．なぜしてしまうのか自分でもわからない．母親も高校退学時に初めて高校側から知らされて驚いてしまった．どうしていいかわからない．今までポルノのマンガやDVDも見たこともないし，痴漢，盗撮をしたこともない．

治療方針 まだ17歳であるので，薬物療法は控えた．毎日予備校で勉強しているのでデイナイトケア治療も困難であり，月に1回ほどの外来通院治療をすることにした．

治療経過 予備校の廊下で女子とすれ違う際に，少し露出した．女子はちらっと見て通り過ぎた．そのときは高揚感と満足感があり，ペニスは勃起していたのでトイレに行って射精し気分も落ち着いた．先日，朝マスターベーションをしたら，その日はそんな気持ちにもならずに勉強できたという．これからは毎朝，マスターベーションをして射精するようにと指導．その後は勉強に集中していたが，ある日，マスターベーションをせずに予備校へ行くと，気分が落ち着かず不安定になり露出しそうになったので，トイレに行き，射精をするとその後は勉強できるようになる．X+1年8月，毎日予備校に通い，勉強中にずっとその行為のことが頭に浮かぶがぐっと抑えて勉強に集中している．X+2年4月，第3志望のA大学に入学し下宿．休日，暇になるとそんな気になるがその行為はしていない．ある女子学生と親しくなり話をしている．まだセックスはしていない．

● 事例3：C氏，30歳代

診断名 性嗜好障害/盗撮（F65.9），反（非）社会性パーソナリティ障害（F60.2）．

生育歴 東京都で生育，姉2人がいる末っ子の長男．父親（土木業）はアルコール依存症で酔って暴れることがある．しかもときどき殴られた．母親は専業主婦で過保護である．小学校時代にいじめにあったが，中学・高校も無事に卒業し大学に進学．大学3年時にひきこもって中退．

性格 おとなしく，内向的で，友人との交際は面倒くさくてわずらわしい．特に女性と話すのはこわくてできない．話して断られるのがこわい．

病歴 大学中退後，一時アルバイトをしていたが，上司とうまくいかず，仲間とも話ができず，転職を繰り返していた．家族とも折り合いが悪く，ひきこもりがちになった．父親との葛藤と悶々としたフラストレーションと，性欲の亢進のため，マスターベーションは1日に2～3回した．風俗へ行くには金もなく，あんな不潔なところには行きたくなかった．女性を口説くことは面倒で，性欲の代替行為として，電車内やエスカレーターで音なしのデジカメで女性のスカートの下から盗撮した．それ

はスリルと興奮と女性を支配するという達成感に満ちた快感だった．ショッピングセンター内，本屋，信号待ちをしている女性の後から気づかれないように盗撮を繰り返していた．22歳時，女性からの通報で逮捕された．罰金30万円で釈放された．しばらくの間は自重していたが，再び盗撮を繰り返し，25歳時と28歳時に再び逮捕され，罰金30万円で釈放された．その後，派遣の非正規雇用で働いた．しばらくの間は盗撮をしなかったが，今度は女性の更衣室や女性トイレに小型カメラをしかけて盗撮を繰り返した．その隠しカメラが女性社員に発見され，逮捕された．裁判となり，懲役6か月，執行猶予3年となり弁護士の勧めで来診した．それから性依存症のデイナイトケアに毎日通い，盗撮行為はしていない．その性衝動行為の欲求を抑えるために薬物治療（ハロペリドール3mg）をしている．彼には罪の意識はなく，贖罪の意識はない．彼はまだ童貞であるという．

● 事例4：D氏，20歳代

診断名 性嗜好障害/フェティシズム（F65.0），反（非）社会性パーソナリティ障害（F60.2）．

生育歴 東京都で生育，3人兄弟の長男．勉強は好きではなかったので，大学2年で中退．某会社の営業マンとして働く．

病歴 幼稚園の頃，両親のセックス場面を見た．小学校6年の頃，コタツの中に女性の下着が乾かしてあったのを見て，痛いくらい勃起してしまった．15歳時，集団万引きをした．中学校3年時，団地の3階によじ登って女性の下着を盗み，すぐ捨てた．そのときの快感が心地よかった．その後，下着泥棒を何十回も繰り返した．プレッシャーがかかったとき，自分の思うようにいかないときにはいらついて落ち着かない．街のなかを歩いていたとき，すーっとベランダの洗濯物の女性の下着に目が吸い寄せられていく．（誰もいなければ）そのときにスイッチが入って，別人格になって，手と身体が自然に動いて盗ってしまう．そのスリルと快感と達成感はまさに天にも昇る陶酔境のような心地である（勃起するときもあるが，しないときもある）．それは彼女とセックスする快感とはまったく別の感覚である．

通勤コースに何件か目をつけて，家人のいない部屋に侵入して，タンスを開け下着を盗むこともたびたびあった．今回は家人が帰宅して捕まった（2回目）．

弁護士の紹介で彼女と来診した．彼女とは1年間ほど交際し，週2回くらいはセックスをしている（その期間中は下着のほうに気が向かない）．しかし，何かの都合で，1～2週間セックスをしないときがあると，つい下着のほうに目が向いてしまう（D氏はあんな不潔な風俗に入ったことがないという）．地方に出張するとあっけらかんと外に下着が干してあるので危険だ．頭のなかに下着が浮かんできて，盗んでしまいそうになる．

D氏に罪の意識はなく，贖罪の意識はない．自分でもこの気持ちをどうしようもないので，治療して治したい．家族も彼女も協力して，SAG，SFGに1年間くらい通った．

3 性依存症者の受診の推移

　性依存症は事件や犯罪として受け止めるだけではなく，「強迫的な性衝動行動を繰り返す心の病気」として理解することが必要である．しかしながら，治療的試みを実施している医療機関やリハビリ施設は，わが国にはほとんどないのが現状である．性依存症者の受診は図1のように，うなぎ登りに増え続けたが，2013年には減少した．
　当クリニックは，2006年5月にSAGを開始した．

4 性依存症の内訳

　性依存症の受診者の内訳を図2に示す．
　痴漢行為が49%と半数を占め，次に多いのが盗撮（12% + 5%）と露出症（4% + 3%）である．そして，強姦の相談事例は4%である．また夫の浮気相談（10%）もある．さらに，風俗通いが止まらない（8%）という相談もある．

5 性依存症概念

　性依存症は国際疾病分類ICD-10では，性嗜好障害（F65）としてあげられている．小分類ではフェティシズム（F65.0），フェティシズム的服装倒錯症（F65.1），露出症（F65.2），窃視症（F65.3），小児性愛（F65.4），サドマゾヒズム（F65.5），性嗜好の多重障害（F65.6），他の性嗜好障害（F65.8），性嗜好障害，特定不能のもの（F65.9）として分類されている．
　また，アメリカの精神疾患の分類と診断の手引きDSM-IV-TRではパラフィリアとして記載されている．小分類では露出症（302.4），フェティシズム（302.81），窃触

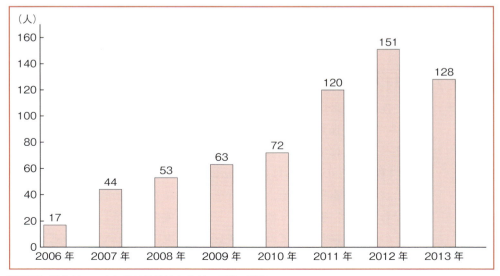

図1　当クリニックにおける性依存症者の受診の推移

Ⅳ．嗜癖症と依存症

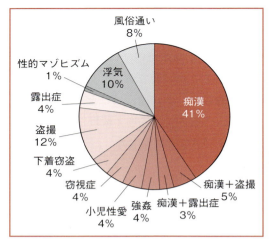

図2 2010年度の性依存症の内訳（n=76）
犯罪化するタイプが約80％を占め，なかでも最も多いのが痴漢で，次に盗撮となる．その他，強姦，小児性愛，窃視症（のぞき），下着窃盗，露出症など内容はさまざまである．犯罪化しないタイプでは浮気を繰り返す，風俗通いが止められないなどがある．

表1 性依存症概念の拡大

性依存症（行為・プロセス依存／関係依存）		
非合法タイプ（迷惑防止条例・強制わいせつなど）		合法タイプ
接触型	非接触型	
痴漢・小児性愛	盗撮・のぞき・露出	風俗通い
監禁（性的サディズム）	ストーキング	不倫・浮気
強姦・快楽殺人	フェティシズム	サイバーセックス
ネクロフィリアなど	下着窃盗など	服装倒錯・自慰行為

症（痴漢）（302.89），小児性愛（302.2），性的マゾヒズム（302.83），性的サディズム（302.84），服装倒錯的フェティシズム（302.3），窃視症（のぞき）（302.82），特定不能のパラフィリア（302.9）として分類されている．日本での性依存症の状況とはやや趣を異にしているように思われる．

性依存症は性犯罪として，性犯罪被害者が存在している場合と，性犯罪被害者はいないが，性的逸脱行動としてセルフコントロールができず，社会生活が破綻する場合がある．われわれは表1のように性依存症を分類してみた．

6 性依存症の精神病理

性依存症者はほとんどが男性である．彼らは日常的に心の奥底に性嗜好のファンタジーを生涯保ち続けて消えることはない．彼らを「秩序型」と「無秩序型」と分けて述べることにする．

「秩序型」の人たちは日常生活においては，大学教授，医師，学校の先生，銀行マン，公務員，警察官，検事，裁判官などそれなりの社会的地位・身分の高学歴の中年の人たちである．彼らを「秩序型」とする．彼らは妻帯しているが，ほとんどの者がかなりの長期間にわたってセックスレスの状況に置かれている（これは日本における独特の夫婦関係である．欧米ではセックスレス＝ラブレスと考えられ，離婚に至る）．

「無秩序型」の人たちは未婚の若年者（大学生も含む）で軽度知的障害あるいは発

達障害を有し，社会性は未熟で，長期間，正業に定着していることは少なく，未熟練労働の仕事（非正規雇用，派遣，パートタイマーなど）に就いている者が多い．彼らは決まった恋人がいないので，セックスをする機会も少ない．彼らは，状況的なストレスの影響のもとで性嗜好行為を衝動的に，あるいは計画的に行うのである．

性依存症者の心の内面は，女性の感情がわからず，理解できず，冷淡で無関心である．彼らは女性に対して認知行動的歪みをもち，女性を性の対象としてしか見ない異常な感覚の持ち主である．

性犯罪行為を行う瞬間はスイッチが入り，別人格が行為するような軽度の解離性意識のもとで，スリルと興奮と高揚感で最高の快感を感じるという．そして，見知らぬ女性を支配するという優越感をもち，何度も同じ女性に痴漢行為を繰り返す場合には一方的な愛情すら感じるという．その性嗜好・ファンタジーは心のなかにいつも保ち続け，一生涯消えることはない．チャンスがあれば，何十回，何百回，それ以上繰り返すのである．彼らは運悪く捕まってしまった，と思うだけで罪悪を感じることがなく，刑罰から学ぶことができない．そして性被害者の女性に対して，申し訳ないという気持ちがなく，贖罪の意識が欠如している．

7 アディクションとしての性依存症

性依存症はアディクションであり，「心の病気」であり「現代病」である．依存症の対象は大きく「もの」「行為」「人間関係」に分けられるが，性依存症の場合は，女性を性の対象（もの）としてしか意識していない．愛する人間としての女性とは思っていないのである．性衝動（性犯罪）行為は，始まりから終わりまでの過程のなかで得られる，スリルと興奮の高揚感と達成感で最高の快感にまで高められる．そのときは，軽度の解離性意識のもとで行為しているという．彼らの行為は，強迫性・貪欲性・衝動性・反復性，つまり性嗜好のファンタジーが頭にこびりついて離れず，そのことばかりを追求する．思いついたらそれを行動に移してしまい，冷静に考えることができない．不思議なのは，その性依存症者は，ある者は痴漢だけ，ある者は盗撮だけ，ある者は露出だけという同じ行為を繰り返すことである．性依存症者には，自分の心が病んでいるという「病識」がない．非（反）社会性パーソナリティ障害でもあるので，何百回，それ以上の性嗜好（性犯罪）行為を繰り返しても，贖罪の意識もなく，自分で抑制することができなくなっている．そして，彼らの言葉と心と行動は乖離しているので，裏切られることもしばしばである．

8 性依存症の非（反）社会性パーソナリティ障害

性依存症は非社会性パーソナリティ障害（ICD-10，表2[1)]）および反社会性パーソナリティ障害（DSM-IV-TR，表3[2)]）に相当するものと思われる．個人の発達の早期に体質的因子と社会的経験の両方の結果として現れるものと，人生のより後期に獲

表 2 非社会性パーソナリティ障害（ICD-10）

F60.2 非社会性パーソナリティ障害
- (a) 他人の感情への冷淡な無関心．
- (b) 社会的規範，規則，責務への著しい持続的な無責任と無視の態度．
- (c) 人間関係をきずくことに困難はないにもかかわらず，持続的な人間関係を維持できないこと．
- (d) フラストレーションに対する耐性が非常に低いこと，および暴力を含む攻撃性の発散に対する閾値が低いこと．
- (e) 罪悪感を感じることができないこと，あるいは経験，とくに刑罰から学ぶことができないこと．
- (f) 他人を非難する傾向，あるいは社会と衝突を引き起こす行動をもっともらしく合理化したりする傾向が著しいこと．

（WHO. The ICD-10 Classification of Mental and Behavioural Disorders：Clinical description and diagnostic guidelines.1992／融 道男ほか（訳）．ICD-10 精神および行動の障害 新訂版．2009[1]より）

表 3 反社会性パーソナリティ障害（DSM-Ⅳ-TR）

301.7 反社会性パーソナリティ障害
A. 他人の権利を無視し侵害する広範な様式で，15 歳以降起こっており，以下のうち 3 つ（またはそれ以上）によって示される．
- (1) 法にかなう行動という点で社会的規範に適合しないこと．これは逮捕の原因になる行為を繰り返し行うことで示される．
- (2) 人をだます傾向．これは繰り返し嘘をつくこと，偽名を使うこと，または自分の利益や快楽のために人をだますことによって示される．
- (3) 衝動性または将来の計画を立てられないこと．
- (4) いらだたしさおよび攻撃性．これは身体的な喧嘩または暴力を繰り返すことによって示される．
- (5) 自分または他人の安全を考えない向こう見ずさ．
- (6) 一貫して無責任であること．これは仕事を安定して続けられない，または経済的な義務を果たさない，ということを繰り返すことによって示される．
- (7) 良心の呵責の欠如．これは他人を傷つけたり，いじめたり，または他人のものを盗んだりしたことに無関心であったり，それを正当化したりすることによって示される．

（American Psychiatric Association. Diagnostic and Statistical Manual of Mental Disorders Fourth Edition Text Revision. 2000／高橋三郎ほか（訳）．DSM-Ⅳ-TR 精神疾患の診断・統計マニュアル 新訂版．2009[2]より）

得されるものがある．これらのパーソナリティ障害の行動はある特定の社会的，文化的状況のなかで引き起こされ，極端で際立った偏りの行動を示している．

表 2[1]と表 3[2]を比較・検討してみると，性依存症者は F60.2（a）の「他人の感情への冷淡な無関心」であり，女性に対してはまったくその通りである．また（d）の「フラストレーションに対する耐性が非常に低いこと」と，301.7（3）の「衝動性または将来の計画を立てられないこと」，さらに（5）の「自分または他人の安全を考えない向こう見ずさ」などは彼らに酷似している．そして彼らのパーソナリティは F60.2（b）の「社会的規範，規則，責務への著しい持続的な無責任と無視の態度」と，301.7（1）の「法にかなう行動という点で社会的規範に適合しないこと．これは逮捕の原因になる行為を繰り返し行うことで示される」と記載されているように共通している．続いて，性依存症者は F60.2（e）の「罪悪感を感じることができないこと，あるいは経験，とくに刑罰から学ぶことができないこと」と 301.7（7）の「良心の呵責の欠如．これは他人を傷つけたり，いじめたり，または他人のものを盗んだりしたことに無関心であったり，それを正当化したりすることによって示される」というパーソナリティ障害をもっている．

9 性依存症の治療

性依存症の治療は性衝動行動の再発防止を第一目的とし，再犯しない生活リズムの形成，および治療プログラムを通じて自身の問題への気づきと，新たな生活への再構築にあり，さらに地域トリートメント治療プログラムとしては，下記の通りである．

● SAG

火，木，金曜の午後7時から8時半頃まで集団精神療法を実施している．約20～30人くらいの人たちが昼間は働きながら参加している．金曜は認知行動療法のテキストを中心にリスクマネジメントを学習する．火曜は事例検討，ディベート，自分史を書く，被害者宛ての手紙を書くなどをしている．木曜は体験を語るプログラムである．SAGに参加しているうちは再犯防止が可能であるが，数か月～数年間参加して，そのうちに来所しなくなり，数年後に，再犯を繰り返して，再び参加してくる者もいる．

● 薬物療法

性欲を抑制し，強迫観念・行為を緩和し，衝動性を抑制する目的で，本人のインフォームド・コンセントのもとに処方するが，多くの人たちは好まないようである．薬物は選択的セロトニン再取り込み阻害薬（SSRI）のセルトラリン，パロキセチンなどを出すが，効用は不安定で，よく効いたという人もいるし，ふらつき，頭がボーっとする，悪心などを訴えて中止することもある．再犯の頻度が多い場合は，少量のハロペリドールを投与することもある．抗男性ホルモン薬は使用していない．

● デイナイトケア

性依存症者には，性衝動行動（性犯罪）を頻回に繰り返し，何回も服役している者がいる．そのなかで発達障害および軽度知的障害をもつ者は，SAG治療では内容を十分理解できず，再犯防止は困難である．そこで毎日，デイナイトケアに通いながら，（なかには薬物療法とともに）治療・教育し，さまざまな生活・作業・スポーツプログラムに参加して，再犯を防止している．

● 個人療法

再発の前兆がある者には生活全般にわたって積極的に個人介入する．

● 自助グループのSA（Sexaholics Anonymous）

SCA（Sexual Compulsive Anonymous）と連携しているが，性依存症者はあまり参加したがらないようである．

家族支援

性加害者の家族（妻や両親）にとっては性犯罪事件は青天の霹靂である．家族は事件に巻き込まれ，なぜ夫や息子がいやらしい性犯罪を起こしたのか途方に暮れている．夫や息子を忌避する気持ちと何とか裁判で助けなければならないという気持ちが葛藤し，家族は被害者の立場に立つと同時に，被害女性の立場からは加害者の立場に立つことになる．そこで家族の支援とメンタルヘルスケアのため，2007年7月から妻と母親のためのSFGと，2008年7月から父親のためのSFGを開いている．今では10～20人以上の家族が参加している．

10 司法と医療と福祉の連携

性依存症は性犯罪として司法の場で，罰金刑，執行猶予あるいは実刑判決を受け，処罰されているが，刑後間もなく再犯を繰り返しているのが現状である．司法関係者は，彼ら性犯罪者のアディクションの精神病理を考慮せず，法律によって裁いているだけで刑後のことはほとんど顧慮していない．短期間の矯正施設内処遇では不十分である．彼らの再犯に至る犯因性のアディクションの精神病理をターゲットにして，効果ある介入方法とアディクション精神医療への導入と治療継続，および社会生活全般を支援する福祉的援助が長期間必要である．

文献

1) WHO. The ICD-10 Classification of Mental and Behavioural Disorders : Clinical description and diagnostic guidelines. WHO；1992／融 道男ほか（訳）. ICD-10 精神および行動の障害 新訂版. 医学書院；2009. pp213-214.
2) American Psychiatric Association. Diagnostic and Statistical Manual of Mental Disorders Fourth Edition Text Revision. APA；2000／髙橋三郎，大野 裕，染矢俊幸（訳）. DSM-IV-TR 精神疾患の診断・統計マニュアル 新訂版. 医学書院；2009. p672.

IV 嗜癖症と依存症

7 インターネット依存，ネットゲーム依存の実態と治療

岩崎正人
元岩崎メンタルクリニック

1 はじめに

20世紀の終盤，インターネットの出現は人類に革命をもたらした．

インターネットは古今東西から得られる無尽蔵な知識の蓄積，膨大な情報の収集，さらに多様なコミュニケーション様式などを提供した．その結果，一般市民はさまざまな情報によって便利で快適な生活を手に入れ，人と人とのつながりを密にした．

一方，コンピュータウイルスによる情報操作やネットワーク犯罪などの弊害が顕在化したが，なかでも"インターネット依存症"が注目される．

インターネット依存症とは「インターネットにのめりこんでコントロールができなくなり，さまざまなリスクを生じる状態」である．インターネット依存症はその利用内容によってネットゲーム依存症，SNS依存症などがある．

なお，現在，依存症は3分類されている．酒やドラッグに依存する物質依存症，仕事・ギャンブル・買い物などに依存するプロセス依存症，DV（domestic violence）・恋愛依存症など互いに傷つけ合うのに離れられないような人間関係に依存する関係依存症（共依存）などである．

ここで取り上げるインターネット依存症はプロセス依存症に含まれる．

岩崎正人（いわさき・まさんど） 略歴

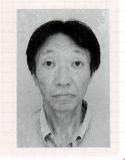

1951年東京都生まれ．
1977年日本医科大学卒．久里浜医療センター，都立松沢病院等を経て，2000年岩崎メンタルクリニック開設．2015年閉院．
著書として，『嗜癖の時代』(1994)，『平成パソコン症候群』(1998)〈以上，集英社〉，『ラブ・アディクション 恋愛依存症』（五月書房，1999），『世話をやく女と束縛する男』（NHK出版，2004），『定年性依存症』（WAVE出版，2009），『子供をゲーム依存症から救う精神科医の治療法』（データハウス，2013）がある．

2 ネットゲーム依存症について

症例：19歳，男性，フリーター

　ゲームを始めたのは小学校4年のときだった．当時流行していたスーパーマリオに熱中した．放課後は友人の家に集まり，自宅では毎日クリアーするまでプレーした．宿題もやらずに登校するので，成績は低迷した．母親は心配のあまり「目が悪くなる」「勉強をやりなさい」と注意するのであるが，聞き入れようとはしなかった．

　中学では野球部に入ったので，ゲームは週末に楽しむ程度であった．ただし友人と誘い合って近くにあるゲームセンターへ月に2～3回出かけることがあった．この頃，いじめを受け，一時期，不登校になった．

　高校2年になるとオンラインゲームを始めた．複数の人が対戦するバトルゲームに夢中になった．仲間と約束の時間にゲーム上で集まり，明け方までやる日もあった．特に夜の10時から午前2時にかけてピークになる"大会"には必ず参加した．その分だけ睡眠時間は減ったが登校は続けた．プレーには波があり，一度熱くなると何日も徹夜が続いた．

　バイトで得た収入はそっくりゲームソフトの購入に費やされた．

　母親がパソコンを始末しようとすると興奮して暴れ，手がつけられなかった．

　大学へ進学したが，ほとんど授業には出席しなかった．昼頃目を覚まし，やおら自室にこもり，オンラインゲームを始め，真夜中まで続けることがしばしばであった．

　大学は2年で中退．現在は定職に就いていない．気が向くとバイトへ出かけ，月に数万円の収入を得ている．家では昼夜逆転の不規則な生活を送り，時間の大半をオンラインゲームに費やしている．

ネットゲーム依存症とは何か

　ネットゲーム依存症はゲーム依存症[1]の一種である．そのゲーム依存症とはゲームに依存することによってさまざまな弊害を引き起こす心の病である．

　対象のゲームによってテレビゲーム依存症，アーケードゲーム（ゲームセンターに設置されているような対戦相手が見えるゲーム）依存症，ネットゲーム依存症と名づけられる．これらは単独の場合もあるが，互いにオーバーラップしていることが少なくない．元来，ゲーム好きな素質をもった子が幼少の頃は身近にあるテレビゲームを楽しみ，年長になるとゲームセンターへ出かけ，思春期にはオンラインゲームへ移行するのだ．

　ゲームはユーザーに快感をもたらす．

　オンラインゲームはネット上で無名な仲間との出会いに期待感や高揚感をもたらす．さらに時間を共有した仲間との連帯感や一体感はユーザーを孤独から逃れさせ，かりそめの居場所を提供する．

　音と光が織り成すファンタジーワールド．電子的な機械音，BGM，サイケデリッ

クな色合いで描かれた画面のなかでユーザーは無我夢中になる．頭は真っ白，額に汗をかき，心臓はバクバクして興奮状態に陥る．現実世界の苦痛は消え去る．ゲームは現実逃避的な効果があるのだ．

さらに攻略には途方もない時間やエネルギーを費やす．その成果は測りしれない達成感をもたらし，征服感も満たすことができる．

一方，ゲームに負け，落ち込み，不快感に襲われるときもある．だがリベンジを目指し工夫と研究によって攻略ができたときには新たな充実感や満足感で溢れる．この気持ちがゲームへのモチベーションをさらに引き上げるのだ．

このように強烈な快感と不快感という情動的なレベルの繰り返しが脳内にインプットされ，ユーザーはゲームを習慣化する．習慣化された行動はより強い刺激を求めてエスカレートして，依存性ができると考えられる．

3 SNS依存症について

症例：27歳，主婦

朝は戦場だ．幼稚園へ通う4歳の息子を起こす．だが，なかなか布団から出て来ない．何回となく背中を叩く，鼻をつまむ．ようやく起きても，トイレ，洗顔，着替えなどゆっくり，ゆっくり．心は騒ぐ．やりたいことがあるから早くしてよ，と．次は夫だ．夫も息子と同じペース．いらいらが募る．

ようやく二人を送り出し，大慌てで家中の掃除を済ませて，洗濯を始める．

これで自分の時間を手に入れた彼女は一目散にパソコンへ向かい，お気に入りのブログを開く．ブログには常連たちによる近況報告，不平不満，怒りの嵐，サークルの開催など情報が満載だ．

早速，入力開始．昨晩，姑の誕生日プレゼントについて夫と相談したが，まるで他人事のように柳に風と受け流されたことを打ち込んだ．胸のなかにたまっていたことを吐き出せたので心が軽くなった．

アッという間もなくネット上から反応があった．「自分も夫に相談したが知らぬ振りだった」「えらいわねー」「プレゼントは華やかなものがいいわ」「無理矢理ご主人をデパートに連れていったら…」など，さまざまなコメントが寄せられた．

普段は無口で，何を聞いてもロクに答えてくれない夫を相手にしている彼女にとって，自分の訴えを多くの人が親身になって考え，意見を言ってくれたので嬉しかった．誉めてくれる人もいたし…．心は満たされ，少し高揚していた．

早速，次の書き込みを始めた．今度は息子が食事の際，おかずだけ先に食べてしまい，ご飯には手をつけないことを打ち込んだ．しばらく，反応をうかがっていたが今回は空振りだった．少し淋しい気持ちと，置いてきぼりにされたような物足りない感じだった．

時計を見るともうお昼だったが，昼食をパスしてそのまま画面に向かった．

やがて帰宅した息子の気配によって，午後も遅くなっていることに気づかされた．そういえば洗濯物は放置され，買い物にも行っていなかった．

振り返ると，ブログを始めたのは息子が1〜2歳の頃からだった．出産直後は目が回るような忙しさに追いまくられた．その頃から夫は彼女に関心を示さなくなった．

彼女は育児の手を休める時間に友人から教わったブログを始めた．当初，氏も素性もわからない人とプライバシーを一部共有することに抵抗感があった．しかし，普段から人付き合いが苦手な彼女にとって，自分に興味を示し，時には自分を誉めてくれるブログの仲間はかけがえのないものだった．

徐々にパソコンへ向かう時間が増え，反対に家事に費やす時間が減った．育児が疎かになり，夫とはすれ違ったままである．

● SNS依存症とは何か

SNSとはソーシャル・ネットワーキング・サービス（social networking service）の略である．人と人とのコミュニケーションを促し，新たな人間関係を構築するコミュニティ型の会員制のサービスだ．フェイスブック，ミクシィ，広義にはブログ，ツイッターなどが含まれる．最近ではラインも見逃せない．

対人関係が苦手である現代人にとってSNSはコミュニケーションをとるきわめて有効な手段である．

SNSは5つの特徴がある．
① 直接，顔を合わせない．傷つけられる機会が減る．
② プロフィール（名前や住所など）を明かさないでよい．実生活に侵入される危険性が少ない．
③ 用件のみを伝えられる．感情表現が不要．
④ 一方的に送信や遮断ができる．マイペースで進められる．
⑤ スピードがある．結果をすぐに求められる．

などである．

つまり，人との生身を介した直接的な接触を避け，間接的な接触ができるのだ．いわば"擬似的な人間関係"を作り上げ，本物の人間関係の代用をするのである．

SNSはユーザーに快感をもたらす．ユーザーは感情や考えを表現することによって開放感を味わう．さらに他者による共感や賞賛を得ることもできる．

普段からひっこみ思案で沈みがち，自分に自信がもてず，人付き合いが乏しい人などにとって心を高揚させ，輝きを取り戻し，自己肯定感を得られる絶好の手段である．

一方，不快感に陥ることもある．書き込みに対する無反応はユーザーの心を不安にさせる．相手の顔が見えず，文字による意思表示は直截な表現になり心を傷つけやすい．秘密を打ち明け，本音をさらけ出すと人間関係がギクシャクすることもある．この延長線上に"いじめ"がある．周囲から隔絶され，連絡を密に取り合うので似た思考パターンに陥りやすく，集団自殺や殺人計画の誘いなどの短絡的で突発的な行動化が起きやすい．不快感は心を追いつめ絶望的な気分に落とし込む．

高揚と落ち込みを繰り返す SNS によるコミュニケーションは脳内に強くインプットされ，習慣化する．習慣化された行動はより強い刺激を求めてエスカレートするうちに依存性が形成されると考えられる．

4 ネットゲーム依存症，SNS 依存症において依存性を見分ける 3 つのサイン

　第一のサインはネットゲームや SNS に対する強い欲求である．いつもネットゲームや SNS のことが頭から離れず，アクセスするチャンスをうかがっている状態である．

　第二はコントロール喪失（loss of control）である．時や場所を構わずネットゲームをするようになり，絶えず SNS にアクセスして仲間の書き込みを読み，投稿するのである．

　第三はネットゲームや SNS ができないとイライラして落ち着かないようになるのだ．

5 ネットゲーム依存症，SNS 依存症の症状

● 症状 1：生活状態の変質

　ネットゲームや SNS に費やす時間が増えるので，まっとうな日常生活が阻害される．このため食事は不規則．入浴の回数は減り，シャワーだけですます．睡眠時間は短縮される．

　登校や通勤は遅刻か欠席（勤），早退が増える．学業成績が低下するか，仕事の実績が上がらない．家事の停滞，育児放棄，趣味への関心が低下する．衣類や身の回りのことに関心を払わなくなり，ひきこもりがちな生活になる．

● 症状 2：家族関係の変化

　生身の対人関係が煩わしく感じるようになり，家族に対して心を閉ざし，口を開こうとはしない．

　一方，ネットゲームの場合は利用料金に関して家族に無断で口座から引き落としにするような金銭的なトラブルを生じることがある．

● 症状 3：精神状態の悪化

　ネットゲームや SNS に熱中するあまり，日常生活への集中力や注意力が低下して，散漫な状態になる．

　人と話す機会が減り，柔軟な思考や感情の柔らかな表現が損なわれやすい．このため短絡的な思考に陥り，些細なことで感情が爆発して暴言や暴力的な行動に及ぶ場合もある．

6 ネットゲーム依存症，SNS依存症の治療

　治療は薬物療法，集団精神療法，認知行動療法などさまざまなものが試みられている．なかでも最も効果が期待できるのは自助グループへの参加である．

　自助グループとはネットゲームやSNSに依存している人が定期的に集まって，自ら抱えている問題を話し合う会である．

　自助グループで最も重要なことは「向き合う」ことだ．他の参加者たちの話と本人の経験を重ね合わせることによって「依存症である自覚」に目覚め，「生きにくさ」と向き合うのである．同時に同じ病をもった仲間たちとの付き合いは，孤独感を和らげ，将来への希望をもたらし，生きる勇気を与えてくれ，生身の人間との付き合いに魅力を感じるようになるのだ．

　このようなプロセスを通じて心の欲求が薄められ，ネットゲームやSNSから離れていくのである．最終的には自尊心を取り戻すことができるようになる．

　一方，家族も本人と同様，困惑や怒り，失望の真只中にいる．家族には情緒を安定させ，適切な対応法を身につけるため家族会への出席を勧めたい．

　なお，子どもが治療対象の場合は思春期特有の問題（不登校，家庭内暴力，いじめなど）を合併していることがある．この際はゲーム依存症に治療の焦点を絞り込まないで総合的な視点に立って対策をたてる必要がある．

文献

1) 岩崎正人．子供をゲーム依存症から救う精神科医の治療法．データハウス：2013．

嗜癖・依存症治療での家族教室/集団療法/自助グループの活用

伊波真理雄
雷門メンタルクリニック

1. はじめに

　筆者は嗜癖・依存症治療の目標を「尊厳の回復」においている．1992年よりアルコール依存症専門病棟に勤務し，クリニック開業後はギャンブリング関連障害支援とその家族教室を運営してきた．また，併行して依存症リハビリ施設ダルク（Drug Addiction Rehabilitation Center：DARC），およびマック（Maryknoll Alcohol Center：MAC）への医療的支援と，都内の精神保健福祉センターで薬物依存家族教育プログラムの講師を現在まで継続している．

2. 現状と課題

　図1は2001年に東京ダルク支援センターで行った全国的な調査研究の一部である．薬物依存に関しては医療的介入や司法的矯正よりも，自助グループやリハビリ施設利用が断薬に効果的であることがうかがえる．

　これまでの嗜癖・依存症対策は，医療機関につなげる治療的介入，いわゆるinterventionに重点がおかれてきた．

　しかし，せっかく専門治療に導入しても，アルコール依存では1年断酒率が3割以下にとどまり，繰り返し入院するのがまるで当然のようにみなされている風潮すらある．アメリカの回復率がほとんど6割以上であることをふまえると，わが国の切実な課題はアフターケアの充実ではなかろうか．

伊波真理雄（いなみ・まりお）　　略歴

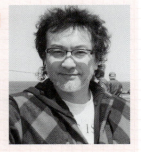

1962年沖縄生まれ．
1990年琉球大学医学部卒，同大学精神神経科入局．1992年沖縄でアルコール依存症の専門治療に携わり，米国ヘーゼルデン研究所などで研修を積む．1994年より東京都内の民間精神科病院に勤務しながら，ダルクのリハビリ導入前の解毒治療と合わせ，精神保健福祉センター・保健所などで，アディクション事例の検討・家族教育プログラムを担当する．2000年雷門メンタルクリニックを開業．治療共同体とのネットワークによる，さまざまな依存症への支援を継続中．
日本医科大学法医学特別講師，精神保健指定医．
著書に『病的ギャンブラー救出マニュアル』（PHP研究所，2007）などがある．

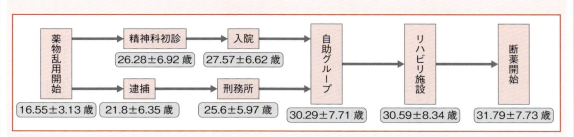

図 1 断薬に至る時間経過を図で表したもの

3. 経過をふまえた家族教室/集団療法/自助グループの活用

　ここからは嗜癖・依存症治療の intervention に重要な役割を担っている家族教室と，アフターケアに欠かせない自助グループ，デイケアや治療共同体の効果を整理し，その活用を提案していく．

● **乱用期：嗜癖行動が始まり，家族が見守り方を変えていく時期**

　15～25 歳に嗜癖行動が始まり習慣化すると考えられる．図1にあるように，薬物依存ではその期間に逮捕があり，ギャンブリング障害では初めての債務トラブルが生じるが，家族も問題を否認していることも多い．

　25～35 歳にはトラブルが繰り返されるようになり，本人もようやく「このままではマズい」と焦ってくるが，専門相談へ案内しても「自分には当てはまらない」と否認することが多い．

　対照的に深刻さに気づいた家族は本人への行動管理を強化していく．たとえば「アラノン流のキス」というジョークでは，それは帰宅した夫に出迎えのキスをしながら，アルコールの匂いをつい嗅いでしまう配偶者の行動が自嘲的に表現されている．また，ギャンブラーの家族たちは本人が新たな債務をつくらないように，身分証明やクレジットカードを預かるようになる．

　そのような家族と協働で intervention を行う際は，以下の目標を設定して教育的支援を行う．

① 家族が嗜癖行動をコントロールしようとする悪循環を洞察すること．
② 本人が嗜癖行動さえやめればよい，という単純な問題ではないことを理解する．
③ 最悪の結果（自殺など）の回避，いわゆるハームリダクションに基づく現実的なリスクマネジメントを行う．
④ リハビリ施設の特性を把握し，当事者たちの条件に併せて紹介する．

　東京都の精神保健福祉センターでは，回復した経験者や家族を講師に迎え，アルコール・薬物依存症の家族教室を主催している．

　参加者は家族教室を経て，アラノンやナラノンといった家族の自助グループに通うようになり，先述した共依存的な行動を自省しながら，本人が自分の問題に直面するようなかかわり方へ変えていく．

●回復前期：自己コントロールの絶望を経て他者の介入を受け容れ，新しい生き方が始まる時期

intervention を受け，初めてミーティングに参加した本人は「俺はこんな連中とは違う」とショックを受ける．しかし3か月目になると，徐々に自分も同じことをしてきたと気づき，他のメンバーと変わらないことを次第に認め始め，3～6か月目になる頃には「自分は嗜癖行動をコントロールできない」と受容できるようになる．

筆者は障害を受容する過程そのものを「底つき」と呼ぶが，治療共同体やデイケアで体験談中心の集団療法に参加するとそのプロセスが容易になる．

●回復後期：主体的に生き，自由を取り戻し，尊厳が回復する

そして6か月を過ぎると依存症本人は「たとえ嗜癖行動に陥らなくても，自分の生き方そのものに問題がある」と気づき，以下のようなリラプスの要因となる課題に取り組んでいく．

●周囲を裏切り，苦しめてきた加害者という罪悪感の解決

違法薬物で逮捕された薬物依存者や，多重債務などで家族を経済的に窮地に陥れた病的ギャンブラーは罪悪感を抱えやすい．

その際，家族が被害者意識をもったままだと，相対的に本人たちは加害者意識をもったまま家庭生活を強いられる．

したがって，本人は平常心を保つため，それらの罪悪感を合理化・否認・抑圧するが，逆に家族は「反省している様子がない」と本人の心理的防衛を揺さぶろうとする．結果として葛藤に耐えられず本人は嗜癖行動に逃避する，という悪循環が生まれる．

罪悪感の克服には一定期間，家族と離れて治療共同体に参加し，これまでのトラブルが「依存症の症状」であることを学ぶことが効果的である．

●失った「自己への信頼」「回復への希望」を，仲間のなかで取り戻す

尊厳を失った本人が，窮地に陥ったときに耐えることは容易ではないため，回復期では自己肯定感の回復が何よりも重要である．

先を行く仲間からの「お前ならできる」という言葉が，希望を取り戻し苦しいときに前に進む原動力となる．

●当事者意識を高めながらマイノリティの受容へ

自助グループのミーティングで発言するとき，「～依存症の○×です」と名乗る．そして自分の嗜癖行動をユーモラスに表現し，悲惨な体験であってもミーティング参加者が腹を抱えて笑うシーンも珍しくはない．

これらのプロセスを経て，自らのコントロール障害をマイノリティの特性として受容することも可能になり，新しいライフスタイルに取り組む勇気が湧いてくる．

また，自分は特別だと信じたがっている当事者も多い．謙虚になるという意味は「自分は特別な人間ではなく，アルコールをコントロールできない体質をもっているマイノリティの一人なのだ」という意識を醸成することにある．

●余暇の過ごし方を学ぶ

　強迫的な嗜癖行動から解放されると，一日がとても長く感じられるようになる．アルコールを習慣的に飲んでいた場合は，職場から帰宅した後，あるいは休日にどう過ごせばよいのかわからないのは珍しくない．

　治療共同体ではOB会，自助グループではイベントが積極的に行われ，余暇活動の充実を図っている．

●自己決定モデルによる衝動性のコントロールと尊厳の回復

　アルコール依存症の本人は抗酒剤を服用させられることによって「飲める1日」を失う．治療者側の意図は別であろうが，今日を飲む日にするか，飲まない日にするかという「選択」が奪われてしまうことの影響を無視すべきではない．そこには「自由な状況でどういう行動を選択するか」を毎日自分に問いかけるリハビリの視点が欠けている．

　自由を取り戻し，主体的に健康的な行動選択を繰り返すことで，初めて「尊厳の回復」は可能となる．

4. 考察：アフターケア期における医療機関の役割

　幼少期から衝動統制の困難さや社会性の問題を抱えている重複障害例はかなり多く，嗜癖行動が止まっても「生きづらさ」として表現される社会適応の問題が残る．知的障害などによる金銭管理能力の低さや，自閉症スペクトラム障害特有のこだわりなどは，集団療法や自助グループでは解消できないため，知能検査などを通して本人の適応力を一定の観察期間で評価する必要がある．

　端的にまとめると，医療の役割は家族教室を通しinterventionを行い，「底つき」を見守りながら本人の集団適応を評価し，自己管理能力に合わせたアフターケアへの流れを誘導していくことであろう．

5. おわりに

　わが国の現状をふまえ，嗜癖・依存症治療の回復率を上げるために，アフターケアのさらなる充実と，そのなかで取り組むべきテーマを提言した．自助グループ，集団療法，家族教室は，まさに回復支援の根幹を成すものであり，その活用が求められている．

コラム COLUMN

ニーバーの祈り

森山成㭨
通谷メンタルクリニック

　勤めていた八幡厚生病院で，GA（Gamblers Anonymous）の院内ミーティングに参加する15，6年前まで，ニーバーの祈り（平安の祈り，serenity prayer）は知らなかった．

　　神様，私にお与え下さい．自分に変えられないものを受け入れる落ち着きを．変えられるものは変えていく勇気を．そして二つのものを見分ける賢さを．

　GAではこの平安の祈りを，ミーティングが終了後，全員で唱和して散会する．なるほど真理をつく言葉だと感心しながらも，「はいはい，そうですね，ごもっとも」と長い間聞き流していた．

　身に沁みるようになったのは，2008年7月，急性骨髄性白血病を患ってからだ．クリーンルームにひとり閉じこめられていると，この章句がしきりに思い出された．確かに，自分が白血病を得たという事実は変えられない．しかし，にもかかわらず陽気に元気に生きていくことはできる．その二つはまったく別のものだ──．

　半年続いた闘病生活の後半，引き膳や体重測定のとき，病棟の廊下に出られるようになった．血液病棟は重病者が多いせいか，どの病室も暗い．出て来る患者も悲痛な顔をしている．これでは，それこそ死ぬまで病魔にとりつかれると思った．

　以来，なるべく明るく過ごそうと決心した．白血病は白血病で，何も私の頭のてっぺんから爪先までが白血病になったわけではない──．そのとき俄然，光をもって思い出されたのが平安の祈りだった．

森山成㭨（もりやま・なりあきら） 　略歴

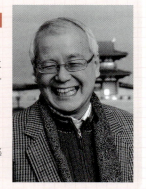

1947年福岡県生まれ．
1969年東京大学文学部仏文学科を卒業後，TBSに勤務．2年後に退職して九州大学医学部に学び，精神科医となる．その傍ら小説の執筆に励み，「帚木蓬生」（ははきぎ・ほうせい）のペンネームで作家としても活動．
1978年九州大学医学部卒．1979～81年フランス留学．1988年八幡厚生病院診療部長．2005年通谷（とおりたに）メンタルクリニック院長．
主な受賞歴
1992年『三たびの海峡』吉川英治文学新人賞，1995年『閉鎖病棟』山本周五郎賞，1997年『逃亡』柴田錬三郎賞，2010年『水神』新田次郎賞．

依存症で脳は変化する．アルコールや薬物の物質依存であろうと，ギャンブルやネットゲームなどの行動依存であろうと同じである．

> Once your brain becomes a pickle, it can never become a cucumber again.
> （依存症で脳がいったんピクルスになってしまうと，二度とキュウリには戻らない）

GAの患者には，「一度タクアンになった脳は，二度とダイコンには戻らない」と私が言い続けているのもそのためである．だからこそ，キュウリもどき，ダイコンもどきの脳にするためには，GAに週1回，できれば2回参加しなければならない．GAに行きやめると，すぐさまピクルスとタクアンに脳は逆戻りして，ギャンブルが再開される．

自分がギャンブル症者だったという事実は変えられない．しかしGAに通い続けて，以前の普通の，いやもっと真摯な生き方をすることはできる．

癌患者でも同じで，自分が担癌者である事実はもう変えられない．しかしにもかかわらず，明るく前を見つめて生きることはできる．

終末期の患者もまったく同様である．自分が死の床についているという事実は，もうどうしようもない．しかし死の瞬間まで，生を全身に享受することは可能である．そしてその二つを見分ける賢さがあれば，今すぐ，この瞬間から，人生が変容する．

平安の祈りを最初に唱えたのは，アメリカの神学者 Reinhold Niebuhr（1892～1971）で，1930年代だとされる．1940年代にはいると，早くも Alcoholics Anonymous（AA）がこの祈りを導入して，世界中に広まっていく．

以来，AAだけでなく，Narcotics Anonymous（NA）やGA，薬物依存，癌患者，終末期の患者たちの自助グループで，使われるテキストの表紙に掲げられるようになった．

白血病発症からもう7年が経つ．こうして生きておられるのも，このニーバーの祈りのおかげかもしれない．

> God grant us the serenity to accept the things we cannot change, the courage to change the things we can, and the wisdom to know the difference.

実に真理をつく章句ではないか．

コラム COLUMN

ギャンブル障害は「自己責任」ではなく，「国家責任」

森山成彬
通谷メンタルクリニック

2014年8月，厚生労働省の研究班（代表：樋口 進久里浜医療センター院長）は，ギャンブル障害の有病率を発表して世間を震撼させた．約4千人の成人に面接した結果は，男性8.8％，女性1.8％，全体で4.8％の有病率であり，有病者は536万人と推定された．

この驚くべき数字が判明したのは，実は今回が初めてではない．2010年，同じ研究班が同種同規模の調査をして，有病率は男性で9.6％，女性で1.6％という数字を出していた．ところが，当の研究班も，その3年前に発足していたギャンブル障害の研究班（代表：宮岡 等北里大学精神科教授）も，「数字がひとり歩きする」のを恐れて，公表しなかった．2度続けて似たような数字が出たので，研究班としてはもはや頬かむりできなくなったと思われる．しかしこの重大な数字に関して，樋口 進研究班班長がメディアに向かって発言した形跡はない．通常であれば，すわ一大事と警鐘を鳴らす立場にありながら，それを控えているのは何か事情があるからに違いない．ギャンブル障害に対して対策を打ち出さない厚労省への遠慮か，カジノ解禁を目論む政府の足を引っ張るまいとする配慮があるのか．

今回の発表によると，ネット依存の有病者が421万人，アルコール依存が109万人である．すべての嗜癖疾患のなかでもギャンブル障害の有病者数は頭抜けて高く，統合失調症やうつ病，認知症の患者よりも多く，わが国最大の精神疾患といっていいのかもしれない．

成人の4.8％という有病率がいかに常軌を逸した数字であるかは，他の国々の有病率と比較すると実感できる（表1）．

ギャンブル好きといわれている韓国の6倍，なりふり構わないカジノをいくつも持っているアメリカの3倍である．この尋常ならざる高い有病率を，はたして「自己責任」で片づけられるのだろうか．

2013年，DSM-5はギャンブル障害を，アルコール関連障害と同じく嗜癖障害のなかに組み入れた．他に並置されているのが，カフェイン，カナビス（大麻），幻覚薬（危険ドラッグ），吸入剤（シンナー），オピオイド（アヘン類），鎮静薬・睡眠薬・抗不安薬，精神刺激薬（覚醒剤やコカイン），タバコである．このうち，カフェインを除いて何らかの使用規制が加えられている．わが国ではひとりギャンブルのみが，私設カジノや賭け麻雀，野球賭博などを例外として，まったく規制がない．規制するどころか，競馬・

表 1　各国のギャンブル依存症有病率

国名	調査年	調査数（人）	有病率（％）
オーストラリア	2001	27万6,777	男性2.4 女性1.7
カナダ	2002	4,603	0.9
フランス	2008	529	1.24
香港	2001	2,004	1.8
ニュージーランド	2000	1,029	0.8
韓国	2006	5,333	0.8
スウェーデン	1997	7,139	0.6
スイス	2008	2,803	0.5
アメリカ（ルイジアナ）	2002	1,353	1.58
日本	2008	4,123	男性9.6 女性1.6
	2013	4,153	男性8.8 女性1.8

（厚労省調べ）

　競輪・競艇・オートレース・スポーツ振興くじ・宝くじといった公営ギャンブルを，国が推進している．そのうえ，ギャンブルとはみなされていない，パチンコ・スロットという日本だけのギャンブルが存在する．

　ギャンブル症者がどのギャンブルにはまっているかは，つとに統計が出されている．パチンコ・スロットが6〜8割，パチンコ・スロットがらみでないのは4〜5％にすぎない[1,2]．ことに女性や発達障害・統合失調症・高齢者は，すべてギャンブルの対象はパチンコ・スロットである．つまりわが国のギャンブル障害の元凶は，パチンコ・スロットだといっていい．

　それもそのはず，パチンコ店の総店舗数は1万2千軒（ローソンが1万1千軒），年商19兆円（トヨタ自動車が20兆円，出版業界が1.6兆円），台数は全世界のギャンブル機械の6割強，人口あたりの台数は，カリブ海のセントマーチン島の11人に1台，モナコの23人に1台についで，第3位の30人に1台である．

　しかも全国津々浦々に存在するパチンコ・スロットが，ギャンブルとされていないのだから恐れ入る．ギャンブルでなく遊技なので，広告・宣伝はお構いなし，年齢制限もあってなきがごとしの，やりたい放題である．

　こういう世界に類のないギャンブル放任施策を，戦後70年間続けているからこそ，病者は多いのであり，「自己責任」というより「国家責任」ではないのか．

　具体的には，そこに5つの不作為が存在する．第1は，パチンコ・スロット業界に多くのOBを送り込んでいる警察庁と国家公安委員会である．パチンコをギャンブルと規定しないのは，天下り先の確保のためであり，もちつもたれつの関係がある．

　第2の不作為は，メディアにある．パチンコ業界の広告料とチラシで懐が潤っているため，決して問題の本質を突かない．パチンコ・スロットに起因する詐欺や横領，殺人事件があっても，「お金は遊興費に使った」と書くにとどめる．警察も発表したがら

ないため，国民は犯罪の背後に隠れるギャンブル障害については知らされない．病者を生み出す広告には，当然広告媒体としての責任があるのに，等閑視している．

第3に，行政の不作為がある．最も厚顔なのは，国民の健康を守るのを務めとする厚労省である．有病者を536万人と公表していながら，あとは知らん顔を決め込んでいる．同時に発表されたネット依存やアルコール依存と比べても，憂慮すべき事態なのに，何の手も打たない．536万人は，ノルウェーの総人口の9割，政令都市10市分である．細々と研究を続けるギャンブル障害の厚労省研究班は，予算が増えるどころか，少しずつ減額され，2015年以降は班会議開催もできないようになってしまった．

わが国の公営ギャンブルをみると，競馬（年商2兆8千億円），競艇（同9千億円），競輪（同6千億円），オートレース（同7百億円），宝くじ（同1兆円），スポーツ振興くじ（同1千億円）は，それぞれ所轄官庁が異なる．

2011年に赤字に転落した中央競馬（JRA）は，農水省の特殊法人で，多くの役人が天下る．一方の地方競馬はとっくの昔に軒並赤字になって，財政の足を引っ張っている．それでもなかなか廃止されない．

競艇の監督官庁は国交省で，一時は2兆円の売り上げがあったのが，現在はその半分以下の青息吐息の状態である．利権の大部分は財団法人日本船舶振興会が握っている．起死回生策として，ナイター開催やライブショー，ネット販売までやっている．

経産省が管轄しているのが競輪とオートレースで，双方とも赤字に転落しているのに，廃止するどころか，場外発券施策を新設して，ギャンブルを奨励する．

負けじと新たに公営ギャンブルに参入したのが文科省である．totoのみならずBIGも売り出し，どこのコンビニエンスストアでも，券が買える．10月10日をtotoの日に制定したり，これが教育に携わる省のやり口かと，開いた口が塞がらない．

総務省が管轄する宝くじも，あの手この手で売り上げの維持に必死である．当せん金を吊り上げて国民の射幸心を煽るのが，はたして国の成業といえるのだろうか．

こうしたギャンブル企業が提供するギャンブルを享受するのは，一種の消費行為である．その消費者がギャンブル障害になったとすれば，消費者庁がまず声を上げるべきである．詐欺まがいの宣伝をする宝くじやスポーツくじは公正な取引きなのか，公正取引委員会が異議を申し立てたという話も聞かない．さらにこれだけ大量のギャンブル症者が出，国民の生活がズタズタにされているのに，国民生活センターが黙っているのも不思議ではある．

とはいえ，精神科医たちの怠慢が，すべての不作為をのさばらせているのかもしれない．れっきとした精神疾患なのに，治療にも不熱心，まして予防など夢のまた夢である．536万人の有病者に，日本精神神経学会が驚いた様子もない．やっと学術総会でギャンブル障害のシンポジウムがもたれたのは，2014年6月である．そこでもチマチマとした治療法が語られたのみで，ギャンブル障害を大局的にとらえた議論はなかった．薬のない精神疾患は，いかに数多い患者がいようと，盲点になって見えないという精神科医の特徴が，はっきり見てとれる．

そして「人権」を守る立場にある法律家も，精神科医に劣らず，不作為を決め込んでいる．職業柄，ギャンブル障害がよく見えるのは，債務整理に携わる法律家である．精神科診療所を訪れるギャンブル症者の4分の1，GA参加者の半数が，すでに債務整理をしている．単に債務の整理をするだけで，その裏に潜む，ギャンブル業界の人権侵害には眼がいかないのだろうか．消費者保護の観点に立てば，国を挙げてのギャンブル振興策に異を唱えるのが責務ではないだろうか．

　わが国のギャンブル産業の総売り上げは，25兆円に達する．マカオの年商が4兆5千億円程度なので，わが国にはマカオが5つ以上ある勘定になる．

　それが実態なのに，政府や超党派の議員たちは，2020年の東京オリンピックに向けて，カジノまでも創設しようと目論んでいる．それだけでなく，プロ野球にもサッカーくじよろしくtotoを持ち込もうとしている．会場の建設費を捻出するのが目的という．野球に関するギャンブルは，2010年相撲界を揺るがせた野球賭博がまだ耳新しい．似たようなギャンブルを，今度は政府が開帳しようとするのだから，もはやわが国は「ギャンブル依存国家」と酷評されても仕方がない[3]．

　まさしく，わが国のギャンブル障害は，自己責任ではなく，国家責任である．

文献

1) 森山成彬. 病的賭博者100人の臨床的実態. 精神医学 2008；50：895-904.
2) 森山成彬. Gamblers Anonymous（GA）の参加者125人の臨床的実態. 精神科治療学 2014；29：1451-1458.
3) 帚木蓬生. ギャンブル依存国家・日本. 光文社；2014.

危険ドラッグの治療

成瀬暢也
埼玉県立精神医療センター

1. はじめに

　危険ドラッグとは，大麻や覚せい剤などの違法薬物に類似した性質をもち，法で規制されないように化学構造式の一部を変えた物質の総称である．気分を高揚させたり，落ち着かせたり，多幸感を得たり，性的興奮を得たりする目的で乱用されるが，これまで人が摂取したこともなければ，動物実験さえ行われていない物質を体内に摂取しているため，きわめて危険である．「自ら人体実験をしている」といわれる所以である．

　さらに，指定薬物として規制されるたびに，より強力なものが新たに登場しており，わずか数年で非常に危険で粗悪な物質に変貌した．また，多くの危険ドラッグは単剤ではなく複数の物質が混ぜ込まれ，興奮系と抑制系が同一商品に入っている．医療機関で物質を同定することは不可能であり，症状を診て対症的に治療するしかなく困難も多い．

　この項では，この特異な性格をもつ危険ドラッグの依存症の治療について述べる．

2. 危険ドラッグ使用障害患者の特徴[1-3]

　危険ドラッグは，中枢神経抑制作用をもつ「抑制系」は合成カンナビノイド，中枢神経興奮作用をもつ「興奮系」はカチノン系化合物が主であり，依存性も強くみられる．乱用者の特徴として，大半が若い男性であり，あらゆる学歴層に広がっている．興奮系では激しい興奮状態で暴力行為に及びやすく，急性錯乱状態や幻覚妄想状態で精神科救急を受診する例が多い．薬物使用状況がわからないと統合失調症や双極性障害の躁状態

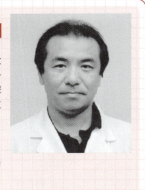

成瀬暢也（なるせ・のぶや）　略歴

1986年順天堂大学医学部卒．同大学精神神経科入局，大学病院などで研修医として勤務．同大学助手を経て，1990年埼玉県立精神保健総合センター開設と同時に勤務，1995年同センター依存症病棟，2002年同センター組織改変に伴い，埼玉県立精神医療センターと埼玉県立精神保健福祉センターとなる．2008年10月より，埼玉県立精神医療センター副病院長（兼 埼玉県立精神保健福祉センター副センター長）．
専門分野は，薬物依存症・アルコール依存症，中毒性精神病の臨床．
共著書に，『よくわかる覚せい剤問題一問一答』（合同出版，1998），『精神科救急ケースファイル』（中外医学社，2009），『依存と嗜癖』（医学書院，2013）が，共訳書に，『患者の暴力』（メヂカルフレンド社，1992），『カプラン臨床精神医学テキスト』（メディカルサイエンスインターナショナル，2004）がある．

表 1　薬物依存症外来にみる危険ドラッグ使用障害患者の特徴

- 圧倒的に若い男性に多い
- あらゆる学歴層が乱用している
- 安価で簡単に誰でも入手できる
- 使用ドラッグにより，症状が多種多様である
- 複数の未知の物質からなり通常の尿検査では検出できない
- 精神症状がドラッグによるものか，他の理由によるものかもわからない
- 既存の違法薬物より「危険性・毒性」が強い
- 「依存性」もかなり強く，断薬時の焦燥感が強い
- 興奮系では暴力的になりやすく，横紋筋融解症，急性腎不全に注意を要する
- 抑制系では意識障害下における嘔吐による窒息・誤嚥性肺炎，外傷，交通事故などに注意を要する
- 他の薬物使用にも注意する
- 統合失調症，双極性障害と診断される例もある
- 法改正前は，「捕まらない」ため治療の動機づけが難しかった

表 2　危険ドラッグ使用による臨床症状と対応

A. 急性中毒
　1) 興奮系：「急性錯乱・幻覚妄想」「精神運動興奮・不穏・攻撃性」
　　　すべての形態・カチノン系が主……精神科救急の対象
　2) 抑制系：「意識障害」「多彩な身体症状」
　　　乾燥植物片が多い・合成カンナビノイドが主……身体科救急の対象
　　　＊ただし，両者が混在していることが多く，明確には区別できない．
B. 依存症
　　興奮系・抑制系に共通して：「強い依存性」……依存症医療の対象
C. 慢性中毒
　　慢性精神病，記憶障害，発癌性，免疫機能低下などが予測されるが不明

と診断されることもある．抑制系では急激で重篤な意識障害下で交通事故を起こしたり，多彩な身体症状で身体科救急に搬送されたりする．これら抑制系と興奮系が同一商品に混ぜ込まれていることに留意する．吐瀉物による窒息，心循環器系の障害，横紋筋融解症による急性腎不全，大量摂取による多臓器不全などにより死に至る危険性もある．また，衝動的に致死的な自殺企図に及ぶこともある．退薬期とその後の渇望期にも焦燥感が高まり不穏となることが多い．他に催幻覚作用を主とした「幻覚系」のものもあるが，現在の中心は抑制系，興奮系であり，これが対応の目安となる．

　危険ドラッグ使用障害患者の特徴を表 1 に示す．

　上條ら[1]は，身体科救急搬送時（初診時）の危険ドラッグ使用障害患者に関する多施設共同調査を実施している．それによると，交感神経興奮作用として，頻度の高いものから頻呼吸，頻脈，散瞳，高体温，高血圧があげられ，意識障害（GCS 14 以下）は 46％にみられた．身体症状として，嘔吐，悪心，動悸が多く，精神症状としては，不穏・興奮，不安・恐怖，錯乱などが多かった．合併症として横紋筋融解症が 10％，腎障害，肝障害が約 5％に認められたとしている．

　臨床症状と対応について表 2 にまとめる．

3. 危険ドラッグ使用障害患者に対する精神科救急での対応[2,3]

　危険ドラッグの特徴をふまえて，精神科救急場面において危険ドラッグを使用してい

ることが疑われる患者の対応の手順について示す.
① 意識障害,幻覚妄想,精神運動興奮の程度を評価する.
② 身体面の評価として,外傷の有無,バイタルサインのチェック,血液検査,尿検査,心電図などを実施する.
③ 心血管系・脳血管系のアクシデントの評価,横紋筋融解症・急性腎不全の併発の有無を確認する.
④ 尿検査(トライエージ®)で他の薬物使用の有無を確認する.
⑤ 「興奮系」が主か「抑制系」が主か,を症状により評価する.
⑥ 「興奮系」が主であれば,「勘ぐり・音に敏感」「幻覚妄想」「激しい興奮・暴力的行為」の有無を評価し,非定型抗精神病薬を主とした薬物療法により症状の改善を図る.精神症状の重症度・危険性などから入院適応を判断する.
⑦ 「抑制系」が主であれば,意識障害の程度,事故の危険性を考慮して入院適応を判断する.
⑧ 入院治療に際しては,使用時・渇望期の強い焦燥感・攻撃性に注意する.
⑨ 急性中毒症状消退後は,依存症治療に導入する.

　治療の原則として,「興奮系」は「覚せい剤関連障害」の治療に準じ,「抑制系」は「アルコール関連障害」「鎮静薬・睡眠薬・抗不安薬関連障害」の治療に準じる.治療時には,焦燥感・攻撃性・暴力性が容易に高まる点に注意を要する.興奮には高用量の抗精神病薬を必要とするが,使用時や渇望期を除けばおとなしい例が多い.危険ドラッグの依存性は強いが,物質自体は出回ってまだ数年しかたっていない.そのため,危険ドラッグの使用が長期にわたる例はまれである.他の薬物を長期間乱用後に危険ドラッグに切り替えた例を除けば,断薬は必ずしも困難ではない.取締りが優勢になっている今が断薬のチャンスである.依存症治療の際は,治療関係づくり,動機づけ,必要な情報提供を重視し,外来継続を目標とする.

4. 危険ドラッグ依存症の治療[4]

　薬物依存症治療は,① 治療関係づくり,② 治療の動機づけ,③ 精神症状に対する薬物療法,④ 解毒(中毒性精神病の治療),⑤ 疾病教育・情報提供,⑥ 行動修正プログラム,⑦ 自助グループ・リハビリ施設へのつなぎ,⑧ 生活上の問題の整理と解決援助,⑨ 家族支援・家族教育,からなる.先に述べた,危険ドラッグ使用障害者の特徴をふまえて対応することが望ましい.

　薬物乱用者のすべてが依存症になるわけではない.依存症患者は,「生きにくさを抱えた孤独な自己治療」として薬物を使い続けた結果である例が多いことに留意する.

　危険ドラッグの中毒性精神病の治療に際して,薬物療法による精神病症状の改善のみを目標とせず,依存症の治療を念頭においてかかわることが重要である.その際に,治療者が忌避感情をもって接すると,患者は敏感に感じ取り治療は失敗に終わる.逆に,きちんと誠意をもってかかわることが回復の端緒となることも珍しくない.治療者が患

者に対してどのような姿勢で向き合うかが治療の鍵となる．そして，できる限り治療から脱落しないよう配慮することが大切である．

治療者の「患者を変えてやろう」「治してやろう」というスタンスは，患者の支配・コントロールにつながりやすく，信頼関係を築いていく治療的態度とは正反対の行動に陥りやすい．どんな患者にも薬物使用に対する問題意識はある．患者がそれを認めて変わろうとするためには，批判的対立的ではない温かい支援が必要である．治療の成否は治療者のスタンスによる部分が大きい．このことを念頭においた対応が求められる．治療者の「技術・テクニック」より「共感性」が重要とされる所以である．

外来では，通院できていることや前向きな行動を評価し，再使用に向かう考えや行動に対しては懸念を示す．再使用しても責めることなく寄り添うというスタンスが大切である．正直な思いを安心して話せる治療関係を築くことが優先される．信頼関係を築き，人に癒やされるようになったときに薬物に酔う必要はなくなるはずである．

5．おわりに

危険ドラッグは，その激しい急性中毒症状によりさまざまな問題を引き起こす原因となり，大きな社会問題となった．また，依存性も高く臨床場面に多くの乱用者・依存症者が登場した．2014年12月の法改正により販売店が消滅し，新規患者は激減した．しかし，今後も新手の「使っても捕まらない薬物」が登場することが予想される．取締りとともにわが国で著しく遅れている薬物依存症の治療・回復支援の充実が喫緊の課題である．

薬物患者の対応を困難にしている最大の原因は，薬物患者に対する治療者の陰性感情・忌避感情である．薬物依存症の治療は決して特殊なものではないことを強調したい．

文献

1) 上條吉人．危険ドラッグ関連の救急搬送患者の特徴と課題．特集 危険ドラッグ対策．公衆衛生 2015；79（4）：233-236．
2) 成瀬暢也．精神科臨床からみた危険ドラッグ乱用の現状と課題．特集 危険ドラッグ対策．公衆衛生 2015；79（4）：228-232．
3) 成瀬暢也．違法薬物と法的問題—危険ドラッグ．特集 依存症の新しい展開．精神科 2015；26（4）：257-262．
4) 成瀬暢也．臨床家が知っておきたい依存症治療の基本とコツ．和田 清（編）．精神科臨床エキスパート 依存と嗜癖—どう理解し，どう対処するか．医学書院；2013．pp18-48．

トピックス

新しいアルコール依存症治療薬「アカンプロサート」

小谷　陣
小谷クリニック

1. はじめに

2013年5月，断酒補助薬アカンプロサートカルシウム（レグテクト®錠333 mg）が発売されました．海外では，商品名Campralとして1990年前後から欧米各国で発売されていましたが，日本においては，初の飲酒欲求抑制薬となります．

アルコール依存症はアルコールに対する強い渇望（craving）が生じ，飲酒のコントロール障害へ発展していきます．アルコール依存症患者では，グルタミン酸作動性神経が過剰に亢進しているとされており，アカンプロサートはその神経活動を抑制し，伝達のバランスを回復させることで，飲酒欲求を抑制すると考えられています．実際の効果としては，日本における臨床試験で完全断酒率がプラセボ群に比して11.3%有意に高かったという結果（表1）が出ています．よって，アルコール依存症治療のうえで有効な薬という印象ですが，では，実際に使用する場合，どのように行えばよいのでしょうか．

2. アカンプロサートの特徴

① 対象：アルコール依存症と診断された患者．
　使用上，推奨される点としては，
- 国際疾病分類などによる適切な診断基準を満たしていること．
- 心理社会的治療と併用すること．
- 断酒の意志がある患者にのみ投与すること．
- 離脱症状に対する治療終了後に使用すること．

② 用法・用量：成人に対し1回666 mgを1日3回食後に経口投与する（原則24週間）．

小谷　陣（こたに・じん） 略歴

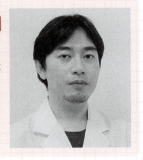

1971年京都府出身．
1998年大阪市立大学医学部卒．第三内科入局後，大阪市内中心に消化器内科医として勤務．専門は肝胆膵内科．
小杉記念病院，大阪社会医療センター付属病院，大阪市立大学付属病院などで勤務し，小杉クリニック本院にて院長就任．
2012年小谷クリニック開院．
内科医・精神科医とともにアルコール専門クリニックとして診療を行っている．

表 1 完全断酒率

投与群	完全断酒率	完全断酒率の差（95%信頼区間）	x^2検定
アカンプロサート群	47.2%（77/163 例）	11.3%（0.6〜21.9）	$p=0.0338$
プラセボ群	36.0%（59/164 例）		

（日本新薬提供）

③ 禁忌
- 本剤に対し過敏症の既往歴がある場合．
- 高度の腎障害がある場合（腎排泄であるため）．

④ 慎重投与
- 軽度から中等度の腎障害のある患者．
- 希死念慮または自殺企図のある患者．
- 高齢者（血中濃度上昇のおそれあり）．
- 高度の肝障害のある患者（臨床データがないため）．

⑤ 他剤との併用
- 従来の抗酒薬（シアナミドやジスルフィラム）と併用可能．
- アルコールによる薬物動態への影響はない．

⑥ 副作用
- 主な副作用：下痢（14.1%）．
- 重大な副作用：アナフィラキシー，血管浮腫（ともに頻度不明）．
- その他の副作用：表 2，表 3 を参照．

⑦ その他：海外での効能・効果，用法・用量を表 4 に示す．

3. 使用上の注意点

　このように，禁忌も少なく，他剤との併用も問題がなく，頻度の高い副作用は下痢程度と，非常に使用しやすい有効な薬剤といえます．個人的にも，有効性を実感しており，副作用についても，アルコール依存症専門クリニックにおいて 2 年間で約 120 症例に投与した結果，確かに下痢の頻度は高かったものの，自殺企図などの緊急を要する重大な副作用は認められませんでした．

　しかしながら，今後，アカンプロサートが普及していくなかで，この「使用しやすさ」により期せずして，漫然とした投与やアルコール依存症の基本的な知識なしに処方が乱発されるような可能性があり，注意が必要と考えられます．実際に，アカンプロサート発売前後に一般内科（特に開業医）の医師が興味を示される場合がありましたが，そのなかには，禁煙外来での投薬と同様と誤解したり，患者から要望があるのでというような安易な理由での投薬希望の問い合わせもありました．このようなケースが増えることは，アルコール依存症患者に対する治療上の大きなデメリットとなりうるため，専門医療機関と一般科との連携の面で，すこぶる注意が必要といってよいでしょう．幸い，発

表 2 その他の副作用

種類	頻度			
	5%以上	1～5%未満	1%未満	頻度不明*
精神神経系		傾眠	不安,頭痛,精神運動亢進	
消化器	下痢	腹部膨満,嘔吐	便秘,悪心,鼓腸,過敏性腸症候群,口内炎	腹痛
肝臓			γ-GTP 増加	
皮膚**			湿疹,乾癬	蕁麻疹,そう痒症,斑状丘疹状皮疹
その他			浮腫,末梢性浮腫	不感症,勃起不全,リビドー減退・亢進

*:海外で認められた副作用のため頻度不明.
**:投与を中止すること.

(日本新薬提供)

表 3 国内第 II 相および第 III 相試験における全副作用発現状況（承認時）

	合計	国内第 II 相試験	国内第 III 相試験
安全性評価対象例数	199 例	36 例	163 例
副作用発現例数（発現率）	37 例 (18.6%)	9 例 (25.0%)	28 例 (17.2%)

器官別副作用の種類	発現例数（%）		
	合計	国内第 II 相試験	国内第 III 相試験
精神障害	1 (0.5%)	1 (2.8%)	―
不安	1 (0.5%)	1 (2.8%)	―
神経系障害	4 (2.0%)	4 (11.1%)	―
頭痛	1 (0.5%)	1 (2.8%)	―
精神運動亢進	1 (0.5%)	1 (2.8%)	―
傾眠	2 (1.0%)	2 (5.6%)	―
胃腸障害	32 (16.1%)	8 (22.2%)	24 (14.7%)
腹部膨満	2 (1.0%)	1 (2.8%)	1 (0.6%)
便秘	1 (0.5%)	1 (2.8%)	―
下痢	28 (14.1%)	7 (19.4%)	21 (12.9%)
鼓腸	1 (0.5%)	―	1 (0.6%)
過敏性腸症候群	1 (0.5%)	―	1 (0.6%)
悪心	1 (0.5%)	―	1 (0.6%)
口内炎	1 (0.5%)	―	1 (0.6%)
嘔吐	2 (1.0%)	―	2 (1.2%)
皮膚および皮下組織障害	2 (1.0%)	―	2 (1.2%)
湿疹	1 (0.5%)	―	1 (0.6%)
乾癬	1 (0.5%)	―	1 (0.6%)
一般・全身障害および投与部位の状態	2 (1.0%)	1 (2.8%)	1 (0.6%)
浮腫	1 (0.5%)	―	1 (0.6%)
末梢性浮腫	1 (0.5%)	1 (2.8%)	―
臨床検査	1 (0.5%)	―	1 (0.6%)
γ-グルタミルトランスフェラーゼ増加〔γ-GTP 増加〕	1 (0.5%)	―	1 (0.6%)

MedDRA/J Ver. 14.1 により集計.
〔 〕内は添付文書（使用上の注意）掲載用語.

(日本新薬提供)

表 4　外国における効能・効果および用法・用量

	欧州製品情報概要（SmPC）	アメリカ添付文書
効能・効果	Campral EC はアルコール依存症患者の断酒を維持することを適応症としている．その使用はカウンセリングの受診と併用すべきである．	Campral の適応は，治療開始時に断酒をしているアルコール依存症患者に対する断酒維持である．Campral による治療は，心理社会的治療を含む総合的な管理プログラムの一部でなければならない． Campral 治療を開始する前に解毒を実施せず，断酒できなかった被験者において，Campral の断酒維持効果は認められなかった．また，複数薬物乱用者において，Campral の断酒維持効果は適切に評価されていない．
用法・用量	成人（年齢 18〜65 歳） 体重 60 kg 以上の患者：食事とともに 1 回 2 錠，1 日 3 回（朝食時，昼食時および夕食時，各 2 錠） 体重 60 kg 未満の患者：食事とともに 1 日 4 錠を 3 回に分割投与（朝食時に 2 錠，昼食時および夕食時，各 1 錠） 小児および高齢者： Campral EC は小児および高齢者には投与されるべきではない． 推奨投与期間は 1 年間． Campral EC は，アルコールの離脱症状に対する治療期間が終了したら，直ちに投与を開始し，患者の飲酒が再発した場合においても，薬剤の維持投与が推奨される．	Campral の推奨用量は，333 mg 錠×2 錠（毎回 666 mg）の 1 日 3 回投与である．一部の患者では，より低い用量で有効性が示される可能性がある． 食事に関係なく投薬してもよいが，臨床試験では食事とともに投与されており，毎日規則的に 3 回の食事をとる患者においては，食事とともに投与することが推奨される． アルコールの離脱症状に対する治療が終了し，患者が断酒を達成した後，できるだけ早期に Campral 投与を開始すべきである．飲酒が再発した場合においても，Campral 投与を継続すべきである． Campral 投与は総合的な心理社会的治療プログラムの一部として行わなければならない．

（日本新薬提供）

売当初から販売元が，投与の際は「心理社会的治療との併用をすること」などを強調していましたので，誤った使用例は多くはなかったかと思います．

　基本的にアルコール依存症の治療は，診察だけでなく，自助グループ参加やミーティング・専用プログラムなどの心理社会的な治療が中心となります．それらのなかに，今までになかった新しい断酒補助薬であるアカンプロサートをいかに効果的に組み込めるかが課題であると思います．アカンプロサートの出現により，治療のバリエーションは増えました．しかし，その分，処方の開始時期や，副作用による中止・飲酒による中断，さらにその後の再処方などを含め，今まで以上に，患者ごとのこまやかなアプローチが必要となるでしょう．

4．おわりに

　最後に，少し話はそれますが，アルコール依存症の治療には，専門医療機関だけでなく，行政・福祉や自助グループなどとの連携を含めた医療ネットワークの構築が重要となります．いわゆる一般精神科・内科において，日本初の新薬であるアカンプロサートへの興味や誤解などから，逆にアルコール依存症そのものに関心をもつ内科医や精神科医が増え，アルコール依存症治療の医療ネットワークに寄与してもらえるというような偶然も願わずにはいられません．

処方薬嗜癖について

原井宏明
なごやメンタルクリニック

1. 言葉の問題：嗜癖・依存・中毒・乱用

　物質使用障害は精神疾患分類学のなかでも用語の変更が著しい領域である．最近よく使われるようになった嗜癖は addiction の翻訳である．英語では否定的なニュアンスが強い．ハリウッド映画で"He is an addict."と言えば，それは「あいつはヤク中だ」と同じ意味である．一方，dependence（依存）と abuse（乱用）の区別が恣意的であることから，両方の意味を含むことができる addiction のほうが最近はよく使われるようになった．日本では一般の患者に「あなたは処方薬嗜癖ですよ」と告げてもあまり通じないだろう．「処方薬依存症」や「処方薬中毒」と呼ぶほうが通りがよさそうである．

　処方薬嗜癖には生活の障害まではきたしていない「常用量依存」から，薬局などからの盗品や使用期限が切れた廃棄品を使用する者，多科受診・頻回受診によって手に入れる者，さらには福祉医療で手に入れた薬物を横流しして収入を得る者まで含まれる．また，嗜癖には必ず，使用者と提供者がおり，処方薬の場合には一部の精神科医・心療内科医が提供者になり，その場合「多剤大量処方」があるとされる．認知症高齢者に対する過剰な鎮静薬使用も不適切な「多剤大量処方」といえるだろう．後期高齢者が睡眠薬の多剤併用になり，医師が減量を勧めたとき「あの白い薬と赤い薬は絶対に欲しい」と頑固に言い張ったらどうするだろうか？　それでも，その人を「嗜癖者」と呼ぶのには抵抗があるだろう．嗜癖の問題は幅が広く，底も深い．

　日本語でも依存・中毒には「悪」というニュアンスがある．嗜癖の問題は倫理の問題ともかかわる．嗜癖のなかでも最古の歴史を誇ると思われるアルコールの場合，プラトンは 18 歳以前にワインを絶対に飲んではいけないと主張する．旧約聖書は，手に負え

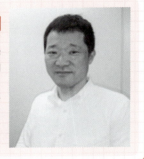

原井宏明（はらい・ひろあき）　　　　　　　　　　　　　　　　　　　略歴

1984 年岐阜大学医学部卒，ミシガン大学文学部に留学（文化人類学専攻）．1985 年神戸大学精神科で研修．1986 年国立肥前療養所に就職，山上敏子先生から行動療法を学ぶ．1998 年国立菊池病院に転勤．精神科医長．うつ病や不安障害，薬物依存の専門外来と治験などを担当．2000，2001 年ハワイ大学精神アルコール薬物部門に留学．2003 年臨床研究部長．2007 年診療部長．2008 年医療法人和楽会なごやメンタルクリニック院長．
精神保健指定医，精神科専門医，日本行動療法学会認定専門行動療法士，動機づけ面接トレーナー，MINT 理事，(独)国立病院機構菊池病院臨床研究部門外共同研究員，ハワイ大学精神科臨床准教授．

ない大酒飲みを石で撃ち殺せと命じる（申命記 21：20-21）．

　その当人も，原因と目される人も「非難」される．「依存」「中毒」というラベルづけ自体が相手を非難するために使われていると言ってもよいだろう．問題の一つ目は「悪」を「非難」しても何も変わらないことである．愛煙家の同僚に対して「ニコチン中毒」と呼んでも間違いではないが，それで禁煙する人はいない．問題の二つ目は非難をすることで，相手との関係性が悪化することである．医師‒患者関係が検察‒被告関係になれば，違法性薬物の嗜癖のように法的な強制性がなければ，治療関係は断絶する．「悪」や「非難」というニュアンスをまだもたない嗜癖という言葉を使うことで，相手との関係性を壊さないようにしている．しかし，関係性を維持するためには名前を変えて，非難のニュアンスをなくすだけでよいのだろうか？ 言葉を言い換えても，その言葉が指し示す内容は変わらない．処方薬嗜癖の場合には患者は定義上，医師の服用上の指示に違反したり，複数の医療機関を受診して欲しい薬をストックしたりする．服用上の指示違反や勝手に複数医療機関を受診することを「悪」と言わなければ，誰がそれを「悪」と指摘するのだろう？

2．悪玉探しの問題

　嗜癖に悪いというニュアンスをつけるためには「悪癖」という言葉がある．人は「悪」を指弾し始めると，そのさらに大元も指弾したくなる．普通，違法性薬物なら売人がおり，使用者よりも売人がより「悪」とされる．売人の大元締めは「大悪人」であり，映画やテレビドラマの主人公になるほどだ．

　一方，数ある悪癖のなかで，処方薬嗜癖には他の嗜癖にはないユニークな特性がある．精神医学上，嗜癖は精神疾患の一種とみなされている．ギャンブルのような行動嗜癖も含めて，脳内の報酬系の変化が生じ，本人が選択の自由を失っているとされている．脳の障害が生じているとは，すなわち使用者本人は異常な報酬系に乗っ取られたゾンビということになる．だから，本人を非難することは差し控えなければならない．その原因を作ったものを「悪」の大元締めとして非難することになる．たばこやパチンコの場合は，日本たばこ産業（株）やパチンコホールを責めることになる．これらは医療機関と関係がないから精神科医にとっては対岸の火事である．処方薬嗜癖の場合，医師に処方を出されてから嗜癖が起こったことが明らかである．だとすると薬や処方を批判しなければならない．「悪」の大元締めとしては製薬企業が思い浮かぶだろう．彼らは確かに株主利益を最大化するためには合法の範囲であれば手段を選ばない．もっとも嗜癖対象になる薬剤の代表であるベンゾジアゼピン系薬物は製薬企業にとってはプロモーションの対象ではなく，処方薬嗜癖の責任を製薬企業に負わせるのは的外れだ．とすると結局，薬を処方している医師を「悪玉」として非難することになる．医師が二手に分かれることになる．善玉医師が悪玉医師を非難するわけだ．「白衣を着た売人」という言葉がよく使われる．では，白衣を着た売人と言えば「悪」はなくなるのだろうか？

　嗜癖・依存・中毒を「悪」と呼ぶのは仕方ない．そうしないと話が始まらない．しか

し悪玉を探し，糾弾することはどうだろうか？

3. ハーム・リダクションという態度

　嗜癖に関する対応についてハーム・リダクションという考え方がある．個人・社会にとっての被害に注目した考え方であり，具体的には，薬物使用に関連したいかなる被害（harm）をも減らすこと（reduction）を目的とする政策およびプログラムである[1]．覚せい剤依存症の患者に対して，オーストラリアの場合，錠剤になったメタンフェタミンを医療機関で処方することがある[2]．違法な手段で薬物を手に入れ使う必要をなくすことで，犯罪者とのつながりを絶ち，更生を促そうというものである．意外かもしれないが，定期的かつ合法的にメタンフェタミンを入手できるようになった患者はそれまでのような問題行動を示さなくなる．法的に「悪」と規定された違法性薬物嗜癖に対して，悪玉である薬物そのものを利用することは悪行をさらに重ねることのように聞こえるだろう．ハーム・リダクションは「悪」の原因を叩くことよりも，悪の結果の害を減らすことを目標にする．そのためには「悪」を活用することもいとわない．このようなやり方の対極にあるのが，ゼロ・トレランス方式や日本での「ダメ．ゼッタイ．」運動である．悪いモノは一切許さず，一切使わせない，絶対にという絶対主義である．

　「ダメ．ゼッタイ．」はスローガンとしてきわめてわかりやすい．「ダメなものはダメ」という言い方に表だって反論できる人はそうはいない．それと同じ文脈に「精神科医は白衣を着た売人だ」という非難や「向精神薬はすべて害だから，すべて止めて，漢方薬とサプリメントにしなさい」という主張がある．日本精神神経学会でも「多剤大量処方」は悪という立場をとる．しかし，悪を悪と非難し，罰を与えても，それがなくなったり，害が減ったりするわけではないことは，ゼロ・トレランス方式に基づいて1971年からアメリカが始めた薬物戦争（War on Drugs）や日本での「ダメ．ゼッタイ．」運動の結果をみればわかる．2009年5月，アメリカ国家薬物取締政策局（DEA）は，バラク・オバマ政権が「逆効果だ」と主張する「薬物戦争」という用語を使わないと決めた．

　たとえ重い嗜癖であってもそれを悪と決めつけ，糾弾するだけの態度では，その害を減らせることがないのは，歴史的経験のなかで社会全体が繰り返し学んでいることである．罰は効かない．合法薬物である処方薬ならなおさらである．処方薬嗜癖の治療にはまず，頭をハーム・リダクションの考え方に切り替える必要がある．

4. 治療のプロセス

　嗜癖そのもの，薬物そのものを退治するのではなく，それによる結果としての害を軽減するのだとしたら，その害を規定する必要がある．患者自身が感じることができる害でなければならない．処方薬嗜癖による害を規定してみよう．合法薬物であり，また健康保険を用いて低廉なコストで薬物を入手することが普通である．処方薬嗜癖そのものが問題になって，収監されたり，経済的困難に陥ったりすることはないことになる．む

しろ，慢性・重症の精神障害者として扱われることにより，自立支援や障害年金，生活保護の形で処方薬嗜癖による経済的メリットを享受していることがある．このような状況にいる患者の処方薬嗜癖を治療する場合は，嗜癖だけでなく，回復後の経済的自立も支える必要がある．主治医一人だけでなく，就労支援やケースワーカーとの連携も必要になるだろう．

● 処方薬嗜癖による害の認識

依存症の診断基準に基づけば，以下のような害を考えることができる．

① 渇望・薬物探索行動：条件づけられたコンテキスト（状況・心身状態）下では，ひたすら欲しいという気持ちが生じ，何もかも捨て置いて薬物を探し，確保しようとする．

② 耐性：期待した効果を得るために必要な薬物の量が通常よりも増える．

③ コントロール不能：最初の意図や計画よりも，長く，大量に使う．減らそう，止めようと努力しても失敗する．

④ 長期的損失の無視：薬物使用に伴う時間や金銭，健康，仕事などの損失が大きいにもかかわらず，短期的な効果を求めて使い続ける．

⑤ 離脱症状：減量・中止時に薬物固有の症状が生じる．

⑥ 薬物自体の害作用：薬物の種類や量に応じて特有の害作用が生じる．過鎮静，意識障害はどの薬物でも多剤大量になれば必ず生じる．非定型抗精神病薬の場合には体重増が問題である．高齢者の場合には転倒が問題になる．その他，行動毒性もあり，自殺企図・自傷などの衝動行為が増えることがある．

⑦ 適切な治療を受ける機会損失：処方薬嗜癖になることで　もともとの精神科受診の理由になった元疾患に対する効果的な治療につながらない．

薬物嗜癖の治療は患者自身に治療を動機づけることから始まる．これらの7つのポイントについて主治医が指摘するのではなく，患者自ら気づくように導いていくようなかかわり方，「動機づけ面接（Motivational Interviewing）」が必要になる[3]．

● 動機づけ面接

動機づけ面接とは患者が自ら積極的に問題に取り組み，変化の決意をすることを援助できるようにデザインされたアプローチである．来談者中心療法や認知療法，システム理論，説得に関する社会心理学から取り入れた戦略から成り立っている．動機づけ面接のセッションは一見すると来談者中心療法そのもののようにみえる．しかし，治療者は明確な目標と方向を保っている．そして，機敏に機会を捕えて介入しようとする．この意味では，この方法は，指示的方法と非指示的方法の要素を併せもっている．この方法は，幅広いさまざまな方法と統合させることができる．

実際の面接では，

① オープン質問（ハイ，イイエではなくて，患者が自由に答えられる質問），

② 是認（患者の話を否定せず，肯定的に認める），

③ 聞き返し（患者の話の内容は変えないで，そのまま，あるいはひねりを加えて戻す），

④ サマライズ（患者の話のなかから，必要な部分を取り出してまとめる），
という方法によって進められる．このやり方によって，次のような利点がある．
① 権力闘争を避けることができる．
② 患者自身が決断する．
③ 変化の実行責任は患者にある．
④ 変化の過程に対して患者がより強くかかわる．

● **現在の状況の把握：セルフモニタリング**

　慢性疾患の治療には患者自身が主体となり自分で自分の行動を変えることが必要である．そのためには患者自身が自分で自分の目標（課題）を設定する行動を起こす必要がある．自分がどんなときにどの薬を飲んでいるのか，頓服や睡眠薬を飲まずに不調をやり過ごせるときがあるのか，は患者本人が自分で把握していなければ，他の誰にも把握のしようがない．このためには調子と服用を毎日記録することが必要になる．このような毎日の症状の日記をセルフモニタリングと呼ぶ．

　セルフモニタリング自体はすべての認知行動療法の基本といってもよい方法である．うつ病に対する認知療法でも「活動記録表」などの名前で使われている[4]．続けることによってもともとの精神科受診の理由になったうつや不安の治療にも役立つ．

● **処方計画**

● **中枢神経抑制薬：等価換算し長時間型に置き換え**

　処方薬嗜癖の特に嗜癖が起きやすいのは中枢神経抑制薬である．ベンゾジアゼピン系，バルビタール系のような $GABA_A$ 受容体に作動する薬物はすべて交差耐性があるので，同種・同効薬が処方されている場合には長時間型のベンゾジアゼピン系1種類に等価換算したうえで，置き換えるようにする．ロフラゼプ酸エチル（メイラックス®）が便利だが，健康保険で出せる最大用量は4 mg/日である．これ以上の量でないと等価換算での置き換えにならない場合はクロナゼパム（リボトリール®，ランドセン®）に置き換えるとよい．クロナゼパムは6 mg/日まで出せる．長時間型の場合には1日1回でも離脱症状が生じにくい．減量していくときは1日量を減らすだけでなく，隔日で服薬するような，ドラッグホリデー（休薬日）を設定するやり方で減らすことができる．

　ベンゾジアゼピン系は抗不安薬・睡眠導入薬などに分類されて，種類が多いが，薬力学的にはすべてが同じ $GABA_A$ 受容体に作動する，同じ作用をする薬剤である．抗不安薬・睡眠導入薬のような区別は製薬企業が申請時にそうしただけの恣意的なラベルである．薬物間で違いがあるのは，生体が薬物を処理する過程である薬物動態だけであることを理解しておく必要がある．

● **頓服使用のコントロール**

　ベンゾジアゼピン系，特に短時間作用型に嗜癖していた患者の場合は，頓服使用をしていることが多い．できるだけ減らしたいからという意図のもとに，調子がよいときには飲まないということから頓服使用になることがある．調子がよいときは飲まないというのは，調子が悪いときには飲むという意味であり，これは調子という主観的な症状に

注目をする結果につながる．調子が悪いかどうかをいつも気にするようになることが，調子を余計に悪くするのである．

短時間作用型の頓服を止められない場合は次のようにする．
① 頓服薬を1種類だけにする．セルフモニタリングを行い服用頻度をチェックする．
② 服用頻度が1日1回以上ならば，服用時間を決まった時間にし，定時服用にする．すなわち，不調を自覚したら飲むのではなく，時間がきたら飲むようにする．不調の波に左右されるのではなく，時計に合わせた生活をするように目指す．
③ 服用頻度が1日に1回以下，週に3，4回程度なら，服用するトリガーをチェックするようにする．服用せずに行動できたら認めて誉めるようにする．
④ 服用頻度が月に3，4回以下の場合は，その薬剤使用による害はほとんどない場合が多い．患者の希望に合わせ，薬物のさらなる減量を目指す場合には，行動療法を行うことを計画する．

● 服薬行動依存の対処：薬物条件づけ

ベンゾジアゼピン系の減量で，錠剤を1/2，1/4と漸減していくことを選択する患者・医師がいる．このやり方でもやはり服薬自体は続き，止めると離脱症状が生じることがある．血中の薬物濃度はきわめて低く，薬理学的には離脱症状が起きるはずがないのにゼロにしようとするたびに起こるというものである．

このような現象は薬物条件づけによって説明できる．薬物を用意して服薬するという行動自体が，たとえ有効成分は含まれていなくても，脳内の化学的変化を起こすのである．プラセボ効果・ノセボ効果も同じメカニズムで起こる．吐き気の副作用がある抗がん剤を投与された経験がある患者が，抗がん剤の点滴ボトルをみただけで，点滴を準備した看護師が近くに来ただけで，吐くのも同じ理由である．

このような条件づけが生じた患者に対しては，量の漸減だけでは断薬はできない．積極的に離脱症状を経験するエクスポージャーが必要になる．

● 受診頻度のコントロール

1，2週おきの受診ができ，セルフモニタリングもできているならば，10回程度，2，3か月の受診で，薬物を2，3種類程度までに減らすことができる．抗うつ薬1種類，ベンゾジアゼピン系1種類，抗精神病薬1種類になれば処方薬嗜癖，多剤大量とは呼ばない．

● 最終的なゴール

さらに薬物をどこまで減らすか，頓服使用の頻度はどこまで許すかはケースごとに検討する必要がある．月経前緊張症や双極性障害など周期的な気分の変動がある場合は目標を症例ごとに検討する必要がある．軽躁状態のときには不眠を訴えなくても，ベンゾジアゼピン系などの量を増やして睡眠時間の短縮を防ぎ，躁転することを予防する必要がある．

● 認知行動療法

不快な離脱症状，退薬症候群が生じたとき，すぐに薬で解消させることは容易である．

一方，これを繰り返す限り，減量，断薬はおぼつかない．不快な症状を退治しようというのではなく，むしろ積極的に症状を起こして，受け入れるというやり方がある．積極的に症状を起こすという点では内部感覚エクスポージャーである[5]．また不快さを減らすのではなく，むしろ受け入れるという態度はアクセプタンス＆コミットメント・セラピー（Acceptance and Commitment Therapy：ACT）が主張するところである[6]．こうした治療への導入も計画すれば，減薬だけでなく，断薬も目標に入れることができる．

文献

1) 古藤吾郎, 嶋根卓也, 吉田智子ほか. ハームリダクションと注射薬物使用：HIV/AIDSの時代に. 国際保健医療 2007；21（3）：185-195．doi：10.11197/jaih.21.185
2) 原井宏明. 諸外国との比較 3年間のまとめ 治療に関するレビュー・北部九州とハワイの物質使用障害患者の比較. 厚生科学研究補助金 医薬安全総合研究事業 10〜12年度研究報告書 薬物依存・中毒者のアフターケアに関する研究．2001．
3) 原井宏明. 方法としての動機づけ面接. 岩崎学術出版；2012.
4) 慶應義塾大学認知行動療法研究会. うつ病の認知療法・認知行動療法治療者用マニュアル. 2009. Retrieved from http://www.mhlw.go.jp/bunya/shougaihoken/kokoro/dl/01.pdf
5) 原井宏明. 内部感覚エクスポージャー. 対人援助職のための認知・行動療法―マニュアルから抜けだしたい臨床家の道具箱. 金剛出版；2010．pp129-132．
6) 原井宏明. アクセプタンス・コミットメント・セラピー（ACT）の利点は何か. 精神医学 2012；54（4）：352-356．

心に残る症例

一心さんの改心

森山成栰
通谷メンタルクリニック

「一心」というのはGA (Gamblers Anonymous) のanonymous nameで，もう今となっては本名は思い出せない．一心さんの5，6年前までのanonymous nameは，確か「マサ」だった．ギャンブルをやめて10年が経過したとき，新たな気持ちで次の10年を目指すつもりか，一心に改名した．「一心太助」をもじったのかもしれない．確かに今では義侠心に溢れた行動で，自分でも自助グループを立ち上げ，福岡県内のみならず，九州全体，山口や四国のGAまで出かけていく．

最初に出会ったのは，私が勤めていた八幡厚生病院の外来だった．母親と姉に連行されるようにして，新患で受診した．病歴からして純然たる病的賭博（今でいう病的ギャンブリング，ギャンブル障害）だった．どこか腐った魚の目のような，ドロンとした目つきだったのを覚えている．40がらみなのに，働き盛りといった覇気も感じられない．地味でヨレヨレの身なり，髭も伸びた浮浪者一歩手前といった中年男性だ．妻子もあるのに，父親らしさもない．母親も何か化物を見るような眼で息子を見，姉は姉で軽蔑した顔で弟を眺めている．取引先から借金を重ね，自営業をしている店のお金にも手をつけていた．親代々の店の社長を姉がしているのも，この弟がまったく頼りないからだろうと察しはついた．妻が同行していないのは，憔悴して動けないのか，離婚寸前なのかもしれなかった．

息子の行動がどうもおかしいと母親が気づいたのは，孫の小学校の担任からの電話だったらしい．「Nくんのお父さんが金を貸してくれといって今日見えたので，一応お知らせします．校門の前で車のタイヤがパンクし，修理代がいるとのことでした」という話だった．

1回目の電話では妙だなと思った程度だったのが，2週間後，同じ担任から同じ内容の電話があって，これはおかしいと母親は確信する．姉も，弟が得意先からちょこちょこ金を借りては返す行為を聞いていたので，二人で問い詰めたところ，パチンコに使ったことが判明した．嫁に訊くと，土日もほとんど家におらず，嫁の宝石の類もなくなっていた．このままでは，他人様のものを盗るようになると恐くなり，二人で本人を半強制的に病院に連れてきたのだ．

患者も，病気かもしれないと半ば認めていた．自営業なので勤務はどうにでもできる．入院も選択肢だというと，母親と姉は俄然乗り気になった．しかし当の本人は，「2，3日余裕をください．得意先などとの関係もあることですし」と尻込みした．

アルコールにしてもギャンブルにしても，入院はあくまでも患者が決める．患者が主治医であって，医療従事者は伴走人にすぎない．「じゃ，3日後，入院の準備をして来てください」と答えた．母親と姉は，せっかく首の根っこをつかまえて連れて来たのに，大丈夫でしょうか，と心配気な様子だった．

　患者が再診してくれるか否か，私は半々だと思っていた．ところが患者は3日後，入院の準備をして，母親と一緒にやって来た．「よう来ましたね．来ないと思っていました」が私の第一声で，これはそのあと，一心さんがGAの大会で自分の過去を話すとき，必ず繰り返す．私は別に訊かなかったが，一心さんは2日間，パチンコ三昧だったらしい．入院したらパチンコができないので，悔いが残らないように打ったという．もちろん会社の用事というのは真っ赤な嘘だった．

　入院したのは34床のアルコール病棟で，実をいうと，一心さんがギャンブル障害での入院第一号だった．当時私も，ギャンブル症者は外来で何人か診ているだけだった．GAもその頃は，県内に2か所，福岡と小倉にしかなかった．小倉にあるそのGAも人数は少なく，細々とやっている旨を聞いていた．とはいえ，アルコール病棟で，ギャンブル障害の合併率を調べて，約15%という数字を得ていたので，この隠れた疾患の重要性は十分理解していた．

　一心さんには，アルコールもギャンブルも同じだからと説明して，院内のAAミーティングや，院外の断酒会に参加させた．県内唯一のGAにも，時々は出かけているようだった．そのうち，「アルコールもギャンブルも一緒ですね」と一心さんが言うようになった．腐った魚の目に光が戻ってきたのもこの頃で，アルコールの患者から，「心を開かんといかんよ」と言われたらしかった．

　メディカルスタッフからは，「ギャンブルの患者はどう接したらいいでしょうか」と質問された．アルコールと同じく，放っときなさい，が私の返答だった．

　通常は3か月の入院を，あとひと月延長させてくださいと言ってきたのは一心さん自身だ．そのとき私は何気なく，「退院したらGAをつくりなさいよ」と言った．びっくりしたと，あとになって一心さんから聞かされた．

　いよいよ退院になるとき，GA創設の話は格別一心さんの口から出なかった．しかし毎日のように，アルコール病棟の中庭にやって来ては，患者やメディカルスタッフと話をしている姿が見られた．外来にギャンブル障害の患者が新患で来ると，本人や家族に話しかける．こちらが依頼するでもなく，ピア・カウンセラーの役目を果たしていた．私から入院を勧められ，まだ迷っている患者には，それとなく自分の体験談を聞かせ，「入院もいいよ」と後押しをしてくれた．珍しかったアルコール病棟のギャンブル症者も，常時1人は入院しているようになり，複数いるようにもなった．一心さんはスタッフの許可を得て，入院患者を院外のGAやAAなどに連れ出し始めた．スタッフもそのボランティア精神に感謝していた．

　退院して1年くらい経った頃，ついにGA八幡西を創設した．入院しているアルコールやギャンブルの患者を，そこのミーティングに参加させるには，至便の距離にあった．

IV. 嗜癖症と依存症

そしてまた1年が経過した頃,「無限会」というGAとは別の自助グループを立ち上げた. アルコールやギャンブルだけでなく, 薬物依存や買物依存も受け入れるのだという. 無限会という名称に, その理念が表されていた.

この頃から, 県内のGAが少しずつ増え出した. 入院患者が故郷の宮崎に帰ったら, そこにGAができるのを手伝うというマサさんの姿勢には, 一生を自助グループに捧げるつもりの覚悟を感じた. 自営業は姉と母に任せ, 自分はヘルパーの資格を取り, 午前中あるいは午後だけの仕事に就く. 毎日の病棟通いは相変わらずだった. 各地のGAの周年行事があると, 患者を車に乗せて参加する. 鹿児島や高知までも足を延ばした. 2015年11月現在, わが国には44都道府県で158のGAが存在する. そのうち福岡県には1割強の17グループがあるのも, 一心さんの尽力に負うところ大である.

私のギャンブルの本が出ると, 20～30冊持って行って, GAで売りさばく. 売れなかった分の返却と, 売った代金は後日必ず持って来てくれる.「押し売りはしなくていいですよ」と茶化すと,「入口に置いているだけで, 買う人は買ってくれます」という返事だ.

年に1回, 院内で開いていた私の講演会は, 開業してからは市民センターで開くようになった.

ギャンブルをやめて10年が経過したとき, GAの席上,「今日からアノニマス・ネームをマサから一心に変えます」と宣言した. 私はそれを聞いて, あれから10年が経ったのだと思った.

GAでの古株は, ややもすると大物ぶりを発揮して, 世話やきすぎ, 支配しがち, 説教しがちになる. 他のGAのメンバーから, 一心さんのそんな側面をチラチラ聞かされる. そんな癖も, 一心さんはわかっているようで,「GAに初診者が来ると, 自分も入院の頃に引き戻されて, よい勉強になります」と述懐する.「10年やめていようが, 油断できないのは, まったく1年目と同じ」「明日にでもギャンブルしてしまう危うさは今でもある」「やめられているのは, たまたま. 自助グループに行きやめたら, ギャンブル再開だと, 自分でわかっている」. GAで一心さんがよく口にする科白がそれだ.

日本全国, 各市に1つ, 政令都市では各区に1つGAがあるようにならないといけない. これが私の持論で, 一心さんはどうやらその意気込みでいるようだ.

4年前, 一心さんは, 無限会の支部を福岡につくって,「福岡無限会」と名づけ, 本家のほうは「北九州無限会」になった. 窃盗癖や盗撮, 性依存, 買物依存, ネット依存の患者を通わせるのには, 通常のGAやAAよりも, 無限会のほうが紹介しやすい.

10年以上も前に, 一心さんがGAとは別に無限会を作ったのは, たいした慧眼だったのだと, 今さらながら感心する. 21世紀の精神医学の主潮流は, 統合失調症やうつ病, 認知症, 発達障害から, 間違いなく嗜癖疾患に移行していく. 嗜癖疾患の大部分に, 薬は効かない. 最も簡便で有効なのは自助グループだ. その場合, 無限会のような多種の嗜癖患者を受け入れる自助グループは大変貴重である.

一心さんは2年前, 北九州市に多様な依存症の通所施設MACができてからは, そこ

のピア・カウンセラーに招かれた．ヘルパーの仕事は断念し，今では，まるで水を得た魚のように，精力的にあちこちを飛び回り，当事者や家族の相談に乗っている．

　もうひとつ，10年以上も前から一心さんがやっているのは，ギャンブルをやめての1年ごとのバースディに，私の色紙を配布するサービスである．GAの周年行事のときの祝いの色紙も，私の診療所に持参する．もちろん色紙は，百円均一の店で自前で買っているのに違いない．

　私は頼まれたとおり，何色かの筆ペンを使って，祝詞を書く．たとえば，GA八幡西グループのルビーさんが，2015年1月22日にちょうど3年やめている場合，次のような色紙になる．

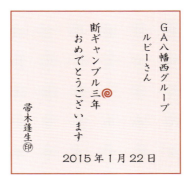

　「断ギャンブル三年」の三の脇には朱筆で三重丸をつける．七年であれば，右に五重丸，左に二重丸になる．

　色紙の依頼は時々県外からもあるようで，一心さんが色紙を持参する．こんな色紙でも，何かの役に立つのであればお安いご用と思って書く．書きながら，この「三年」にはどれほど患者の努力と苦労が詰まっているかと感心する．家族がひと息ついている姿も二重写しになる．

　自助グループに参加し続けていると，患者は少しずつ変わっていく．箸にも棒にもかからなかった患者が，よくぞここまでになったと驚かされる．診察室の中でこちらが思わず手を合わせたくなるような人になる．自助グループの効用ははかりしれない．一心さんはその好例である．

V

パーソナリティ障害と性の問題

Ⅴ パーソナリティ障害と性の問題

1 パーソナリティ障害に対する治療の工夫

牛島定信
ひもろぎ心のクリニック

1 はじめに

　本項で求められる内容は，「メンタルクリニック」という枠のなかで治療行為をどう進めるかといったものであろう．つまり，ここで取り上げるべきは，パーソナリティ障害の治療で中心的な役割を担ってきた本格的な精神分析的個人精神療法，それから発展したメンタライゼーション・ベースド・トリートメント，あるいは弁証法的認知行動療法といった大がかりな治療手技の解説ではないであろう．長年のトレーニングの下で理論と技能を取得した専門家が執り行う治療ではないし，大規模な人手を繰り出して行われる治療でもないと考えられる．一人の精神科医が精神科外来で，時にスタッフ（看護師，心理関係者その他）の手を借りながらも，平均的な精神医学的知識と技量を使ってどう対応するかを工夫するのが筆者の役割ではないかと思う．

2 手技的な工夫の前に

 パーソナリティ障害の先入観の克服

　現在のパーソナリティ障害概念は DSM-Ⅲ（1980）で初めて登場した．それまで

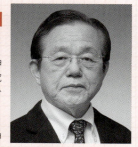

牛島定信（うしじま・さだのぶ）　　　略歴

1963 年九州大学医学部卒，1964 年九州大学医学部精神神経科学教室（大学院，国立肥前療養所），1974 年福岡大学医学部精神医学教室（講師，助教授，教授），1991 年東京慈恵会医科大学精神医学講座（教授），2005 年東京女子大学文理学部心理学科（教授），2009 年三田精神療法研究所（いわたにクリニック），聖みどり病院，北辰病院，2015 年 5 月より，三田精神療法研究所（ひもろぎ心のクリニック），聖みどり病院，北辰病院．
主な著書に，『思春期の対象関係論』（金剛出版，1988），『対象関係論的精神療法』（金剛出版，1996），『心の健康を求めて―現代家族の病理』（慶應義塾大学出版，1998），『人格の病理と精神療法』（金剛出版，2004），『ウィニコット著作集』（全巻監訳．岩崎学術出版社，1990 〜 2005），『境界性パーソナリティ障害―日本版治療ガイドライン』（金剛出版，2008），『境界性パーソナリティ障害の人の気持ちがわかる本』（講談社，2011），『やさしくわかるパーソナリティ障害』（ナツメ出版，2012），『パーソナリティ障害とは何か』（講談社新書，2012）など，多数がある．

は精神病質として，精神医学教科書の各論の一角を構成するほどの疾病概念にまで洗練されることなく，遺伝素因を中核とした性格の歪みとして位置づけられたにすぎなかった．それだけに，治療としては唯一「矯正的接近」しかなかった．ところが，新しく登場したパーソナリティ障害は他の精神疾患と並列されるカテゴリーの一端を担い，加えて，他の精神疾患の基盤ともなるというII軸診断の位置を頂戴したのである．そして，かつての遺伝素因的考え方を保持しながらも，文化社会的要因や生活史上の諸体験やトラウマなどを考慮に入れた「発達」という要因をも取り入れた視点を提供している．治療的可塑性の可能性が出てきたのである．それは，新しいパーソナリティ障害カテゴリーの目玉ともなった境界性，自己愛性，回避性パーソナリティ障害が境界性パーソナリティ構造（Kernberg OF）や自己愛性パーソナリティ障害（Kohut H）といった精神分析的実践とその理論づけに起源をもつことと関係する．

　ここで忘れてならないことは，幼児期の母子関係の修復がなされないことには完治しないという観念が，それが意識される，されないは別にして，一般の精神科医の頭の片隅にしっかりと根づいてしまったことである．それは，手首自傷，過量服薬を前面に押し出して受診してくる境界性パーソナリティ障害が臨床現場を席巻するかにみえた1980〜90年代に，精神科クリニックの多くが「うちは専門ではございません」とパーソナリティ障害患者の来院を拒むという，笑うに笑えない事態を招く一因にもなった．現在，境界性パーソナリティ障害の状態が以前のような劇的な問題行動を出さなくなり，うつ状態を前面に出して受診するためにこのような話は聞かなくなったが，「幼児期の母子関係」という先入観が作り出した弊害とみてよいであろう．パーソナリティ障害の治療にあたって，まずは克服しておかねばならない先入観である．この点については，後ほどふれることになろう．

● 時代とともに変化する人格像

　次いで，その他のパーソナリティ障害，妄想性，スキゾイド，スキゾタイパル（統合失調型），演技性，強迫性のパーソナリティ障害が，20世紀の業績を取り入れ，先述の現代的パーソナリティ障害に並列させることで構成されていることもあげておかねばならない．問題は，これらの状態記載（診断基準）が，たとえば1950年前後の人格像を基礎にして描かれていることである．妄想性，スキゾイドはKretschmer Eによる記載を取り入れたものであるし，スキゾタイパル（統合失調型）パーソナリティ障害はHoch PとPolatin Pによる偽神経症性統合失調症の記載の引用であり，演技性ならびに強迫性パーソナリティ障害は20世紀前半の人たちをモデルにしてFreud Sが記述した人格像なのである．留意すべきは，これらの人格像もまた時代とともに変化してきているということである．

　たとえば，最も現代的と思われている境界性パーソナリティ障害でさえ，21世紀になってくると，半端じゃない退行を起こして家庭内騒乱を惹き起こし，揚句に手首自傷，過量服薬をきたすというイメージは薄くなり，結婚して烈しい感情を爆発させて家庭内騒乱を巻き起こし，配偶者を支配してしまうという感じのイメージに変貌し

つつあることである[1]．代わって，手首自傷と過量服薬はむしろスキゾタイパルのケースに多くみるようになった．鑑別点は，前者の「見すてられ抑うつ」の同定であり，後者の自閉の形成不全に伴う人格解体的心性をきちんと見極めることである．これは，最近，世情の不安定化とともに増加していると思われる演技性パーソナリティ障害についてもいえることである．この種のケースでは，派手な出で立ちで大げさな言動，演技がかった振る舞いなどの様態よりも背後の空想性と周囲を欺こうとする意図を探ることのほうが診断と治療の役に立つことが多い．他のタイプのパーソナリティ障害でも，同じく状態像だけではなしに基本的な心性（基本的な精神力動）を押さえておき，それを梃に治療を進めるという姿勢をもつことが必要な気がしている．

科学的手技の現状

さらにもう一つ，ここ数年の臨床現場で遭遇するのは，クリニックを受診するケースの大半は「うつ病」ないしは「抑うつ状態」，さらに進んで多少とも活動的な言動が垣間見えると「双極性障害」の診断がなされていることが多いことである．加えて，光トポグラフィーの検査を受けて，ある種の方向づけが示されるといよいよ治療の方向づけが決定的になってくる．そんなケースで，表面の状態の背後を検索していくと，自己愛性，境界性，あるいはスキゾタイパルといった人格像を認めることが少なくない．光トポグラフィーという科学的手技と結果を無視するつもりはないが，パーソナリティ障害の臨床においては，この手技がまだ発展途上の段階にある診断法であることを知っておくことも大事な気がしている．

3 手技的工夫

パーソナリティ障害の患者が治療者に繰り出してくるのは，一般に，自傷行為をはじめとしたいかんともしがたい問題行動，ないしは過去の「親の育て方が悪かった所為で現在がある」といった主張の暗黙の根拠になる子ども時代の諸体験であることが多い．こうした言動の背後にはどうしようもない無力感を秘めているわけであるが，この無力感が実は治療者自身の心に忍び込み，同じく無力感に陥らせることも知っておきたい．この状況で，推奨されたのが「限界設定」（Masterson JF）である．これ以上の治療破壊的行動がなされると治療（外来治療）を進めることができない，入院などの構造的システムのなかに入れざるをえないのだと説諭する技法である．一般に行動制限と呼ばれているが，この技法だけでは限界があることはしばしば指摘されてきたところである．

確かに，問題行動が激しすぎて患者の生命に危険が及ぶとき，あるいは問題行動が続いて親子関係をさらに歪ませそれが親の不適切な対応を生むといった負のスパイラルを形成するようであれば入院などの処置をとらざるをえないことは論じるまでもないが，ここで留意しておくべきは，問題行動や過去へのこだわりの背後に現実的な未解決の問題が秘められていることである．実は，この扱いこそが治療的になるという

のが私たちの『境界性パーソナリティ障害—日本版治療ガイドライン』[2]で示した要諦である．

過去や問題行動より現実的問題の処理が重要である

◆症例1：20歳の女子大生

　彼女は解離性障害を伴った烈しい手首自傷，過量服薬を繰り返しては治療場面を混乱させた．最初のうち，生命の危険から2回ほどの入院をさせざるをえなかった．そして，半年もすると，小学校3年のとき兄に性的いたずらをされたこと，それを母親に訴えたら頭から布団を被されて黙らされたことを訴えて，ことの原因はここにあるといわんばかりの語りとなった．そのとき，筆者は子ども時代の体験の重要さを認識しながらも，あまりにも明解な記憶と情緒体験であることから隠蔽記憶という観念が頭に浮かび，背後に何かが隠れていると考えたのであった．探っていくと，恋人との関係がうまく運んでいないことをめぐるエピソードが断片的に存在していることに気づいた．そして，明らかになったのは，彼氏と別れようと思い始めたときに妊娠していることが発覚し，訴えると両親は恋人にお金を預けて処理させようとしたこと，お腹の子を殺すことの自責の念がつよいことなどである．彼女が人生のなかでありがちな恋人との関係をどう処理するか，それをめぐって役立たない親，さらには中絶をめぐる社会的対処法，腹の中の子どもの命を絶つ罪悪感の処理などの問題を抱えていることが判明したのであった．そこで，治療者は具体的にその社会的，心理的解決を支援するように心がけたのである．すると次第に安定を取り戻し，治療開始1年半後には，「私は何でこんなつまらない男に引っかかっていたんですかね」という言葉を残して，治療を終えるまでになった．

　このケースでは，子ども時代のトラウマを申し立て，母親の支援を得ることができなかった体験，つまり幼児期からの母子関係を取り上げて対処していくという精神分析的な対処法もあろうが，もし治療者がその方向の思考に同調していたなら，かなり長い治療経過を要したに違いない．それよりも，現在，彼女が抱えている人生上の現実的問題（妊娠中絶，別離）を前に混乱しているという認識に基づいた治療的接近が負担をかけずに彼女を救ったと考えるのである．

　考えてみれば，恋人との関係，ことに別れようと思ったら妊娠していたことは，治療初期から語られていたことであり，その取り扱いに着手していれば，もっと短期間に問題の解決を図っていたかもしれないが，このケースこそが最初に筆者にことの重大さを教えてくれたのであった．境界性パーソナリティ障害だけではなしに，自己愛性，回避性でも有用な論点であり，技法であると考えてよいであろう．

スプリットな思考に注目する

◆症例2：24歳の女性

　子どもの頃に父親に性的虐待を受けたことを想い出して怒り出し，謝れと迫るが，

父親がそれに応じようとしないために，怒りがいや増して烈しい手首自傷を繰り返すようになったという訴えで受診した．そのとき，母親が自分を救ってくれなかったという恨みごとも看過できない様子であった．病歴を聴くと，1年ほど前に彼氏と同棲するようになり，彼の勧めもあって医療系の専門学校に通うようになったが，半年もすると，気分が落ち込んで通学できなくなった．そのため，母親が家事，炊事を担当するかたちで彼女らの生活に加わるような状況になっているが改善することなく，逆に，自傷やアルコール乱用がみられるようになったのだという．高校生の頃もまた，何度か不安定になって，精神科を受診したこともあるが，しばらくすると普通の生活に戻った．

そこで，患者に学校を辞めることを考えたことはないか，と訊くと「ない」というので「さっさと辞めたらどうです」と告げると，母親が身を乗り出して，「それではだめです．これまでいつも物事を達成したことがないので，ここでやり通してもらわないと困るのです」と強固な態度である．筆者は，ここでスプリット思考が働いている，つまり続ける気持ちと辞めたい気持ちが絡むアンビバレンスを構成できずにいることが問題だとの認識から，さっさと辞める，しかし見捨てられることはないという体験こそが必要と考え，今度の混乱は辞めるに辞められないことが原因だとして，多少の曲折のなかで辞めさせることができた．その結果，父親に対する烈しい怒りと手首自傷は消失した．その後，いくつかの経緯があったが，1年後になると，社会生活のなかできちんとしなければならないという思いのつよい性格を自覚し，辞めたいなどの弱気な気持ちをもってもよいことに気づくようになって，社会生活にも人格的にも安定がみられるようになった．

● 社会感覚の獲得に注目する

◆症例3：30歳代後半の男性

15年ほどのひきこもりのために5年ほどの個人精神療法の後，アルバイトから正社員に採用されたのを契機に治療を終結していた30歳代後半の男性は，その2年後に治療の再開を求めた．聴いてみると，会社はブラック企業よろしく無理な残業を押しつけ，残業代も支払わない有り様だと不満を申し立てたが，疲れたとか，辞めたいといった考えを示すことはなかった．治療再開の意味を測り兼ねていると，次回の面接では，周囲の友達が本気になって沖縄米軍基地の問題をわがことのように話をしているのを聞いて，社会とは僕が住める場所ではないと痛感したという感想である．参った，自信をなくしたというが，会社を辞めてひきこもりたいというわけではない，むしろ，先生と一緒に呑みたいですね，と社会生活に積極的な態度である．

このケースで，パーソナリティ障害といわれる人たちが本当に実社会に参加感をもつまでには，それなりの経過を経る必要があるということを経験した．社会的に給料をもらうようになったら治るのではなく，真の意味で大人として社会人になるにはある種の過程のあることを精神科医は知っておいたほうがよいことを教えてくれてい

る．パーソナリティ障害の治療では知っておかねばならない側面である．

文献

1) 牛島定信．パーソナリティ障害とは何か．現代新書．講談社；2012.
2) 牛島定信（編）．境界性パーソナリティ障害―日本版治療ガイドライン．金剛出版；2008.

コラム COLUMN

境界性パーソナリティ障害の心理教育

原田誠一
原田メンタルクリニック・東京認知行動療法研究所

1. はじめに

　境界性パーソナリティ障害（borderline personality disorder：BPD）は，数あるパーソナリティ障害のなかで注目度の高いものの一つで，精神科医や臨床心理士が対応に力を注ぎ苦心惨憺してきた対象といえるだろう．BPDの研究は20世紀前半から連綿と進められてきたが，主な牽引役になってきたのは精神分析であった．精神分析はBPDの病態を理解し精神療法を行う際に欠かせないさまざまな概念や視座を提案して，臨床研究の進展に貢献してきた．その成果の説得力や有用性は高く，日頃精神分析を信奉していない一般の精神科医も，精神分析による諸概念やキーワードを意識しながら診療に臨んできたのが実態であろう．ちなみに精神分析以外のBPDの臨床研究としては，①薬物療法，②精神分析以外の立場からの病態〜精神療法に関する実践報告（例：宮内[1]の生活臨床に基づく自己啓発型統合失調症の研究）などがあった．

　こうした状況が，1990年代以降大きく変化した．BPDの認知行動療法（cognitive behavioral therapy：CBT）が登場して脚光を浴び，CBTがBPDでも有用性を発揮しうるのではないかという期待が生じた．その代表選手がLinehanの弁証法的行動療法であり，独自の病態理解と具体的な接近法を詳述し，有効性を示すエビデンスを報告している．他にスキーマ療法などもあり，関連の書籍が邦訳されて実践も始まっている．しかるに，特に弁証法的行動療法の実施にはおびただしい時間とエネルギーを要するため，われわれ一般の臨床医がそのまま導入して実践するのは難しいという問題がある．

　こうしたなか，筆者[2-4]もBPDの心理教育〜CBTを意識しながら試行錯誤を行ってきた．筆者の方針・立場を述べるとすると，次のようになるであろうか．①BPDを特別扱いせず，通常の日常診療の枠組みで対応する．②治療開始当初にBPDの心理教育を当事者・家族に行い，早めに病態・治療に関する全体像をもってもらい共通認識とする．③BPD患者の自己〜他者〜人間関係〜生活上の課題などに関する認知・行動を必要に応じてとりあげて変容を促しつつ，CBTを改善・安定化の一助とする．

　本項では，(1) 筆者が作成したBPDの心理教育の内容を紹介し，(2) CBTを行った症例の思考記録を供覧する．

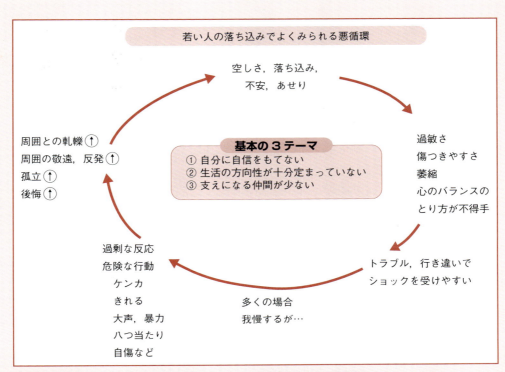

図1 境界性パーソナリティ障害の心理教育—病態モデル図を用いた説明

（原田誠一．臨床精神医学 1999[2] より）

2. BPDの心理教育 [2-4]

　筆者はBPDの悪循環の図（図1）[2]を供覧しながら，心理教育を行うことが多い．以下この図に沿った，① BPDのうつ状態でみられる病態，② そこから抜け出すプロセス，③ 典型的なうつ病との違いについての説明法を述べる．

- 背景にある3つの基本的な問題として，「自己評価が低く不安定」「自分の資質を活かして満足～喜び～充実感を体験できる生活の場が少ない」「一緒にいて楽しめたりくつろげる仲間が少ない」ことが存在する場合が多い．筆者の臨床経験では，BPD患者や家族が「自分とこれら3問題は，まったく縁がない」という反応を示すことはない．そこで，これらの因子を背景にしてどのような悪循環が生まれやすいか，についての説明を続ける．
- この問題のまわりで，BPDのうつ状態の悪循環が生じがち．その悪循環は，①3つの基本問題から，空しさ～落ち込み～不安～あせりが生まれる（感情）→② 人間関係では，過敏さ～傷つきやすさ～萎縮～心のバランスをとるのが不得手，などがみられる（対人関係）→③ トラブルや行き違いで，極端な受け止め方をしやすい（例：見放された，全否定された）→④ 自傷行為や暴言・暴力など，激しい行動をとることがある（行動化）→⑤ 周囲との衝突が生じていっそう生活が狭くなり，自分でも後悔する（行動化による直接の悪影響）→⑥ 当初からの感情（空しさ，落ち込み，

不安，あせり）がさらに増して，背景の3つの基本問題もますます顕著になる（行動化がもたらすさらなる悪影響）．
- 治療では，まずは外側の悪循環の進展を抑えることが大切．行動化が悪循環を進めるエンジン役になるため，トラブルや行き違いの際の受け止め方（認知）を工夫し，行動化を避けて違うやり方で乗り越える練習が重要．
- こうして悪循環が進むのを避けながら，基本テーマである「自己評価」「生活の場」「仲間」を変えられると，BPDから抜け出すチャンスが生まれる．
- 典型的なうつ病は，「3つの基本問題」や「行動化」はない人が「生活の変化，過剰適応，大きなストレス」などでダウンする際に生じることが多く，「休養とクスリ，もとの生活に復帰する際の工夫」で治る．一方，「休養とクスリ」だけで「BPDの悪循環から抜け出す」ことや「3つの基本問題が変わる」のを期待するのは無理．典型的なうつ病とは，病態も治療法も大分違う．

表 1	BPDの5つの悪化因子と対策
1. 差し迫ったストレス因
2. 当面のストレスが減った後の虚脱
3. 治療による悪化（転移）
4. 社交不安障害の合併
5. 行動化（暴力）

（原田誠一．うつ病の亜型分類．2003[3]）より）

以上の内容を，筆者はBPDの心理教育で伝えることが多い．ほとんどの場合，患者〜家族の理解は良好で，「これ，当てはまります．こういうことなんですねえ」と述べることが少なくない．加えて必要時には，BPDが悪化しやすい5つの状況に関する説明を追加する場合もある（表1）[3]．

3. BPDのCBTの実際

上で述べた心理教育の内容をもとに，筆者はBPDのCBTを試みる場合がある．その一例を，以下に供覧する．

● 症例：20歳代，女性

現病歴　元来ストレス状況で不安定になり，唐突で激しい行動をとることがあった．X年（20歳代半ば），職場の人間関係にまつわるトラブルがあり，いくつかの精神科医療機関を受診した．BPDの診断で治療を受けたが，精神状態は安定せず休職に入った．その後も不安定な状況が続いたため，X+1年にCBT目的で紹介受診した．

治療経過　初診時にBPDの心理教育を行い，思考記録の書き方を教示した．以下，本人が書いた思考記録（5カラム法）のなかから6篇を供覧する．

【思考記録①：治療導入期】
- 事実：朝起きたら，突然強い不安に襲われた．暗い将来の予想で頭が一杯になった．
- 受け止め方（自動思考）：このままひっそり，消えてなくなればいい．
- 気分：絶望（100），悲しみ（100），不安（100），自殺したい（100）．
- 違う受け止め方（適応的/合理的思考）：運命に逆らっても，なるようにしかならない．

寝て忘れようか．いつもこの作戦だ．
・気分の変化：絶望（90），悲しみ（80），不安（90）．

【思考記録②：治療導入期】
・事実：毎日ぼんやり過ごしていて，何の役にも立っていない．
・受け止め方：私は社会に適応できないバカ人間．私のようなバカは早く死んだほうがよい．
・気分：絶望（100），悲しみ（100），自分を責める（100）．
・違う受け止め方：先のことが心配．どうしていいかわからない．
・気分の変化：絶望（90），悲しみ（90），自分を責める（90）．

【思考記録③：治療中期】
・事実：今日はとてもたくさん家事をしたが，あまりほめてもらえずがっかりだ．
・受け止め方：家事ができたのは1年ぶりで，記念すべき日だ．皆に喜んでもらえると思ったのに，反応がなくてがっかり．
・気分：悲しみ（80），落胆（80）．
・違う受け止め方：いきなりできたので，家族があっけにとられてかえって心配したようだ．後で聴いたら，揺り戻しが来るんじゃないかと心配だったらしい．
・気分の変化：悲しみ（60），落胆（60）．

【思考記録④：治療中期】
・事実：先生から好きなことをやりなさいと言われて，気分が楽になって工芸をしていた．そうしたら妹が有機溶媒を，「臭い！迷惑だ！」と言ってきた．
・受け止め方：せっかく気持ちよく工芸をしていたところに，憎しみに満ちた妹の一言．自分の努力が全否定された気がして妹を殴った．そして屋上に上がって死のうと思ったが，家族に止められた．
・気分：悲しみ（120），絶望（120），失礼だ（120）．
・違う受け止め方：私には「工芸をしたい」というニーズがあり，妹には「臭いのしない環境にいたい」というニーズがある．双方のニーズの擦り合わせが必要だ．父の強力扇風機で，臭いを外に出せないか．
・気分の変化：悲しみ（110），絶望（110），失礼だ（110）．

【思考記録⑤：治療後半】
・事実：今日は，最近始めた工芸に打ち込みすぎた．先生のお手伝いはしたけれど，自分の作品を作っていない．
・受け止め方：好きだ，好きだと言いながら，本当は工芸が好きではないから自分の作品を作らないのではないか．自分のアイデンティティを保つために，無理にやっているのではないか．
・気分：困惑（100），自分を責める（100）．
・違う受け止め方：工芸に出会った頃のことを思い出そう．ただ好きだったから始めたので，アイデンティティを作るなんて関係なかった．これからも楽しみながら作って

いこう．自分のを作りたくなったら作ればよい．初心，忘るべからずだ．
・気分の変化：困惑（0），自分を責める（0）．

【思考記録⑥：治療後半】
・事実：このところ友人が次々と結婚していく．
・受け止め方：友人が幸せになるのは嬉しいが，自分は幸せになれないだろう．
・気分：悲しみ（90），挫折感（80）．
・違う受け止め方：「結婚して，すぐ離婚して」とゲームのように繰り返す人もいるが，自分には向いていない．自分を理解して大事にしてくれる人を探すのだから，多少時間がかかるのも仕方ない．将来が不安だけど，病気になったことで少しは優しい人間になれた．病気になってよかったのではないかと，今では思っている．
・気分の変化：悲しみ（70），挫折感（60）．

● コメント

　BPD患者に心理教育を行い，CBTに導入した患者の思考記録である．心理教育やCBTを行うことで，短期間のうちに病態の安定化につながるBPD症例は少ない．ただしこの患者のように，心理教育〜CBTを介して一定の改善が得られる場合も存在する．BPDに対するCBT的な対応を行った，（本項で紹介した症例とは別個の）患者の詳しい経過に関しては，文献5）をご参照いただければ幸いである．

文献

1) 宮内　勝．分裂病と個人面接．金剛出版；1996．
2) 原田誠一．境界性人格障害の治療導入期の1技法―患者・家族の心理教育用の「境界性人格障害の病態モデル図」の紹介．臨床精神医学 1999；28：1351-1356．
3) 原田誠一．境界性人格障害のうつ状態の治療―うつ状態を悪化させる5つの因子と対策．樋口輝彦ほか（編）．うつ病の亜型分類．日本評論社；2003．
4) 原田誠一．境界性人格障害における認知療法の実践．精神科治療学 2004；19：709-717．
5) 原田誠一．情緒不安定性パーソナリティ障害で認知行動療法が有効であった一症例．井上和臣（編著）．パーソナリティ障害の認知行動療法―ケースから学ぶ臨床の実際．岩崎学術出版社；2011．

心に残る症例

パーソナリティ障害

川谷大治
川谷医院

1. はじめに

　筆者が前任地の病院で精神分析を研修していた頃の話である．ある研修医が当直の夜，若い男性患者から「性欲はどうしたらよいか？」と電話相談を受けた．「我慢するように」と返事すると，「我慢できないから相談しているんだ」と逆ギレされ，かといって自己処理を勧めるのは自身の性行動を覗かれているような気がして二進も三進もいかなくなり，「風俗に行きなさい」と答えてしまったという，笑うに笑えない，情けない話が本当にあった．

　本項では，精神科外来でよく経験するであろう，そしてそれはいつまでも記憶に残り，かつ精神療法の技術を一段階高めるきっかけになりそうな材料を提供し，パーソナリティ障害患者にまつわる性の問題について述べていくことにする．

2. 「性欲をどうしたらいいですか？」

　上記の研修医のエピソードは開業後も長く記憶に残った．このような直接的な回答を求める患者は精神科クリニックでは少なくない．それは筆者の臨床を根っこから問い直す緊迫した問いであった．というのは，若い頃学んでいた精神分析では患者の問いに直接答えることを戒めて，患者の質問のなかに隠されている空想を聞くことを求められたからである．ところが，開業してみると，精神分析を求めてくる患者は少なく，むしろ質問に対する明解な答えを求められ，いつも「どうしたらいいですか？」と質問攻めにあった．特に，パーソナリティ障害，摂食障害，そして完全主義の患者だと，白か黒といった二項対立の思考がみられ，直接的な質問にプラスと言えばマイナス，右と言えば左といった具合に，苦しめられることが多かった．

　この「間」のない直接的介入に辟易させられながら仕事を続けていたときのことである．ある境界性パーソナリティ障害（borderline personality disorder：BPD）の女性患者は，2年ほどの通院治療の間に夫と別れて暮らすことを決め，いよいよ復職も間近になった．そんなある日の診察で彼女は「性欲がすごいんです．どうしたらいいですか？」と訊ねてきた．我慢しなさいというのは専門家でなくてもできる．先の研修医のように性欲を満たすようなアドバイスは口が裂けても言えない．困り果てている患者に「今はいいアイデアがないので次回までには考えておくね」といった呑気なことは言えない．それで「復職前で不安になっていると思う．不安の高まりが続くと，食欲中枢や性欲中

枢を刺激することがあるので，不安を心に抱えられるようにするとよいと思う」と応じ，不安に思う気持ちを自由に語らせて診察を終えた．

● **スプリット思考と抱える能力**

「先生デートしてください」「先生を信じていいですか？」「入院させてください」と，イエスかノーのどちらかの回答を求めてくる患者の対人交流をWinnicottは直接的介入と呼んだ．デートを申し込むまでにあれやこれやと空想しているわけではない．人を信じるか信じないか，入院するかしないか，という二項対立は精神科臨床ではおなじみの光景である．

二項対立を筆者はスプリット思考と呼んでいる．たとえばBPD患者が「先生を信じていいですか？」と問うとき，信じたいという気持ちと同時に主治医を信じて裏切られたらどうしようという二つの気持ちをもっている．この心理状態は彼らにとって非常に不快なことなので，どちらかの気持ちをスプリット・オフすることで安定を得ようとする．入院を要求するときも，外来では自分が壊れるかもしれないという危機感は認知しているが，入院生活の窮屈さやストレスといったマイナスの材料はスプリット・オフされている．現実生活から逃げたい一心である．そのため治療では，スプリット・オフされたものを意識化させて，矛盾や曖昧さを割り切ろうとせずに，心のなかに抱える能力を育てることに焦点がおかれることになる．ゆえに筆者は二項対立を精神療法的な介入を可能にするためにスプリット思考と呼ぶようになった．

しかしその対応は難しい．ある進学校に入学した女子高校生は毎日の宿題を仕上げるのに午前2時までかかり，朝の補習に出るために睡眠時間が3時間程度というハードな生活を続けていてダウンしてしまった．周囲は躍起になって，少しは手を抜け，と彼女の完全主義を否定した．このような対応はますます彼女を追い込み，彼女はリストカットや大量服薬に手を出すようになった．スプリット思考に陥ると，周囲も本人も答えを出そうと焦り，仕舞いには自己破壊的に行動せざるをえない状況に追い込まれてしまうのである．

この瞬間を可能性空間へと生成できたなら治療は退行から一転して進展するのではないか，それにはどうしたらよいのか．たどりついた結果，答えはなくていいのだ，ということだった．割り切れない問いに答えを見出そうとすることが術中に嵌ってしまうことに気づいて，患者も主治医もこの解けない難問を「心に抱える」能力を回復させることが必要ではないかと考えたのである．

● **スプリット思考の扱い方**

スプリット思考に対する基本的な治療姿勢は，患者は曖昧さに耐えられず，矛盾を心のなかに抱えられないでいるので，治療は矛盾を抱える能力を育てることにある．質問に白黒をつけることよりも患者のスプリット思考に風穴を開けることが治療目標になる．具体的には，今・ここでの話題を「こちらを立てればあちらが立たず，あちらを立てればこちらが立たない」と，主治医患者関係に集中させて，その過程で患者の反応（自我の強さ）に応じて主治医も動くのである．答えは白のときもあれば，黒のときもあっ

ても構わないのである．

たとえば，退院してきたばかりの患者が再び入院を要求するときに「いいですよ」と受け入れると，患者の多くは戸惑い，入院したのちの自分の姿を想像して不安になる．しかしこのまま外来を続けるのもつらい，とスプリットせずに二つの気持ちを抱える機会を得るのである．それを「入院したらまたつらくなって退院したくなるのではないか」と真っ当な意見を述べて入院要求を思いとどまらせようとすると，患者は強硬突破で行動化を起こして再入院してしまう．ここはスプリット思考を抱えることを治療目標にするのである．なかには「いいですよ」と言われると，さっさと入院する者もいるが，それはスプリッティングに否認の機制が動員されていて，より病態は重く，入院させて同じことを繰り返すことになるが，体験を学習する経験になるので，いずれにしても入院要求を拒まないほうがよい．

先の「性欲がすごいんです．どうしたらいいですか？」という問いを考えてみよう．患者は性欲を満たしたいけれど自分にはその相手がいない．なので我慢するしかない．しかしそれは不快で耐えられない．満たすか我慢するか，というスプリット思考に陥っているために，主治医を万能視して，その場を切り抜けようとしているのである．それで，スプリット思考を明らかにして，その原因となっている復職不安を意識化させたのである．いずれにしても，不安を軽くするための解釈よりも状況を抱える主治医の存在が患者にとっては重要なのである．

3．不特定多数の異性との性行為

BPD 患者の治療を担当するときに，性の問題で主治医を巻き込むのは「不特定多数の異性との性行為」であろう．診察時に付き添ってくる男性が次々と代わる女性患者も少なくない．1，2 回会っただけで相手を理想化し恋人ができたと嬉しそうに報告することがある．しかも性関係を結んでいる．危なっかしいこと極まりない．人間関係を避けるシゾイドパーソナリティ障害，回避性パーソナリティ障害ではみられないが，BPD ではしばしば出くわす行動化の一つである．

ある女性 BPD 患者は男性との関係をつなぎ止めるために身体を提供していた．別の BPD 患者はクラブで知り合った多くの男性とセックスをするという行動化を繰り返していた．意識的には彼らを救っているという誇大的な空想もみられる一方で，慢性の空虚感，非現実感，離人感を埋め合わせるといった自己治療的側面もあった．それに対して，行動制限をするとそれによって救われていた現実感覚のなさに直面化して患者は大混乱に陥ることがある．あるいは，精神分析的に行動の意味を明らかにしていく作業や解釈は，釈迦の毒矢の例えのごとく，大混乱に陥らせることが多い．それよりも現実の困っていることに焦点を当てるほうが危険は少ない．

● **治療関係の樹立**

それでは治療的にはどう介入すべきか．自傷行為もそうなのだが，行動化には衝動的に自分を傷つける自己破壊的側面と同時に慢性の空虚感を防衛する自己治療的な側面も

あることを押さえておかねばならない．行動化の緊迫性，患者のニーズ，そして主治医のキャパシティ，も考慮しなければならない．よって，患者は何に困っているのかを聞くことから始まる．その順位と緊急性をもとにともに解決に向かうように治療を組み立てていくのである．その過程で患者が主治医を役に立つと認知してくれるといつの間にか行動化は姿を消していることが多い．眠れない夜が続いていないか，抑うつ状態で寝こみが続いていないか，過食で苦しんでいないか，空しさや慢性の空虚感はないか，あるいは現実に何か問題を抱えていないか，などに焦点をおくのである．

そのとき患者の育った環境・文化や道徳的価値観に縛られない中立性が必要である．と言っても，理解する姿勢を打ち出すあまり，迎合してはいけないし，中立性を叫ぶあまり，世間の「常識」を無視するわけにはいかない．なぜなら，患者には自身の自己破壊的行為の自己治療の側面を合理化する者もいるからである．これはやはり，常識的に「あなたの行動は危険である」と伝えなければならないときもある．いずれにしても，患者の行動化に二重の意味があるので，そのスプリット思考を扱わなければならない，ということである．

● **弁証法的緊張関係**

このスプリット思考の扱い方を違う角度から考えてみよう．患者がこの性的行動化を主治医に伝えてきたときに，主治医の心にある種のプレッシャーを感じるかどうかが介入の第一ポイントになる．「それは危険なことなので止めよう」という考えが浮かぶのか，あるいは，「制限すると関係がこじれそう」と戸惑うのか．患者のなかに「この行動化は止めなければ，いや，それでは自分の心が壊れてしまう」というスプリット思考が働いているとき，片方の役割を主治医に肩代わりさせるといった投影同一化がみられる．患者のスプリット思考（一人二役）が患者と主治医との関係に劇化される瞬間である．

その瞬間に主治医はプレッシャーを感じ，その片方の役割を担われそうになる．たとえば，慎重に扱おうとしているのに「それは止めなさい」と言ってしまいそうになるとか，あるいは，危険な行動化だと思いつつ「黙認しよう」という行動を取らされそうになる．その「禁止」するか「黙認」するかの二つの考えは，もともと行動化に対する患者のスプリット思考なのであって，それを患者が主治医とともに抱えられるように返す作業に移るのである．図式的には，一人二役→片方を担がされる→元の鞘に戻す，作業となる．

行動制限をすると，「止めろ・止めない」とこじれるし，時にはサド・マゾヒスティックな関係に陥ってしまうことがある．それとは逆に，黙認していると治療にならない．この割り切れない矛盾のなかにいることをホールディングしていく，言い換えると弁証法的緊張関係を維持していくと，いつの間にか行動化はなくなる．なくならない場合は，行動化に無意識の空想が強く働いていることを想定して，「自己破壊的な行動だとは思うけど，私の理解を超えた問題でもあるのかしら」と患者に問い続けていくことが治療展開につながることがある．

4. "不倫"外来

　病棟勤務の頃，病棟管理で苦労した一つに男女関係があった．特に，パーソナリティ障害や思春期の患者の場合，準夜から深夜帯にかけて，眠れないと訴えてデイルームにたむろする患者の対応は常に古くて新しい問題であった．そうした彼らが示す問題提起に対して指導や管理ではなく，ドン臭いけれど振り回されながら，真摯に対応していくなかで治療も進展することが多かった．当直の夜，眠りを起こされて腹も立っていたが．

　一方，外来の臨床の場に，上記の不特定多数の異性関係以外で男女関係が持ち込まれる問題は「不倫関係」である．街のクリニックには不倫問題で困り果てている女性が不安やうつ状態で受診してくる．懲りない人たちが世間には多い．なかには不倫状況が長引いてボーダーライン化している患者も少なくないから始末が悪い．

　開業まもない頃，ある中年女性Ｚが不倫関係で行き詰まって，しばしば失神発作を起こし，不倫相手に連れられて受診してきた．演技性パーソナリティ障害と診断される女性である．不倫が失神の原因なので，不倫を解消すると症状は軽減すると思われたが，彼女にとって不倫相手と別れることは"精神的死"を意味しており別れることは叶わない相談であった．そう理解したことを伝えて，しばらく経過をみていると，不倫で困っているという主訴で受診して来る患者が増えてきた．彼らは皆「（Ｚの話しでは）先生は不倫を怒ったりしない．話をよく聞いてくれて，親身に相談に乗ってくれる」と口をそろえて述べた．こうして一時"不倫外来"が一部の患者の間で広まり，よい勉強をさせてもらった．

● **精神科クリニックで扱うべき不倫問題とは**

　不倫問題で精神科医が駆り出されるのは当事者が精神疾患を患っているとき，不倫を何度も繰り返し経験を学習しないパーソナリティ障害の場合，そして無意識の「家庭破壊願望」が行動化されている場合であろう．

　ある20代の女性はかなり年配の男性との間に子どもができて，それが彼の妻の知るところとなり，彼から別れ話が起きて精神的に不調になり当院を受診することになった．裁判が終わって，彼女は生まれた乳飲み子を一人で抱えて育てるなかで，何人かの男性と親密な関係をもつものの，いずれも家庭を築くまでには至らなかった．その原因を探求する過程で年配の男性を求める彼女の無意識にエディプスコンプレックスがあることが明らかになり，彼女は経済的に自立する道を切り拓いていった．

● **パーソナリティに根ざした不倫は解決すべき**

　ところが，エディプスコンプレックスを意識化させるだけでは問題の解決にならない場合がある．それは何度も不倫を繰り返す場合である．筆者が若い頃，１年ほど治療を受けもった不倫患者の失敗談から述べよう．彼女は短大を卒業して働き出した会社の上司と不倫関係になって家庭が破綻したことで会社を辞めた．しかし，次の会社でも同様のことを繰り返し，筆者が受け持ちになるまでに同じことを５度ほど繰り返していた．彼女の主訴は離人感で彼女自身は不倫を問題視してはいなかった．治療が継続すると

不倫関係に陥ることはなくなったが，離人感は長く続いた．それから十数年後，彼女は開業した筆者のもとを受診してきた．結婚し子どもも一人いた．「先生に不倫を止められたので，あれからはやっていません」と言う患者に筆者は止めたはずはないと疑義を挟んだが，患者の心のなかではそれが現実であった．「不倫は実りのないものであり，相手の家庭を壊す結果になるのではないか」と何度となく問い，家庭破壊願望の理解のもとに不倫の裏にある彼女の親子関係を聞くことを繰り返した記憶がある．確か，長生きした母親の晩婚の子どもで，長兄に比べて母親の愛情が薄かったという話だった．彼女は相変わらず離人感に苦しみ，早期退職した夫はパチンコ通いが仕事で，彼女自身もカラオケ教室やヨガやダンスに通っても友達を作れないのが悩みだった．若い頃の治療の失敗は主に親子関係に焦点を当てたことであって，彼女の親密な関係をもてないというパーソナリティ機能に焦点を当てるべきだったと反省した．

5．まとめ

　外来でしばしば遭遇するパーソナリティ障害患者の性の問題に関する私見を述べた．彼らの直接的介入に対する質問，つまり「どうしたらいいですか？」という質問への対応について詳しく述べて，「不特定多数の異性との性行為」にみられる自己破壊的側面と空虚感を防衛する自己治療的側面のスプリット思考の扱い方，"不倫"外来における精神科医の役割について述べた．

参考文献

- 川谷大治．境界性パーソナリティ障害の外来治療．牛島定信（編）．境界性パーソナリティ障害―日本版治療ガイドライン．金剛出版；2008．
- 川谷大治．最近の境界性パーソナリテイ障害．精神療法 2012；38（2）：179-186．
- 川谷大治．精神科クリニックにおける力動的精神療法．精神療法 2014；40（3）：362-366．
- 川谷大治．精神分析の日本化―いいとこ取りと取り捨て．北山　修（監）．北山理論の発見．誠信書房；2015．

V パーソナリティ障害と性の問題

2 性同一性障害の臨床
―問診から手術までのプロセス

大谷伸久
自由が丘MCクリニック

1 はじめに

　性同一性障害（gender identity disorder：GID）は，心の性別と身体の性別が一致しないために苦悩している状態である．その状態を改善するために，心が重視され，身体の性を変えて心の性別に近づける治療が行われる．

　治療法としては，主にホルモン療法，手術療法および性適合手術（sex reassignment surgery：SRS）が選択される．

　わが国では，1998年埼玉医科大学で初めてSRSが行われ，それ以来GIDに関する治療が徐々に認知されるようになった．「GIDの性別の取扱いの特例に関する法律（特例法）」が2004年7月から施行され，一定の条件のもとに戸籍の性別変更が可能となったことは大きな前進といえよう．この経緯が考慮され，日本精神神経学会では「GIDの診断と治療のガイドライン（第3版）」において身体的治療として，ホルモン療法，乳房切除術およびSRSは順序に関係なく，いずれの治療法でも選択することが可能となった．また，最新ガイドライン（第4版）[1]では，思春期（15歳から18歳未満）に入って性別に違和感がある場合には，二次性徴抑制ホルモンの有用性が指摘され，その実施について新たに追加された．

　このような身体的治療は，生活の質を改善し，自分らしく生きるための手段であって，目的ではない．医療現場では，当事者の自己決定と自己責任を最大限に尊重しながら治療を進めることが大切である．

　GID当事者に関して，当院で行っている問診から身体的治療までの過程について紹

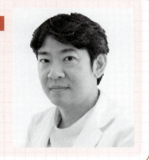

大谷伸久（おおたに・のぶひさ）　略歴

1968年米国生まれ．
1994年北里大学医学部卒，医学博士．国立国際医療センター，北里大学病院などを経て，
2008年自由が丘MCクリニック開業．現在に至る．

問診と身体的治療の進め方

🔴 診断と治療の流れ

　身体的治療を希望する場合には，初めに精神科医によるGIDの診断から進められる．診断後の精神的フォローだけでは満たされないために，身体的変化が求められ身体的治療が行われることが多い．その治療は，精神科医をはじめ婦人科医，泌尿器科医，形成外科医などが包括的に行うことが望ましい．現状では，大学病院や大規模な民間病院でも包括的治療が行われるところは非常に少ない．当院では，SRS前後のホルモン療法をはじめ，主に形成外科領域の手術が行われている．

🔴 身体的治療を始める前に

◆ジェンダークリニックの活用

　身体的治療は，GID診断後の当事者が対象となるが，精神科医の診断を受ける前にジェンダークリニックを受診することが多い．多数のGID当事者が通院しているクリニックにおいて，GIDに関する事前の情報収集や今後の治療方針などの相談を希望することが背景にある．

◆親権者の同意

　身体的治療を始める際に，未成年は親権者の同意が必要となる．成人でも両親に治療を理解されず，同意が得られない場合には，治療を進めることは難しい．子どもが「自分らしく，幸せに生きるためにはどうすればよいか」を焦点に，医師は両親に理解を求めるのが望ましい．実際には多くの当事者は，両親に理解を得て治療を始める傾向にある．

🔴 受診と治療の進め方

　当院の初診時には，精神科医から診断書を持参し紹介された場合と精神科医の診断をまだ受けていない場合とがある．GIDの診断には，インターセックスの除外のために性染色体遺伝子検査と身体的性別の確認が必要である．また，精神科を専門とする医師以外でも，GID診断は可能とされているが，当院では診断ならびに診断書の作成は，精神科医にゆだねている．

◆精神科医の紹介がある場合

　Male to Female（MTF）は，女性としての実生活の経験をまだ行っていない者が多い．したがって，ホルモン療法とともに自宅内での化粧や休日の外出時には女性らしく行動するように勧め，日常生活のなかで，習慣の一部として，できる範囲で行うようにアドバイスする．

　一方，Female to Male（FTM）は，身体的治療前から実生活の経験をしており，

すでに社会に適応していることが多い．通常はホルモン療法から開始するが，乳房切除を最初に希望する場合もある．

◆**精神科医の診断を受けていない場合**
① 未治療の場合

　身体的治療を希望する当事者は，GID 診断を受ける必要があるため精神科受診を勧める．当院を初めて受診した当事者には，主に現在の生活背景を知るための問診をする．周囲にどこまでカミングアウトしているか，現在何が障害になっているかなどを聴取している．このような状況を理解することは，治療の方向性をより具体的にすることができるだけではなく，今後当事者との関係を長く継続し，信頼関係を深めるためにも大切と考えられる．また，性別違和を訴える人すべてが GID に限定されるとは限らないため，精神科医による鑑別診断が必要となる．

　精神科医の診断を受け，再度受診した場合には，前述の「精神科医の紹介がある場合」に従って治療を進める．

② GID の診断書がなく，他院でホルモン療法をしている場合

　当院で治療を継続する際には精神科医の診断を受けるように勧める．

③ すでに SRS を行っている場合

　戸籍変更を希望する当事者は，家庭裁判所に申請する診断書が必要となるので，精神科医を紹介する．

3 身体的治療の実際

　身体的治療は，ホルモン療法，手術療法および SRS があり，ホルモン療法から始めることが多い．その後は当事者の希望に従って治療が進められる．

　ホルモン療法を開始すると，精神的に落ち着いて心が穏やかになり，その後に手術療法の必要がなくなることがある．ホルモン療法により身体が変化すれば，当事者が SRS を望まない，SRS まですませたが戸籍変更は望まない，また性別違和はあるが身体的治療を望まない場合もある．このようにさまざまな事情を抱えているため，当事者の生活背景をふまえ治療を進めることが多い．

● ホルモン療法

　現行の第 4 版ガイドラインでは 18 歳未満の対処方法として，二次性徴抑制ホルモン治療の項目が追加された．二次性徴発来に違和感がある者に適応される．治療に際しては，年齢，既往歴，家族歴などを問診によって把握し，患者の状態により注射する量と頻度が決められる．

　MTF，FTM ともに，男女の性腺機能低下に対する治療に準じ，血中ホルモン濃度の基準値を超えないようにする[2]．

◆ **MTF のホルモン療法**

　女性ホルモンは，注射薬，経口薬および経皮薬が用いられる．筋肉注射を中心に，

経口薬と経皮薬は補助的な治療とする．一方，GID の診断を受けずに自己判断で経口薬を個人的に輸入し，内服していることも少なくない．1 日の許容量を超えて内服している場合にはいったん中止し，医師管理下にホルモン療法を開始する．

筋肉注射の重大な副作用は静脈血栓症[3]で，リスクが高いときや疑う症状が認められるときには血液凝固系検査（AT III，D-dimer など）が必要である．その他に，心血管系疾患，プロラクチノーマにも注意しなければならない[4]．経口薬は，静脈血栓症，肝機能の悪化の頻度が高い．特にエチニルエストラジオール（プロセキソール®）はゴナドトロピン抑制作用は強いが，静脈血栓症を起こす頻度が高いとされている[5]．

◆ FTM のホルモン治療

男性ホルモンには，女性ホルモンと同様に注射薬，経口薬および経皮薬がある．海外では，貼付薬，ゲルなどさまざまな製剤が入手できる．しかし，国内で使用可能な薬は，アンドロゲン製剤に限ると，注射薬のエナント酸テストステロン，市販薬のテストステロン軟膏（グローミン®）しかない．経口薬はメチルテストステロンのみで，肝臓で代謝されるので効果は低く，肝障害を起こしやすい[6]．

筋肉注射は，血中テストステロン濃度の上昇が非常に高くなり，投与後数日間にわたり生理的基準値を大きく超える．投与後 2〜3 週間後には注射前のホルモン値まで低下し，濃度の変動が著しい[7]．実際の注射薬の使用方法は 125 mg を 2〜3 週ごと，または 250 mg を 3〜4 週ごとに筋肉注射する．一方，軟膏は極端な変動がないため，比較的安定した血中濃度が得られるが，効果が出現するのに時間がかかる．陰部もしくは下顎に塗布する．

テストステロンの副作用には，多血症，心血管系疾患，肝障害，脂性肌，痤瘡，睡眠時無呼吸症候群などがある．特に多血症，心血管系疾患および肝障害などのリスクに注意し[8]，定期的に血液検査をする．

◆ SRS 後のホルモン療法

生殖腺摘出後には，MTF，FTM ともに骨塩量は減少する．ホルモン療法は，骨粗鬆症を予防するとされているので[9]，SRS 後もホルモン療法を中断せずに継続することが必要である．

手術療法および SRS

戸籍変更する条件を身体的観点でみると，MTF はペニスと睾丸を摘出し，外観が女性様であること，FTM は内性器を摘出していることが必須条件で，陰茎形成の有無は問われない．

SRS は，術後のトラブルを考えると国内が望ましい．しかし，MTF の SRS，FTM の陰茎形成は，国内で行われているところが少なく，また手術症例数は海外に比べ非常に少ない．賛否両論はあるが，現状では国外，特にタイで行うことも 1 つの選択と考えられる．

◆ MTF の手術

① SRS：手術方法としては，ペニスと睾丸は切除し，造腟した部位に反転した陰嚢

を利用する方法，造腟した部位にS状結腸を利用する方法，または造腟せずに外観だけ整える方法がある．術後の合併症には出血，縫合不全，瘻孔，皮膚壊死などがある．

② 睾丸摘出：一般にSRS時に摘出する．中年層の一部には，社会的立場からSRS治療が不可能な場合には，戸籍変更はできないが，ホルモン療法と睾丸摘出のみを行うこともある．

③ 豊胸術：ホルモン療法だけでも胸が発達し，豊胸術は不要となることもある．手術の際には，女性ホルモンで膨らみをもたせてから行うのがよい結果につながる．胸郭が発達している場合は，豊胸インプラントを入れると鳩胸になる傾向がみられる．

④ 医療用脱毛：ひげ，体毛が濃い場合，SRS時に利用する陰囊は術前に医療用脱毛が必要となる．

◆ FTMの手術

① 乳房切除：乳房は女性の象徴で，外見的にも一番目立つところである．手術前は，圧迫下着（ナベシャツ）を装着する場合が多い．身体的苦痛の1つでもあり，できるだけ早く手術を希望することが少なくない．手術は乳房切除だけ受ける場合もある．

乳房の形態により手術方法が異なる．下垂はなくたるみを生じにくい乳房は，乳輪の一部を切開し乳腺を摘出する．下垂し皮膚のたるみを生じる症例には，たるみ取りが必要となる．

② 内性器摘出：手術方法は，腹式単純，腹腔鏡および経腟法のいずれかで，子宮と卵巣を摘出する．内性器摘出と男性ホルモン投与による陰核肥大が陰茎様に類似することで戸籍変更要件（表1の4, 5）を満たす．通常，腟閉鎖は同時に行われない．不妊治療に携わる産婦人科医にとっては，特に内性器摘出は相反する治療と思われるが，このGID治療は目的が異なるので理解が望まれる点である．

③ 尿道延長：腟閉鎖を行う場合に尿導口を移行する．

④ 陰茎再建：陰茎は独特の外見に加え，排尿，性交，射精などの機能を持ち合わせているために再建が難しい．手術は，当事者にとって精神的にも身体的にも負担が大きい．また手術代も高額である．

陰茎形成は術後の合併症が多いので，躊躇する当事者が多い．合併症としては，縫合不全，壊死，瘻孔形成，補強のためのシリコン，または移植骨の露出などがある．瘻孔形成は難治であることが多い．

4 戸籍変更について

家庭裁判所への戸籍変更のために用いられる診断書の記載要件は，ガイドラインの内容が示されている．2人の精神科医により作成された診断書が必要である．身体的治療開始前の性染色体遺伝子検査を含む身体的性別の確認，精神科治療，ホルモン療

> **表 1** 戸籍変更の要件（性同一性障害者の性別の取扱いの特例に関する法律第三条）
>
> 1. 20 歳以上であること
> 2. 現に婚姻していないこと
> 3. 現に未成年の子がいないこと（平成 20 年に改正）
> 4. 生殖腺がないこと又は生殖腺の機能を永続的に欠く状態であること
> 5. その身体について他の性別に係る身体の性器に係る部分に類似する外観を備えていること

法，乳房切除，SRS などの担当医師を記載する．特例法により，戸籍変更の要件は，表1に示すように4および5の規定を満たすためにSRSを受けることが必要となる．日本の法律では，年齢，既婚の有無および子どもの有無の条件が定められている．

5 おわりに

　GID に関して，一般国民の理解が徐々に広まりつつあるが，GID 診断と治療ができる施設はごく限られている．治療にあたっては，医療側をはじめ周囲の家族や教育者などの理解や協力が重要である．また，身体的治療を必ずしも求めず，性別違和のみを訴える人も増えている．身体的治療に重点がおかれているが，心理的支援を含め多様な治療の選択肢が考慮されるべきであろう．

文献

1) 松本洋輔，阿部輝夫，池田宮司ほか．性同一性障害に関する診断と治療のガイドライン（第4版）．精神経誌 2012；114：1250-1266.
2) Gooren LJ. Clinical practice. Care of transsexual persons. N Engl J Med 2011；364（13）：1251-1257.
3) Gooren LJ, Giltay EJ, Bunck MC. Long-term treatment of transsexuals with cross-sex hormones：Extensive personal experience. J Clin Endocrinol Metab 2008；93（1）：19-25.
4) Serri O, Noiseux D, Robert F, et al. Lactotroph hyperplasia in an estrogen treated male-to-female transsexual patient. L Clin Endocrinol Metab 1996；81：3177-3179.
5) Toorians AW, Thomassen MC, Zweegman S, et al. Venous thrombosis and changes of hemostatic variables during cross-sex hormone treatment in transsexual people. J Clin Endocrinol Metab 2003；88（12）：5723-5729.
6) Westaby D, Ogle SJ, Paradinas FJ, et al. Liver damage from long-term methyltestosterone. Lancet 1977；6；2（8032）：262-263.
7) 邵仁 哲．ホルモン補充療法（テストステロン軟膏）の有用性．臨床泌尿器科 2015；69（1）：68-74.
8) Hembree WC, Cohen-Kettenis P, Delemarre-van de Waal HA, et al. Endocrine treatment of transsexual persons：An Endocrine Society clinical practice guideline. J Clin Endocrinol Metab 2009；94（9）：3132-3154.
9) van Kesteren P, Lips P, Gooren LJ, et al. Long-term follow-up of bone mineral density and bone metabolism in transsexuals treated with cross-sex hormones. Clin Endocrinol (Oxf) 1998；48（3）：347-354.

V パーソナリティ障害と性の問題

3 性機能不全群の診断と治療

阿部輝夫
あべメンタルクリニック

1 はじめに

　DSM-5では従来のKaplanの三相概念[1]による分類を捨て，性機能不全群は次の10疾患に分類された．① 射精遅延，② 勃起障害，③ 女性オルガズム障害，④ 女性の性的関心・興奮障害，⑤ 性器-骨盤痛・挿入障害，⑥ 男性の性欲低下障害，⑦ 早漏，⑧ 物質・医薬品誘発性性機能不全，⑨ 他の特定される性機能不全，⑩ 特定不能の性機能不全である．性嫌悪症が姿を消し，腟けいれんと性交疼痛症が，性器-骨盤痛・挿入障害としてまとめられたのである．さらに下位分類として，それぞれを<u>生来型/獲得型，全般型/状況型</u>のいずれかに分類し，重症度を軽度，中等度，重度に特定することになった．また，① <u>相手の要因</u>，② <u>対人関係の要因</u>，③ <u>個人の脆弱性の要因</u>，④ <u>文化的・宗教的要因</u>，⑤ <u>予後，経過，治療に関連する医学的要因</u>などを考慮するよう求められている．

2 射精遅延

◆定義
　パートナーとの性行為で，6か月以上にわたる射精の遅延もしくは欠如．

◆病因
　加齢，薬剤因性，器質的疾患によるものなどがあるが，精神科臨床で重要なのはマ

阿部輝夫（あべ・てるお）　略歴

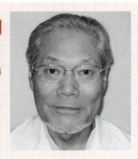

1944年宮城県生まれ．
1970年順天堂大学医学部卒，順天堂大学精神科入局，コーネル大学精神科留学，順天堂浦安病院助教授を経て，1996年あべメンタルクリニックを開設．
1981年シール法考案（夜間勃起の有無の確認），1983年日本初のNPT（現在のリギスキャン）制作，1991年「セックスレス」を提唱，1993年ノン・エレクト法を考案，1999年コンドーム・マス法を考案．
著書に『セックスレスの精神医学』（ちくま新書，2004），訳書に『図解セックス・セラピー・マニュアル』（カプラン著，星和書店，1991）がある．

スターベーションでは射精できるが，腟内では困難な「腟内射精障害」である．その病因には，シーツにこすりつけるなど，手指を使わない方法によるものが一番多い．その他の原因を頻度の多い順にあげると，強すぎるグリップ，側に誰かいるとできない，包茎術後，ピストン運動でない方法などがある．

◆**治療方針**

一人密かに行ってきた長年の独特な習慣が，対人関係での性では障害因子として働いていることが多々ある．この固定した習慣によってしか作動しなくなってしまった射精反射を，パートナーとの性交で機能できるように考案したのが「コンドーム・マス法」[2]である．

【コンドーム・マス法】

本法は，上記の射精遅延の治療のほか，早漏のストップ・スタート法や勃起の持続障害などの治療に用いることができる．

〈手技〉

① ペニスにコンドームを被せて性的刺激を加える
② カウパー腺からの分泌を待つ
③ コンドームの中で分泌液をペニス全体にぬる
④ 腟内のヌルヌルした状態に似せる
⑤ 柔らかいグリップで
⑥ ピストン運動で射精に至る

【系統的脱感作療法】

腟内射精障害の病因の一つに「一人でないと射精できない」がある．この治療には，系統的脱感作療法が有効である．つまり，彼らは一人でなら射精できるので，パートナーにこのことを説明し，マスターベーションのときの二人の物理的距離を次第に近づける方法をとる．具体的には，パートナーが買い物に行っている間一人で射精する→次にパートナーが階下にいるとき2階でドアをロックして射精→次に隣室にいるとき→ドアを開けた隣室で→同室で離れて→同室で近づいてパートナーは背を向けて→パートナーを片手で抱きながら→パートナーの手を添えて→パートナーの手や口の刺激で→腟のそばで→射精寸前に挿入して，という項目を用意しておき，二人の親密さや性的熟練度に合わせてどこから練習を始めるべきかを検討する．

大事なことの一つは，この練習の初期の頃に性交後はマスターベーションで射精することを義務づけておくこと（二人の距離はそのときの様子に応じて）によって性交と射精，すなわちオルガズムを連動させておくことである．もう一つは，この練習中に性的空想をもつことである．これは射精反射を抑制している不安から気をそらす役割をして，オルガズムを解放しやすくする．場合によっては伸展位を取ることやブリッジ・テクニック[2]のアドバイスも与える．

3 勃起障害

◆**定義**

勃起力（硬さ）と持続力に障害があるもの．

◆**病因**

心因性のほかに血管性・神経性・内分泌性の勃起障害があり，さらに薬物・アルコール・タバコなどによる外因性勃起障害もみられる．心因性のなかで多いのは「今夜はうまくいくだろうか」という予期不安である．失敗が繰り返されることで，性交場面になるとこの不安が毎回同じように出現し，条件反射的に勃起を損なってしまう．

◆**治療方針**

治療法には大きく分けて，①心理療法，②行動療法，③薬物療法，④補助器具療法，⑤外科的療法がある．今回は，行動療法としてのノン・エレクト法[2]について述べる．

【ノン・エレクト法】

本法は自然の勃起を障害する不安を除去するために筆者が考案した，パラドックス心理療法の一つである．過去に行った125例の心因性勃起障害者での予後調査では，治療改善率は84%であり，短期間にその有効性が現れることが特徴であった．PDE-5阻害薬登場後も，薬物療法を好まないカップルやPDE-5阻害薬の不適応の症例にも有用である．

勃起させようと考えること自体が勃起のメカニズムにとってマイナスに働いているし，パートナーからの勃起への期待も男性にとってかなりのプレッシャーになっている．

そこで，遮二無二勃起させようとしていたカップルの考え方を180°変更して，"勃起させないように"と繰り返し説明し，ペニスが最も敏感な状態，すなわち「半勃起の状態」で一番敏感な亀頭部に行う感覚集中訓練である．実際には，「半勃起状態」のペニスの根元を指でつまんで亀頭部をうっ血させ，濡れた腟に滑り込ませて，腟内の温かさを亀頭部で感じ取ったら終了とする方法である．「勃起したらこの練習は失敗である」ことをカップルに強調しておく．

4 女性オルガズム障害

◆**定義**

75〜100%でオルガズムの遅延または欠如．

◆**病因**

「生来型/獲得型」なのか「全般型/状況型」かの下位分類が鑑別のためにまず必須となる．前者には生育史の問題が，後者には対人関係問題や相手の要因が関与してくる．臨床的にはマスターベーションでは満足できるが，性交では得られないというケースである．

◆治療方針

本症を訴えてくる症例には，統合失調症やパーソナリティ障害などの他の精神疾患が認められることが多いので注意を要する．治療にあたってはまず，マスターベーションでオルガズムが得られているのか否かが重要なポイントになる．否であれば，マスターベーションで自由にオルガズムが得られるようになるまで，性的空想や感覚集中訓練から開始する．マスターベーションでオルガズムが得られるにもかかわらず，性交では得られないという場合には，ブリッジ・テクニックを用いるのが有用である．すなわち，性器的に結合した状態のまま，男性パートナーの手指でクリトリスへの刺激を加える方法である．手指の代わりにバイブレーターを用いる方法も Kaplan は奨めている[3]．

5 女性の性的関心・興奮障害

◆定義
性行為への関心の欠如・低下，官能的思考や空想の欠如・低下．

◆病因
女性オルガズム障害とほぼ同様である．

◆治療方針
本症を主訴に来院する女性は少なく，男性パートナーが自分の強い性欲とのバランスを取りたいために同伴来院することが多い．なかには性交痛を主訴にしているものの，本症のため潤滑不全で疼痛を起こしている場合もあるので注意したい．

治療的には性的空想を描いてみる宿題やロマン小説や官能本を読むことを勧めたりする．何とか性欲を刺激して，性的雰囲気のなかに自分自身を抵抗なく置いておける練習から始める．この練習に抵抗があるようなら，男性ホルモン配合の卵胞ホルモン製剤（ボセルモンデポー®）の筋注なども有効である．マスターベーションが抵抗なくできるようになれば治療成功である．

6 性器-骨盤痛・挿入障害

◆定義
腟挿入の予期不安，最中に起こる強い不安や恐怖感，あるいは腟外陰部の疼痛や骨盤底筋の緊張や締めつけ．

◆病因
過去の性的トラウマや解剖学的誤解，妊娠・中絶・出産にかかわる外傷体験，あるときの疼痛体験などがあげられる．

◆治療方針
まず婦人科的な障害の有無を確認しておくべきである．器質的疾患がなければ，心理的外傷の受容と軽減のための心理療法は欠かせず，性教育が必要になることもある．

まず手鏡による性器の自己観察から始める．この後に行動療法としての腟への挿入練習に入り，抵抗のないものから始めて徐々に太さを増して，最後はノン・エレクト法（非勃起状態のペニスの挿入）で性器の接触と浅い挿入練習に移る．心因痛なので表面麻酔薬を使うべきではない．たとえ腰椎ブロックをしたとしても消えることのない性質の痛みであるからである．

7 男性の性欲低下障害

◆定義
性的・官能的な思考や空想，および性的活動への欲求が不十分．

◆病因
過労・ストレスなどの慢性疲労状態や，無意識的な性への葛藤，女性敵視などがあげられる．男性ホルモン低下が原因となっていることもある．

◆治療方針
この治療にあたっては，直接因（過労，ストレス，不安など）のみをもつ者のほうが容易であるが，深層因（エディプス葛藤，親しくなることへの不安，女性敵視など）の場合長期にわたる精神療法のセッションが必要になる場合が多く，治療抵抗性は高い．いずれにしても，彼らの受診動機は，「この1年まったく性交がない」とか，「結婚して3か月になるが一度も性交がない」などであり，治療目標は性器的結合に至らせるところにある．しかし，性欲相が障害されている彼らは，勃起障害をも併発していることが多い．自然な性欲に基づかない性交の試みを，何度か繰り返しては勃起不全のため失敗に終わってしまうという体験を重ねてきているため，性欲も勃起力も深刻に損なわれてしまっている．このようなカップルに対して，初めから性器的接触を目指すことは逆効果に終わってしまう．よく用いられる初期治療として，性的空想を抱かせてそれを物語風に発展させる手法をとることがある．性的空想やポルノグラフィーから与えられた性的刺激が，大脳皮質から性中枢にゆさぶりをかけた頃を見計らって，感覚集中訓練に移る．この訓練がうまく行えない症例の多くは，ターン・オフ・メカニズムが働いているようである．つまり，明日の会議のことを考えたり，パートナーの欠点を数え上げたりすることで，性欲の自然な盛り上がりを無意識的にターン・オフ（スイッチを切ってしまう）してしまっているのである．この事実はインタビューのなかで，感覚集中訓練時の本人のイメージについて振り返ってもらうことで明らかにできる．自分のイメージのパターンに気づき愕然とすることがよくある．なぜこのような抑圧をしなければいけなかったのか，その分析を行う必要がある．

この感覚集中訓練に対しても不安が生じ，抵抗がある者に対して筆者は，抗不安薬や抗うつ薬による薬物療法を併用しながら，不安に対する脱感作療法を行っている．つまり，着衣のままで肩たたき→握手→肩組み→腰のストレッチ→ホッペあわせ→短時間のキス→二人での入浴…など，そのカップルの状況に合わせて不安のないヒエラルキーを組み立てて使っている．

8 早漏

◆定義

腟挿入後約1分以内で，本人が望む前に射精が起こる．

◆病因

深層因が何であれ，性感覚の過敏症という直接因を変化させなければ，治癒を期待できない．

◆治療方針

ストップ・スタート法が有用．この他にスクウィーズ法，コンドーム・マス法などがあるが，いずれも射精直前の独特の感覚を察知して刺激を止め，射精反射をコントロールするコツをつかむことにある．重症者には薬物療法（選択的セロトニン再取り込み阻害薬〈SSRI〉など）も併用する．

9 物質・医薬品誘発性性機能不全

◆定義

物質中毒，または医薬品の曝露や離脱後に起こる性機能不全．

◆病因

アルコール，タバコのほか，精神科関連薬剤，降圧薬など多くの物質が性機能とかかわっている．

◆治療方針

原因物質を中止，あるいは変薬する．抗精神病薬を服用中の50%に何らかの性機能不全がみられるとの報告もある．

10 他の特定される性機能不全

◆定義

性機能不全の診断分類のどの診断基準も完全に満たしていないもの．

「性嫌悪症」がここに分類されることになったが，日常臨床での患者数は多い．性的雰囲気になるのを嫌ったり，性的接触を極端に嫌悪し回避する．女性の場合，夫婦仲の良し悪しは半々であるが，男性では大半が仲はよいのにセックスレスの状態になっている．最近急増している男性の性嫌悪症は，あるときからパートナーに限って性交できなくなってしまう．しかしマスターベーションや婚外性交はできているので，不安症群の限局性恐怖症に類似している．

◆病因

原因は愛情の質の変化にある．つまり，従来の男女の愛から家族愛や肉親愛に変化したため，パートナーが性の対象でなくなってしまい，性的状況になると近親姦恐怖などが生じて，生理的に拒否してしまう．

◆治療方針

　症状の軽重はさまざまで，何とか性器への接触や義務的な性交ができる者から，パートナーとの性交は想像することすら困難な者まである．

　治療抵抗性が高く，従来の長期個人精神療法でも治癒した者はいなかった．若干の有効性を認めたのは，恐怖症の治療薬として用いた抗うつ薬である．副作用の出にくい症例であれば，増量しながら系統的脱感作療法を併用して性交までこぎ着けることができた．さらに有効性が高かったのは，プロスタグランジンE_1局注による挿入訓練である．PDE-5阻害薬内服による方法は，パートナーとの性交に対する不安が強い症例では性的興奮が障害されているため，勃起神経からの一酸化窒素（NO）の分泌がなく薬効が現れにくいため，視聴覚的性的刺激を補助しながらの挿入訓練が必要になる．また症例のなかには，アイマスクをしてパートナーを見ないようにして性的空想を抱き，成功した者もある．これは，本症例のほとんどが夫婦仲はよく，パートナーの理解が得られたためにできたことだったのだろうと推察される．これまでの治療成功率はドロップアウトが多く15％と低かった．

文献

1) ヘレン・シンガー・カプラン（著）．野末源一（訳）．ニュー・セックスセラピー．星和書店；1982．
2) 阿部輝夫．セックスレスの精神医学．ちくま新書；2004．
3) ヘレン・シンガー・カプラン（著）．阿部輝夫（監訳）．図解セックス・セラピー・マニュアル．星和書店；1991．

V パーソナリティ障害と性の問題

4 性の被害者/加害者への対応
——安心感・安全感の(再)構築に向けて

藤岡淳子
大阪大学大学院人間科学研究科
もふもふネット

1 性の被害者/加害者への対応をめぐって

　性の被害者と加害者への対応をひとまとめにして述べるよう依頼を受けたが，現実には，これはなかなか困難である．被害者は，支援者が加害者と関わっていることや，加害者が同じ場所で，同じ椅子や設備を使っていることにも嫌悪を示すことがある．いわば，加害者の気配さえ抹消したいという動機があり，それに沿うかたちで，支援者も被害者専門，加害者専門というように分断されがちである．また，被害者への対応と加害者への対応とでは，支援者に求められる資質やスキルも異なる面がある．何より，「性の被害/加害」という存在の根底に関わる安心感を揺さぶる事象に関して，どちらか一方の立場に立つことなく両者を止揚し，生きることや関わることに直結する価値を破壊する「性暴力」に関わっていくことに多大な困難があるからであろう．支援者は，自身のレジリエンシーを拠り所にしつつ，被害者/加害者の安心感・安全感の再構築あるいは構築に力を貸していくことになる．

　性暴力は，個人の人格が断片化され，関わることへの恐れがあるところに生じ，性暴力行為によって被害者の人格を断片化させる．その破壊力は個人の内側にとどまらず，被害者と加害者がそれぞれもっていた家族や友人との関係を分断し，さらにはそれぞれの家族内の関係までをも断ち切っていくことがある．家族や友人との関わりやその関係のネットワークが打撃を受けることによって，被害者/加害者の回復はいっそう困難となる．したがって，性暴力の被害者と加害者に対応する際には，被害者/

藤岡淳子（ふじおか・じゅんこ） [略歴]

1955年東京都生まれ．
1981年上智大学大学院文学研究科博士前期課程修了，同年法務省矯正局に入局．非行少年・受刑者の心理査定と矯正教育に携わる．
2002年より大阪大学大学院人間科学研究科．臨床心理士，人間科学博士（大阪大学）．2014年もふもふネット開始．
主な著書に，『性暴力の理解と治療教育』(2006)，『非行・犯罪心理臨床におけるグループの活用』(2014)〈以上，誠信書房〉，『アディクションと加害者臨床』（金剛出版，2016）がある．

加害者本人の支援とともに，彼（女）を支える家族などの関係性をつなぎ直していく作業の支援が重要となる．

本項では，「もふもふネット」を訪れた性の被害者/加害者への対応の経験を中心に，① 被害者/加害者の安心感・安全感の（再）構築，②①に密接に関わる周囲の人間関係の強化の2点から，性の被害者/加害者への対応を考察する．

2 もふもふネットについて

　もふもふネットは，性暴力を中心に，人々が受ける非行・犯罪・暴力の悪影響を低減させることを活動の目標に，2014年4月に新大阪駅近くのオフィスを拠点にスタートした．スタッフは，臨床心理士を中心として，精神保健福祉士，弁護士といった多職種であるが，医師はいない．したがって，医療行為は行っていない．また臨床心理士については，主として加害者に対応する者と，主として被害者に対応する者とで，役割を分担している．

　性の被害者が，精神的不調により精神科を訪れたとして，性被害の事実を打ち明けるとは限らない．誰にも打ち明けられずにいることも珍しくはなく，家族に知られないために，医師にも打ち明けられないこともある．あるいは話そうと思ってはいたが，短時間の事務的に聞こえる診察でついに言えずじまいになり，「うつ病」などの診断を受けて服薬するが一向に改善しないということもありうる．近年では，女性の精神科医が専門的にトラウマ治療を行う場もいくつかみられ，そうした場合は比較的打ち明けやすいとしても，一般の精神科クリニックでは話しにくいという被害者も多いように思える．また，性被害を受けたからといって，必ずしも精神科医療を必要とする精神症状を発症するわけではなく，あるいは精神科を受診するには抵抗感があり，被害当事者たちとのつながりや口コミから，もふもふネットを訪れる方が多い．

　性の加害者への対応については，司法制度との関わりが大きく，警察に逮捕され，裁判を前にした段階での「入口支援」と，刑務所などの施設を退所するにあたっての「出口支援」を行っているが，いずれも本人が自身の性加害行動について理解し，再加害を防止するための自己コントロールができるようになることが目標となる．性の加害者についても，うつ病や発達障碍，パーソナリティ障碍，あるいは性依存症といったメンタルヘルスの問題が併存していることもあるが，その場合は，精神科医療や自助グループを併用してもらっている．

　もふもふネットは，再加害・再被害の予防はもちろんのことであるが，性暴力によって損なわれた，あるいは性暴力に至る要因となった個人の心理機能の回復を助け，事件後の新たな「生」の充実を支援することを目標として，個別および集団による心理教育的プログラムとケースワークによる介入を行っている．加えて，家族の支援，専門家のための研修とコンサルテーションにより，個人を支える人々の関係性の構築を目指している．

3 被害者と加害者の安心感・安全感の（再）構築について

● 有力感の強化と感情の認識・表出の促進

　性に限らず，「暴力」について考えるとき，「パワー」の問題について考えないわけにはいかない．被害者は被害体験そのものが無力体験であるし，加害者も，他で体験したパワーレスを性加害によって補おうとしているように思える．パワーには，一人ひとりがもっている「内なるパワー（主体性）」と，立場や役割からくる「借着のパワー」があるが，「内なるパワー」を感じられないと，「借着のパワー」だけに寄りかかるようになり，それは他者のパワーを奪おうとする暴力へとつながりやすいように思われる．

　来談者がどの程度，自身にパワーを感じられているのか，あるいは感じられずにいるのかを推察することは，最初の一歩としてきわめて重要である．自身の内的状態を伝えるのに鍵となるのは，表情や姿勢，語調などの非言語的な感情の表出であるが，性暴力の被害者，加害者はともに，感情表出が乏しかったり，実際の状態とは異なる表出をすることも多い．泣いているばかりで話ができないなど，たとえ調整困難でも，恐怖や無力感あるいは悲しみといった感情が表出されている場合には，比較的支援がしやすい．それらの感情表出は，内的状態を正しく表していて，助けを求めているということを自他に知らしめる．

◆被害者の場合

　被害者の場合は，あるいは女性の場合は，表情がなかったり，怒りが前面に出ていることもあるが，比較的，恐怖や無力感が表出されやすいという印象がある．その場合，気をつけなければならないのは，支援者が守護神のように保護し，守りたくなり，結果として本人がコントロール感を取り戻すことを妨げてしまうこと，あるいは支援者の努力にもかかわらず被害者の苦痛を取り除くことができずに支援者が無力感にとらわれてしまうことであるように思う．

　性暴力被害/性虐待被害による心的外傷後ストレス障害（posttraumatic stress disorder：PTSD）/複雑性トラウマに対する成人と子どものトラウマ治療に有効とみられている心理療法には，長時間曝露療法（prolonged exposure therapy：PE），トラウマ・フォーカスト認知行動療法（trauma-focused cognitive behavioral therapy：TF-CBT），感情と対人関係調整スキル・トレーニング（skills training in affect and interpersonal regulation：STAIR），心的外傷後ストレスとアディクションのためのトラウマ焦点化・現在志向的・情動調整アプローチによる統合的療法（trauma affect regulation：guide for education and therapy：TARGET）などが有効とされているが，いずれも「怖くて，不安でたまらず，一生懸命コントロールしようとさまざまな工夫をしているのに，自分の感情も意思も行動も自分でコントロールできない感じがして，ますます怖くて不安でたまらなくなる」状態に対して，「そういう状態は当然であることを保証（あなたが駄目なわけではない）」し，「トラウマに関わる感情，記

憶を自己の意思のもとでコントロールできるように練習し，コントロール感を体験」し，特に機能不全家族での成育歴などが鍵となる子ども時代の性虐待被害やアディクションなどが併存している場合には，「対人関係スキーマを修正し，コミュニケーション・スキルを習得する」ことによって，効果をあげると考えられる．いずれにせよ，コントロール感を失い，内なるパワーを見失った状態から，コントロール感とパワーの感覚を取り戻していくことが筋道となる．

◆加害者の場合

他方，加害者と対するとき，恐怖や無力感が前面に出ることは皆無といってよい．加害者は，だいたい警戒感，不信感，失敗感，不遇感が前面にあり，それ以外はせいぜい抑うつ感といったところである．繰り返し刑務所に入っているような犯罪者では，怒りや敵対感が一般的であるが，なかには高揚感のようなまったく状況にそぐわない感情を表出する者もいる．いわば感情の状態と表出がどれくらい自然なものかで，その加害者の無力感と対人関係の困難さの根深さを推察することができるほどである．加害者は，自身が無力であると感じることを恐怖しており，その恐れを認めることも表すこともきわめて困難であるようだ．そのことが実際には，性加害行動につながっているように筆者には思える．

初回または失うものがある場合は，逮捕，起訴され，裁判を前にした時点は，加害者が無力感，不安感を最も自覚しやすい時期の一つである．ここで述べる「反省」は，「処罰を軽くするため」という目的が明確であるのでそのままでは深まらないが，介入の好機ではある．家族や弁護士あるいは本人が，「ネットで見て」「（筆者の）本を読んで」と治療教育プログラムの受講と裁判所に提出する「意見書」の作成を求めて来談することが多いので，最初にある程度の安心感と信頼感を与えることができれば，「味方」と認知されやすい．ただし，支援者がやれることとやれないことをはっきりさせ，本人がやるべきこと（責任）を返していくことは重要である．すなわち，「性加害行動が生じた機制や背景について，本人や家族が理解を進め，再犯防止のための具体的行動をとることを助ける」ことが支援者の役割であり，あくまで本人の努力が鍵となることを繰り返し伝える．加害行動の理解に関しても，本人が正直に話してくれなければ支援者には何もできないことを強調する．こうしたアプローチは，本人が「できること」を前提に協働で作業を進めていくことになり，有力感を強化するのに役に立つ．また，判決は裁判官の役割であるが，それをどのように受け止めるかは本人の責任であることも伝える．すなわち，限界設定を明確にしていくわけであるが，こうした限界設定は，それを破ってでも自己の欲求や感情を押し通そうとする犯罪行為を禁止し，限界の内側でいかに自己の力を発揮し，欲求を充足させていくかという方向づけにもなると考えている．納得できる限界設定は，かえって安心感・安全感と有力感を強化するのである．

🔴 危険状況への対処をコーチする

被害者対応であろうと加害者対応であろうと，まずは部屋の調度や清掃，温度，照

明など，迎え入れるような居心地のよい空間を作ることを心がけると同時に，落ち着いた，温かい雰囲気で，ゆっくりと話を聞く用意があることを伝えられる態度をもつことが第一歩であろう．加えて，性被害・性加害の場合，まずは再被害・再加害を防ぐための実際的な対応をとらなければならない．

◆被害者の場合

被害者の相談を受けるとき，被害やその状況が過去のものであることもあるが，家庭や学校，職場での性被害の場合，被害を受ける可能性がある状況が続いていることも珍しいことではない．さらなる暴力被害の防止が喫緊の課題となる．本人と本人を支える家族などに具体的にとれる安全策を教示するとともに，一民間人あるいは民間機関の介入には大きな限界があるので，行政機関や他の民間機関，時には司法機関とどのように連携していくかが要諦となる．家庭内での子どもや妻への加害であれば，児童相談所や婦人相談所，DVシェルターが考えられるし，会社や学校といった場所でのセクハラ被害であれば，当該機関の代表者，相談部門，あるいは教育委員会など適切な部署と連絡調整をして，まず再被害を防ぐ体制を作ることが不可欠である．こうした機関は，地方自治体所管であることが多く，その意味でも各地域に根差した実務が望ましい．平素から各機関の担当者たちと顔の見える関係をもっていることが，有効である．

◆加害者の場合

入口支援であろうと出口支援であろうと，加害者が社会内にいる場合，性暴力衝動コントロールの構えとスキルをまず入れておく必要がある．露出や痴漢などでも，逮捕されるまで行っていた人は，性暴力衝動のコントロールができていない人も多く，また内心ではそれを手放したくないと思っている場合も珍しくはない．たとえば，寝る前にベッドで携帯電話を夜中まで見て，アダルトサイトを見たり，SNSで性関係をもつ機会を探っていたりするが，それを性加害につながる問題として認識していなかったり，「まずいかも」とうすうす感じてはいても手放したくなくて続けていることもある．そうした性的刺激への接触状態については必ず確認し，コントロールの構えを入れておかなければならない．あるいは，「女性を目で追い，実際に追い，接近してしまう」とコントロールが効かない状態を自覚している場合もあり，その場合は，まず「目をそらすこと」，痴漢にとっての混雑する電車，強制わいせつ者にとっての夜のドライブなど，危険な状況に行かないなど，少なくとも「回避」のスキルを入れておかなければならない．

4 周囲のネットワークを強化する支援

専門家支援者が直接できる支援は限られている．まずは，本人の力を引き出し，生かすことが必須であるが，被害者/加害者のことを気にかけ，回復のために協働してくれる家族などがいる場合には，その支援を行うことが，遠回りにみえて，結局は回復への近道である．被害者側であれ，加害者側であれ，その家族は性暴力事案の被害

者であり，当事者回復の資源であると位置づけ，専門家が家族の回復を助けることが，当事者の回復を支える．

　加害者が家族成員ではない被害者の場合は，家族の健康度は高いことが期待できるが，直接の被害者と同様に家族成員の傷つきもきわめて大きいことから，家族成員自身の心理的支援，被害者に起こりうる症状や現象についての心理教育，行政や司法との関わりに関する情報提供や支援など，家族成員が奪われたパワーを回復する支援を行うことが被害者の回復にも直結する．

　加害者にとっては，支援してくれる家族がいることは回復の可能性をかなり大きくするが，時として家族間の関係性が性暴力加害行動につながっていることもありうる．たとえば，加害者である息子と父親との関わりが否定的あるいは希薄で母親と密着している場合，背景に父母間の不和や葛藤があることもあり，家族機能への着目と修復が大切になる．家族間の関係とコミュニケーションが改善されると，加害者の回復も保証できる．また，加害者家族に対しては，性衝動コントロールが重要であることを伝え，モニタリングを依頼するとともに，本人にも家族に助けてもらう構えを作らせることが望まれる．

V パーソナリティ障害と性の問題

5 性の問題で受診するカップル

中村伸一
中村心理療法研究室

1 はじめに

　近年,「セックスレス（定義：性交頻度が月1回以下のカップル．わが国の1/3以上のカップルが該当すると推察されている）」が問題で来談するケースが増えている．その多くに男性のセックス拒否，あるいは回避がある．しかしながら「セックスレス」が主訴でなくとも，女性が「うつ」や身体的変調を主訴に来談し，よく聞くと男性からの性的なアプローチがないことがその原因である場合も多く経験している．そのなかでも子どもができないという女性（妻）の嘆きが背後にある場合も多い．

　ところでセックス・セラピーは，さまざまな治療があるなかでもきわめて特殊な位置を占めていると考えられる．つまり性機能に何らかの障害をもった個人が，すべて治療を求めて来談するわけではない．たとえば勃起不全があっても，もしその個人がセックスをしたいと思わなければ，あるいはセックスをする必要性を感じなければ，彼は勃起不全を主訴として専門家のところを訪れることはないだろう．

　より理解を容易にするために，次のような簡単な例をあげればよい．たとえば空腹時胃が痛むといった症状に見舞われた個人が自ら治療を求めることはある．この例のように痛みや苦痛，さらには心身の不快感，加えて精神的苦痛や変調を感じて専門家を訪れることは多い．しかし，性機能不全では，性交疼痛障害を除いて，このような苦痛などは自覚されないのが大半である．

　さて，将来，セックスをしたいが勃起不全がある独身男性ならば専門家を求めることはあるが，多くの性機能不全で来談するケースは，異性との間でセックスを試みたがうまくいかなかったという主訴で来談する．とりわけ結婚後，その性生活で支障をきたしたことで来談することが多い．男性の側では，勃起不全，早漏，遅漏と呼ばれる射精困難などがあり，女性の場合は，腟痙攣による挿入不能，挿入可能だが痛みを伴うもの，オーガズムを得られないものなどがある．さらに男女ともにありうる最も深刻な問題として，性欲の欠落もしくは低下という問題もある．この最後にあげた性欲の欠落あるいは低下の問題は，とりわけ男女双方に何らかの器質的な身体的疾患がない場合に，重大な問題として近年クローズアップされている．その象徴的な表現が「セックスレス」である．

2 セックスの目的

　以上のように，「セックス・セラピー」が他の治療と違っていかに特殊かということを述べてきたが，ここで当たり前すぎて，ふだんはあまり意識に上らないことについて指摘しておくことが重要であろう．ヒトを含めた主に哺乳類にあっても，性交あるいは交尾は子孫を残すことが，一義的な目的と考えられる．しかしながら，とりわけヒトにあっては，同性愛者や両性愛者（bisexual）のセックスを含めて，妊娠だけがその目的ではない．特に男女間での結婚にあっては，一夫一婦制がその大半を占めており，そこで求められるものは，夫婦間の信頼と親密さの証としての「セックス」である．ここでいう「セックス」は必ずしも挿入して射精する「性交」を意味してはいない．ある下半身不随になって性感と勃起機能を奪われた男性が，その妻と「手を親密に触れ合うことでセックスを二人ともが楽しんでいる」と述べていた．まさに身体接触のみの「セックス」をこの夫婦は楽しんでいた．専門のカップル・セックス・セラピストが定義するセックスとは，このように広義なものである[1]．したがって，カップルもしくは夫婦とのセックス・セラピーでは，おのずと，あるいは副次的に夫婦間の情緒的関係性が問題となってくる．

　セックス・セラピーを求めて来談するセックスレス・カップルにもこうしたカップルとしての基本的な親密さを求めての情緒的交流に何らかの問題を抱えていることが圧倒的に多い．したがって，セラピストはセックス・セラピーを提供できると同時に，カップル・セラピーの経験をもっていることが必要となる．しかしながら，私見だが，わが国におけるセックス・セラピーの領域におけるセラピストの多くは，性機能の障害を生物学的なものに求める産婦人科医や泌尿器科医が多いように感じている．彼らは性機能障害をカップル間の問題として扱うことは少ないのではあるまいか．実際，こうした治療は，不妊治療の一環として行われることも多く，セックスが子どもを授かるための生物学的な行為とみなされ，膣内射精はできないが，マスターベーションでは射精できる男性の精子を採取し，女性の体内あるいは体外受精を試みたりしており，膣内射精ができない心理的背景については扱わない傾向にある．また，妊娠を求めて受診する不妊のカップルの夫婦間ストレスには相当なものがあるが，ほとんどこうした問題をとりあげる不妊クリニックはないのが実情である．とりわけ採卵を受け続ける女性の心身の負担（経済的な負担も相当である）は想像を絶するものがあり，こうしたストレスに耐えきれないカップルが，カップルとしての危機に陥り，離婚も辞さない事態に発展してしまうことさえある．

3 事例

　夫35歳，妻34歳の子どものいない夫婦である．夫婦は6年間の交際の末28歳で結婚した．夫は30歳の頃より，連日の超過勤務のための3時間睡眠もたたって，動悸を伴う不安発作が出現し始めた．妻との婚前の性交渉はほぼ会うたびに行えたが，

結婚後，2年たった頃からセックスをしようとは思わなくなった．睡眠不足と過労が重なり，抑うつ的だったからだと思うと述べる．

妻のほうも31歳頃より，抑うつ的となり精神科医にかかっていた．しかし，一向に改善がみられず，その原因の一部にセックスレスの問題があることが推察され，紹介されて来た．妻はその抑うつの原因を，「子どもが欲しいということもあるけれど，セックスもなく女性として見られていないのではないかと悲しくなるし，自分からセックスを求める自分が嫌．すごくみじめな感じがする」と涙ながらに述べる．これに対し夫のほうは「やっぱり妻から追い詰められている感じがする．のんびり構えていてくれればいいのに，やっぱり我慢できなくなるみたい」と述べた．夫のセックスへのイメージは「挿入して射精する」といった情感のないものであった．さらに夫は当時でもアダルト・ビデオを見てはマスターベーションをして射精し，すっきりすることもあるという．

ここまで医学的な性機能障害はないとみなし，感覚集中訓練のステップ1*を行い，終了後は手をつないで寝ることを次回までの宿題とする．目標は，二人がリラックスして感覚集中訓練を楽しめることとした．さらに，感覚集中訓練ステップ1について実技指導をしているビデオ[2]を渡し，二人で見るように指示した．また，セックスレスが二人の不安や抑うつの原因であり，不安や抑うつが二人のセックスレスの原因であるという悪循環を指摘した．

夫はやや細身で，やや理屈っぽく話をする．前医からの紹介に対してはやや「及び腰」といった印象を受ける．性機能に問題はなく性欲もある．さらに，妻とのセックスに回避的であることを認め，その原因として29〜30歳にかけての過酷な労働とそれに引き続く「うつ状態」をあげる．また，多くの男性がもつセックス，イコール「挿入射精」というイメージをもち，前述したような夫婦間での「親密さ」を分かち合う行為といったイメージをほとんどもっていないことがわかった．

ほぼ2週間後に，女性共同治療者とともに第2回夫婦面接をもった．明らかに女性治療者が同席することで妻の緊張感が低減できた．初回面接での宿題は遂行されていた．

初めの頃のセックスでは夫主導型の行為に妻も満足していたと二人は述べる．夫はセックスのたびに妻が満足してくれる様子を見て自分も快感と満足を得ていたと回顧していた．このように夫のセックスは，妻に対してやや支配的で，妻に快感を「与える」といった目的がある．快感を得ている妻を観ることで夫も満足を得るというものであ

---

*：感覚集中訓練のステップ[4]
- 感覚集中法（Sensate Focus）：カップルが交代で「自分自身の感覚」に焦点を当てるための一連のエクササイズ．パフォーマンスやオーガズムなどのゴールに達せねばならないという不安をもつことなく，カップルがリラックスして触り，触られることができることを学習する．
  【ステップ1】カップルが交代で，最低15分，着衣なしで互いに触れ合う．その際，生殖器，胸部（乳房，乳頭部），臀部への接触はしないこと．
  【ステップ2】接触する範囲を，胸部，臀部，生殖器へと拡大する．
  【ステップ3】交代しながらではなく，できるだけ相互性のある接触を試みる．
  次のステップ：
- 挿入なしでの女性上位で女性がペニスをクリトリスに当て快感を得る．
- オーラル・セックス（抵抗があれば行わなくてもよい）．
- お互いのマスターベーションを見せて，快感を得やすい部位を確認し，相手もその部位を軽く刺激してみる．相手の言語的フィードバックをもらうことで学習を確かなものにする．
- 女性上位での挿入．

る．これは，いずれ感覚集中訓練のステップ3，すなわち女性上位での挿入のステップで変えられるであろうとの予測を立てた．また，前回の「子どもも欲しいが…」という妻の願いを受けて，妊娠は自然なセックスの結果であって，子どもをつくろうとセックスはしないこと，妊娠するにはこれから1年の猶予が必要であることを伝えた．宿題として，相互に15分間の感覚集中訓練のステップ1，ただし太ももの内側まで，また前回と同じく手をつないで寝ること，さらに今回は寝る前のキスを加えて指示を出した．

　その2週間後に第3回夫婦面接をもった．宿題は3回行った．治療者は，週2回の感覚集中訓練のステップ1に加えて，次回までに，今までに日常的にしていた「たのしい時間の過ごし方」を思い出してくることを宿題とした．

　その3週間後に第4回夫婦面接をもった．感覚集中訓練の間に，妻はどうしても夫が「嫌々やっているのでは」と感じてしまうと涙して述べる．やはり愛されていないのでは，と涙する．二人ともがうつ状態になってからは喧嘩が増え，その末に夫が軽い調子で「じゃあ出てけば」と言ったと妻は泣く．治療者は，口論になったらどちらからか「もうやめようと言ってキスして抱き合う」ように指示する．前回面接での宿題はほぼ行えている．「たのしい時間」については，二人で一緒に入浴していた時期があったことを思い出す．治療者は今までの感覚集中訓練のステップを行う前に二人で入浴する指示を付け加えた．

　3週間後，第5回夫婦面接がもたれた．宿題はこなされ，夫は触れ合うきっかけになっているという．妻も夫が嫌々やっているわけでないようだと述べ明るい．宿題として感覚集中訓練のステップの2*である，性器への愛撫の指示を出した．この際も，感覚集中訓練のステップ1と同じようにされている側からのフィードバックをよく聞き，その要求に従うように指示した．

　4週間後，第6回夫婦面接をもった．前回の面接での指示に加えて，交互の感覚集中とペッティング時，妻から夫に行うときに，女性上位で挿入をしてもよいという感覚集中訓練のステップ3*を加えた指示を出した．夫婦とも射精にこだわりをみせていたため，マスターベーションは問題なくできる夫に対し，自分の手で行っているような感覚で妻からのマッサージを受けること，挿入という意識ではなく妻の体でマッサージしているような感覚をもつことが大切であり，射精にはこだわらないよう伝えた．

　1か月後，第7回夫婦面接を行う．夫は以前と比べ表情も豊かで，うつ状態は感じられなくなった．前回の課題は指示どおりに5回行っているが，二人とも快感は得られていなかった．5回とも挿入はできていたが，数年ぶりの挿入ということで二人とも緊張が高く，勃起が十分でなかったり，妻の潤いが足りなかったりして，痛みを感じたという．今回からは，夫から宿題をするイニシアチブをとること，さらに，妻には夫のどんな小さいところでも誉めたくなることがあったら口に出して言うように指示する．これを受け妻は「これまで自分から宿題のことを言い出すのがつらかった．夫がイニシアチブをとってくれると安心」と落涙しほっとした表情を浮かべていた．

　1か月後，第8回夫婦面接をもつ．夫がイニシアチブをとって，自然に宿題はこな

されていた．双方プレッシャーがなくなり，気楽に行えたという．二人ともマッサージで快感を得ることはできていたが，夫は「性的な興奮は感じられない．まだ壁がある」と語る．一方で，夫婦で一緒にいる時間が増え，ソファに座るときも体をくっつけあって座ることが多くなったという．

　1か月後，第9回夫婦面接をもった．宿題について，夫はようやく妻の中で射精したい気持ちが出てきた．

　1か月後，第10回夫婦面接をもった．二人ともがうつ状態から抜け出せたようだと明るく語る．妻は以前に比べ表情が柔らかい．宿題は3回こなされ2回目で射精したとの報告を得た．今月，生理が遅れており，妊娠の可能性があることが語られた．

　1か月後に妻よりうれしそうに電話があり，妊娠し，つわりがひどいので次回はキャンセルしたいといってくる．それから9か月後に約1か月前に女児を無事出産したとの報告．落ち着いたら二人で報告に来談したいとのはずんだ声で連絡してくる．夫婦でのスキンシップは続けている．

4　おわりに

　本事例でも示したように，生物学的な性機能障害のないセックスレス・カップルの背景には，抑うつなどの精神症状，カップルの性格的な問題，セックスに対するそれぞれのイメージの問題，セックスで双方が快感を得るためのスキルの問題，さらにそれぞれの実家との関係や社会的背景などさまざまな問題があることがわかるだろう．この事例でも，大幅に割愛せざるをえなかったが，それぞれの育ちのなかで夫婦であることにどのようなイメージや期待をもってきたのか，セックスに対するイメージがどのように養われてきたのかなどをジェノグラム・インタビューを行うことで双方の理解を深めた．また双方にロールシャッハ・テストを行い，その結果を夫婦面接でフィードバック[3]することでお互いの性格的な特徴と共同生活をしていくうえでの留意点などが共有された．

　いずれにしても大多数のセックスレス・カップルの心理的背景の根本には，親密さを求めてセックス（必ずしも性交ではない）を求めることと同時に，セックスのなかで親密さを確認し，満足と安心を得ることに問題や障害を抱えていることがあると感じている．

文献

1) Mc Carthy B. Sex Made Simple : Clinical Strategies for Sexual Issues in Therapy. PESI Publishing & Media ; 2015.
2) LENOX Holding, Amsterdom : Lessons in Love. Vol 1. 1992／性の不安と解消．ポリグラム Poly Gram Video ; 1992.
3) 中村紀子，中村伸一．ロールシャッハ・フィードバック・セッション（Rorschach Feedback Session : RFBS）の方法と効用．精神療法 1999 ; 25 (1) : 31-38.
4) Kaplan SH. The Illustrated Mannual of Sex Therapy, 2nd edition. Brunner/Mazel ; 1975.

コラム COLUMN

インターセックスからの手紙

森山成彬
通谷メンタルクリニック

　インターセックスの正式名称は「性分化疾患」である．出生頻度は２千人に１人で，わが国では１年間に約５百人の赤ん坊が，この疾患を背負って生を受ける．

　性はアナログでデジタルではない．動物の世界でも，自然のデザインの結果として中間の性が存在する．

　性分化疾患をきたす病態は70余にも及ぶ．多いのは４つか５つで，最も多いのは，21水酸化酵素が欠損する常染色体劣性遺伝の先天性副腎皮質過形成である．２万人に１人生まれる．染色体は女性で，卵巣・子宮・腟がある．男性ホルモンが過剰に分泌されるので陰核が肥大し，女性として育てられやすい．逆に染色体はXYなのに，5の還元酵素欠損のため，男性ホルモンの受け皿がなく，外性器が発達しないインターセックスもある．見かけは女性で，女性として育てられやすい．その他，性染色体が混在するXX/XYモザイク型もあり，卵巣や子宮とともに小さな陰茎が存在する．男性として育てられ，初潮をみて驚愕するという悲劇が起こる．

　性分化疾患では，心も身体も，男女の性の間で揺れ動く．当然生きづらさが加わる．「性が決まるのは両脚の間ではなく，両耳の間である」というアメリカの学者の言葉は至言である．

　2008年の小説『インターセックス』（集英社文庫所収）を書き，朝日新聞のインタヴューを受けた．それを読んだ読者から，新聞社経由で届いたのが次の手紙である．

　朝日新聞（10月５日付）の記事，拝読しました．

　「医者でさえほとんど知らない」「数年前，米国の患者の手記を読んでその存在を知った」との文章に，当事者（患者）が惑い続けてきたのも当然と，ようやく納得がいきました．

　私は，性別は女性です．胸もあり，生理もあり，肉体的には完全に女性の機能を有しています．もちろん，女性に性的興味があるわけでもありません．

　しかし，普通の女性にある「割れ目」の代わりに，「小さなおちんちん」があります．

　気付いたのは小学校低学年の頃でした．ただ，小学校・中学校時代は，あまり深刻に考えることもなく，上級生に憧れたり，同級生に片思いしたりと，人並みに過ごしていました．

　そんな暢気な状態に終止符を打ったのは，大学生になる頃です．

　異性を好きになり，相手も自分を好きになったら，その先に，恋愛，結婚，性交渉が

ある，という事実と向きあわなければならなくなった時，「自分が結婚したいほど好きな相手に，おちんちんがあるなんて，絶対に言えない」とわかったのです．

　顔にあざがあるとか，耳が聞こえないとか，心臓が悪いといった障害とは全く別次元の意味で，口が裂けても言えないことがある．

　私にとって，この事実はまぎれもなく「呪い」でした．

　以来，自分の中にあったはずの「愛」「恋」「性欲」といった，本能的な感情はすべて封印しました．

　男性が9割をしめる職場に勤めながらも，人間関係に破綻をきたすこともなく，また，幸い（？）誰からも交際や結婚を申し込まれることなく，今日に至っています．

　ただ，両親，特に母親は今も私が結婚しないことを非難し続けています．

　思いあまって，30代の終わりに，同性である母に事情を説明したのですが，「そんな人はいくらでもいる」と一蹴され，以後も攻撃は続いています．

　元々，共感性に乏しい人ですが，いまだに「ブスだから」「性格が悪いから」と周囲に言ってまわるのを耳にするにつけ，やりきれない思いでいっぱいになります．

　以前，調べた医学書の中には，昭和30年代に，流産を防ぐために飲んだ薬の副作用で，こうした半陰陽が起きるケースが報告されているとありました．

　私の前の子どもを切迫流産していた母は，薬を服用していましたので，そのせいかも知れません．くだんの医学書の《治療》の欄には，一言，「なし」とありました．

　この世に生まれ，成長し，それなりに平穏に暮らしていることには感謝していますが，やはり，誰にもわかってもらえない問題だけに，辛い思いが消えることはありません．

　もし，生まれかわることができたら，と何度となく想像しました．

　人間でなくてもいい．

　性ある存在として生まれて，誰はばかることなく，素直な本能の声に従って，命を育み，命を全うしたい．

　ネズミでも，バッタでも，何でもいいのです．

　呪いのない，まっとうな体で生まれ直したい．

　最近では，50代，60代になっての，恋愛や結婚がタブー視されなくなってきましたね．

　一般的にはいいことだと思いますが，私にとっては，秘密に怯える年月が，死ぬまで続くことを意味します．

　50歳を目の前にして，もう，出産もない，結婚もない，恋愛もない，と胸をなで下ろせるかと思ったら，さらにこの先もしっかり気をつけて，万が一にもそんな関係に陥らないよう自制しなくてはならないのか，と．

　「なぜ結婚しないのか」．この問いには，今どき珍しく独身女らしく，ユーモアに包んだ答えを返してきました．

　しかし，その度に，胸の底に浮かぶ答えは一つ．

　「しないのではなく，できないのだ，どうしても」

広義では100人に1.5人もいるという，こうした「障害」が，どうして放置されてきたのか．

その理由は，自分に照らせば明らかです．誰にも言えないのです．

私も，この「呪い」は，親友にも誰にも打ち明けることなく，お墓まで持っていくつもりでした．

しかし，今回，帚木様の医師としてのお考えやお志を拝読し，やっとこの問題を取り上げてもらえる可能性がでてきたのだと感じて，お便りした次第です．

私のように，抑圧に抑圧を重ねながら，表面的には何事もないように，「気ままな独身」として生きている人間にも，底知れない絶望の闇があることをぜひ，知って頂きたいと思います．

異性に目を向けることすら叶わない人生を，今，同じ状況にある若い人には味わって欲しくはありません．

ぜひ，ご著書をきっかけに，何らかの解決に結びつくような進展が生まれますように．

後註：この匿名の手紙は，新聞社経由で私に転送され，開示にあたって本人の承諾は得られなかった．臨床医に患者の根源的な苦悩を知ってもらうには，これ以上の記述はないと判断し，またこれが本人の意図にもかなうと信じて，公表を決意した．

トピックス

性同一性障害／性別違和の診療と教育現場との連携

山本和儀
山本クリニック，EAP産業ストレス研究所

1. はじめに

　性同一性障害（Gender Identity Disorder：GID）は2013年に発刊されたアメリカ精神医学会のDSM-5でGender Dysphoriaと呼称されるようになり，2014年に日本語版が出版されるにあたり，性別違和と翻訳された．世界保健機関（WHO）のICD-11の改訂においても病名の変更が議論されているものの，さまざまな意見があり，まだ確定していない．本項においては，性同一性障害／性別違和と併記，あるいはGIDと略称するが，いずれの病名も，基本的には同一の病態を表している．

　ごく一部の精神科医を除いて，GIDの患者の診療を経験したのは，1997年に日本精神神経学会の「性同一性障害の診断と治療に関するガイドライン」（第1版）が公表され，翌年に日本で初めての公的な性別適合手術が埼玉医科大学において実施されてから後のことであろう．ガイドラインの公表後は多くの患者が各地の医療機関を受診しており，最高裁判所の資料を用いた当事者団体の調査によると，戸籍の性別変更を認められた者が2014年末には5,166人に達し，年間800人を超えるようになっている[1]．筆者も1998年にGIDの診療を初めて経験してから，これまで400人を超える数の患者の診断と支援を行ってきた[2]．地域の医療機関における診療の実態の一例として，筆者のクリニックにおける開業から10年経過した2014年末までの初診時の年齢別の受診者数（n=437）を図1に示した．このうち81人（18.5%）が未成年者である．受診者数が増えるにつれ，未成年の受診者や学校との連携が求められる事例も増えつつある．その後ガイドラインが数回にわたって改訂され，2012年に公表された第4版において，思春期における第二次性徴抑制のホルモン療法も12歳以上であれば認めら

山本和儀（やまもと・かずよし）　　　　　　　　　　　　　　　　　　略歴

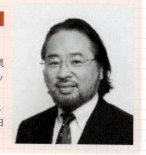

1953年鹿児島県与論島生まれ．
1981年熊本大学医学部卒．熊本大学医学部附属病院精神神経科，国立療養所菊池病院，沖縄県立宮古病院，琉球大学医学部精神神経科講師，メルボルン大学留学を経て，2004年山本クリニック開設．EAP産業ストレス研究所併設．
主な著書として，『多文化間精神医学の潮流―文化錯綜の現代，そのメンタルヘルスを考える』（共著．診療新社．1998），『産業精神保健マニュアル』（共著．中山書店．2007），『精神保健医療福祉白書 2016年版』（共著．中央法規出版．2015）がある．

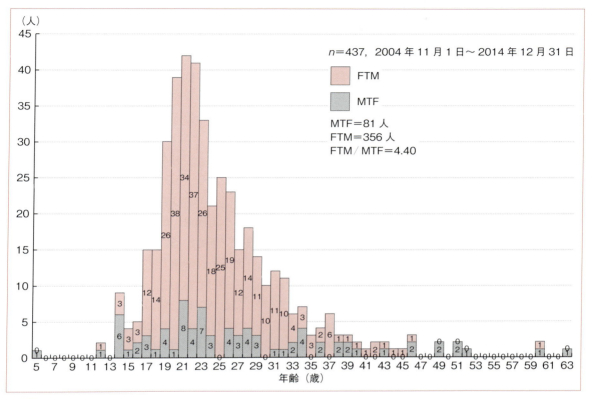

図1 GID患者の当院初診時の年齢

れるようになったため，診療と教育現場の連携がさらに求められるようになっている．

2．事例提示

ここで，GIDをもつ生徒の事例を紹介して，診療と教育現場の連携の取り組みの実際をご覧いただきたい．なお事例を提示するにあたり，本人および保護者から承諾を得ていること，趣旨を損ねない程度に，複数の事例を再構成してあることを事前にお断りしておきたい．

● 事例：12歳，Male to Female

来院の理由 小学校の養護教諭より中学校への進学にあたってGIDについての診断が必要といわれ，診断確定のため通院中のメンタルクリニックからの紹介で母親，祖母とともに来院．

家族歴 2人兄弟の第一子，長男として出生．父親は死別し母親と叔父，祖父母との6人暮らし．

生活歴・現病歴 幼稚園に上がる前から手首につける可愛いアクセサリーなどを要求して買ってもらっていた．洋服は男児のものを着けていたが，小学4年生からは家では女児の格好を好むようになり，5年生から髪を伸ばし始めた．初恋の相手は幼稚園

の男の子．好きになる対象は男の子で，今も好きな男の子がいる．トイレは誰か女性の人が一緒だと女子トイレに入るが，一人のときは男子トイレを利用する．自分の陰部を切って落としたいという思い，身体的性への違和が出現．学校の友達に自分が女の子とばれそうで，ばれたらどうなるかなと考えるようになり，一時，家族へ暴言・暴行がありイライラ感が強く，不登校に陥り，X－1年7月メンタルクリニックを受診．通院を続け学校は休まなくなったが，学校のことを思うと半分行きたくない気持ちで眠れないことが時々ある．

　クリニックの主治医からの診療情報提供書によると，小学6年生であるが，IQは境界レベル（ウェクスラー児童用知能検査〈WISC-R〉：59点，田中ビネー知能検査：81点）で，現在，特殊学級のクラスに通っている．いじめが原因で，腹痛を訴え，不登校，イライラにて家族（祖父母，母親，弟）への暴言・暴行があり受診．薬物療法とカウンセリングで主訴は解決され，現在は登校できているが，これから養護学校か地域の中学校を選択する予定で，中学入学前に「性同一性障害」の診断をしてほしいとの要望が学校から母親にあり，X年12月に紹介の運びとなった．

　精神的現在症　肩より長く伸びた髪を，ゴムバンドで結わえ，女児風の笑顔で，母親，祖母同席で診察を受け，「学校で困っていることは，髪の毛が長くて，えっと…女の子とばれそう．自分のことは，女と思っている．笑顔が，可愛い．他には，歌が上手なところ．声も．洋服が，女の子の洋服を着けたいが，…男の服だと転んで歩きにくい．長いのだと，段々広がって歩きにくい．男の子みたいなところは，食べるところが男みたいで，ボロが出て嫌になる．体のほうは，嫌．立ち小便をやったことはあるが，濡れたので坐ってやった．オチンチンはついているが，切りたい．4年生のときから嫌になった．男の子が好きで，自分の仲間は，今は相談するなら女の子．女の子の扱いをされたときが気楽．ずっと女の子の格好をしているから．『今は，女の子だよとは言わないで』と母から言われているが，皆にばれそうになっている．女の子の服のほうが，歩きやすい．周りからは，男の服のほうがいいんじゃないと言われるが，嫌」と述べた．

　状態像・診断　小学校高学年から一貫して，体の性への違和，嫌悪感と反対の性への同調，反対の性の一員であろうとし続けている状態．描画テストのDAP（Draw A Person）をしたところ，図2のように女児を描いたうえで，作り話の主人公，ヒロイン，ルナといったん説明した後，小さい頃の自分と述べ，自身を女児と同一化していることが明確となった．診断はGID Male to Femaleの疑い，および軽度精神発達遅滞とした．

　治療経過
●診断の確定
　診断を確定して社会的サポートをする必要があり，内外性器の検査と肥満・副腎性器関連のホルモン異常のルールアウトが必要と主治医宛に返書を送った．その後，実施した染色体検査で正常男性核型，泌尿器科受診により外性器は第二次性徴が認められ陰茎・精巣の大きさおよび陰毛の生え方は正常で，腹部エコーでは腎・膀胱・前立腺に異常を認めず，ホルモン検査でテストステロンはわずかながら低いものの男の子として異

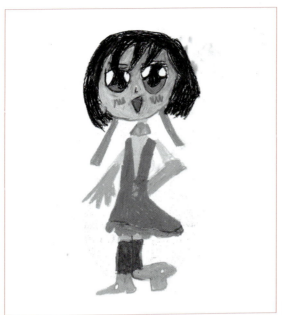

図2 事例の描いた DAP テスト

常がないと言われ，本人は検査結果にショックを受けたが診断がついたことを喜んだ．学校での対応，服装のことや髪型などで学校生活において注意することを記載して，診断書を学校へ提出してほしいとの要望が学校からあったが，本人や家族との話し合いのなかで，「何年かしたら女子の制服を着けたいが，急に女子の制服を着ると皆が注目するので困る」との懸念から，中学校は男子制服を着用して通学することになった．時々，学校を休む以外，何とか登校ができ家族への暴言・暴力もみられなくなっていたため，しばらく受診は途絶えていた．

● 女子として高校へ

その後，養護学校の高等部に合格し，女子として受け入れてもらうことになり，女子の制服着用で通学していた．しかし，中学校時代の友人が，男子の学生服を着ている写真をクラスメートに見せたのをきっかけに，「君」づけで呼ばれるようになった．学校側に相談したところ，職員同士で話し合いクラスに持ち帰って生徒に注意をしたことで，「君」づけをされることはほぼなくなったが，教諭のほうがこれからどのように理解するか，生徒にどう指導するかわからないので，直接医師から話を聞きたいということになり，X+4 年 4 月 16 歳のときに来院．本人からは「女子の友達と仲はよいが，男子は怖くて信用できない．クラスに人が多すぎて，圧迫感があって不安になる．前は体のことを気にしたが，今はあまり．皆の態度，言葉，表情，目線が気になって，クラスに入りたくないぐらい，怖い．先生たちが話を聞いてくれなくて，昨日は爆発して泣いた．学校へ行くのが不安．逃げたい気持ちになる」，などの訴えがあり，クラスでの社交不安，予期不安，緊張，感情不安定から爆発に至っており，LSAS (Liebowitz Social Anxiety Scale) =80 点，SADS (Social Avoidance and Distress Scale)

=117と重度の社交不安障害を認めたため，選択的セロトニン再取り込み阻害薬（SSRI）を開始した．「大人にならないと体を変えるのは無理だから，今は体のことは受け入れて，しぐさを真似すればよいと思うようになってきた」「仲間のなかにいると，気分が上がったり下がったり，全部が嫌になって，涙が止まらない．授業に入れないことをわかってくれないと思うと泣けてくる．人の目が気になる」と述べた．

● 『取り扱い説明書』の作成

自身の苦痛を明確化し，他人からの対応についての本人の要望を具体的に示してもらうために『取り扱いマニュアル，説明書』を本人自身で作成することを提案すると，喜んで取り組んだ．X+5年7月ドレスアップして来院，21項目に及ぶ『取り扱い説明書』を持参した．すべてひらがなで，以下のように記されてあった．「① 性別のことを言わないでほしい．② 保険証，学校に提出のものに性別を書かないでほしい．③ 3年生になったとき，嫌な人，意地悪な人と一緒にしないでほしい．④ 3年生になったとき，クラスで一緒になりたい人，A, B, 自分，C, D, Eと一緒がよい．⑤ 作業，勉強のとき，Fグループとのほうがよい．⑥ 学校の先生と相談しながら，学校頑張りたい．⑦ 名前を呼ぶのを止めてほしい．⑧ 出席，発表のとき，呼ばないでほしい．⑨ 中学校のアルバムを持ってこないでほしい．⑩ 心が苦しいとき相談したい．⑪ 私がわがままだったら注意してほしい．⑫ わがままでないとき，わかってほしい．⑬ 話をしなくても一緒にいるだけでいいから，一緒にいてほしい．…（以下略）」．

学校や家庭，主治医が『取り扱い説明書』に記された事例本人の具体的な要望を共有することで，連携を容易にすることができた．また8月からは臨床心理士による本人単独，あるいは母親同席のカウンセリングを並行して実施した[3]．またカウンセリングの最中に気持ちが大きく落ち込んだ状態がみられたものの，本人からの話だけではその要因が理解できないところ，学校側からの情報提供により状況が明らかになることがあり，タイムリーな連携の必要性から臨床心理士が『連絡ノート』を提案し，手紙などを交えて，学校側との情報交換を深め，肯定的なフィードバックを心がけた．

● 学校側との合同カンファレンス

X+6年5月，学校側から担任，特別支援教育コーディネーター，学年主任が来院し，本人，母親，臨床心理士，主治医が一堂に会して話し合いをもった．これまでの経過をまとめた資料を提示し，進級前までの本人の様子，現在の状況，本人からの『取り扱い説明書』の説明，さらに，これまでまとめた要望などを話し合い，学校側からの考えをうかがった．学校側からは，① コミュニケーション不足もあったが，ここまで苦しいとは理解できていなかった．本人の苦しさを軽く見ていたかもしれない．明るい優秀なところを見ていたので，少し背中を押せば力を発揮できる子と思っていた．② 他の先生方にも本人の現状を正しく伝えていきたい．③ 空白の時間を作らない（緊張関係にある生徒とのかかわりについて），④ 本人に相手の生徒の特性理解も少しずつしてもらう．⑤ 今は授業をどうしていくかは早急には答えを出せないが，主治医の話のように段階的にということは理解できる，などと述べた．このような合同カンファレンスをも

つことで，お互いに誤解が解け，本人からは「皆が意地悪の味方をしていると思っていたが，それがなくなったのがよかった」などの感想があった．来院した学校の職員だけですべてを決める権限はなかったものの，学校コミュニティでのストレス軽減，患者の自己肯定感の担保，ジェンダーアイデンティティや望む性別で生きることを尊重することができた．

しかし，X+7年2月に特別支援教育コーディネーターから，今までにない困った問題が起きて，相手側の保護者も怒り，被害者の保護者，本人と母親，学校を交えての話し合いになっている．今後に向けてどう支援していくとよいのか，対応をうかがいたいとの連絡があり，X+7年3月にケースカンファレンスを開催した．コーディネーター，担任，進路指導部担当者，卒業後に通所予定の指定相談支援事業所の管理者・相談支援専門員が来院し，話し合いをもった．学校側の懸念は，性的発達に伴い，強い恋愛感情や性的関心をもった相手への身体的接触などの行動化があり，今後逆恨み感情や攻撃心，ストーカーにならないかと心配であるが，その一方で，母親の寛容すぎる態度や本人が薬を飲んでいることを理由にして「心身喪失状態だった」と言い訳することについても，「学校を離れ今後どうなっていくのか心配」と不安を述べた．卒業後は，地域活動支援センターで訓練してから1年後を目標に仕事に就く予定だが，本人の側も「学校は守られているが，守ってくれる人がいなくなるので，自分でやっていかないといけない．それが心配」と述べ，教育現場での保護的環境から一般社会へ移行するにあたっての不安を表明した．

以上が，事例の支援をめぐる診療と教育現場の連携の一端である．

● **要約と考察**

本事例の支援にあたっては，診断書を発行するだけの一般的な手法にとどめず，本人自身に作成してもらった『取り扱い説明書』や，診療側と教育現場の連絡ノート，手紙，クリニックでの合同カンファレンスなどを通して，診療と教育現場の連携を図ることにより，本人のジェンダーアイデンティティを尊重した成長を支援し，本人の苦痛や周囲との摩擦を減らすように努力してきた．おおむね有効な支援や介入を行ってきたと思われる．しかし，教育の現場を離れて広い社会に出ていく直前に，性的成熟に伴う行動化・事例化が目立ってきた．その後も筆者のクリニックにおいて本事例の治療と支援を継続し，一般社会への適応と生活の質の向上を目指しているが，教育現場を離れ，地域活動支援センターへの移行を経て，一般社会に出ることにより，これからは職場での身の振り方，性的人間としてのあり方が，教育現場とは違った次元で問われていくことになる．社会に対しては，性的行動について，より寛容な態度が期待できる一方で，本人は責任を伴う自律性をもった人間として行動することが求められる．また支援する側には，本人の自己決定を尊重しつつ法律や倫理に反しないか，より慎重な判断が求められることになる．

なお本事例の場合，本人および周囲に知的障害があることで支援に難渋している側面もあったが，一般的には円滑に支援できる事例も少なくない．また教職員の研修会や全

校生徒を対象にした性教育講演会等の開催により，知識や意識を統一したうえで，ホームルームでさらに詳しい知識や適切な態度の共有を図ることで，本人のカミングアウトや性別移行を円滑に支援できることが多い．

3. 調査研究：「沖縄県における性別違和感を有する児童・生徒への対応状況の実態」

次に，教育現場における性別違和感を有する児童・生徒への対応状況についての筆者らの実態調査の結果を紹介し，診療側が連携していくうえで教育側が求めていることや支援が積極的なものになるためのポイントについて言及したい．

2013年に沖縄県内の養護教諭・保健指導主事を対象にした研修会において，GIDの児童・生徒に対応した経験について調査を行った結果，回答の得られた225人のうち，3割がGIDの児童・生徒の相談を経験していた．GIDについて教えるべき時期として（複数回答）は，「小学校高学年」52.4％，「中学校」50.2％，「高校」36.9％，「小学校低学年」14.7％，「幼稚園」4.9％と回答していた．また，学校で対応する際に必要なこととして，「本人の希望」93.8％，「学校職員の了承」68.4％，「保護者の希望」66.2％で，「医師の診断書」は39.1％であった．GIDに関する資料で学校に必要なものは，「子ども用のパンフレット」87.6％，「教員用のパンフレット」83.6％，「保護者用のパンフレット」76.0％，「専門的な相談先のリスト」72.9％，「チェックリスト」55.6％，「専門的なテキスト」19.1％の順であった．積極的対応を促進する要因について検討したところ，性別違和感を有する児童・生徒の支援のためには学校関係者の多くが携わり，対応の主体を担えるようになること，そのためには，GIDについて説明したり教えることができるようになること，さまざまな対象に対するパンフレットを提供したり，関係者が対応の当事者意識をもつこと，などが重要であると考えられた[4]．

4. 文部科学省の取り組み

兵庫県や埼玉県などの学校での先進的取り組み，当事者団体の活動などを反映して，2010年に文部科学省は通達を出し，学校での取り組みを促した．また2014年には，国公私立の小学校，中学校，高等学校，中等教育学校，および特別支援学校を対象に『性同一性障害に関する教育相談等』の調査を行い，その結果は606件（戸籍上の男性237〈39.1％〉，女性366〈60.4％〉，無回答3〈0.5％〉），相談事例のうち，特別な配慮をした事例は約6割（戸籍上男性56.1％，戸籍上女性66.4％）であったと公表した．しかし，「今回の調査では児童生徒が望まない場合は回答を求めないこととしつつ，学校が把握している事例を任意で回答するものとの条件のため，この報告数が実数を反映しているものとは言えない」としている．その調査・実態の確認をふまえ，文部科学省は初等中等教育局児童生徒課長名で2015年4月に『性同一性障害に係る児童生徒に対するきめ細かな対応の実施等について（27文科初児生第3号）』[5]という通

表1 性同一性障害に係る児童生徒に対する学校における支援の事例

項目	学校における支援の事例
服装	自認する性別の制服・衣服や,体操着の着用を認める.
髪型	標準より長い髪型を一定の範囲で認める（戸籍上男性）.
更衣室	保健室・多目的トイレなどの利用を認める.
トイレ	職員トイレ・多目的トイレの利用を認める.
呼称の工夫	校内文書（通知表を含む）を児童生徒が希望する呼称で記す.自認する性別として名簿上扱う.
授業	体育または保健体育において別メニューを設定する.
水泳	半身が隠れる水着の着用を認める（戸籍上男性）.補習として別日に実施,またはレポート提出で代替する.
運動部の活動	自認する性別に係る活動への参加を認める.
修学旅行など	1人部屋の使用を認める.入浴時間をずらす.

（文部科学省．2015[5]）より）

達を発した．そのなかで紹介された具体的な配慮の例を表1に示したので，学校との連携の参考にしていただきたい．

5. おわりに

　以上，筆者のクリニックにおけるGIDの診療データ，事例の支援経過，学校現場での実態調査の結果，文部科学省の取り組み等を紹介してGIDの診療と教育現場の連携について考察した．

　GID（性同一性障害）学会理事長によって作成され，公表された小冊子『学校の中の「性同一性障害」を持つ子ども，性同一性障害の生徒に向き合う』[6]は，診療と教育現場の連携を深めていくうえできわめて有用である．このような資料も含め，筆者の取り組みを参考にして読者の皆様のGIDへの積極的な関与を期待したい．

文献

1) 一般社団法人gid.jp日本性同一性障害と共に生きる人々の会．性同一性障害特例法による性別の取扱いの変更数の推移．
http://www.gid.jp/html/GID_law/index.html
2) 山本和儀, 青山 桜, 石原綾子. 沖縄県における性同一性障害（GID）患者の疫学と医療・社会的支援の課題. 沖縄県医師会報 2014；50（3）：50-53.
3) 内藤直子, 甲田宗良, 山本和儀ほか. 児童・思春期のGID〜学校現場と医療現場の連携を模索する. GID（性同一性障害）学会雑誌 2014；7（1）：93-94.
4) 甲田宗良, 内藤直子, 山本和儀ほか. 沖縄県における性別違和感を有する児童・生徒への対応状況の実態. GID（性同一性障害）学会雑誌 2014；7（1）：91-92.
5) 文部科学省初等中等教育局児童生徒課長坪田知広. 性同一性障害に係る児童生徒に対するきめ細かな対応の実施等について（27文科初児生第3号）.
http://www.mext.go.jp/b_menu/houdou/27/04/1357468.htm
6) 中塚幹也. 学校の中の「性同一性障害」を持つ子ども, 性同一性障害の生徒に向き合う, 第2版. 2015.

索引

和文索引

あ

アーケードゲーム依存症　274
アカンプロサート　293
アクセプタンス＆コミットメント・セラピー　303
アクティベーションシンドローム　258
悪夢　152
アサーション　124
アスペルガー症候群　264
アディクション・アプローチ　256
アラノン　280
アルコール依存　279
アルコール依存症　232
アルコール依存症治療薬　293
アルコール嗜癖　231
安全（保証）行動　22

い

いじめ　274,276,278
イメージ呼吸　96
イメージ曝露　28
インターセックス　351
インターネット依存　273

う

ウェクスラー成人知能検査　250
うつ　47,98
　　　新型――　49
うつ病　10,73,128,312
　　　難治性――　15
運動療法　75

え

栄養指導　214
エスシタロプラム　13,135
エディプスコンプレックス　325
演技性パーソナリティ障害　312,325
援助希求行動　110

お

嘔吐恐怖　31
オルガズム障害　335
音声チック　82

か

解決構築アプローチ　52
　　　10分間――　52
解決思考アプローチ　252
解決志向精神療法　123
外傷体験　142
外傷体験の薬物療法　152
回避行動　36,130
回避性パーソナリティ障害　10
買物依存　306
買い物依存症　259
解離　142
解離-緘黙移行現象　138
解離性運動障害　168
解離性健忘　136
解離性障害　126,185,313
解離性同一性障害の治療　126
加害強迫　84
確信型対人恐怖　17
確認強迫　145
家族会　278
家族教室　279
家族支援　272
家族療法　132,217,256
　　　集団――　217
　　　摂食障害の――　220
家庭内暴力　278
カルテ開示　115
感覚集中訓練　348
感覚集中法　348
眼球運動　96
眼球運動とイメージ呼吸を用いた心理解放療法　95
眼球運動による脱感作と再処理法　101,114,149
感情調整と対人関係調整のスキルトレーニング＆ナラティブ・ストーリィ・テリング　106
感情と対人関係調整スキル・トレーニング　342
神田橋処方　153
甘麦大棗湯　154
顔貌随伴幻聴　72

き

危険ドラッグ　289
機能幻聴　72
機能性神経症状症　164,185
逆流性食道炎　216
ギャンブリング障害　279
ギャンブル依存　37
ギャンブル障害　247,285,304
急性ストレス障害　97,107,109
境界性パーソナリティ障害　13,223,311,321
境界性パーソナリティ障害の心理教育　316
共同体　261
強迫観念　40
強迫行為　40,62,67,145
強迫症　62,82,229
強迫症の薬物療法　2
強迫性障害　22,40,84,87
強迫性障害の心理教育　66
強迫的手洗い　88
恐怖症の治療　27
恐怖症パートナー　132
金銭管理　250

く

繰り返される自傷行為　144
クレプトマニア　255
クロパンの会　166

け

桂枝加芍薬湯　154
桂枝加竜骨牡蠣湯　154
系統的脱感作療法　334
ゲーム依存症　274
血管新生　76
限界設定　312
限局性恐怖症　27
現実曝露　28

こ

行為依存　259
行動活性化　124
行動制限　312
行動分析　41,80
行動抑制　10
行動療法　25,28,40,82,88,225,245,252
　　　集団――　82
　　　弁証法的――　316
行動連鎖分析　165
広汎性発達障害　63
抗不安薬　5
　　　ベンゾジアゼピン系――　301
ゴキブリ恐怖　28

呼吸再訓練法	56	10分間解決構築アプローチ	52	精神保健福祉士	102
戸籍変更	331	馴化	68	精神療法	94,101,113,186
行動療法	56,68	情景附加幻聴	72	解決志向——	123
コミュニケーション強迫	84,182	小建中湯	154	支持的——	34,48,101,226
コミュニケーション障害	49	条件づけ	245	集団——	20,271
		常習窃盗	255,256,257	性的関心・興奮障害	336
さ		症状附加幻聴	70	性的虐待	98,313
		常同行為	80	性適合手術	327
再決断療法	252	処方薬依存症	258	性同一性障害	327,354
催眠療法	252	処方薬嗜癖	297	性被害	149
		心因性発声障害	186	性分化疾患	351
し		人格変化	133	性別違和	329,354
		新型うつ	49	性暴力	340
自己愛性パーソナリティ障害	13	心気症	37,164,177	性暴力被害者	102
思考記録	24,179,318	神経新生	76	性欲低下障害	337
自己汚染	86	神経性過食症	225	セックス・セラピー	346
自己効力感	52	神経性大食症	220	セックスレス	346
自己視線恐怖	17	神経性無食欲症	220,225	接触強迫	85
自己臭恐怖	17	心身症	164	窃触症	264
自己有効感	74	身体化障害	165,177	摂食障害	213,225,256,321
自殺企図	225	身体症状症	164,177,185,197	摂食障害の家族の3タイプ	221
支持的精神療法	34,48,101,226	身体症状症・疼痛型	170	摂食障害の家族療法	220
時熟	189	身体表現性障害	164,177,185,196	窃盗癖	255
思春期妄想症	17	心的外傷	142	セルトラリン	13
自傷行為	142	心的外傷後ストレス障害		セルフモニタリング	45,301
繰り返される——	144	94,100,111,143,149,152,156,342		セロトニン再取り込み阻害薬	41,43
自助グループ		心的外傷後ストレスとアディクションのためのトラウマ焦点化・現在志向的・情動調整アプローチによる統合的療法	342	線維筋痛症	170
252,257,260,271,278,279,284,304				洗浄強迫	26,70,85,229
持続エクスポージャー療法	101			選択的セロトニン再取り込み阻害薬	
失声	192	心的外傷と対象関係	146	3,10,101,128,258	
失声症	185	侵入思考	66	前庭機能障害	205
失敗恐怖	27,32	心理教育	17,27,56,101,122,179,316	全般性社交不安障害	10
児童期逆境体験	120	境界性パーソナリティ障害の——		全般性不安症	48
児童虐待	149	316			
自閉スペクトラム症	65	強迫性障害の——	66	**そ**	
自閉療法	141	心理社会的治療	34		
姉妹葛藤	217	心理療法	52,113	早漏	338
四物湯	153			ソリューションフォーカストアプローチ	252
四物湯合桂枝加芍薬湯	153	**す**			
社会的再結合	124			**た**	
社会福祉士	102	随伴性マネジメント	244		
社会リズム療法	114	ストレス因	119	対人関係依存	259
社交恐怖	11,37,85	ストレスと運動	74	対人恐怖	13,17,85,130
社交不安症	48	スピーチ恐怖症	10	確信型——	17
社交不安障害	10,17,84,358	スプリット思考	314,322	対人緊張	126
全般性——	10			第二次性徴抑制ホルモン療法	354
射精遅延	333	**せ**		対話型・思考記録	31,179
習慣逆転法	80			多重人格	129,130
醜形恐怖	17	性依存症	263	多受容体作用抗精神病薬	5
醜心恐怖	85	生活指導	128	タバコ恐怖	29
十全大補湯	153	性器−骨盤痛・挿入障害	336	ためこみ症	61
集団家族療法	217	性機能不全	333	ダルク	279
集団行動療法	82	物質・医薬品誘発性——	338	タンドスピロン	6
集団精神療法	20,271	性嫌悪症	338		
集団療法	252,279	性嗜好障害	263		
就労支援	244				

ち

チーム医療	100,214
痴漢	264
チック	81
音声――	82
腟内射精障害	334
知的障害	268
注意欠如・多動性障害	63
注意集中型瞑想法	166
マインドフルネス・――	165
中枢神経抑制薬	301
中毒性精神病	291
長時間曝露療法	114,342
鎮痛薬依存	210

つ

爪噛み	79

て

手洗い強迫	91
低強度CBT	50
デイケア	280
デイナイトケア	271
適応障害	48,111,117,128
デブリーフィング	113
テレビゲーム依存症	274
てんかん	216
転換障害の治療	185
転換性障害	164,191
転換性症状	128

と

動機づけ面接	251,300
動機づけ面接法	243
盗撮	265
疼痛性障害	170,206
ドクターショッピング	214
ドパミン	4
ドパミン-セロトニン拮抗薬	5
トラウマ焦点化認知行動療法	101
トラウマ治療	100,149
トラウマフォーカスト認知行動療法	123,342
トリヘキシフェニジル	156

な

内観療法	252
内部感覚エクスポージャー	56,303
ナラティブ・エクスポージャー・セラピー	106
ナラノン	280
難治性うつ病	15

に

ニーバの祈り	283
二次性徴抑制ホルモン治療	329
二面性	214
認知行動療法	14,22,31,48,56,63,67,123,128,130,179,228,251,256,302,316
トラウマ焦点化――	101
トラウマフォーカスト――	123,342
認知再構成	26,27,56,124
認知再構成法	35,114
認知処理療法	101,114
認知療法	27,34,68,114

ね

ネオリベ社会	197
ネットゲーム依存	273

の

脳由来神経栄養因子	76

は

パージング	216
パーソナリティ障害	101,310,321
演技性――	312,325
回避性――	10
境界性――	13,223,311,321
自己愛性――	13
反社会性――	13,269
非社会性――	269
ハーブ療法	124
ハームリダクション	248,299
曝露反応妨害法	43,68,88,91
曝露法	27
発汗恐怖	19
発声訓練	186
発達障害	49,63,92,249,268
抜毛	79
パニック症	2
パニック障害	34,56
パニック発作	49,74
パラフィリア	263
パロキセチン	13,43
パワハラ	98
反社会性パーソナリティ障害	13,269
反跳現象	5
反復強迫	143,144

ひ

光トポグラフィー	312
ひきこもり	10,130
非社会性パーソナリティ障害	269
筆記曝露	28
一人二役	146
皮膚むしり症	79
ヒポコンドリー	164
病気不安症	165,177,185
広場恐怖	2

ふ

不安	47,52
不安階層表	28,44,69
不安症の薬物療法	2
不安神経症	34
不安と運動	73
フェティシズム	266
フォルメン線画	96
賦活症候群	258
不潔恐怖	45,70,85,89,91,229
物質依存	259
物質・医薬品誘発性性機能不全	338
物質使用障害	297
不登校	87,274,278
プライベート・メッセージ	257
フラッシュバック	111,156
フラッシュバックの薬物療法	152
ブリーフインターベーション	252
フルボキサミン	13,43
プレゼン恐怖症	10
プロセス依存	259
プロセス依存症	273
分化強化	81

へ

変換症	164,185
弁証法的行動療法	316
ベンゾジアセピン系	301
ベンゾジアゼピン系抗不安薬	3
ベンゾジアゼピン系薬剤	14,49,187,258
扁桃体	3

ほ

勃起障害	335
ホルモン療法	329
第二次性徴抑制――	329,354

ま

マインドフルネス・注意集中型瞑想法 165
巻き込み強迫 21,69
マック 279
慢性疼痛 166,170,188,206
万引 218,255

み

ミネソタ多面人格目録 101

め

めまいのリハビリテーション 200

も

モデリング法 28
森田療法 165
問題解決技法 123

や

薬物依存 279,306
薬物依存症 242,291
薬物嗜癖 235

よ

抑うつ 47,52
抑うつと運動 73
抑肝散 154
抑肝散加陳皮半夏 154
横恐怖 23

ら

来談者中心療法 211

り

離人症状 128
離人症性障害 136
離脱症状 5,300
リフレーミング 113
良性発作性頭位めまい症 200
臨床心理士 45,102,214,341

ろ

露出症 264
ロフラゼプ酸エチル 5

わ

脇見恐怖 23

欧文索引

A

Acceptance and Commitment Therapy（ACT） 303
activation syndrome 6
acute stress disoder（ASD） 97,109
adverse childhood experiences（ACE） 120
Alcoholics Anonymous（AA） 284
anorexia nervosa（AN） 220,225
attention-deficit/hyperactivity disorder（ADHD） 63
AUDIT 237

B

benzodiazepine（BZD） 3
borderline personality disorder（BPD） 321
brain-derived neurotrophic factor（BDNF） 76
bulimia nervosa（BN） 220,225
ß 阻害薬 14

C

CAGE 237
clnician-administered PTSD scale（CAPS） 101,120
cognitive behavioral therapy（CBT） 22,48,56,128,179,316
　低強度―― 50
cognitive processing therapy（CPT） 101,105
community reinforcement and family training（CRAFT） 243

D

DAP（Draw A Person） 356
DARC（Drug Addiction Behabilitation Center） 279
Dissociative Identity Disorder（DID） 126

E

EMDR（eye movement desensitization and reprocessing） 94,101,104,114,123,149
exposure and response prevention（ERP） 40

F

Female to male（FTM） 328
flashback（FB） 156
FRAMES 237

G

GA（Gamblers Anonymous） 283,304
gender identity disorder（GID） 327,354

I

Impact of Event Scale-Revised
　（IESR） 101
in vivo エクスポージャー 56
intermittent rebound phenomenon 5

K

kleptomania 255

M

MAC（Maryknoll Alcohol Center） 279
Male to Female（MTF） 328,355
Mental Release by Eye Movement and
　Breathing（MREMB） 95
Minnesota Multiphasic Personality
　Inventory（MMPI） 101
multi-acting receptor targeted
　antipsychotics（MARTA） 5

N

Narcotics Anonymous（NA） 284

narrative exposure therapy（NET） 106

O

obsessive-compulsive disorder
　（OCD） 22,40,62,84

P

PE 103
pervasive developmental disorder
　（PDD） 63
posttraumatic stress disorder（PTSD）
　94,100,111,149,152,156,342
prolonged exposure therapy（PE）
　101,114,342
PTSD 臨床診断面接尺度 120

S

safety behaviors 22
SAG（sexual addiction therapeutic
　group meeting） 264,271
SA（Sexaholics Anonymous） 271
SBIRT 236
SCA（Sexual Compulsive
　Anonymous） 271
selective serotonin reuptake inhibitor
　（SSRI） 3,10,258
self-contamination 86
self-efficacy 74
serotonin reuptake inhibitor（SRI）
　41,43
serotonin-dopamine antagonist（SDA）
　5
sex reassignment surgery（SRS） 327

SFG（sexual addiction family group-
　meeting） 264
Skills Training in Affect and
　Interpersonal Regulation & Narrative
　Story Telling（STAIR/NST） 106
skills training in affect and
　interpersonal regulation（STAIR）
　342
SNS 依存症 273
social anxiety disorder（SAD） 10,48
Solution Building Approach（SBA） 52

T

trauma affect regulation：guide for
　education and therpy（TARGET）
　342
trauma-focused cognitive behavioral
　therapy（TF-CBT） 101,342

U

unified protocol（UP） 123

W

Wechsler Adult Intelligence Scale-III
　（WAIS-III） 250

Y

Y-BOCS（Yale-Brown Obsessive
　Compulsive Scale） 41,82

中山書店の出版物に関する情報は，小社サポートページを御覧ください．
http://www.nakayamashoten.co.jp/bookss/define/support/support.html

外来精神科診療シリーズ

メンタルクリニックでの主要な精神疾患への対応［2］
不安障害，ストレス関連障害，身体表現性障害，
嗜癖症，パーソナリティ障害

2016年4月20日　初版第1刷発行 ©〔検印省略〕

編集主幹 ………… 原田誠一（はらだせいいち）

担当編集 ………… 森山成彬（もりやまなりあきら）

発行者 ………… 平田　直

発行所 ………… 株式会社 中山書店
〒112-0006　東京都文京区小日向4-2-6
TEL 03-3813-1100（代表）　振替 00130-5-196565
http://www.nakayamashoten.co.jp/

装丁 ………… 株式会社プレゼンツ

印刷・製本 ………… 三松堂株式会社

ISBN978-4-521-74004-1
Published by Nakayama Shoten Co., Ltd.　　　　Printed in Japan
落丁・乱丁の場合はお取り替えいたします

・本書の複製権・上映権・譲渡権・公衆送信権（送信可能化権を含む）は株式会社中山書店が保有します．

JCOPY　＜(社)出版者著作権管理機構 委託出版物＞
本書の無断複写は著作権法上での例外を除き禁じられています．複写される場合は，そのつど事前に，(社)出版者著作権管理機構（電話 03-3513-6969，FAX 03-3513-6979, e-mail: info@jcopy.or.jp）の許諾を得てください．

本書をスキャン・デジタルデータ化するなどの複製を無許諾で行う行為は，著作権法上での限られた例外（「私的使用のための複製」など）を除き著作権法違反となります．なお，大学・病院・企業などにおいて，内部的に業務上使用する目的で上記の行為を行うことは，私的使用には該当せず違法です．また私的使用のためであっても，代行業者等の第三者に依頼して使用する本人以外の者が上記の行為を行うことは違法です．

一冊でわかる！こころの評価法のすべて

精神・心理機能評価ハンドブック

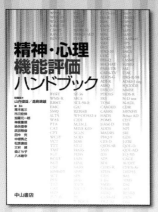

B5判／並製／2色刷
定価（本体13,000円＋税）
ISBN978-4-521-74192-5

総編集●山内俊雄（埼玉医科大学名誉学長）
　　　　鹿島晴雄（国際医療福祉大学大学院教授・慶應義塾大学医学部客員教授）

臨床や研究で用いられることの多い約200の精神・心理機能評価法につき，その概要，有用性と限界，各評価法の施行目的，具体的な評価方法，および施行上の注意，解釈に際しての注意を的確に解説した．精神科領域，心理領域の臨床や研究の場で，心理測定法や症状評価法を施行する際の指針となる書．

Contents

- Ⅰ. 臨床評価法総論
- Ⅱ. 知的機能の評価法
- Ⅲ. 記憶機能の評価法
- Ⅳ. その他の高次脳機能の評価法
  ［言語（失語），行為（失行），視覚・視空間認知，注意（選択性・分配性・持続性注意），遂行機能，意思決定課題，表情・情動判断　その他］
- Ⅴ. パーソナリティの評価法
  ［質問紙法，投映法，作業法］
- Ⅵ. 精神発達の評価法
- Ⅶ. 精神症状の評価法
  - A. 健康調査ならびに精神科診断に関連した臨床評価
  - B. 神経症領域に関連した臨床評価法
  - C. 行動障害・自閉症・子どもの発達
  - D. 気分障害に関連した臨床評価法
  - E. 統合失調症に関連した精神症状評価
  - F. 脳器質障害に関連した臨床評価法
  - G. 物質依存ならびに薬の副作用に関連した臨床評価法
  - H. 全般的評価

中山書店　〒112-0006　東京都文京区小日向4-2-6　TEL 03-3813-1100　FAX 03-3816-1015
http://www.nakayamashoten.co.jp/

精神医学の知と技
Knowledge and Arts of Psychiatry

四六判／上製

精神症状の把握と理解
原田憲一　　　　　　　　　　　定価(本体3,200円+税)　ISBN978-4-521-73076-9

大脳疾患の精神医学　神経精神医学からみえるもの
三好功峰　　　　　　　　　　　定価(本体3,500円+税)　ISBN978-4-521-73119-3

精神科医療が目指すもの　変転と不易の50年
吉松和哉　　　　　　　　　　　定価(本体3,200円+税)　ISBN978-4-521-73179-7

記述的精神病理学の黎明　エスキロールとその時代
濱中淑彦　　　　　　　　　　　定価(本体3,200円+税)　ISBN978-4-521-73222-0

社会精神医学のいま　疫学的精神医学へのアプローチ
中根允文　　　　　　　　　　　定価(本体3,200円+税)　ISBN978-4-521-73319-7

技を育む
神田橋條治　　　　　　　　　　定価(本体2,800円+税)　ISBN978-4-521-73373-9

吹き来る風に　精神科の臨床・社会・歴史
岡田靖雄　　　　　　　　　　　定価(本体3,500円+税)　ISBN978-4-521-73386-9

精神療法を学ぶ
成田善弘　　　　　　　　　　　定価(本体3,200円+税)　ISBN978-4-521-73448-4

精神科と私　二十世紀から二十一世紀の六十年を医師として生きて
笠原　嘉　　　　　　　　　　　定価(本体3,500円+税)　ISBN978-4-521-73491-0

脳波と精神神経症状
細川　清　　　　　　　　　　　定価(本体3,500円+税)　ISBN978-4-521-73535-1

視床と臨床精神医学　大脳の中心部からみた精神疾患
山口成良　　　　　　　　　　　定価(本体3,800円+税)　ISBN978-4-521-73690-7

精神科医遍歴五十年　臨床精神医学の経験に学ぶ
風祭　元　　　　　　　　　　　定価(本体3,500円+税)　ISBN978-4-521-73769-0

精神分析を考える
西園昌久　　　　　　　　　　　定価(本体3,800円+税)　ISBN978-4-521-73966-3

沖縄の精神医療
小椋　力　　　　　　　　　　　定価(本体3,800円+税)　ISBN978-4-521-74170-3

中山書店　〒112-0006　東京都文京区小日向4-2-6　TEL 03-3813-1100　FAX 03-3816-1015
http://www.nakayamashoten.co.jp/

メンタルクリニックの日常診療を強力にサポート!
外来精神科診療シリーズ
mental clinic support series 全10冊

● B5判／2色刷／約300〜350頁 ●各本体予価8,000円

編集主幹●**原田誠一**（原田メンタルクリニック：東京）
編集委員●**石井一平**（石井メンタルクリニック：東京）　**松﨑博光**（ストレスクリニック：福島）
　　　　　高木俊介（たかぎクリニック：京都）　**森山成梹**（通谷メンタルクリニック：福岡）

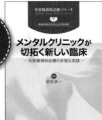

大好評刊行中

Part I　精神科臨床の知と技の新展開
- メンタルクリニックが切拓く新しい臨床—外来精神科診療の多様な実践—　定価（本体8,000円＋税）
- メンタルクリニックでの薬物療法・身体療法の進め方　定価（本体8,000円＋税）
- メンタルクリニック運営の実際—設立と経営、おもてなしの工夫—　定価（本体8,000円＋税）
- メンタルクリニックでの精神療法の活用　〈2017年〉
- メンタルクリニックでの診断の工夫　〈2016年8月〉

Part II　精神疾患ごとの診療上の工夫
- メンタルクリニックでの主要な精神疾患への対応[1]
　発達障害, 児童・思春期, てんかん, 睡眠障害, 認知症　定価（本体8,000円＋税）
- メンタルクリニックでの主要な精神疾患への対応[2]
　不安障害, ストレス関連障害, 身体表現性障害, 嗜癖症, パーソナリティ障害　定価（本体8,000円＋税）
- メンタルクリニックでの主要な精神疾患への対応[3]
　統合失調症, 気分障害　〈2016年7月〉

Part III　メンタルクリニックの果たすべき役割
- メンタルクリニックの歴史, 現状とこれからの課題　〈2017年〉
　付：基本文献選集＆お役立ちデータ集
- メンタルクリニックにおける重要なトピックスへの対応　〈2017年〉
　東日本大震災とメンタルクリニック, ギャンブル依存症, 教員のメンタルヘルス,
　アウトリーチ, ターミナルケア, ほか

※配本順、タイトルなど諸事情により変更する場合がございます。〈 〉内は刊行予定.

お得なセット価格のご案内
全10冊予価合計 **80,000円＋税**
→ セット価格 **75,000円＋税**
5,000円おトク!!
※お支払いは前金制です。
※送料サービスです。
※お申し込みはお出入りの書店または直接中山書店までお願いします。

DSM-5時代の精神科診断をわかりやすく解説
DSM-5を読み解く
伝統的精神病理, DSM-IV, ICD-10をふまえた新時代の精神科診断

総編集●**神庭重信**（九州大学）　編集●**池田 学**（熊本大学）　**神尾陽子**（国立精神・神経医療研究センター）　**三村 將**（慶應義塾大学）　**村井俊哉**（京都大学）
編集協力●**内山 真**（日本大学）　**宮田久嗣**（東京慈恵会医科大学）

● B5判／2色刷／平均240頁

シリーズの構成		
1	神経発達症群, 食行動障害および摂食障害群, 排泄症群, 秩序破壊的・衝動制御・素行症群, 自殺関連	編集●神尾陽子　定価（本体7,000円＋税）
2	統合失調症スペクトラム障害および他の精神病性障害群, 物質関連障害および嗜癖性障害群	編集●村井俊哉／宮田久嗣　定価（本体7,000円＋税）
3	双極性障害および関連障害群, 抑うつ障害群, 睡眠-覚醒障害群	編集●神庭重信／内山 真　定価（本体7,500円＋税）
4	不安症群, 強迫症および関連症群, 心的外傷およびストレス因関連障害群, 解離症群, 身体症状症および関連症群	編集●三村 將　定価（本体7,000円＋税）
5	神経認知障害群, パーソナリティ障害群, 性別違和, パラフィリア障害群, 性機能不全群	編集●池田 学　定価（本体7,000円＋税）

中山書店　〒112-0006　東京都文京区小日向4-2-6　TEL 03-3813-1100　FAX 03-3816-1015
http://www.nakayamashoten.co.jp/